男性不育症诊断与治疗

孙邕 马林 牛鑫 刘诗雅 徐晨晨 主编

天津出版传媒集团

天津科学技术出版社

图书在版编目（CIP）数据

男性不育症诊断与治疗/孙邕等主编. -- 天津：
天津科学技术出版社，2023.7
ISBN 978-7-5742-1091-2

Ⅰ. ①男… Ⅱ. ①孙… Ⅲ. ①男性不育－诊疗 Ⅳ.
①R698

中国国家版本馆CIP数据核字（2023）第066230号

男性不育症诊断与治疗

责任编辑：李　彬

责任印制：兰　毅

出　　版：天津出版传媒集团
天津科学技术出版社

地　　址：天津市西康路 35 号

邮　　编：300051

电　　话：（022）23332377

网　　址：www.tjkjcbs.com.cn

发　　行：新华书店经销

印　　刷：天津印艺通制版印刷股份有限公司

开本　787×1092　1/16　印张　25.375　字数　450 000
2023 年 7 月第 1 版第 1 次印刷
定价：70.00 元

《男性不育症诊断与治疗》
编委会

《男性不育症诊断与治疗》主编简介

第一主编孙邕：男，副主任医师，硕士研究生，枣庄市妇幼保健院生殖中心男科主任。山东省人类辅助生殖与人类精子库技术专家库成员，中国性学会男性生殖医学分会委员、妇幼保健男科专业委员会委员，山东省妇幼保健协会生育保健分会常务委员、男性生殖健康专业分会副主任委员，山东省医学伦理学会生殖医学伦理学分会常务理事，枣庄市医学会性医学专业委员会主任委员、男科学专业委员会副主任委员、生殖医学专业委员会副主任委员。长期从事泌尿男科学及男性生殖医学临床与科研工作，在男性不育症、性功能障碍、前列腺疾病、男性青春期发育异常、性心理、男性更年期综合征、男性生殖健康等方面有专长，擅长生殖男科显微手术、阴茎包皮微创整形手术。获得市级科研二等奖 2 项，发表核心期刊论文 10 余篇。

第二主编马林：男，主治医师，泌尿男科博士，枣庄市妇幼保健院生殖中心男科医师。枣庄市医学会性医学专业委员会委员兼秘书，枣庄市医学会男科专业委员会委员，山东省老年医学专业委员会男科学会委员，国际性医学协会委员。2015 年毕业于山东大学，擅长诊治男性不育症、男性性功能障碍等疾病，熟练掌握男科显微手术。以第一作者发表 SCI 论文 2 篇，实用新型专利 1 项，承担枣庄市医药卫生科技发展计划项目 1 项。

第三主编牛鑫：女，主管技师，毕业于北华大学临床医学检验专业。就职于枣庄市妇幼保健院生殖中心。擅长男科精液检查、精子形态检查、精浆生化、生殖内分泌等生殖相关检验技术。获得市级科研二等奖 2 项，发表核心期刊论文数篇，参与主编著作 1 部。

第四主编刘诗雅：女，主管技师，硕士研究生，毕业于贵州大学生物化学与分子生物学专业。于 2016 年 1 月就职于枣庄市妇幼保健院生殖中心。2019 年聘为山东省妇幼保健院协会男性生殖分会委员。于 2017 年 5 月于烟台参加山东省临床基因扩增实验室技术人员培训，并顺利获得培训证书。2020 年 11 月-12 月于济南市妇幼保健参加"国家级出生缺陷人才培训班"并顺利结业。擅长男科精液检查、精子形态检查、精浆生化、生殖内分泌、Y 染色体微缺失检验等生殖相关检验技术。

第五主编徐晨晨：女，硕士研究生，检验师，2019 年毕业于昆明理工大学医学院，就职于枣庄市妇幼保健院生殖中心。主要从事男科实验室男性生育力检测，涉及形态学、分子生物学、免疫化学等领域。以第一作者发表中文核心期刊 2 篇。

目　　录

第一章　男性生殖系统的解剖与生理

第一节　阴茎的解剖与生理

阴茎是由两条阴茎海绵体和腹侧一条尿道海绵体组成的男性性器官,外面包绕疏松结缔组织和皮肤,可分为头、体和根三部分。阴茎头也称龟头,是阴茎前端的膨大部分。阴茎头下方的浅沟称为冠状沟;中部为阴茎体,呈圆柱形,悬于耻骨联合前下方,为阴茎的可活动部分;根部位于会阴尿生殖三角内,由左右侧阴茎海绵体脚及尿道球部组成,并附着于耻骨弓边缘及尿生殖膈下筋膜上,为阴茎的固定部分。

一、阴茎的被膜

阴茎皮肤从体部向头部延伸,在阴茎头部向内反折,形成双层皮肤皱襞,包在阴茎头上,称包皮。内外层皮肤游离缘围成包皮口。包皮内板与阴茎头之间的腔隙,称包皮腔或包皮囊。包皮内层薄而光滑,具有高度分化的包皮腺,其分泌物与脱落的上皮细胞混合形成包皮垢。包皮在阴茎头腹侧中线上,形成一皮肤纵襞,连于尿道外口的下端,称包皮系带。阴茎皮肤薄而柔软,色素沉着丰富,成年后有阴毛附着,具有明显的伸展性。

阴茎浅筋膜为阴茎皮下疏松结缔组织,内有阴茎背浅血管和淋巴管。向四周分别移行构成阴囊肉膜、会阴浅筋膜(Colles 筋膜)及腹前外侧壁的浅筋膜深层(Scarpa 筋膜)。

阴茎深筋膜即 Buck 筋膜,其近端延伸至阴茎根部形成阴茎悬韧带,向上续于腹白线。阴茎悬韧带将阴茎悬吊于耻骨联合前面。远端至龟头底部并与阴茎海绵体紧密愈着。

白膜是由弹性纤维和胶原纤维组成的致密筋膜结构,赋予阴茎良好的硬度和组织张力。白膜包裹阴茎海绵体和尿道海绵体,左右阴茎海绵体之间形成中隔,在阴茎前端变成梳状,使左右海绵体可以互相交通。阴茎海绵体白膜为外纵内环形双层结构,导静脉穿行其间,外层在

勃起时对导静脉具有压迫作用,以维持勃起。不同部位的白膜强度和厚度有明显差异,最脆弱的区域是腹侧沟处,此处外层缺如,假体植入后可能由此

突出。

二、阴茎的构成

阴茎主要由三个柱状的海绵体所构成。阴茎海绵体是位于白膜厚鞘内的圆柱体,左右各一,两者紧密结合。远侧端逐渐变细,嵌入阴茎头内面的凹陷内。近侧端即阴茎脚,是起自两侧耻骨坐骨支内下面的两个独立结构,在耻骨弓下融合。左右海绵体被海绵体中隔分开,但前端中隔为梳状结构,因此左右侧海绵体间血液可互相交通。海绵体背、腹侧面正中各有一浅沟,背侧沟稍浅,有阴茎背深静脉走行,腹侧沟较深,包绕尿道海绵体。尿道海绵体在尿道沟中走行.与阴茎海绵体集固愈着。其近端膨大为尿道球长约 5.5m,固定于生殖膈下方,远端膨大为阴茎头。

海棉体的内部是由许多结缔组织构成的小梁和腔隙样结构。小梁交织成网,其中含丰富弹性。纤维、胶原纤维、平滑肌和迂曲的螺旋动脉。小梁间的腔隙为海绵体窦,它们与动静脉互相交通。窦壁覆盖血管内皮细胞,故海绵体窦也是血窦。平时阴茎松弛时窦内仅有少量血液,当性兴奋时海绵体窦内血液充盈,阴茎体积变大、变硬勃起,因此这种结构也称为勃起组织。位于海绵体中央的海绵体窦较大,接近外周者较小,窦进入海绵体窦的血液有两个来源:一为螺旋动脉,直接接开口于海绵体窦,在阴茎勃起中起关键作用;二为由营养小梁的毛细血管集合而成的小静脉。导静脉起始于周边海绵体窦,并在白膜内面形成静脉丛。因此当阴茎勃起时,中央大海绵体窦便压迫周边的小海绵体窦及其周围的静脉丛,从而使静脉回流受阻,进一步促进海绵体的充血。螺旋动脉的管壁有一纵行的嵴突入管腔,嵴中有纵行平滑肌束。平时,平滑肌于收缩状态,纵行嵴增厚,管腔缩小,血流量很少。当阴茎勃起时,小梁和螺旋动脉的平滑肌弛,螺旋动脉开放,血液大量注入海绵体窦。尿道海绵体的内部结构与阴茎海绵体相似,但海绵体窦大小均匀。阴茎头由结缔组织构成,内含大量静脉丛。

三、阴茎的支持结构

阴茎的外部支持来自于阴茎系韧带和阴茎悬韧带。阴茎系韧带起自Colles 筋膜,分布较表浅,不附着于阴茎海绵体白膜。阴茎悬韧带起自 Buck筋膜,呈三角形,将阴茎海绵体固定于耻骨上,由两个侧束和一个中间束组成,围绕阴茎背静脉。

阴茎根部的肌肉分为骨盆隔膜(肛提肌和尾骨肌)和会阴肌两部分。会阴肌以会阴腱为界分为前后两部分,会阴中心腱后部称为肛门外括约肌,前部在尿生殖道周围分化浅横肌、会阴深横肌及两块海绵体肌:坐骨海绵体肌和球海绵体肌。坐骨海绵体肌包绕的大部分,肌束平行走行。球海绵体肌起自会阴中心腱,包绕尿道球和尿道海绵体的近避

束斜向走行,附着于尿生殖膈下筋膜和阴茎背部。坐骨海绵体肌和球海绵体肌收缩而略绵体,能够促进阴茎勃起。

四、阴茎的血液供应

(一)阴茎的动脉系统

阴茎的动脉主要有来自阴茎背浅动脉及阴部内动脉的阴茎背动脉和阴茎深动脉。其茎背浅动脉是阴部外动脉分支,沿阴茎背浅静脉两侧前行达阴茎头分布于阴茎皮肤。阴动脉起自髂内动脉前干,由坐骨大孔的梨状肌下孔出盆,绕过坐骨棘后面,由坐骨小孔向前穿出。主干沿阴部管(又称 Alock 管)前行。在管内分出 2~3 支肛动脉,行至阴部管前端时,阴部内动脉分为会阴动脉和阴茎动脉进入尿生殖区。会阴动脉是会阴部软组织的主要动脉。起于尿生殖膈三角的后方,向阴囊分出后阴囊动脉。阴茎动脉沿尿生殖膈下层的深面前进,在耻骨弓韧带的后方分支为:阴茎背动脉、海绵体动脉和尿道球动脉。

阴茎背动脉通过耻骨弓韧带的下方,在阴茎背部的白膜和 Buck 筋膜间前行,至冠状沟处转向外侧成为龟头动脉。途中发出 3~7 根回旋支,回旋支从阴茎的侧面迁回到达尿道面供应尿道海绵体血液。途中向白膜和筋膜发出分支。

阴茎海绵体动脉分布在后端的动脉独立进入海绵体,此动脉被称为阴茎脚动脉,它在阴茎脚的内侧或背面贯穿白膜,分布于阴茎脚部的海绵体。贯穿于阴茎海绵体内的阴茎体动脉(狭义的阴茎深动脉),从阴茎脚内侧斜向前方贯穿白膜。此外,阴茎海绵体动脉接受阴茎背动脉和对侧阴茎深动脉的分支。

尿道球动脉穿尿生殖膈下筋膜,进入尿道海绵体。球动脉短且较粗,自尿生殖三角的后缘前方 1~1.5cm 起始,沿内侧走行,进入尿道球。尿道动脉从阴茎背动脉或阴茎深动脉起始,在球动脉前方,白膜的背面,由后向前斜行贯穿进人尿道海绵体。

阴茎的血流有时起源于髂外动脉、闭孔动脉、膀胱动脉或股动脉的副动脉。在根治性耻骨后前列腺切除术和膀胱切除术中注意保护这些副动脉有利

于术后性功能的恢复。

(二)阴茎的静脉系统

阴茎静脉分为浅深两组。浅组收集阴茎包皮和皮下的小静脉回流,在接近阴茎根部合并形成一条或成对的阴茎背浅静脉,然后引流到阴部外静脉。深组主要引流阴茎头部和远端 2/3 阴茎海绵体的血液,在冠状沟处多条静脉联合形成阴茎背深静脉,在阴茎背面正中线上 Buck 筋膜和白膜间走向近端,两侧向外结构依次为阴茎背动脉和阴茎背神经。至耻骨联合后方向上走行,引流至前列腺周围静脉丛。引流近端海绵体的导静脉形成海绵体静脉和阴茎脚静脉,尿道海绵体的静脉也分为尿道静脉和球静脉,主要流人前列腺静脉丛。

五、阴茎的淋巴引流

阴茎的淋巴管也分为浅深两组。浅组淋巴管收集包皮、阴茎皮肤、阴茎皮下组织和阴茎筋膜的淋巴。起始于包皮下毛细淋巴管网,汇集成 2～5 条,与阴茎背浅静脉伴行,致阴茎根部向上经耻骨联合和皮下环前方,呈弓状弯曲,继而注入左右腹股沟淋巴结。阴茎两侧的淋巴管与阴部外浅静脉伴行,也注入腹股沟浅淋巴结。深组淋巴管收集阴茎头和阴茎海绵体的淋巴,注入腹股沟深淋巴结,再经股管至髂外淋巴结。此外,阴茎的淋巴管也有直接注入髂内淋巴结者,因此,阴茎癌患者,如发现腹股沟淋巴结已有转移时,应行两侧腹股沟淋巴结清扫术或髂腹股沟淋巴结清扫术。

六、阴茎的神经支配

阴茎海绵体神经是阴茎勃起的主要神经,起自盆神经丛,由其前下角发出 4～5 根分支,形成前列腺神经丛,从前列腺的后外侧面斜向前下方行走,通过尿生殖膈和耻骨弓韧带到达阴茎背面,与阴部神经的分支阴茎背神经汇合,或直接进入阴茎。

阴茎的感觉神经由神经丛发出,阴部神经丛起自骶 2～4,行程中发出直肠下神经会阴神经和阴茎背神经分支。后两者主要支配阴茎的感觉。阴茎背神经穿骨盆横韧带下缘及阴茎系韧带内侧,至阴茎背部,在阴茎背动脉的外侧前行至阴茎头,沿途分支分布于阴茎皮肤包皮和阴茎头及海绵体。故阴茎手术时,可在阴茎背面实行阴茎背神经阻滞麻醉。

七、阴茎勃起生理

(一)勃起过程

在性刺激下，中枢神经系统发出性冲动，在骶髓低位中枢的协调下，经外周神经传导至阴茎，或者直接刺激外生殖器，经阴茎骶髓反射弧使副交感神经兴奋，导致阴茎海绵体平滑肌松弛，阴茎海绵体窦扩张，血液灌注增加，阴茎肿胀，阴茎白膜扩张变薄，导致联通海绵窦与阴背静脉的导静脉受到压迫关闭，静脉血不能外流，阴茎内血压上升，几乎达到与躯体动脉血压相等，产生坚硬勃起。环绕阴茎根部的骨盆肌肉-坐骨海绵体肌和球海绵体肌收缩也进一步减少阴茎静脉血压回流而增加阴茎坚挺程度。勃起过程实质上是流入阴茎的血流增加，流出阴茎的血流减少导致的结果。

据此，勃起的过程可以分为六个阶段：

1. 萎软期 由于交感神经纤维冲动使阴茎海绵窦、螺旋动脉内以及间隙平滑肌收缩，只有少量动脉血流入阴茎。

2. 潜伏期 在副交感神经纤维支配下，血管平滑肌松弛，大量血液流入阴茎动脉，阴茎体积增大，但海绵窦内压无明显增加。

3. 肿胀期 该期海绵窦内血压上升，动脉血流速度比潜伏期略有减低，阴茎进一步增大并出现搏动。

4. 完全勃起期 海绵窦内压继续增加，约为心脏收缩压的90%，动脉流量低于潜伏期，但大于萎软期，静脉多数受阻。

5. 快速勃起期 坐骨海绵体肌、球海绵体肌等骨盆肌肉的收缩导致海绵窦内血压超过缩压，从而产生坚硬勃起。此期几乎没有血液流过海绵窦动脉。

6. 消肿期 射精后由于交感神经兴奋，平滑肌收缩，动脉血流降低，静脉血流增加，使阴茎恢复萎软状态。

（二）阴茎勃起的神经调节

勃起时候阴茎血流动力学改变目前认为是由神经纤维释放神经递质作用于血管内皮和平滑肌细胞来调节的。其中一氧化氮（nitric oxide, NO）是产生和维持勃起的关键神经递质。

阴茎勃起的分子作用机制是副交感神经接受来自骶髓中枢的冲动，释放乙酰胆碱，作用于血管内皮细胞，使之释放 NO_2，同时，乙酰胆碱作用于非肾上腺非胆碱能神经系统，也使其产生并释放 NO_2，NO_2 进入平滑肌细胞，刺激鸟苷酸环化酶（guanylate cyclase, GC），使三磷酸鸟苷转化为环磷酸鸟苷。因为钙离子与肌蛋白结合，可以使肌凝素和肌动素产生交互作用，引起平滑肌细胞收缩,而环磷酸鸟苷可以开放钙离子通道,使钙离子进入肌细胞的内质网而不与肌蛋白结合,从而封闭了上述交互作用,使平滑肌松弛,血液进入阴茎动脉和海绵窦间隙,从而形成阴茎勃起。

除了 NO_2 其他可能参与阴茎勃起的神经递质还有血管活性肠肽(vasoactive intestinalpeptide, VIP)和前列腺素 E,(prostaglandin E, PGE,)等。而交感神经释放肾上腺素,与平滑肌细胞上的 α_1 肾上腺素受体结合可以引起血管和海绵窦平滑肌收缩;血管内皮细胞也能释放内皮素(endothelin)和前列腺素(prostaglandin)等缩血管物质,使血管平滑肌收缩,阴茎萎软。

第二节　尿道的解剖与生理

男性尿道起自膀胱颈,贯穿前列腺、尿生殖膈,止于阴茎头尿道外口,是排尿与排精的共同通道,平时呈闭合状态。在成人长 16~20cm,自然状态下呈 S 型弯曲,全长自内向外可分为前列腺部、膜部、球部和阴茎部。临床上常将前列腺部与膜部尿道称为后尿道,球部及阴茎部尿道称为前尿道。

一、尿道的形态结构

(一)前尿道

自尿生殖膈下筋膜至尿道外口的一段尿道,长约 15cm,全长由尿道海绵体包绕,故又称尿道海绵体部,可分为球部、阴茎体部及阴茎头部。尿道球部即球海绵体尿道,从膜部尿道远端到阴茎悬韧带水平,是前尿道中管腔最大的一段,有尿道球腺导管在此开口。包绕尿道的尿道海绵体肌在此增厚形成球海绵体肌,愈接近近端增厚愈明显,使近端的收缩功能增强。球海绵体肌收缩时压迫球部尿道,将停留的精液排出。球部尿道从耻骨下经过,形成弯曲,位置较为固定,比远端尿道易损伤,因此骑跨伤通常容易导致尿道球部的损伤。当尿道出现炎症时,海绵体肌组织反应性收缩,易导致该部尿道出现较为严重的狭窄。阴茎体部尿道附着于两个阴茎海绵体之间腹侧的浅沟中,此段尿道活动性较好,因此不易受伤。阴茎头部尿道由冠状沟平面至尿道外口腔内扩大称为舟状窝,前端是尿道外口,呈纵行裂隙,其功能是把近端尿道流来 的较细、流速较快的尿流,转变为流速慢压力高的尿流。当尿流通过尿道外口时产生射流,避免自身污染。

（二）尿道膜部

尿道膜部位于尿生殖膈上、下筋膜之间，是穿过尿生殖膈的一段尿道，长 1.2~2cm，在会阴深袋中，由尿道外括约肌所绕，可自主控制排尿，是尿道最为狭窄的位。此处尿道既固定又较薄弱，在用尿器械进入膀胱的操作过程中呈弯曲状态若不注意操作手法，易引起尿道损伤。在会阴部受暴力挤压，如骨盆骨折时常合并尿道膜部的损伤，导致狭窄甚至闭锁。

（三）尿道前列腺部

尿道内口穿前列腺，止于尿道外括约肌，长 3~4cm 的尿道，由前列腺包围。在尿道后壁中线有一纵行隆起为尿道嵴，嵴的中部突起为精阜。其上正中有一隐窝，称前列腺小囊。囊的两侧分别有一个射精管开口，在精阜两旁的沟中有 12~24 个前列腺排泄管的开口。男性尿道在解剖上有三个狭窄、三个膨大和两个生理弯曲。成人正常尿道管径平均 0.5~0.6cm，可通过直径 10mm 的器械。尿道的三个狭窄部：尿道外口（呈纵行裂隙状）、膜部和尿道内口，膜部最狭小，其次为尿道外口和尿道内口。三个膨大部：舟状窝、球部和前列腺部，膨大部为结石易停留部位。尿道全程有两个生理弯曲：第 1 个弯为耻骨下弯，位于耻骨联合下，即自尿道内口至阴茎悬韧带所形成的一个凹面向上的弯曲，包括尿道前列腺部、膜部及球部的起始部。第 2 个弯曲为耻骨前弯，位于阴茎体（可动部）与阴茎根部（固定部）的移行处，呈一凹面向下的可变弯曲。当阴茎向前提向时，耻骨前弯即消失，但耻骨下弯不能人为将其拉直。因此，使用尿道器械深入操作时量将阴茎向前拉直，使尿道呈 L 形，顺耻骨下弯曲轻轻插入，切不可粗暴操作，以免损处尿道外伤时尿道在尿生殖膈以上发生破裂，尿液将渗于腹腔外间隙内。若尿道膜部破裂，遂渗入会阴深袋内，该处筋膜坚韧且无裂隙与周围相通，故尿液不易向外扩散。如尿道球部裂，尿液即渗入会阴浅袋内，由于会阴浅筋膜与肉膜相融合，向上包绕阴囊、阴茎并越过耻骨联合与腹壁下浅筋膜深层相延续，故尿液渗入浅袋内后，除向阴囊、阴茎蔓延外，并可向上扩展至脐以下腹前壁的疏松结缔组织中。假如尿道破裂在阴茎海绵体部，由于阴茎筋膜仅包被所有海绵体，故渗出的尿液可仅限于阴茎的范围之内。

二、尿道的组织结构

尿道壁由黏膜层、黏膜下层及肌肉层组成。在前尿道外而还包绕有丰富的弹力纤维和平滑肌纤维的尿道海绵体。尿道黏膜由各种上皮组成，前列腺部尿道为移行上皮，膜部、球部及包括舟状窝近侧段在内的阴茎部尿道为复层柱状上皮和单层柱状上皮，经尿道外口的舟状窝远侧段开始转变为复层鳞状上皮。黏膜与海绵体肌靠疏松结缔组织连接，黏膜下层血供丰富，要为结缔组织。肌肉层为内纵形和外环形肌，膜部除以上两层肌肉外，还有一层环形骨骼肌，即尿道外括约肌。

三、尿道周围的腺体

尿道周围有许多腺体开口于尿道黏膜，但主要集中于前尿道。尿道腺又称Liter腺，主要位于前尿道顶部及其两侧。其排泄管开口于尿道黏膜表面，在黏膜上形成许多针尖大小的隐窝，称尿道陷窝。于舟状窝顶壁有较大凹陷，又名大陷窝。尿道腺细胞多呈锥形或柱状，胞质清亮，腺腔较大，能分泌黏液，腺泡有时可深达黏膜下层甚至海绵体内。

尿道旁腺位于尿道口两旁，在阴茎勃起时受挤压分泌清亮的黏液，起到润滑作用。阴茎尿道和球部尿道有尿道旁腺腺管开口，这些腺体贯穿于海绵体组织小梁和血管间隙中，再斜行穿过黏膜下结缔组织，当尿外渗或腺体感染时，这些组织中纤维细胞反应性增生，随后导致海绵体纤维化，引起尿道狭窄。

尿道球腺为一对，位于膜部尿道两侧，三角韧带两层之间，其导管在3点、9点开口于球部尿道的后部，该腺有许多弹性纤维和纤维组织包绕，在射精时分泌略带灰白的黏液，组成精液的一部分前列腺腺泡汇成15~30条导管，开口于尿道嵴两旁。腺组织排列有一定规律，多以尿道为中心排列成内、中、外三个环形区。内区位于尿道黏膜周围，称黏膜腺；中区稍靠外，称黏膜下腺；外区是前列腺的主要部分，称主腺。前两者腺体小，受雌激素的影响，而后者不仅腺体最大，分泌量也最多，受雄激素的调控。前列腺分泌物较稀薄，无色混浊，呈弱酸性，占射出精液量的1/10~1/3。黏液腺易患结节性增生，压迫尿道。前列腺癌则多发生于主腺，此时腺细胞酸性磷酸酶(acid phosphatase，ACP)活性显著增强。

四、尿道的血液供应、淋巴引流及神经支配

后尿道的血供来自膀胱下动脉的前列腺支，并有直肠下动脉的痔中动脉及阴部内动脉的分支，它们之间有吻合支。前尿道的动脉是阴部内动脉、尿道球动脉及尿道动脉的分支。后尿道的静脉回流至膀胱前列腺静脉丛，前尿道的静脉回流至阴部内静脉，再至髂内静脉。

尿道的淋巴十分丰富,尿道的淋巴管起源于尿道黏膜下淋巴网。淋巴网分布于尿道全程,在舟状窝特别丰富。淋巴液经小管向近端回流,全部集中至阴茎和球膜部尿道淋巴干。阴茎腹侧表面的淋巴管绕过阴茎海绵体,在背侧与来自阴茎头部的淋巴管汇合。前尿道引流至腹股沟浅淋巴结,进而至腹股沟深淋巴结,并沿髂外淋巴结向上引流,后尿道淋巴引流至髂外淋巴结、闭孔淋巴结及盆腔淋巴结。

尿道的感觉来自尿道黏膜下结缔组织中的神经末梢,通过阴茎背神经传入中枢。尿道的神经支配为阴部神经、生殖股神经及交感神经。

五、尿道的生理功能

膜部尿道控制排尿和射精两个过程。尿道其他部位则提供另外两个功能:排尿时让尿自行通过,射精时协助精液排出。为适应这两种功能的需要,尿道由特殊组织即尿道海绵体包绕,排尿时尿道海绵体完全松弛,让尿流通过;而性生活时,尿道海绵体保持一定的张力,使道管腔缩小,防止精液淤积,射精时,球部海绵体肌收缩,将精液排空。

第三节　阴囊和睾丸的解剖与生理

一、阴囊的结构

阴囊为一个松弛的皮肤囊袋,位于阴茎根部与会阴之间,由阴囊正中部的阴囊隔分隔成左、右两部,各容纳一个睾丸、附睾和精索下部。阴囊皮肤很薄,弹性极佳,伸缩程度很大,形成很多皱襞,色素沉着很重。皮下组织内不含脂肪,散在有平滑肌,对外界温度敏感,有调节温度利于精子发育的作用。阴囊组织的层次自外向内依次为皮肤、肉膜、精索外筋膜、提睾肌、精索内筋膜及睾丸固有鞘膜。

(一)皮肤

薄而柔软,富有伸展性,生有少量的阴毛,有色素沉着,呈暗褐色,含有汗腺和皮脂腺,其分泌物有特殊气味。阴囊皮肤表面沿中线有纵行的阴囊缝,其对应的为肉膜向深部发出的阴囊中隔,将阴囊分为左右两腔。

(二)肉膜

为浅筋膜,与腹前外侧壁的 Scarpa 筋膜和会阴部的 Colles 筋膜相延续。由稀疏的平滑肌纤维和致密的结缔组织及弹力纤维构成,厚 1~2mm。此层平滑肌纤维可随外界的温度变化而舒缩,以调节阴囊内的温度,利于精子的发育成熟。

(三)精索外筋膜

又名提睾筋膜,菲薄,由含有胶原纤维的结缔组织构成;起自腹股沟管皮下环边缘,为腹外斜肌腱膜和腹壁固有筋膜的直接延续。此层与肉膜结合疏松,若尿道损伤,尿外渗时尿液可渗入此间隙内。

(四)提睾肌

由来自腹内斜肌和腹横肌的肌纤维束构成。肌纤维束随着精索通过腹股沟管皮下环,向下包被精索、睾丸和附睾。

(五)精索内筋膜

又名睾丸精索鞘膜,为腹横筋膜的延续,内含有少量平滑肌纤维,为睾丸被膜最牢固的部分。

(六)睾丸固有鞘膜

来源于腹膜,分壁、脏两层。壁层紧贴于精索内筋膜内面,脏层包被睾丸表面(后缘除外)及附睾的一部分。壁、脏两层在睾丸后缘借睾丸系膜相移行。两层之间为鞘膜腔,内有少量浆液。鞘膜腔为腹膜鞘状突内腔的遗留部分,在胚胎期间与腹膜腔相通,出生后从腹股沟管腹环至睾丸上端的鞘突逐渐闭锁形成鞘韧带,鞘膜腔与腹腔的交通遂被阻断。如果腹膜鞘突上部闭锁不全或鞘膜腔感染时,可形成鞘膜积液。

二、阴囊的血管、神经和淋巴管

阴囊的动脉有来自阴部内动脉的阴囊后动脉和阴部外动脉的阴囊前动脉,以及由腹壁下动脉发出的提睾肌动脉。阴囊前动脉在皮下附近分为内、外侧分支。内侧分支向前下方分布于阴囊隔的前 1/5~2/5 及其阴囊缝区 2/5 皮肤;外侧支分布于阴囊外侧的前 2/3 皮肤。阴囊后动脉在尿道球两侧偏下进入阴囊,其分支分布于阴囊隔的 3/5~4/5,此支在阴囊隔内下行至隔与皮肤连接处,弯向外侧至阴囊中缝区后 4/5 的皮肤,其主干沿分支至阴囊后侧及外侧后部皮肤。对尿道下裂的患者可采用以阴囊隔的血管蒂为蒂,用阴囊中隔两侧皮肤缝制皮管代尿道进行修补,具有供区与受区邻近,取材方便,且无需吻接血管的优点。

阴囊的静脉由静脉网汇成各静脉,与同名动脉伴行,但较之粗大,除经阴部外浅静脉汇入大隐静脉,其余静脉汇入阴部内静脉。

支配阴囊的神经有髂腹股沟神经、生殖股神经的生殖支、会阴神经分出的阴囊后神经以及股后侧皮神经的会阴支等。阴囊前 1/3 主要由髂腹股沟神经和生殖股神经的生殖支支配;阴囊后 2/3 主要由会阴神经分出的阴囊后神经以及股后侧皮神经的会阴支支配。肉膜由来自腹下丛的交感神经分支所支配。

阴囊淋巴管由阴囊皮肤毛细淋巴管网汇合成 3~24 条淋巴管,自阴囊两侧行向外上方,两侧淋巴管可越过正中线至对侧。在手术治疗阴囊阻塞性淋巴水肿时,可在外阴与股上部之间作一纵行的弧形切口,即可充分显露出来自阴囊的淋巴管及阴部外浅静脉,施行淋巴管静脉吻合术。

三、睾丸的结构

睾丸位于阴囊内,左、右各一,是男性的生殖腺,产生精子和男性激素 。睾丸呈微扁的椭圆形,分前、后缘,上、下端和内、外侧面。前缘游离;后缘为系膜缘,有血管、神经和淋巴管出入,并与附睾和输精管睾丸部相接触。上端被附睾头遮盖,下端游离。外侧面较隆凸,与阴囊壁相贴;内侧面较平坦,与阴囊隔相依。睾丸表面除阴囊壁各层外尚有一层坚厚的纤维膜称为白膜。此膜在睾丸后缘增厚并伸入睾丸内形成睾丸纵隔,由此再向四周放射状发出许多睾丸小隔,将睾丸实质分为 100~200 个睾丸小叶。每个小叶内含 1~4 条精曲小管,其上皮能产生精子。小管之间的结缔组织内有分泌男性激素的间质细胞。精曲小管在小叶尖部合并变直,成为精直小管,进入睾丸纵隔后交织成睾丸网,再自此发出 12~15 条睾丸输出小管,经睾丸上端进入附睾头。

四、睾丸的血管、神经和淋巴管

睾丸的血供主要来自于睾丸动脉,它起源于腹主动脉前部,在肾动脉下方 2.5~5cm 水平的腹主动脉左右两侧各发出一支,在腹膜后沿腰大肌下行到腹股沟管内环,进入精索,下降到阴囊在睾丸后缘上端分两支,其中一支沿睾丸内侧面下降,穿过睾丸白膜分别指向睾丸的前缘和上、下极,构成包膜动脉。另一支(主干)向下行至睾丸纵隔后发出分支进入睾丸实质内,横穿睾丸实质至对侧边缘(前缘)后再向一侧或两侧分支形成睾丸包膜动脉。该包膜动脉向睾丸实质发出向心动脉,呈放射状朝向睾丸纵隔,向心动脉达睾丸纵隔后分出离心小动脉,背向睾丸纵隔,在其附近进入睾丸实质。

睾丸和附睾的静脉均起自实质内的管周毛细血管网,然后逐级汇合,最后在睾丸和附睾头的上头形成蔓状静脉丛,该静脉丛向上逐渐汇合,至腹股沟管皮下环处汇成 3~4 条静脉,在腹股沟内环处并成两条睾丸静脉。两条睾丸静脉在腹膜后与睾丸动脉并行上行,经腰大肌和输尿管的腹侧,合并成一条单一的睾丸静脉,又称精索内静脉,右侧睾丸静脉以锐角直接注入下腔静脉,左侧睾丸静脉略呈直角注入左肾静脉。

睾丸的神经由主动脉丛及肾丛的交感神经纤维沿睾丸动脉到达睾丸交感神经丛支配。生殖股神经的生殖支支配提睾肌及睾丸各被膜。

睾丸和附睾的淋巴输出管经精索汇入髂淋巴结及腰淋巴结,左侧睾丸和附睾的集合淋巴管主要注人左腰淋巴结的主动脉外侧淋巴结;右侧睾丸和附睾的集合淋巴管主要注入右腰巴结的腔静脉前、后淋巴结和腔静脉外侧淋巴结。左右睾丸的一部分集合淋巴管可汇入中间腰淋巴结和主动脉前淋巴结,也可汇入左右髂总淋巴结。睾丸的淋巴管可在小骨盆中与膀胱底、前列腺的淋巴管相通,而两侧的睾丸淋巴管可与输精管壶腹淋巴管相交通。

五、睾丸的生理功能

(一)生精小管

睾丸内的生精小管是男性生殖细胞分裂增生和分化发育的部位,管道高度迂曲,管径 $150\sim250\mu m$,成人两侧睾丸的生精小管总长度可达 500m 左右。生精小管管壁由 4~8 层生精上皮细胞构成,中心部为不规则的生精小管腔。生精上皮由两类不同功能的细胞组成,分别称为支持细胞和生精细胞。支持细胞位于生精小管的基底膜并延伸至管腔,生精细胞包括一系列的初级精母细胞、次级精母细胞、精子细胞和精子。支持细胞和生精细胞为精子发生提供了一个特殊的微环境。

支持细胞又称为 Sertoli 细胞,是一群数量恒定、不再分裂的细胞。相邻支持细胞靠近基底附近的细胞膜部分相互连接,构成细胞连接。支持细胞基底面紧贴基底膜,有丝状突起突入管腔。支持细胞通过大量的胞突延伸,包围邻近的生精细胞,支持细胞的外形随嵌人的生精细胞变化而变化。生精细胞位于支持细胞丝状突起之间,未分化的精原细胞位于基底膜附近, 而分化成更高一级的精母细胞和精子细胞在管腔内依次排列。支持细胞在生精细胞分化

发育中发挥重要作用。主要包括:

1. 参与形成血-睾屏障

支持细胞间的紧密连接、表面下池和微丝束构成支持细胞连接复合体。睾丸的超微结构研究表明,支持细胞连接复合体形成的血-睾屏障,可将生精上皮分为基腔室和近腔室两部分。精原细胞和初级精母细胞位于血-睾屏障之外的基腔室,次级精母细胞和精子细胞位于近腔室。血-睾屏障可使血液与小管液之间的离子、小分子物质和蛋白质之间保持一定的浓度梯度,对毛细血管内物质的流动也有轻微的限制作用,故可以阻止间质中离子进入生精上皮,使生精细胞维持在最适宜的内环境中,保证其分化发育。血-睾屏障同时也是免疫屏障,可将精子与机体免疫系统分开,将精子抗原限制在生精小管内,阻止这些特异抗原与机体免疫系统接触,避免引起精子抗原自身免疫反应和造成睾丸的免疫损伤。

2. 分泌功能

雄激素结合蛋白(androgen binding protein, ABP)是第一个被识别的支持细胞分泌物。ABP 是雄激素的载体蛋白,在生精小管和附睾中又可作为雄激素受体(androgenreceptor, AR),以 ABP-雄激素复合体的形式储存,使生精小管内的雄激素水平维持在较高浓度,以满足精子发生需要。支持细胞还能分泌细胞外基质,包括 I 型胶原、IV 型胶原、血浆铜蓝蛋白、转铁蛋白、糖蛋白 2、纤维酶原活化因子、T 蛋白、抑制素、生长因子和甾体类化合物,发挥重要的生理作用。

3. 形成支持细胞-生精细胞联结

睾丸内 Leydig 细胞、支持细胞和管周细胞存在复杂的网络联结。现已证明,在哺乳动物类睾丸组织中支持细胞和胚细胞间存在多种连接方式。桥粒样连接能维持生精上皮的完整性,还参与成熟精子的释放。支持细胞还参与管球复合物的形成,它与精子发生过程中剩余精浆的弃失有关。支持细胞还可吞噬变性退化的生精细胞及精子排放时遗留的残余胞质。

4. 支持和营养生精细胞

支持细胞向生精小管分泌少量高钾液体,参与形成睾网液,以利于精子运送,为精子获能提供条件;支持细胞对生精细胞起支持作用,当精子细胞变态成熟时,精子释放到管腔,可能是支持细胞作用的结果。

(二)生精细胞和精子发生

生精细胞是生精上皮的主要细胞,在生精小管内形成 5~6 层同心圆式排列。从基底膜至管腔内表面的排列顺序是精原细胞、初级精母细胞、次级精母细胞、精子细胞及精子,同心圆的每一层生精细胞都处于相同的发育阶段。

男性生精小管上皮每天平均产生约 1.23 亿个精子。形态学分析表明,目前精子至少有 13 种不同的类型,这些不同的类型代表了分化发育从未分化到分化的不同阶段。

(三)睾丸间质细胞

20 岁时,睾丸内大约有 7 亿个 Leydig 细胞(间质细胞),占睾丸体积的 5%~12%。Leydig 细胞的分化受旁分泌因子和促黄体生成素(luteinizing hormone,LH)的调控,至青春期,胰岛素样生长因子 1(insulin-like growth factor 1,IGF-1)在 Leydig 细胞的分化中也发挥一定作用。

Leydig 细胞的主要功能是合成和分泌雄激素,睾酮是睾丸内合成的主要甾体类化合物。Leydig 细胞的功能活动受多种内外因素的影响,但睾酮的产生主要受 LH 的调节。LH 经由内皮细胞上的 LH 转运受体介导进入 Leydig 细胞,在 Leydig 细胞中,LH 可能导致胆固醇转运至线粒体内,使胆固醇与胆固醇侧链裂解酶结合,促进睾酮的生物合成。垂体肽也参与 LH 刺激的 Leydig 细胞甾体类化合物的合成。其他非垂体肽类因素包括 LHRH、抑制素与激活素、表皮生长因子、IGF-1、3-转移生长因子、前列腺素等,也与 Leydig 细胞合成甾体类化合物有关。间质细胞除生成雄激素外,还能分泌前列腺素、促肾上腺皮质激素(adrenocorticotropic hormone,ACTH)、催产素、内啡肽、精氨酸加压素和微清蛋白等,后者是一种特殊蛋白,可能与合成睾酮时的细胞功能有关。

年龄可影响血浆中睾酮的浓度。12~18 周胚胎,睾酮浓度达到一个峰值;出生后 2 月龄时又出现一个峰值;24~36 岁,血浆睾酮浓度达到最高峰,经过一个平台期后逐渐下降。此外,睾酮的血浆浓度每日、每年均有节律性变化。

第四节 附睾和输精管的解剖与生理

一、附睾的形态

附睾(epididymis)形态呈新月形,位于睾丸上方后缘外侧部,成年男性附睾长度左侧平均为5.18cm,右侧平均为5.29cm,分为头、体、尾三部分。附睾上端膨大钝圆,称为附睾头,通过输出小管与睾丸网相连;中间部分呈圆柱状,称为附睾体,通过疏松结缔组织与睾丸后缘相连,手术中从体部入手容易分离,又不易损伤周围组织;下端逐渐变细,称为附睾尾。附睾尾末端在睾丸后急转直上移行为输精管。在附睾头部有时可见一个有蒂小体,称为附睾附件,一般认为它是胚胎发育时期中肾管的残留。

二、附睾的结构

附睾表面由外向内有鞘膜脏层、白膜和血管膜三层被膜包绕。在附睾头部矢状切面上,可见结缔组织伸入附睾形成附睾小隔,并把附睾头部分隔成8~15个锥形小叶样结构,称为附睾小叶。

(一)输出小管

输出小管是连接于睾丸网和附睾管之间的8~15根迂曲小管,每根小管在睾丸小叶内迂曲盘绕,初出睾丸时走行平直,进入附睾后越靠近小叶底部,迂曲盘绕越显著,构成了每个睾丸小叶的实质。输出小管管壁由上皮、基膜、固有层和环肌层构成。上皮层为侵复层柱状上皮,有高柱状的纤毛细胞和立方形细胞交叉排列,所以管腔表面不规则。纤毛的强动可以使精子向附睾管方向移动,立方形细胞表面有微绒毛,属于分泌细胞,胞内有许多小汽结构,可能是细胞通过胞吞、胞饮作用摄取管腔内物质后产生,并形成输出小管内的压力梯变,有利于精子由睾丸向附睾运行。

(二)附睾管

在附睾头、体交界部有许多输出小管共同汇合构成单一的附睾管,长度为3~5m,附睾实质大部分由附睾管构成,附睾管高度盘曲,向下构成附睾体、尾部,尾端与输精管相连。附睾管内腔整齐,由复层柱状上皮构成,上皮细胞主要由具有高柱状的主细胞和立方形的基底细胞构成。从附睾头部至尾部,主细胞游离面静纤毛的长度逐渐减低,胞质结构在顶浆区、核上区及核下区各有不同。顶浆区胞质内有大量的吞饮小泡,提示主细胞具有活跃的吞饮作用,可吸收大量生精小管产生的液体,使附睾管内产生压力梯度,精子顺压力梯度进入附睾。精子在附睾内停留14~21天,此期内逐渐脱胞成为成熟的精子,残余脱落物质被主细胞或者基底细胞吞噬吸收。相邻主细胞近腔面间有紧密连接,此结构被称为血-睾屏障(blood-epididymis barri-er),有利于维持附睾内环境稳定,将精子与自身免疫系统分离,避免产生抗精子抗体(an-tisperm antibody,AsAb),为精子成熟、转运、储存创造条件。一般在附睾头部的附睾管只有一层薄的环状平滑肌,管腔也较小,而至附睾尾部,平滑肌逐渐增厚分层,并出现较大的平滑肌细胞层,管腔也增大,可存储成熟的精子细胞。一般认为附睾管的小平滑肌多分布在附睾的头、体部位,可产生自主节律性蠕动,从而推动精子在附睾管内缓慢向尾部移动成熟。附睾尾部分布有大平滑肌,平时较少蠕动,射精反射时接受交感神经冲动支配,产生强有力的规律收缩,可把储存在附睾尾部的成熟精子快速送入输精管内。

三、附睾的血管、淋巴管和神经

附睾的血供来自睾丸动脉的附睾上、下动脉(分别供应附睾头部和体部)和输精管动脉末梢支(供应附睾尾部),位于睾丸上 1/3 与附睾交界平面的后侧表面,这些动脉再发出分支经附睾内管道系统间的结缔组织隔,到达管道系统周围并最终形成包绕其的管周毛细血管网。

附睾的静脉起源于其实质内的管周毛细血管网,逐级汇合后在附睾头部上方与来自睾丸实质的静脉共同汇合形成蔓状静脉丛,包绕睾丸动脉周围,再与输精管共同构成精索上行。这种解剖学结构使进入睾丸下行的动脉血被蔓状静脉丛内上行的静脉血充分对流冷却,保证睾丸散热,有利于精子发生。蔓状静脉丛上行可分为三群:①前群由精索内静脉组成,在腹股沟管内逐渐汇合形成一条主干沿后腹壁上行,右侧精索内静脉回流到下腔静脉,左侧精索内静脉回流至左肾静脉。因左侧精索内静脉几乎垂直注入左肾静脉,回流阻力大,左侧结直肠直接压迫,左肾静脉压迫,左侧肾上腺静脉所携带的肾上腺素的缩血管效应,使左侧精索内静脉回流受阻,所以临床上原发性精索静脉曲张多见于左侧。②中群由输精管静脉构成,回流至膀胱静脉丛。③后群由精索外静脉构成,在腹股沟外环处离开精索,回流至腹壁下静脉。

附睾的淋巴管丰富,与睾丸相似,也分为深、浅两个毛细淋巴网。浅淋巴丛位于附睾白膜内,深淋巴丛位于附睾小叶间的结缔组织内,深、浅淋巴丛之间的淋巴管相互交通。睾丸和附睾的淋巴管最后汇集为 4~8 条集合淋巴管,在精索内沿睾丸血管上行,通过腹股沟管至腹膜后间隙上行,左侧集合淋巴管注入左腰淋巴结的主动脉外侧淋巴结,右侧集合淋巴管注入右腰淋巴结的腔静脉前、后淋巴结及腔静脉外侧淋巴结。

上腹下神经丛分支于精索中神经,在腹股沟内环处进入精索,发出神经纤维支配附睾及输精管,精索下神经也发出分支支配附睾和输精管。

四、附睾的生理功能

附睾的各部分解剖结构、神经支配、血管供应和上皮细胞存在区域性的差异,表明素是由不同组织组成的连续体。附睾具有运输、储存精子并使其成熟获得运动能力和受精能力善功能。

(一)运输精子的功能

精子在附睾内平均停留 2 周左右,大部分时间停留在附睾尾部。影响附睾内精子停留的因素在于精子的量而不是年龄。精子在附睾内的移送,主要是被动性过程,依赖以下 3 个因素:①精子随睾丸网内液体流入输出管;②可动纤毛和输出管周围的肌细胞收缩,将精子向附睾推进;③附睾管壁的自动节律性收缩。此外,平滑肌细胞和支配附睾的肾上腺素能神经对精子在附睾内的运输,也具有重要作用。

(二)储存精子的功能

附睾也是精子的贮存库,精子在附睾中存储时间与性生活频率有关。人类约有 50%的精子储存在附睾尾部,这些精子保持潜在的受精能力,但会因积存而衰老,有报道精子未抵达附睾尾部,已经有半数精子进入衰亡阶段。长时间储存的精子,会因老化失活而出现降解变化,

如顶体变形、DNA 含量及染色体发生变化等,使精子运动和穿透透明带的能力下降。人类的输精管结扎后,巨噬细胞具有吞噬精子的功能,但附睾内未随精液排出的精子去向目前还不清楚。

(三)精子的成熟

精子在附睾内的成熟包括精子运动能力的获得,精子受精能力的获得和精子固看于透明带能力的获得。

1. 精子运动能力的获得

附睾不仅运输和存储精子,还使精子获得运动能力。输出管和体外培养的精子,无运动能力或运动能力较弱。说明精子的运动能力虽然是其本身固有的,但还需在运输过程中与附睾反应,才能获得成熟的运动能力,但目前精子运动能力的成熟与附睾的关系仍不清楚。

2.受精能力的成熟

实验发现,睾丸中的精子没有受精能力,其受精能力是在附睾移动中逐渐获得。精子的成熟主要发生在附睾体的远侧端或尾部。

3、精子固着于透明带能力的获得

精子在运行于附睾的过程中发生一系列的生化和分子水平的改变。精子移动时,膜表面负电荷增多,这有利于维持精子膜,特别是顶体前区细胞膜的稳定性。精子在附睾成熟期间,膜表面硫氢键逐渐变为二硫键,二硫键对维持精子细胞头、尾部结构及其后的运动和穿透功能方面有重要作用,使精子在附睾内获得了与透明带黏附的能力。

五、输精管的形态和走行

输精管(vasdeferens)起始部与附睾尾部相连,在附睾尾部反折向上随精索走行,经腹股沟管进入盆腔,在膀胱底部后方与精囊开口汇合形成射精管,开口于后尿道。输精管长约 32cm,管壁较厚,管腔狭小,内径约 0.3cm。输精管全程根据部位可分成睾丸部、精索部、腹股沟部及盆部四部分。

(一)睾丸部

为输精管起始部,在附睾尾部的内侧上行至附睾头水平加入精索,移行为精索部。其双侧长约 4.4cm。

(二)精索部

位于附睾头与腹股沟管外环之间,精索血管后内侧,因为管壁厚,管腔细小,质韧且位置表浅,在活体上容易触诊,所以临床上输精管结扎术、显微镜下输精管-输精管吻合术、显微镜下输精管-附睾吻合术多在此处进行。此部左侧长约 7.2cm,右侧长约 6.8cm。

(三)腹股沟部

为输精管经腹股沟管段,在内环处入腹腔移行为盆部。其左侧长约 4.6cm,右侧长约 4.5cm。

(四)盆部

起于腹股沟内环跨过腹壁下动脉根部转下方处,此处被腹膜遮盖并形成皱襞,称为输精管襞。在骨盆上口处,输精管斜跨髂外血管人盆腔,沿盆壁后下方走行,先与脐动脉索、闭孔血管和神经、膀胱血管交叉,再从内侧与输尿管交叉,经膀胱、直肠之间至膀胱底部、精囊腺上端,后于精囊内侧向内下方走行,双侧输精管逐渐接近,最后至前列腺后上方,输精管末端膨大呈梭形,称为输精管壶腹。此部左侧长约 15.0cm,右侧长约 16.4cm。

六、输精管的结构

输精管管壁由黏膜层、肌层和纤维膜层构成。

(一)黏膜层

表面有数条纵行的皱襞,至壶腹部这些皱襞逐渐变成许多细长的突起,反复分支连接成网状结构。黏膜层为假复层柱状上皮,与附睾管上皮相比高度稍低,表层细胞缺少微绒毛,但仍具有吸收功能。

(二)输精管肌层

厚 1~1.5mm,为内纵行、中间环形、外纵行的三层平滑肌结构,肌层收缩有利于精子的排出。

(三)纤维层

为疏松的结缔组织构成,富含血管、神经和分散的平滑肌。

七、输精管的血管、淋巴管和神经

输精管主要由输精管动脉供血,起源于膀胱上、下动脉,由髂内动脉前干分出。输精管动脉沿输精管壁行进并发出小分支入肌层,在外膜层与输精管静脉丛相伴行,并与睾丸动脉的附睾下动脉及邻近动脉形成吻合支。

输精管外膜中的细小静脉相互交织吻合形成输精管静脉丛,最后汇合形成输精管静脉,与同名动脉伴行,主要注入膀胱静脉丛、髂内静脉或经精索内静脉注入肾静脉和下腔静脉。

输精管具有丰富的淋巴管,近侧端与精囊淋巴管相交,最后引流到髂内淋巴结;远侧端与精索淋巴管相交,最后引流到腰淋巴结。

支配输精管的神经主要是输精管交感丛,来自于腹下神经丛,并与膀胱神经丛、直肠神经丛皆有交通,输精管有自律性运动,可促使精子由附睾尾部向输精管运动。

八、输精管的生理功能

(一)运输精子

实验研究发现,人类输精管表现出自发的运动功能,紧张时输精管也有反应能力;当刺激复下神经或给予肾上腺素能神经转移因子时,输精管发生蠕动将其内容物排入尿道。动物模型研究显示,在性活动的间隔期,输精管内容物有少量不定期的排人尿道,这也是附睾排出多余精子的一种机制。当受到性刺激后,精子由附睾尾和输精管近端向远端移动,射精时候精子排出体外。

射精完成后,输精管内容物反流,甚至到附睾尾,这是因为输精管远端收缩的幅度频率和持续时间远大于近侧端。这一过程还可逆转,表明输精管不仅在精子的运送,而且在维持附睾存储精子方面也发挥作用。

(二)吸收和分泌功能

形态学研究显示,输精管具有分泌和吸收功能。主细胞的纤毛、吞饮小泡和初级、次级溶酶体均有吞噬功能。人类输精管主细胞具有合成和分泌糖蛋白的作用,输精管的吸收和分泌功能,为精子获得受精能力创造了一种特殊腔内环境。输精管的功能依赖于雄激素,因为睾酮在输精管内转化为双氢睾酮(dihydrotestosterone,DHT)。去势可导致猴的输精管异常,给予睾酮替代后仍可恢复。

第五节　精索的解剖与生理

精索为一对圆形条索结构,由进出睾丸附睾的血管、淋巴管、神经及输精管及其包膜构成。上起腹股沟管内环,下至附睾头上缘,全长 11.5~15cm。精索在腹股沟管外环至附睾头之间的一段位置表浅,活体极易摸到。该段表面有阴部外浅血管跨越,深面有阴部外深动脉横过。

一、精索的内容

(一)输精管

输精管为精索内的主要结构,位于精索诸结构的后部。外径约 1.9mm,内径约 0.6mm.壁厚约 0.7mm。

(二)动脉

营养睾丸及附睾的动脉有 3 条:精索内动脉(睾丸动脉)、精索外动脉(提睾肌动脉)及输精管动脉。

1. 精索内动脉(睾丸动脉)

为睾丸的主要营养动脉,其在肾动脉稍下方起自腹主动脉,偶有起自附近的其他动脉如肾动脉、肠系膜上动脉等。此动脉穿出腹股沟管内环后,伴随精索其他组成部分进人阴囊,首先发出一分支至附睾头,然后穿过睾丸纵隔,分成许多小支进入睾丸。6%～8%的个体,睾丸动脉可以在较高的平面(甚至腹膜后水平)分为睾丸下动脉和睾丸内动脉。有研究显示,在腹股沟水平,1支睾丸动脉、2支睾丸动脉、3支或以上睾丸动脉的比例分别是50%、30%和20%。

2. 精索外动脉(提睾肌动脉)

来自腹壁下动脉,是髂外动脉的分支,主要营养提睾肌及其筋膜,在外环水平与输精管动脉吻合,共同供应睾丸下部及附睾尾。也有观点认为,提睾肌动脉可能依赖某些终端分支通过附睾-输精管环路营养睾丸,由于其主支位于精索内筋膜之外,推测其对睾丸的血供非常有限。

3. 输精管动脉

亦发自腹壁下动脉,主要营养输精管、附睾尾体、睾丸下部以及睾丸鞘膜。输精管动脉可能在略高于附睾的水平发出小的分支,加入睾丸动脉。输精管动脉还可以发出分支进入附睾后动脉,形成附睾-输精管环路,如果睾丸动脉被高位结扎,其血供主要依靠远端睾丸动脉与此环路间的交通提供。睾丸动脉和输精管动脉间的交通缺乏固定的模式,其对睾丸的血供是否充分尚无定论。

(三)静脉

引流睾丸、附睾和输精管的静脉数目和分布具有很大的变异性,由表浅静脉系统和深静脉系统构成,两静脉丛间具有广泛的交通支。

1. 浅静脉丛引流睾丸被膜和阴囊的静脉经阴部外静脉入隐静脉或经会阴浅静脉回流入阴部内静脉。提睾肌静脉通过浅静脉丛连接精索静脉丛和腹壁下静脉。

2. 深静脉丛有3个组成部分:

(1)前组:由来自睾丸和附睾前方的静脉相互吻合形成10余条的静脉支,组成网状的蔓状静脉丛(pampiniform plexus),伴随睾丸动脉走行于精索内输精管的前方。蔓状静脉丛静脉支数逐步减少,通过腹股沟外环时一般减为2条,然后汇合成单一的睾丸静脉位于动脉的侧方和输精管前方经盆腔上升,左侧呈直角汇入左肾静脉,右侧在肾静脉下方斜行汇入下腔静脉,约 10%汇入肾静脉。

(2)中组:由引流附睾尾部的静脉和输精管静脉组成。引流附睾尾部的索状静脉汇入腹壁下静脉和髂外静脉。输精管静脉部分汇入膀胱前列腺静脉丛到髂内静脉,部分伴随输精管汇入精索内静脉回流入肾静脉和下腔静脉。

(3)后组:由提睾肌静脉组成。在接近外环处与精索分开,注入腹壁下静脉。

(四)神经

精索内的神经主要包括来自腹下神经丛的交感纤维、副交感纤维,以及来自睾丸、附睾和精索的传入纤维。这些神经纤维多沿血管外膜或输精管外膜走行,主要分布于睾丸、附睾和输精管,其中分布于输精管的神经纤维与输精管平滑肌纤维的收缩有关。在射精期间,输精管平滑肌在交感神经纤维释放的去甲肾上腺素作用下,能够产生有力的、协调一致的一连串收缩,推动精液从附睾流向尿道。在施行输精管结扎术中,应尽可能减少输精管平滑肌层表面的外膜损伤,尽可能保留部分输精管的神经纤维,以利于复通术后输精管收缩功能的恢复。

二、精索的被膜

精索外筋膜由结缔组织构成,起于腹股沟管浅环的边缘,覆盖于提睾肌的表面。当精索经腹股沟管下行时,最下部的腹内斜肌和腹横肌纤维包裹于睾丸、附睾和精索表面形成提睾肌,肌纤维束之间由结缔组织相连。而精索内筋膜位于提睾肌深面,为腹横筋膜的延续,是精索的三层被膜中最为牢固的一层。

第六节 前列腺的解剖与生理

正常前列腺(prostate)重约 18g,长约 3cm,宽 4cm,厚 2cm,包绕前列腺尿道。它位于男性骨盆腔内,形似栗子,位于膀胱之下,尿生殖膈之上,耻骨联合下缘耻骨弓之后,直肠之前。

一、前列腺结构及其毗邻

前列腺可分为底、体、尖三部分,底朝上,尖部朝下。前列腺底部中央稍凹陷,膀胱颈位于底的上方。前列腺尖部止于尿生殖膈上筋膜。前列腺属盆内器官,可分为前、后及下外侧三面。前列腺前面较隆凸,在耻骨联合下缘后方约 2cm 处,与耻骨联合之间有前列腺静脉丛、蜂窝组织及耻骨前列腺韧带。前列腺后部稍平坦,中间有一浅沟,称前列腺沟。后面紧贴直肠前壁,两者之间仅有少量疏松结缔组织和膀胱直肠隔(Denonvilliers 筋膜),其上方有左、右射精管穿入的小压迹。直肠指诊时,在直肠前壁可触及前列腺后部中央的凹陷,称为中央沟,左右两侧稍隆起,习惯上称之左叶和右叶。前列腺的下外侧面与肛提肌上部紧密相连。

二、前列腺周围的筋膜

前列腺周围有三层深筋膜包绕。第一层是前上层,位于前列腺静脉丛上方和前列腺的前方,形成两条耻骨前列腺韧带。两韧带之间及其远侧是前列腺静脉丛和阴茎背深静脉,合称背侧血管复合体。手术切断背侧血管复合体后,即可沿前列腺前方分离至前列腺尖部,直至尿生殖膈上层。第二层为中层,在前列腺静脉丛下面的前列腺后下方,实质就是 Denonvilliers 筋膜的前层。第三层是后层,也即 Denonvilliers 筋膜的后层。Denonvilliers 筋膜的前层是尿生殖膈深层筋膜的延续,向上沿前列腺、精囊和射精管后面延伸,并有血管、神经伴行其中,形成一层前厚实的筋膜,是阻止前列腺癌扩散的一个重要屏障,而引流前列腺淋巴管和静脉行走于其前方。

覆盖膀胱的筋膜在精囊上方分为两层,分别位于精囊和射精管的前后方。前层沿精囊、射精管前面下行至前列腺后方,向前折返上行与前列腺筋膜中层相连。后层在精囊后方下行,至前列腺后方包膜处,与 Denonvilliers 筋膜前层相融合。在精囊侧方,前后两层融合在一起,紧靠于膀胱底部。肛提肌位于前列腺两侧,覆盖其上的筋膜内有引流前列腺、精囊的血管和淋巴管通过。因此,在施行前列腺癌根治术时,若肿瘤已经波及前列腺筋膜,应紧贴肛提肌才能将包含前列腺、精囊、血管及其淋巴管的筋膜一并切除。

三、前列腺血管、神经及其淋巴回流

(一)前列腺动脉

前列腺的动脉血供主要来源于膀胱下动脉,是髂内动脉的分支。此外,还可来源于膀胱上动脉、直肠下动脉、输精管动脉、直肠下动脉和闭孔动脉。它们多在前列腺体、膀胱前列腺连接处进入腺体。动脉在前列腺体内可分为两组:外包膜组和腺内组。腺内组也称尿道组,它可随着年龄而增多,与前列腺增生密切相关。此组动脉在相当于膀胱颈后唇 5 点、7 点位置穿入腺体,是供应增生部分前列腺体血供的主要来源。在施行前列腺切除手术时,强调于膀胱颈后唇、前列腺窝后缘 5 点、7 点处缝扎前列腺动脉源于此解剖结构。

(二)前列腺静脉

前列腺静脉在其底部形成静脉丛,尤其在其前面和侧面明显。此静脉丛收集阴茎背深静脉并与阴部静脉丛、膀胱静脉丛有广泛的交通,最后汇聚成数支小静脉回流至髂内静脉。

(三)前列腺的淋巴回流

前列腺的淋巴主要回流至髂内和髂前淋巴结,部分回流至髂外淋巴结。前列腺内的输出淋巴管在前列腺包膜外形成前列腺周围淋巴网,后者汇成数支主淋巴管。多数输出淋巴管从前列腺后侧上行,并分别引流至髂外淋巴结、髂总淋巴结、膀胱旁淋巴结。

(四)前列腺的神经

前列腺及其包膜有丰富的交感神经及副交感神经支配,分别来自骶前神经丛及盆神经。前列腺自主神经由盆丛下部分出,形成前列腺丛,随动脉进入腺体。前列腺丛还分布于输精管盆部、尿道前列腺部、尿道、阴茎海绵体及尿道球腺。

（孙邕 马林）

第二章 男性生殖系统先天性异常

男性生殖系统由生殖腺(睾丸)、生殖管道、附属腺及外生殖器组成。睾丸产生精子和分泌雄激素。附睾、输精管、射精管和尿道组成输送精子的生殖管道,附睾还有暂时贮存精子、营养和促进精子成熟的作用。附属性腺包括前列腺、精囊。附属腺和生殖管道的分泌物共同构成精浆,精浆与精子构成精液。外生殖器包括阴囊和阴茎,其中阴囊为精子的发生提供适宜的温度,阴茎是具有勃起功能的性交器官。

男性生殖系统的先天性异常可能由性别分化、生殖器分化、生殖器生长异常造成,可同时伴有其他器官的发育异常。按解剖部位,男性生殖系统的先天性异常可分为尿道的先天性异常、阴茎的先天性异常、阴囊及其内容物的先天性异常、附属性腺的先天性异常4大类。

第一节　男性生殖系统的发生

人胚胎的遗传性别虽在受精时就已确定,但直至胚胎第7周,生殖腺才能分辨出性别,至第12周才能分辨出外生殖器性别。因此,生殖腺、生殖管道和外生殖器的发生过程可分为性未分化期和性分化期两个阶段。性别的分化与睾丸的发生人胚胎第3~4周,在卵黄囊的内胚层内出现原始生殖细胞。人胚第5周时,中肾的内侧体腔上皮增生形成生殖腺嵴;生殖腺嵴的表面上皮长入其下方的间充质,形成初级性索。第6周时,原始生殖细胞迁入生殖腺嵴的初级性索。此时形成的生殖腺尚无性别分化。人类的性别是由遗传决定的,决定性别的关键是Y染色体短臂上的性别决定区(the sex-determining region of the Y chromosome,SRY)基因。人胚胎第7周时,在SRY基因产物影响下,诱导性腺向睾丸分化,初级性索发育为睾丸索,并由此分化出实心细胞索的生精小管,内含精原细胞和支持细胞(又称为Sertoli细胞)。生精小管之间的间充质分化为睾丸的间质和间质细胞(又称为Leydig细胞)。生精小管的这种结构持续至青春期前。自青春期始,在垂体促性腺激素的作用下,精原细胞不断增殖、分化,形成精子,生精小管壁内可见不同发育阶段的生精细胞。

一、睾丸的下降及其机制

睾丸最初位于后腹壁的肾脏附近,通过头侧颅悬韧带(cranial suspensory ligament,CSL)和尾侧的引带(gubernaculum)与体腔后壁相连。性腺分化为睾丸后不久,就出现睾丸下降(tes-ticular descent ,TD)。

睾丸下降的多阶段进程,最初由 Gier 和 Marion 于 1969 年提出,后 Hutson 提出了一种具有两种形态和激素分段的双相模型。第一阶段为睾丸的经腹腔下降阶段(transabdominalphaseofTD,TTD),发生在胚胎的 8~15 周,睾丸从中肾内侧下降至盆腔靠近腹股沟管,受控于多种因素,如雄激素、胰岛素样激素 3(insulin-ike3,INSL3)、AMH 等。第二阶段为睾丸的腹股沟阴囊下降阶段(inguinoscrotal phase of TD,ISTD),发生在胚胎的 28~35 周,睾丸通过腹股沟管迅速下降,然后向阴囊缓慢移动,在胚胎第 35~40 周到达阴囊,是雄激素依赖性下降,处在雄激素和生殖股神经(genitofemoral nerve,GFN)释放的降钙素基因相关肽(calcitonin gene-relatedpeptide,CGRP)的控制下。人类的引带和睾丸的迁移同时发生,往往在出生前完成睾丸下降;若出生后 3~5 个月,睾丸仍未降至阴囊,即为睾丸未降或隐睾。

二、生殖管道的发生与分化

人胚胎第 6 周时,形成两套生殖管道:一套是泌生殖嵴尿系统发生中形成的中肾管(Wolff 管)及中肾小管,中肾另一套是新形成的中肾旁管(Millerian 管,苗勒管)。后肾如果生殖腺分化为睾丸,支持细胞产生 AMH,防止苗勒管发育成子宫和输卵管,并使其退化、消输尿管失。同时,睾丸 Leydig 细胞分泌雄激素,促进 Wolff 管发育,其头端增长、弯曲形成附睾管,中段形成输膀胱精管,尾段形成射精管和精囊。与睾丸相邻的中肾小管发育为输出小管,其余中肾小管大多退化,极引带少数残留在睾丸及附睾附近,形成附件 。

三、外生殖器的发生

人胚胎第 12 周前,外生殖器不能分辨出男、女性别。胚胎第 4 周初,尿生殖窦膜的头侧隆起形成生殖结节;尿生殖窦膜的两侧各有两对隆起,内侧的尿生殖褶较小,外侧的阴唇阴囊隆起较大,尿生殖褶之间凹陷为尿道沟。胚胎睾丸产生的雄激素经 5a-还原酶催化为 DHT,促进生殖结节的生长,同时也能促进生殖褶和生殖膨隆在中线处融合。生殖结节分化生长后形成阴茎,包括一对阴茎海绵体和一条尿道海绵体,末端膨大形成龟头;两侧尿生殖褶合拢成管,形成阴茎尿道。两侧阴唇、阴囊隆起也在中线愈合形成阴囊。

第二节　尿道的先天性异常

尿道的先天性疾病有尿道下裂、尿道上裂、尿道瓣膜、重复尿道、尿道闭锁、尿道口囊肿等。

本节主要介绍尿道下裂、尿道上裂。

一、尿道下裂

(一)定义

尿道下裂(hypospadias)指尿道外口异位于正常尿道外口下方至会阴部的连线上,是小儿泌尿生殖系统的常见畸形。多数患者伴有阴茎向腹侧异常弯曲,腹侧包皮缺乏,背侧包皮堆积。大约 90%的尿道下裂病例是孤立的阴茎缺陷。一些先天疾病如 Smith-Lemli-Opitz 综合征、WAGR 综合征、性发育疾病中的混合性性腺发育不全(mixed gonadal dysgenesis,MGD)等,尿道下裂则是其中一项先天畸形。

(二)流行病学

丹麦、法国和意大利的三项出生病例对照研究表明,尿道下裂的患病率占男性新生儿的 0.3%~0.45%。一级亲属发病的相对风险升高 13 倍,有 9%~17%的兄弟、1%~3%的父亲被发现患病。同性双胞胎的风险为 50%。患者后代的发病风险与一级亲属相同。

(三)病因

在尿道下裂是由于生殖结节腹侧纵行的尿生殖沟自后向前融合停止所致。正常男性外生殖器及尿道发生发育过程中存在一个复杂的基因、内分泌信号调节网络。目前,多数学者主张先天性尿道下裂是基因与环境因素共同作用的结果。

1.基因　迄今发现与尿道下裂相关的基因近 40 个,主要有 5α-还原酶基因、AR 基因、SRY 基因、SOX 9 基因、SF-1 基因、ATF3 基因、FKBP52 基因、FGFR2 基因、FGF8 基因、FGF10 基因、BMP7 基因、WTI 基因、HOX 基因、Hedgehog family 基因、Wnt/b-catenin 基因和 LH 受体基因等。

(1)5α-还原酶基因(SRD-5):位于2号染色体短臂上,其表达产物5α-还原酶是雄激素合成过程中的一个关键酶,催化睾酮转变为DHT。DHT的活性较睾酮强4倍。5α-还原酶抑制剂能诱导出稳定的尿道下裂动物模型。有研究表明,用10mg/kg的非那雄胺连续喂养新西兰大白兔7天,动物模型尿道下裂发生率达90%。但赵晓昆等的研究发现,30例单纯性尿道下裂患者中仅1例SRD-5基因突变,认为SRD-5基因突变和单纯性尿道下裂无明显关系。

(2)ATF3基因:有学者运用基因芯片技术分析22 000个基因表达,发现尿道下裂患者ATF3、CYR61、CTGF和GADD45基因与对照组比较存在明显差异,其中ATF3的表达明显升高。另有学者研究了330例尿道下裂患者,发现ATF3内含子内3个常见SNP位点与尿道下裂有关。国内学者研究发现ATF3蛋白及其mRNA在散发的单纯性尿道下裂中表达明显增高。

2.内分泌因素　雄激素和雌激素的相互平衡对正常尿道的形成有直接影响。研究发现,尿道下裂主要与体内睾酮不足有关,包括睾酮量的减少、质的下降,以及雄激素合成过程中的33-羟类固醇脱氢酶、17,20-裂解酶、17α-羟化酶等任一个酶的功能异常,都可能导致尿道下裂。

3.环境因素　大量流行病学研究表明,环境污染特别是许多外源性相关激素的影响与生殖系统畸形间关系密切,很多学者提出了"环境激素理论"并被大家所接受。这些环境污染物可致内分泌紊乱,包括邻苯二甲酸酯类化合物、N_2-辛基二环庚烯二甲酰亚胺、有机氯化合物(六氯苯、聚氯联苯)、溴代物、二氯二苯三氯乙烷(dichloro-diphenyl-tricgloroethane,DDT)、重金属、二噁英、乙烯菌核利、可可粉等。

4.其他因素包括试管婴儿、高龄产妇、妊娠早期胎盘功能受阻、胎盘功能低下、先兆子痫、患者低体重及低胎龄、双胞胎、合并其他先天性畸形等。

(四)诊断

1.症状和体征

(1)尿道外口位置异常:尿道外口异位于正常尿道口下方至会阴部之间

(2)阴茎弯曲:阴茎向腹侧弯曲,可影响正常排尿和性生活。阴茎弯曲的原因包括尿道板发育异常,尿道外口异常纤维化的间叶组织,背侧正常的阴茎海绵体组织和腹侧异常的阴茎海绵体组织不均衡或差异性增长。

(3)包皮的异常分布:腹侧包皮呈V形缺损,包皮系带缺如,背侧包皮呈帽状(头巾状)堆积。

(4)尿道海绵体发育不全:从阴茎系带部延伸到异常尿道外口,形成一条粗的纤维带。

(5)约10%的尿道下裂合并隐睾:严重尿道下裂合并小阴茎、双侧隐睾,应注意性发育疾病(disorders of sex development,DSD)可能,亦可能被误诊为女性。此外,有9%-15%的尿道下裂合并鞘状突未闭或腹股沟斜疝。

2.辅助检查:孤立的尿道下裂通过体检多能诊断,必要时行外周血染色体检查、性激素检测等。影像学检查往往是在合并隐睾或怀疑合并泌尿系畸形时进行。

3. 临床分型:Barcal根据术中阴茎弯曲矫正后并在人工起勃试验下尿道口的位置进行分型,以此满足不同术式的需要,是目前仍被广泛认可并沿用的分型标准。

(1)远段(或前段)型:约占65%,尿道外口异位于阴茎头或阴茎体远端,是尿道下裂的最常见类型。

(2)中段型:约占15%,尿道外口异位于阴茎体腹侧中线上。

(3)近段(或后段)型:约占20%,尿道外口异位于阴茎根部、阴囊、会阴。会阴型尿道下裂的阴囊分裂、发育不全,阴茎短小、弯曲,常被误诊为女性。

(五)治疗

有关尿道下裂的发病机制尚不明确,目前尚无有效的方法来预防或干预尿道下裂的发生,为了使患者能够正常站立排尿及成年后能进行性生活,手术纠正仍是目前唯一的方法。

1.手术目的:矫直阴茎,重建尿道及正位尿道口,阴茎外观接近正常。

2.手术时机:目前尿道下裂患者手术年龄仍存在争议,国外文献建议初次尿道下裂修复术的年龄是出生后6~18个月。除了应考虑麻醉风险外,手术年龄是手术并发症(尤其是尿瘘)的重要影响因素。患者年龄小,生长发育旺盛,新做尿道皮管容易成活。随着年龄增长,夜间勃起及晨勃现象更明显,很容易造成张力过大,导致新做尿道皮管整体崩溃;此外,尿道下裂的存在对患者的心理健康存在负面影响。因此,国内多数学者认为学龄前是手术矫正的最佳时机。

3.手术方式的选择:尿道下裂现行的手术方式有 300 余种,常用的有 10

余种。正确选择手术方式是保证尿道下裂手术成功、最大限度降低术后并发症的关键。先根据尿道外口的位置、阴茎弯曲程度、阴茎大小、尿道板情况、背腹侧阴茎海绵体发育等进行术前评估,并根据术中尿道解剖情况决定手术方式,不能将同一手术方式强加到所有患者身上。

(1)远段、中段尿道下裂:可根据解剖情况,行尿道板纵切卷管尿道成形术(tubularizedincised plate urethroplasty,TIP)方案。TIP 术式操作简单,手术时间较短,操作过程保留尿道板,利用包皮重建尿道。常见的并发症有尿瘘、尿道狭窄、尿道憩室等。

(2)近段尿道下裂:目前近段尿道下裂仍是治疗的难点,且采用一期修复或二期修复仍存在争议,术式的选择也存在争议。目前认为阴茎下弯的程度是决定手术方式的重要因素。一般阴茎下弯小于 30°的尿道下裂,大部分学者仍选择 TIP 方案进行修复。对于阴茎下弯超过30°的尿道下裂,有学者认为,采用横裁包皮岛状皮瓣尿道成形术(Duckett 术)可充分矫正下弯。

Ducket 术适用于绝大部分中段和近段型、背侧包皮充裕的尿道下裂患者,尤其适用于伴有严重阴茎下弯畸形的患者,但操作复杂,手术技巧要求高,初学者往往手术后并发症很高,需积累经验方能取得满意效果。Duckett 术式常见的并发症为术后尿瘘、尿道狭窄、尿道憩室等。分期 Duckett 术式并发症发生率小于一期 Duckett 术式。对于阴茎下弯严重、包皮量少、阴茎头发育差的重度尿道下裂患者,可行分期手术,Ⅰ 期先矫正阴茎下弯,注意重度下弯患者行背侧白膜折叠复发率较高,故常于最大凹面处切开阴茎海绵体,行真皮移植覆盖以纠正阴茎下弯。之后激素治疗,促使阴茎发育,再期行改良 TIP,可达到较好的效果。

(3)残废性尿道下裂:是指经历多次尿道下裂修复失败,仍残留主要问题,如尿道开口异常、尿道狭窄、阴茎弯曲等,而局部修复材料高度缺乏,代表了最复杂的尿道下裂修复并发症。临床处理时,一定要在前次失败手术后 6 个月才考虑再手术。可采用阴茎皮管尿道成形+阴囊皮肤覆盖术(Cecil 术式);亦可使用腹股沟皮瓣、颊黏膜瓣进行修复。

(六)并发症

远段尿道下裂Ⅰ期修复的并发症发生率约为 10%,而近端尿道下裂为25%;Ⅰ期修复的并发症在 28%～68%。常见的并发症包括:尿瘘、尿道或尿道口狭窄、尿道憩室、闭塞性干燥龟头炎、阴弯曲复发等，不同术式并发症的发生率不尽相同。应注意的是并发症除出血、血肿感染等需急症处理外，二次手术通常建议在 6 个月后进行。

(七)远期生育能力及性功能

1. 生育能力：尿道下裂患者生育功能的影响主要表现为精液流出道异常及精子质量异常。尿道下裂患者的尿道开口异常，尤其是近段型患者，可致精液无法排至女性阴道。此外、合并有阴茎下弯可致性交困难，合并苗勒管囊肿可致射精管梗阻、从而影响患者的生育能力。尿道下裂手术后，虽然重建了尿道，但术后射精障碍发生率较高，尤其是近段型发生率较高，主要表现为射精无力，可能的原因包括尿道扩张、尿道憩室、尿道收缩无力等。精液质量的异常可能与胎儿时期睾酮水平下降有关。目前单纯的尿道下裂患者精子质量各文献报道结果不一致，仍存在争论。

2. 性功能尿道下裂：对性功能的影响是多方面的，包括阴茎外观、勃起的时间和硬度、射精情况、性快感、手淫次数、性活动频率、性伴侣及性生活的满意度等。一般认为尿道下裂术后患者性功能大致正常，但在性行为方面仍有差异。如尿道下裂术后患者在有性接触后，其性欲、勃起情况与正常人无明显差异，但在射精情况、阴茎弯曲、手淫次数、性活动频率、性伴侣、性满意度等方面仍与正常人有差异。术后对患者的随访及咨询是必要的。

二、尿道上裂

(一)定义

尿道上裂(epispadias)指尿道背侧融合缺陷所致的先天性尿道外口畸形、尿道背侧壁缺陷，正常尿道被一覆盖在阴茎背侧并向膀胱延伸的宽大黏膜条取代，尿道外口可开口于阴茎头、阴茎体及阴茎耻骨部，常伴有不同程度的阴茎背屈、尿道括约肌功能不全，可伴尿失禁及膀胱外翻。尿失禁的程度与尿道口向背侧移位的程度相关。

(二)病因

尿道上裂通常发生在胚胎发育早期，是生殖结节原基向泄殖腔膜迁移的过程出现异常所致，具体原因尚不明确。

(三)诊断

1. 症状和体征

(1)尿道外口位置异常:尿道外口于耻骨联合至阴茎头部之间。

(2)尿失禁:异位尿道口缺损程度越严重,尿失禁也越严重。尿失禁的原因包括:尿道据约肌的缺如,膀胱发育不良、容积小,尿道阻力低。

(3)外生殖器畸形:通常患者阴茎发育差,阴茎头扁平,阴茎体短且宽、背侧包皮分裂、可伴阴茎短缩背屈,包皮分裂。

(4)耻骨联合分离:两侧耻骨仅有纤维组织相连,纤维软骨、耻骨上韧带、耻骨状带缺如,坐骨结节之间的距离增宽。

(5)反流性肾病:部分患者合并泌尿系统畸形,可出现膀胱输尿管反流。

(6)泌尿系感染:大部分患者可合并泌尿系感染。

(7)性功能障碍:伴阴茎短缩背屈者大多不能完成性交。部分患者因膀胱颈部不能关闭,可合并逆行射精。

2.临床分型根据尿道外口位置不同分为三个类型。①阴茎头型:尿道外口开于阴茎头背侧;②阴茎体型:尿道外口开口于阴茎体部背侧,尿道口宽大呈喇叭状,尿道外口远端尿道板可至阴茎头;③阴茎耻骨型:尿道口开口于耻骨联合处,阴茎背侧有尿道板至阴茎头,常合并膀胱外翻。

(四)治疗

任何类型的尿道上裂均需手术治疗,手术原则是矫正阴茎畸形,恢复阴茎外观,保护性功能;重建尿道,治疗尿失禁,控制排尿,保护肾功能。手术年龄推荐3岁以上,建议4~5岁。由于改良的Young式尿道整形术后尿瘘发生率高、术后阴茎外观不美观,目前常用改良Cantwell-Ransley术式。伴有尿失禁的阴茎耻骨型患者,术中联合改良Young-Dees-Leadbetter术和Kelly术重建膀胱颈及改善阴茎外露程度。

(五)远期性功能

尿道上裂是比较罕见的生殖器畸形,目前的大部分研究都集中在手术技巧及治疗管理方面,对于尿道上裂术后患者远期性功能的研究较少。Suominen等的研究提示,尿道上裂术后患者在性欲、勃起功能、性交情况、性快感、总体满意度较正常人没有明显差异。

第三节　阴茎的先天性异常

阴茎先天性异常主要包括阴茎发育异常、阴茎位置异常、包茎及包皮过长。在阴茎发育异常中，小阴茎和阴茎弯曲畸形相对常见，而阴茎缺如、重复阴茎、巨阴茎等较为少见。阴茎位置异常包括阴茎显露不良、阴茎扭转、阴茎阴囊转位等。先天性包茎及包皮过长是最常见的阴茎异常。

一、阴茎缺如

阴茎缺如(penile agenesis)又称无阴茎(aphallia)，是少见的男性生殖器先天畸形，通常合并其他畸形(如隐睾、肛门闭锁、肾缺如等)。主要原因为生殖结节发育异常，可有发育良好的阴囊和下降良好的睾丸，但无阴茎体，尿道开口于肛周皮肤或直肠内，肛门口大多前移。本病需行染色体核型检查。本病的治疗需完整评估泌尿系的整体情况以及是否合并其他畸形。治疗的第一步是性别确定，但目前尚无法重建一个外观满意、排尿功能、性功能及生育功能正常的阴茎。故大部分病例按照女性重建。

二、重复阴茎

重复阴茎，又称双阴茎畸形(diphallia)，是少见的男性生殖器先天性畸形，通常合并其他畸(如尿道下裂、重复膀胱、肾缺如等)。重复的阴茎可表现为阴茎的附属物至完整的阴茎，双阴茎通常并排。本病的治疗需完整评估全泌尿系的情况，个体化治疗，治疗原则为尽量保留阴茎的功能，恢复正常阴茎外观。

三、阴茎扭转

阴茎扭转(penile torsion)即阴茎体向一侧(通常为逆时针)旋转，大部分患者的阴茎发育正常，常无明显功能性问题，主要以美观问题就诊。旋转角度小于90°的患者一般不需特殊处理，或者通过阴茎皮肤脱套后，使中缝位置恢复正常即可。旋转超过90的患者则需分离阴茎内部，切开退化组织，必要时缝合对侧阴茎海绵体固定于耻骨联合上，实现矫正。

四、阴茎阴囊转位

阴茎阴囊转位(penoscrotal ransposition)是少见的男性生殖器先天畸形，可合并尿道下裂、尾部退化 Aarskog 综合征、染色体异常、尿路异常，表现为部分转位至完全转位。可采用阴囊成形术，主要纠正外观问题。常用的手术方案为切开复位法及隧道复位法。

第四节　阴囊及其内容物的先天性异常

阴囊的先天性疾病有鞘膜积液、阴囊淋巴水肿、阴囊对裂、阴囊异位、阴囊发育不全或不发育等。阴囊内容物的先天性异常主要指睾丸、附睾、输精管、精索的先天性异常。睾丸的先天性异常分为睾丸发育异常（如无睾、多睾、融合睾丸、睾丸发育不良）、睾丸位置异常（如隐睾）附睾的先天性异常包括附睾缺如、附睾与睾丸不连接、附睾闭锁、祥状附睾、附睾囊肿等。输精管的先天性异常包括输精管缺如、输精管异位、重复输精管等。精索的先天性异常有精索静曲张、精索囊肿等。本节主要介绍隐睾、输精管缺如。

一、隐睾症

隐睾症(cryptorchidism)指的是睾丸未沿正常通道下降到阴囊的睾丸位置异常，又称为睾丸未降(undescended estis)，是男性新生儿最常见的先天畸形之一。虽然在生命最初几个月内，睾丸仍有自发下降可能,但有近1%的是月新生儿在1岁时仍有未下降的睾丸。是月新生儿、早产儿的患病率分别为1.0%~4.6%、1.1%~45%。

(一)隐睾分类

隐睾分为可触及睾丸和不可触及睾丸。睾丸位置 和睾丸存在与否决定临床处置策略。大约80%的隐果是可触及的,包括腹股沟型隐紧、异位睾丸、回缩翠丸;约20%为下可触及睾丸,包括腹股沟隐睾、异位睾丸、腹腔内睾丸和睾丸缺如(abseest testes) 单睾症者占4%,无睾症<1%。睾丸缺如可能是睾丸不发育或睾丸宫腔内扭转所致。

(二)诊断

1.病史要询问患者父母有无遗传疾病、激素暴露或者激素紊乱等危险因素。如果儿童先前有睾丸下降史,则提示睾丸上升。先前的腹股沟手术史可因卡压导致继发性隐睾。

2.体检检查者手指顺腹股沟管朝向耻骨区域,仔细寻找隐睾。有时,患者取坐位或者蹲位,可触及在仰卧位不可触及的睾丸。

对于单侧不可触及睾丸的患者,需要检查对侧睾丸。对侧睾丸的代偿性肥大,可能预示不可触及睾丸侧的睾丸萎缩或缺如,但不能排除手术探查。双侧隐睾应注意合并尿道下裂、性发育疾病等。

3.影像学检查不能确定睾丸是否必然存在,因 B 超、MRI 检查的敏感度有限,故不做常规推荐;但肥胖儿、性发育疾病者则推荐。

(三)治疗

1.治疗时机出生后 6 个月,隐睾很少会继续下降,此时的隐睾病理活检已表现出生殖细胞和间质细胞的丢失,1 岁以上隐睾分别以每个月 2%、1% 的速度在耗竭。故隐睾应在出生后 6 个月(需校正胎龄)即应开始治疗,一般在 12 个月内治疗结束,最晚不超过 18 个月。此时段手术,有助于患者的精子发生和激素生成,也有助于防止睾丸肿瘤发生。然而,在临床实践中却发现,治疗时机往往被延后。挪威 1 组单中心的 2001 — 2010 年 205 例患者中,手术时间平均为 3.6 岁。德国 1 组单中心的 2009 — 2012 年共 1850 例手术中,19% 的手术时间在 1 岁以内,24% 在 1~2 岁,57% 在 2 岁以后。我国重庆 1 组数据,2000-2010 年的手术年龄中位数为 3 岁。

2.药物治疗有关激素治疗的研究质量偏差、存在异质性、缺乏长期疗效观察。短期激素治疗可诱发患者阴囊色素沉着、阴毛生长和阴茎增大。HCG 和/或 GnRH 的最好疗效在 20% 左右,其中的 20% 可能重新上升为隐睾,其成功率主要与睾丸位置有关。欧洲泌尿学协会(European Association of Urology, EAU)、美国泌尿外科学会(American Urological Association, LA)不推荐内分泌治疗。

激素治疗对生育潜能的影响:HCC 可能通过增加生殖细胞的凋亡而对未来的精子发生有害,包括睾丸中的急性炎症改变和减少成年期的睾丸体积。GnRH 有助于保留双侧隐睾患者的生育能力,可作为睾丸固定术后的辅助治疗。与单独接受睾丸固定术或安慰剂治疗的男性相比,童年期接受布舍瑞林(一种 GnRH 类药物)治疗者的精液分析结果更好。

3.手术治疗隐睾手术的目的包括:最大限度地改善生育能力,降低睾丸癌的风险,使睾丸可触及并有助于睾丸肿瘤的早期诊断,修复腹股沟疝,消除睾丸扭转的风险。

(1)术前再评估:任何睾丸固定术前,都应在麻醉后、患者放松时,重新评估睾丸是否存在,这对于肥胖患者尤为重要,因在诊室,对肥胖患者检查的准确性较低。对于肥胖和非肥胖患者,麻醉下的检查具有相似的准确度。

(2)早期与晚期睾丸固定术:6~12个月的早期睾丸固定术,术后部分下降睾丸可追赶生长,最大限度地提高生育力,而延迟手术却不能。最近,唯一的一项前瞻性随机对照研究比较了164例单侧隐睾男童的治疗结果。受试者的睾丸固定术时间被随机分配为9月龄组或3岁组;在4岁时,行睾丸超声检查,发现早期组的睾丸体积显著大于晚期组。另外,手术同时行睾丸活检时,发现9月龄时的生殖细胞和间质细胞的数量明显高于3岁时的数量;3岁时的腹腔内睾丸的生殖细胞耗竭严重。

(3)手术技术对生育潜能的影响:在1983年,Alpert 和 Klein 报道了一项独特的研究,12名成年人,其中6人的单侧睾丸固定术时间在12岁前,另6人在12~15岁手术;成年后,仅在未手术睾丸侧行输精管结扎术,术后发现有8人出现无精子症,4人出现少精症(2.3~9.0)x10^6/ml。8例无精子症中,有1岁、3岁和6岁时才行睾丸固定术的;有1例在输精管结扎术前的精子数量为90x10^6/ml,另1例为 18x10^6/ml。可能会得出这样的结论:精子发生受损是由于行睾丸固定术的年龄延迟造成的,但也有可能是手术造成的医源性输精管、附睾损伤的结果。

动物实验发现:手术下降腹股沟高位和腹腔内的隐睾时,输精管的广泛游离可能会导致输精管动脉损伤和去神经化,导致功能性梗阻。动物实验还发现:用不可吸收线缝合固定睾丸:虽然不会影响睾丸的大小,但可能导致睾丸形态改变,导致生精上皮容积密度降低,生精小管长度和管径减小,并且缝合固定可使青春期大鼠的精子活力降低,故不推荐缝合固定下降的睾丸,目前推荐肉膜囊袋固定。

(4)手术方法

1)可触及之隐睾

①阴囊切口睾丸固定术:对低位、可触及的未降睾丸,可以通过阴囊切口进行固定,包括切除睾丸引带,探查鞘状突是否关闭,否则应采用腹股沟入路。多达20%的病例需采用腹股沟切口,以纠正相关的腹股沟疝。该手术总体成功率为 88%~100%,复发率和术后睾丸萎缩率均<1%。

②腹股沟切口睾丸固定术:应用广泛,成功率高达92%。注意要游离、切除提睾肌纤维,防止睾丸回缩;睾丸引带是否要切除要具体分析;内环水平结扎未闭合的鞘状突。切除睾丸附睾的附件,评估睾丸大小,观察睾丸附睾分离

情况。肉膜囊袋固定。如果长度仍然不足, 则采用 Prentiss 技术, 即切断腹壁下血管, 将精索移至内侧, 以便缩短入阴囊的路径。术后睾丸的淋巴引流可能从原来的后腹膜引流改变为髂骨和腹股沟引流, 这种引流方式在睾丸恶性肿瘤手术中相对重要。

2) 不可触及之隐睾

①阴囊切口探查: 腹腔内隐睾不到 1/4, 大多数为腹腔外的有活力睾丸或睾丸结节。腹腔外睾丸结节很可能是围生期扭转的最终结果, 在睾丸下降后发生。如果在阴囊内发现睾丸结节, 应将其切除并送病理证实。此时外环是闭合的, 没有疝修补术指征。如果找到有活力的睾丸则执行标准的睾丸固定术与疝修补术。如果鞘状突未闭且找不到睾丸, 或者存在任何不确性, 在确保没有经腹股沟管的长袢附睾输精管后, 小心地打开疝囊, 用腹腔镜在腹股沟管内。理论上, 这可以避免大多数患者行腹腔镜探查, 但可能遗漏腹腔内睾丸。Snodgrass 等在 43 例不可触及隐睾的患者中发现, 只有 30% 的患者需要腹腔镜探查手术。

②腹股沟切口探查: 腹股沟切口也有助于后续的手术, 包括腹腔镜、睾丸固定术或睾丸切术。该法可使 30% 以上的患者避免腹腔镜手术, 但可能遗漏腹腔内睾丸。对阴囊睾丸结节馥腔内睾丸的患者来说, 这种方法更具侵袭性。

③腹腔镜探查(包括机器人辅助): 腹腔镜检查中, 可发现包括进入腹股沟管的精索血管或精索血管盲端、睾丸证实消失(10%), 腹腔内睾丸(40%)或窥视睾丸(10%)。对于睾丸消失患者, 一旦清楚识别精索血管盲端, 就结束手术。如果精索血管进入腹股沟管, 在腹构探查时可能发现萎缩睾丸或者健康睾丸。内环中的窥视睾丸可使用腹腔镜或者经腹股沟切口牵到阴囊。

3) 腹腔内睾丸的处理: 腹腔内睾丸的下降有时具有挑战性, 幼儿因距离较短, 通常较年长儿更容易将腹腔内睾丸下降至阴囊内, 因此应尽早手术。如果睾丸位于腹股沟内环上>2cm, 在没有切断睾丸精索血管的情况下, 有时很难将睾丸下降到阴囊。目前多在腹腔镜下探查、游离腹腔内睾丸, 结合实际情况, 分别选择:

①保留睾丸精索血管、同期下降固定: 游离后睾丸不经过腹股沟管, 而是将其移至腹股沟钠侧, 直接在皮下环处出腹腔入阴囊。这种保留睾丸血管的一期手术成功率可达 85%~100%, 萎缩率为 1.83%。

②游离切断睾丸精索血管、同期或二期行 Fowler-Stephens 睾丸固定术 (Fowler-Stephens or-exy, FSO)。FSO 术式是将睾丸血管近端切开横断,保护经输精管动脉和提睾肌血管的侧动脉血供是 Fowler-Stephens 手术的关键特征。对伴长祥附睾输精管的隐睾,可行低位精索管结扎的改良手术,由睾丸动脉提供血供转为由输精管动脉提供血供,便于以后将睾丸牵到由于这些方法的特性,如果侧支血供不足,睾丸将处于萎缩风险。荟萃分析显示,一期 FSO 的汇总估计成功率为 80%,萎缩率为 28.1%;二期 FSO 汇总估计成功率为 85%,萎缩率为 8.2%。双侧不可触及之腹腔内睾丸,腹腔镜探查后的处理取决于隐睾大小与位置:先处理较低位的隐睾,后再处理较小、高位的隐睾。如一侧隐睾的精索血管得以保留并下降固定,另赢位者可同时行第一期 FSO。如双侧均需行 FSO,第一期仅能结扎或电灼(不离断)一侧隐睾之精索血管,3~6 个月后行第二期 FSO 时,同时对对侧隐睾行第一期 FSO。如对第一期团的睾丸是否存活存在顾虑,对侧睾丸的处理应等待 3~6 个月后。

③游离切断睾丸精索血管、同期行显微镜下睾丸自体移植,成功率达 88%,但这种方法需熟练的。富有经验的外科医生,能做该手术的中心数量有限。

(5)手术并发症:常见的手术并发症有睾丸退缩、睾丸扭转、睾丸萎缩、输精管和髂腹股伤,局部血肿以及周同组织脏器如肠管、膀胱损伤等。手术中注意仔细操作,一般可以避免。

(四)隐睾与睾丸肿瘤

我国睾丸肿瘤的发病率在每年 1/10 万男性左右。隐睾罹患睾丸恶性肿瘤风险较正常睾丸者高,可能与隐睾位置、局部温度、血运障碍、内分泌功能失调、性腺发育不全等有关,但具体风险是多少,存在争议。WoodHM 与 ElderJS 分析了 1950 — 2008 年的国外数据后认为,隐睾癌的风险是正常睾丸的 2.75~8 倍,相当于发病率在每年 12~33 人/10 万男性,我国缺乏此类数据。青春期前行睾丸固定术可能降低睾丸癌的风险、提示对隐睾患者应早期手术干预。瑞典一项研究,有近 17000 例男性患者(56 例患有丸肿)通过手术治疗隐并随访 21 万人年

结果显示.与瑞典普通人群相比,13 岁以前接受手术的患者睾丸癌的相对风险为 2。2;而 13 岁以后接受治疗的患者.这一比例增至 5.4。因此,接受睾丸固定术的男孩发生睾丸恶性肿瘤的风险仍是增加的。建议在青春期和青

春期之后进行筛查和自我检查由于生殖细胞残留的概率高，且存在可能无法发现恶性转化的风险，应切除任何腹腔内睾丸残留物。腹腔外睾丸残留物如丸结节发生恶性转变的概率相当低，是否切除，存在争仅 12%的小儿外科机构做了探查。

（五）青春期后之隐睾

青春期后的单侧隐睾处理争议不大。如果隐睾可以被降到阴囊中，并且患者同意接受期自我检查以防肿瘤形成，则进行睾丸下降固定是可行的，但建议进行睾丸活检。同时应使者了解该过程不会改善生育，否则，隐睾切除术是最合适的选择。这是由于隐睾的生精能力差，尤其是腹腔内睾丸.加上恶性风险增加. 在对侧睾丸正常的情况下.EAU 和 AUA 都建议将青春期后的单侧隐睾切除而对青春期后双侧隐睾，多数学者认为应该行睾丸下降固定。一项对 54 例单侧腹股沟型隐睾（对侧睾丸正常，患者年龄 20-24 岁）的病理研究发现.51%患侧睾丸生殖细胞具有活性处在不同的成熟阶段，也就是说，虽然隐睾的生精功能明显下降，但仍有一定的生殖潜能;外，亦有青春期后双侧隐睾患者行睾丸下降术后出现精液中有精子的报道、但应特别强术后自我检查，以防睾丸肿瘤形成。

（六）隐睾与生育

隐睾与生育的关系涉及多种因素.包括生殖细胞丧失、生殖细胞成熟受损、间质细胞减与睾丸纤维化。对隐睾手术干预的年龄似乎是后期生育的重要预测因素。在 2 岁或 2 岁以后接受手术的男性中，前者具有较高的 InhB 和较低的 FSH 水平。其他研究也表明、隐增加生殖细胞和间质细胞的丢失，提示尽快行睾丸固定术是保留生育能力的重要因素。尽管单侧隐睾男性的生育潜力较低，但生育率与双侧正常睾丸下降的男性相同。双侧睾男性却有较低的生育潜力和生育率。有研究发现，单侧隐睾的无精子症发生率为 13、但在未治疗的双侧隐睾中，其发生率高达 89%。也有研究显示，有 19%双侧隐术后男性的子密度正常，54%低于 5x10/ml。在单侧术后组中，83%的精子密度正常.9%低于 5x10/1.近年来，隐睾尤其是双侧隐睾导致的非梗阻性无精子症患者可通过显微丸取精术（一 crodissection testicular sperm extracion，Micro-TESE）获取精子行 ICSI.从而获得其生物学子代这给隐睾患者带来了福音，也给隐睾（尤其是青春期后双侧隐睾）的手术提出了新的要求

(七)孤立单睾的处理

是否对孤立睾丸进行固定,以防孤立睾丸发生扭转,也存在争议。目前,在这种情况下真正的扭转发生率不详。对 128 名小儿外科医师的调查发现,仅 28%的医师对诊断为单婴症的睾丸做固定术。有研究对 50 例睾丸结节患者进行了对侧阴囊探查,以评估未来扭转的可能风险、发贝有 1 例患者在对侧睾丸下方出现了部分钟摆畸形。该学者同期比较了 27 例急性零丸转的年长男孩的对侧睾丸,发现 21 例(78%)出现了钟摆畸形。据此,该学者认为. 在年长里孩睾丸扭转时,对侧睾丸钟摆异常发生率高,支持对侧睾丸固定的标准做法。而对于围生扭转后的单睾患者,对侧钟摆畸形的患病率极低,不足以支持行常规固定孤立性睾丸

二、先天性输精管缺如

输精管发育缺陷与其他中肾管演化结构的单、双侧发育不全或缺如相关。在单侧输精管我障碍中,75%的患者仅有附睾头,20%没有同侧附墨,86%有同侧精囊发育缺陷,20%有双精囊发育缺陷。在双侧输精管发育缺陷中,68%有双侧附睾部分缺如,近 45%有精囊缺如。65%-95%双侧输精管发育不全与囊性纤维化相关。囊性纤维跨膜转导调控因子(cyticasis transmembrane conductance regulator,CF7R) 的突变可引起性纤维化、单侧或双侧输管缺如,单侧或双侧射精管缺如、单侧或双侧附睾梗阻等异常。

(一)囊性纤维化

囊性纤维化(eysticibrosis, CF)是一种常染色体疾病。CFTR 基因突变是 CF 的基本病因,现 800 多种不同的突变体。该病的基因表型与临床表型间的相关性不明显,可能还有其他基因参与。

CFTR 基因编码一种与膜结合的离子通道蛋白。CFTR 蛋白在呼吸道上皮细胞中高表达。参与调节电解质的跨膜运输。如果此蛋白由于突变而缺乏,支气管分泌物将变得异常黏稠。于气遭梗阻和细菌感染,可合并进展性肺功能损害和右心衰竭等并发症。85%患者有胰腺功能不全,胎粪性肠梗阻是新生儿最严重的并发症。少数患者生育能力正常或仅出现部分损害通常病程较短,胰腺功能一般正常,肺部病变进展也较缓慢。在严格的标准条件下,汗液氯物浓度超过 60mmol/L 可作为 CF 疾病的实验室诊断指标。过 95%的 CF 患者患有梗阻性无精子症,大多是双侧输精管近端或附睾先天性闭锁,部分患者的梗阻部位

很难确定。典型病例表现为阴囊内的输精管道缺损或闭锁,为绳索样结构,阴睾体、尾都萎缩退化,附睾头显著扩张。精囊可有先天萎缩、梗阻、扩张和囊性退化等畸变,致患者的精液量明显减少。多数 CF 患者睾丸实质正常,偶见非特异性的组织学异常,这可是由于长期输精管道梗阻或一般健康状况较差所致。是一种自身退行性疾病,仅当父母双亲同时受累或其遗传型是杂合子时,其子代才罹症,但父母亲同时受累的情形较为少见。如果常规检查未发现亲代中存在突变基因,并且无家族史,则子代罹患此症的概率大约只有 0.5%。相反,若亲代存在 CFTR 基因突变,则代的患病率可高达 50%以上。

因 CF 导致不孕不育的夫妇在开始治疗之前应考虑遗传学咨询,并应行产前诊断。对于,辅助生殖技术是唯一可行的选择,可从附睾或直接从睾丸中取精子行 ICSI。

(二)先天性输精管缺如

1 先天性双侧输精管缺如(CBAVD)

(CBAVD 可作为一种单独的畸形发生,但与 CF 密临床上一般认为这两种病变为独立的疾病,因有研究发现 CBAVD 仅出现在一半或更少 F 电者中,即 CF 男性患者不一定同时患有 CBAVD,但大多数 CBAVD 有 CFTR 基因突变,就是说.CFTR 基因突变这一相同的遗传学背景是导致这两种疾病的原因。还有 10%~20%BAD 患者并非因 CFTR 基因突变所致,几乎所有 CBAVD 合并肾畸形(姜缩、异位、马蹄肾)问患者都无任何基因改变与 CF 电者一样,CBAVD 患者也有输精管道畸形和时精改变等临床表现。CFTR 基因突变所致的无精子症患者与正常生育男性相比,其射精量、精液 pH 和果糖浓度都显著降低。对于所有 CBAVD 患者,应常规行肾超声检查。CBAVD 患者常合并有轻度的上呼吸道疾病,如更发性支气管炎和鼻窦炎;消化不良也可偶见报道,可能是因为轻度的胰腺功能障碍导致 E 如 CF 疾病一样,CBAVD 患者可通过遗传咨询行辅助生殖技术治疗,亲代 CFTR 突变分析对诊断最为主要,如果母亲无此基因突变,其子代罹患 CF 疾病的风险通常较低,反之,其子代的患病率可达 25%~50%。通过获取睾丸、附睾精子行 1CSI 等手段,对 CBAVD 所致的不育症患者进行治疗是一种标准的治疗方案,致孕率并不受是否存在 CFTR 基因突变的影响。

2.先天性单侧输精管缺如(congenital unilateral absence of the vas deferens,CUAvDCUAVD 或发育不全患者的生育能力可能正常、许多患者可能

无任何临床表现、只是在体检时偶然发现。但单侧输精管发育不全也可偶见于精液指标异常和无精子症患者。许多 CUAVD 患者常伴有对侧输精管远端梗阻,这种单侧输精管发育不全、对侧输精管远端梗阻所致的无精子症患者常携带有 CFTR 基因突变。相反.CFTR 基因突变在对侧输精管正常的 CUAVD 患者中很少见。与 CBAVD 一样.单侧输精管缺如和发育不全常伴有泌尿系畸形,男性 CUAVD 中单侧肾发育不全的发病率为 79%.但单侧肾发育不全男性中 CUAVD 发病率仅 20%。

第五节　附属性腺的先天性异常

附属性腺包括前列腺和精囊。前列腺先天性异常包括前列腺缺如、异位前列腺、前列腺囊肿。精囊的先天性异常包括精囊发育异常(如精囊缺如、巨精囊、单侧或双侧精囊发育不全和精囊囊肿组织学上、射精管是精囊的延续。射精管自精囊端向尿道端移行过程中逐渐变细,主要分为三段.即近端的前列腺外段、斜穿前列腺的中段和远端短的精阜段。因此,无论是先天性异常还是后天性疾病,该区城中的前列腺、精囊、射精管三者之间存在或多或少的联系。前列腺、精囊、射精管区城的囊肿主要有四类:前列腺小囊囊肿(又称前列腺椭圆囊囊肿)、苗勒管囊肿(又称 Mallerian 管囊肿)、射精管囊肿(又称 Wolffan 管囊肿)、精囊囊肿。

一、前列腺小囊囊肿

前列腺小囊(prostaticutricle)位于前列腺中线区域,多限于前列腺边界之内,正常长度为 8-10m,位于精阜处的开口宽约 2mm,盲端为球形前列曝小囊开口如因各种原因导致不全梗阻或完全梗阻.可导致前列腺小囊的病理性增大、即为前列豫小囊囊肿(cystof postaticutricle) 。临床上.异常增大的前利黑小囊囊种可压迫射精管导致梗阻性无精子症 ;或射精管远端的炎性梗阻.可导至射精管近端在前列腺小囊的侧后壁 5 点、7 点区城形成异常开口或通道,该类患告常表现为顽固性或慢性血精、并可在前列腺小囊囊肿内发现精子。如果前列腺小囊囊肿较大,可导致膀胱后的压迪,甚至出现膀晓出口梗阻。如合并感染,可出现耻骨上或直肠的疼痛不适。 较小的前列腺小囊囊肿可无临床症状,如出现临床症状,治疗上主要采取电切镜或精囊镜行经尿道开口电切开术或去顶术、多能解除梗阻。

二、苗勒管囊肿

苗勒管囊肿(Mallenan duteoysa)位于中线区域,矢状面影像上可显示呈泪滴状,大的囊肿通列象的后上方边界。因为苗勒管囊肿通常不与射精管、尿道或精囊相交通,所以囊肿中通常元子成果。

苗勒管囊肿一股无临床症状,多数因体检发现、可现察。如囊肿较大,可压迫膀胱或直肠现组症状、目前多采用腹腔镜手术切除。

三、射精管囊肿

射精管囊肿(cyst of ejaculatory duct)定位于旁正中线,前列腺内射精管走行区域,与尿道及一侧精囊相交通。MRI影像下,射精管囊肿呈圆形或卵圆形,薄壁单腔囊性病变。

射精管囊肿常由于射精管远端的不完全性梗阻所导致,故临床上表现为不全梗阻性的少精子症或隐匿性无精子症,亦可合并精囊结石、血精、前列腺炎,附睾炎或痛性射精等。精囊镜术或经尿道射精管口切开术治疗效果确切。

四、精囊囊肿

精囊囊肿(seminal vesicle cyst)多为先天性异常,常与多囊肾,同侧肾发育畸形如肾缺如同侧先天性输精管缺如,输尿管异位开口(开口于中肾管的衍生物如精囊或射精管)相伴发。先天性精囊囊肿是一种少见的疾病,由Zinner于1914年首先报道并描述。Zinner综合征的典型表现为先天性精囊囊肿、同侧射精管梗阻、同侧肾发育不全或缺如,发病率仅为2.14/10万。先天性囊肿出生时即存在并逐渐发展,青年期出现临床症状,这可能是由于伴随的射精管闭锁致精囊腺引流不畅、分泌液聚集,引起精囊扩张、囊肿形成,一般为单侧,左、右侧发生率相同;MRI等影像下,精囊囊肿呈薄壁的单腔囊性病变,位于膀胱的侧后方精囊所在部位。由于其与精道相交通,因此精囊囊肿内含有果糖和精子。

有时,精囊囊肿也可以是继发于感染或炎症,囊肿通常为双侧,常见于慢性前列腺炎或前列腺手术后的老年患者。

精囊囊肿是形成不育症的重要原因之一,故而大多数以泌尿系畸形及不育症就诊,临床以下腹部不适,腰腹部及会阴部疼痛等前列腺炎症状及膀胱刺激症状为主,偶见血精或血尿。囊肿较大时挤压膀胱可出现排尿困难等症状,也可合并感染。当精囊囊肿直径大于 12cm 时称为巨大囊肿,常由于肿块压迫,表现为膀胱和直肠梗阻。少数情况下,也可以在青春期前因反复发生的附睾炎和尿路感染在超声及 CT、MRI 检查时发现。无症状的精囊囊肿一般不需治疗。囊肿较大并引起临床症状者,可在经直肠超声或"扫描引导下,经皮会阴部穿刺抽液引流。因囊肿压迫膀胱或尿道引起梗阻症状,或继发感染及结石者,则应经腹腔镜下或经腹开放性囊肿切除。如果存在异位输尿管,应行包括精囊在内的肾、输尿管切除。

(马林 孙邕)

第三章 男性不育症

第一节 男性不育症的定义及预后因素

一、男性不育症的定义

按照世界卫生组织规定,男性不育症是指夫妇未采用任何避孕措施同居生活 1 年以上,由于男方因素而未使配偶怀孕。男性不育症又分为原发性和继发性,原发性男性不育是指从未使女性受孕,继发性不育是指曾使女性怀孕,不管该女性是否是其配偶。关于男性不育症定义的正确理解,应注意以下三方面:

首先,无精子症患者被认为是绝对不育,一旦确诊,即可进入男性不育症诊疗流程;只要男性精液里有活动精子,就有生育的可能性。因此从理论上说,没有不育病史的男性只要精液里有活动精子就可以观察;有不育病史,精液常规异常的患者(无精子症患者除外)也只是生育能力低下,自然受孕概率降低。其次,生育力是夫妇双方生育能力的合力,所以要正确理解男性不育症的定义,还必须考虑女性配偶的因素,尤其是年龄因素。年龄对于人类生育能力是有影响的。与 25 岁年轻男性相比,40 岁以上的男性其 1 年之内使女性配偶怀孕的概率下降 50%,45 岁以上男性比 25 岁男性要花更长的时间(约为 6 倍)才能使女性配偶怀孕;年龄对女性生育力影响更大:女性在 35 岁时的生育力仅为 25 岁时的 50%,在 38 岁时下降到 25%,而超过 40 岁时可能进一步下降到 5%以下,因此,女性配偶年龄在 35 岁或 35 岁以上,未采取避孕措施半年以上未怀孕即可进人不育诊疗流程。再次,有家族因素或不育夫妇一方怀疑不育时,则对不育症的诊疗不必推迟到 1 年以后进行。

男性不育不是一种独立的疾病,而是多种疾病和因素造成的结果。因此,男性不育的诊断应该包括 3 个方面:疾病诊断、病理诊断和病因诊断。疾病诊断是对患者不育状况的基本判断,应明确患者是否患有男性不育,原发性还是继发性男性不育。病理诊断是男性不育的病理基础,可通过精液常规分析及睾丸活检病理学报告确定,包括精浆异常(如少精液症、精液液化不全和白细胞精子症等)、精子异常(如少精子症、弱精子症、畸形精子症、少弱畸精子症及无精子症等)和睾丸病理学改变(如生精功能低下、生精功能阻滞、SCOS、梗阻型改变、Klinefelter 综合征、原位癌和混合型病变)等。病因诊断要明确男性不育的原发病,也是制定治疗方案的主要依据,男性不育的病因学诊断主要包括先天性异常、医源性病因、全身性病因继发睾丸损伤、内分泌异常、精索静脉曲张、附属性腺感染、免疫因素和不明原因等。

二、男性不育症的预后因素

影响男性不育症治疗的主要预后因素:不育持续时间、原发性不育还是继发性不育、男性精液常规分析的结果以及女性配偶的年龄和生育能力。

(一)不育持续时间

正常情况下,生育力正常的夫妇单月怀孕率为 20%～25%,半年怀孕率为 75%,1 年怀孕率为 90%(有的资料是 85%)。当未采取避孕措施而不能生育的时间超过 4 年,则每月的怀孕率仅约 1.5%。

(二)原发还是继发不育

原发男性不育症患者多为生精功能减退或障碍,也可以是先天性的发育异常导致。对于继发性男性不育症患者,多由获得性的后天因素造成,包括医源性手术、生殖系统感染等。通常情况下,可以通过医学干预手段恢复正常的生育力或采用辅助生殖技术获得自身后代。

(三)精液分析的结果

精液分析是评估男性生育力的重要依据,结果异常提示存在生育能力的减退,精液参数中与生育力关系最密切的是精子数量与活力,且应优先考虑精子总数,因为精子总数优于精子浓度,而精子的形态学检查对预测体外受精-胚胎移植的成功率有重要参考价值。对精液质量低下者,应先评估原因,并进一步采取诊疗措施。

(四)女方的年龄和生育能力

女性年龄与生育能力的关系已在前文详述。在辅助生殖中,尽管各项技术不断进步和优化,女性年龄依然是影响成功率的最为主要的因素之一。对于<35 岁的女性,每个试管婴儿治疗周期的活产率为 33.1%,35～37 岁的女性为 26.1%,38～40 岁的女性为 16.9%,41～42 岁的女性为 8.3%,43～44 岁的女性为 3.2%,≥44 岁的女性仅为 0.8%。

第二节 男性不育症病因的逻辑分类法

男性不育症是由多种疾病或因素造成的结果,通常根据疾病和因素干扰或影响生殖环节的不同,分为睾丸前、睾丸和睾丸后三个因素,病因不明的称为特发性男性不育。

一、睾丸前因素

该类患者生育功能的损害主要系下丘脑、垂体疾病等因素所致。

（一）下丘脑疾病

1. 原发性低促性腺激素型性腺功能减退综合征由于下丘脑 GnRH 分泌障碍,导致促性腺激素分泌减少而继发性腺功能减退,导致睾丸生精功能障碍。常见的如卡尔曼氏综合征,本病于 1944 年由 Kallmann 报道,病变部位在下丘脑伴嗅觉障碍或减退。

2. 选择性黄体生成素缺乏症该病又称生殖性无睾症,罕见,临床表现为不同程度的雄性化和男乳女性化的类无睾体征,患者睾丸大小正常或略大,精液量少,偶见少许精子。镜下可见成熟的生精上皮,但间质细胞(Leydig cell)少见,血清激素检查 LH 缺乏。

3. 选择性卵泡刺激素缺乏症该病极为罕见,垂体 FSH 分泌不足,而 LH 正常,患者临床表现为有正常的男性性征和睾丸体积,但表现为无精子症或重度少精子症。

4. 先天性低促性腺激素综合征继发于数种综合征的性腺功能低下,如 Prader-Willi 综合征和 Laurence-Moon-Bardet-Biedl 综合征。

（二）垂体疾病

1. 垂体功能不足由肿瘤、感染、梗死、手术、放射、浸润和肉芽肿性病变等影响垂体功能所致,表现为血睾酮水平低下伴促性腺激素低下或正常偏低。全垂体功能障碍者,同时还伴有血清皮质类固醇低下,血 FSH 和 GH 水平低下。

2. 高泌乳素血症原发性高泌乳素血症常见于垂体腺瘤。泌乳素(prolactin, PRL)过高会引起 FSH、LH 和睾酮降低,导致生精障碍和性欲丧失、ED、溢乳、男性乳腺增生,有时还伴有其他激素代谢紊乱。

（三）内源性或外源性激素异常

1.雄激素和/或雌激素过多雄激素过多见于口服类固醇激素、先天性肾上腺增生、有内分泌功能的肾上腺肿瘤或睾丸间质细胞肿瘤。而雌激素过多常见于过度肥胖、肝功能不全等。此外，还与一些能分泌雌激素的肿瘤如肾上腺皮质肿瘤等有关。

2.糖皮质激素过多过多的糖皮质激素能抑制 LH 的分泌，导致精子发生、成熟障碍。多见于库欣综合征(Cushing's syndrome)或医源性摄入增加。

3.甲状腺功能亢进或减退甲状腺功能的异常主要通过垂体影响生精，甲状腺功能亢进或甲状腺功能减退可改变下丘脑激素的分泌和雌/雄激素比值，影响精子的发生与成熟。

二、睾丸因素

（一）先天性异常

1.染色体或基因异常

遗传学异常是临床上导致男性不育症的重要因素。包括染色体核型异常、Y 染色体微缺失、基因突变异常以及精子染色质异常等。

(1)Klinefelter 综合征：也称克氏综合征或 XXY 综合征。常见核型为 47,XXY,占 80%～85%,嵌合体(47,XXY/46,XY)约占 15%,其余为 48,XXXY、49,XXXXY 等。其表型随着 X 染色体数目的增加而加重。患者通常身材高大（与父母相比），第二性征发育异常、睾酮低下和不育。

(2)Y 染色体微缺失：Y 染色体长臂上存在控制精子发生的基因，称为无精子因子(azoospermia factor,AZF)；在无精子症和少精子症的患者中,AZF 缺失者占 3%～29%,发生率仅次于 Klinefelter 综合征,是居于第二位的遗传因素。

(3)XYY 综合征：患者通常身材高大,智力正常或轻度低下,性格孤僻,易发生攻击行为,生育力正常至无精子症均可发生。47,XYY 理论上可形成 4 种类型的精子(X、Y、YY、XY),但实际上异常核型精子比例很低。

(4)XX 男性综合征：又称性倒错综合征,该病是由于 Y 染色体上睾丸决定区基因在减数分裂时易位到了 X 染色体或其他染色体,但控制生精的基因(AZF)仍在 Y 染色体,因此导致无精子症。

(5)Noonan 综合征(Noonan syndrome)：又称男性 Turner 综合征,染色体

核型大部分为正常 46,XY,少数为 45,X0 或嵌合型(45,X0/46,XY)。

2.隐睾隐睾是小儿常见的泌尿生殖系统先天性畸形,早产儿隐睾发病率约 30%,新生儿为 3.4%~5.8%,1 岁时约 0.66%,成人为 0.3%。

(二)睾丸炎

青春期后的流行性腮腺炎 30%合并睾丸炎,常为单侧,双侧发病率为 10%~~30%。睾丸萎缩是病毒性睾丸炎最常见的严重后果,但它较少见于细菌感染。

(三)睾丸损伤

睾丸损伤,除导致睾丸萎缩外,还可激发异常免疫反应,两者均可导致不育;睾丸血管的医源性损伤也会导致不育。睾丸扭转可引起睾丸缺血性损伤。

(四)精索静脉曲张

在不育症患者中的发病率近 40%。精索静脉曲张引起不育往往包含多种因素综合作用的结果。

三、睾丸后因素

睾丸后因素造成的不育症可以分为梗阻因素、性功能相关因素以及精子成熟相关因素。

(一)梗阻因素

输精管道梗阻是男性不育的重要病因之一,梗阻性无精子症在男性不育患者中占 7%~10%。梗阻的类型通常是根据患者梗阻的部位来分类,常见的包括附睾梗阻、输精管梗阻、射精管梗阻,还有比较难以诊断的睾丸内梗阻。

1. 附睾梗阻

附睾梗阻是造成梗阻性无精子症的最常见病因,30%~67%的无精子症由附睾梗阻造成。多数附睾梗阻病因不清,少数病因明确,包括先天性因素和继发性因素。引起附睾梗阻的先天性因素主要为 CF、杨氏综合征(Yong syndrome),慢性鼻窦炎、支气管扩张和梗阻性无精子症等。此类患者常由于浓缩物质阻塞附睾而表现为无精子症,外科重建效果差,不建议手术治疗。附睾炎是造成继发附睾梗阻的常见原因。输精管或射精管梗阻引起的继发附睾梗阻也较常见,如输精管结扎后附睾梗阻。

2.输精管梗阻(缺如)

输精管梗阻常见于输精管结扎术后、儿时双侧腹股沟处手术(疝修补、鞘膜积液手术等)。少部分也可能继发于各类感染。输精管缺如是一类特殊的输精管硬阻,目前的研究认为与 CF 跨膜电导调节因子(cystic fibrosis transmembrane conductance regu-lator,CFTR)基因突变相关。

3.射精管梗阻约占无精子症病因的 5%,可以由先天性的沃尔夫管囊肿(Wolffian ductyst)苗勒管囊肿(Mullerian duct cyst)或炎症导致射精管口阻塞。还有部分医源性因素。

(二)性功能相关因素

性欲减退、ED、射精功能障碍是不育症的原因,除部分器质性原因外,大部分通过性咨询和药物治疗可以治愈;尿道下裂等解剖学异常由于射出精液距宫颈过远可导致不育;糖尿病、膀胱尿道炎症、膀胱颈部肌肉异常、尿道下裂、手术或外伤损伤神经也可导致不射精或逆行射精;不良的性习惯如性交过频繁、应用兴奋剂、润滑剂等也会影响生育。

(三)精子成熟相关因素

1.纤毛不动综合征该病是由于精子运动器或轴突异常而导致其运动力的降低或丧失,从而导致生育障碍。

2.成熟障碍

常见于输精管结扎再通后。由于结扎后附睾管内长期高压损伤了附睾功能,再通后精子通过附睾时未获得正常的成熟和运动能力,因此活力低下,但精子数目可以正常。

四、特发性病因

特发性不育是指男性不育症找不到明确病因,其影响生殖的环节可能涉及睾丸前、睾丸本身、睾丸后的一个或多个环节。目前倾向与遗传或环境因素等相关。

第三节　男性不育症的内科治疗(特异性和非特异性)

男性不育症的内科治疗主要是药物治疗,药物治疗又分为特异性治疗和非特异性治疗。

尽管男科学不断进步,但仍有 25%(有的资料是 44%)精液常规分析结果异常的男性不育患者找不到病因,可能与多种因素有关,这类患者称之为特发性男性不育(idiopathic male in-fertility)。针对特发性男性不育患者的药物治疗是非特异性治疗;当病因诊断明确,并且也有针对病因的治疗性措施,药物治疗效果就较为满意,如促性腺激素治疗、脉冲式 GnRH 治疗等。

一、男性不育非特异性治疗

荟萃分析表明,特发性男性不育的药物治疗几乎没有一种被循证医学证据证明有效,2010 年的欧洲男性不育指南明确指出雄激素治疗(androgens)、HCG/HMG 治疗、溴隐亭(bromocrptine)、α-受体阻滞剂(a-blockers)、类固醇皮质激素(systemic corticosteroids)和镁元素的补充 magnesium supplementation)对于特发性男性不育的治疗是无效的。但一些小样本研究提示,有些治疗方法可能对特发性男性不育患者中的一小部分有效,这也为进一步探索特发性男性不育的药物治疗保留了一点希望,并且非特异性药物治疗在临床上仍广泛使用,某些药物也确实对部分患者起到了一定治疗作用。非特异性药物治疗过程中要格外注意药物治疗周期。男性精子发生过程为 64 天,即从精曲小管基底膜释放到管腔内;接着在附睾内成熟,约需 2~12 天(产精量高的男性平均约 一天,产精量低的男性平均约需 6 天),一个生精周期约 3 个月,因此如果采取经验性药物治疗疗程应该至少 1~2 个生精周期,即 3~6 个月,经验治疗疗效不佳时需要考虑 ART。非特异药物治疗主要包括抗氧化治疗、改善细胞能量代谢的治疗和改善微循环的治疗等。

(一)抗氧化治疗

ROS 主要包括自由基(O_2H_2 和 O_2^- 等)、非自由基(H_2O_2 和 NO 等)等,ROS 主要来自精线粒体呼吸链产生和当生殖道感染时白细胞分泌,生殖道 ROS 导致精子损伤有可能是男性下育的主要因素。抗氧化治疗能保护精子的结构和功能,有助于男性不育的治疗。

常用的抗氧化治疗药物有维生素 E、硫辛酸和维生素 C 等,建议联合应用,因为抗氧化具有各自特定的作用机制,不能互相替代,且具有协同作用。

1.维生素 E 体内重要的脂溶性抗氧化剂,主要对抗生物膜上脂质过氧化所产生的自由基,从而保护生物膜的结构和功能。

2.硫辛酸线粒体抗氧化剂,兼具脂溶性和水溶性,可以深入到细胞的各个部位,参与维持细胞器的氧化还原稳态,对机体的能量代谢和抗氧化发挥重要的作用。

3. 维生素 C 水溶性的抗氧化剂,但是由于其抗氧化作用仅依靠可逆的脱氢反应来完成,所以对细胞膜的保护作用较差,临床很少单独应用,多与其他抗氧化剂联合应用。

(二)改善细胞能量代谢的治疗

此类药物通过改善细胞能量代谢,从而提高男性生育能力,主要有左卡尼汀、辅酶 Q10 和己酮可可碱等。

1. 左卡尼汀人体内的左旋肉碱是赖氨酸经甲基化后进一步修饰而成的衍生物,附睾中左卡尼汀浓度大约是血浆中的 2000 倍,主要以游离态和乙酰化形式存在。

左卡尼汀参与细胞内能量产生和脂肪酸代谢,在附睾运送精子过程中增加精子能量从而提高精子活力,并且具有一定抗氧化能力,降低 ROS 从而保护精子。外源补充左卡尼汀可提高精子活力,降低精子 DNA 碎片指数(DNA fragment index,DFI),从而提高精液质量。

2. 辅酶 Q10 脂溶性醌类,在线粒体呼吸链中起重要作用,参与腺嘌呤 ATP 的生成过程,参与细胞能量代谢,同时具有抗氧化作用。

3. 己酮可可碱(pentoxifyline)己酮可可碱是非选择性磷酸二酯酶抑制剂,能阻断 cAMP 转变为腺苷一磷酸(adenosine monophosphate,AMP),从而增加 ATP 的产生,参与细胞能量代谢,同时具有抗氧化作用。

(三)改善微循环的治疗

通过改善全身和生殖系统(睾丸、附睾等)微循环,从而提高精液质量和男性生育力。主要有七叶皂苷类和胰激肽原酶。

1. 七叶皂苷类对于精索静脉曲张患者,七叶皂苷类药物具有抗感染、抗渗出、保护静脉管壁的胶原纤维等作用,恢复静脉管壁的弹性,改善静脉功能,从而改善精索静脉曲张患者的精液质量.

2. 胰激肽原酶

胰激肽原酶可以刺激前列腺素 E2(prostaglandin E2,PGE2)的生成,PGE2 有血管扩张作用,可以改善微循环,从而增加睾丸与附睾血流量,从而有利于精子发生。

(四) 其他非特异性药物治疗

除了抗氧化治疗、改善细胞能量代谢的治疗和改善微循环的治疗之外,非特异性治疗还有抗雌激素治疗等;其余非特异性治疗一般认为临床疗效不佳,不推荐使用。如雄激素大剂量反跳治疗和小剂量持续给药等。抗雌激素药物通过阻断雌激素的负反馈抑制效应而促进垂体分泌促性腺激素,从而提高血清中 FSH 和 LH 水平。LH 能刺激睾丸间质细胞产生睾酮,生精微环境的睾酮是精子发生必需的。临床常用的抗雌激素药物为氯米芬和他莫昔芬,推荐他莫昔芬 20mg/天, 此剂量在男性不育患者中检测不到雌激素的作用。目前多数研究认为氯米芬治疗特发性少精症无效,可能与其分子结构有关,氯米芬的分子结构使其有纯的抗雌激素作用。

二、男性不育特异性治疗

特异性治疗主要针对病因诊断明确的患者,如感染或者内分泌功能紊乱引起的男性不育等。通过针对病因的特异性治疗,多数治疗效果比较满意。

(一)生殖系统感染

生殖道感染不是男性不育的主要原因,因此只有在有临床感染表现时或发生感染时,才进行生殖道感染的评估。

可进行精液白细胞染色,还可进行精液培养,远端尿道污染会造成精液培养假阳性,因此建议取精送培养前应排空尿液并进行皮肤消毒;如果男性不育患者有膀胱炎或尿道炎临床表现,还应留取中段尿进行尿液细菌培养。

对因泌尿生殖系统感染而引起的男性不育,通过敏感药物控制感染,可显著改善精液质量,增加自然妊娠机会。膀胱炎、尿道炎或前列腺炎如果精液培养阳性的男性不育患者也应采取抗菌治疗。增加射精频率和前列腺按摩有助于感染(前列腺炎且精液培养阳性)的治疗。必要时,还可以利用实验室技术清除白细胞,进行宫腔内人工授精(intrauterine insemination, IUI)或采用 ICSI 达到生育目的。

(二)促性腺激素低下性性腺功能减退症

主要治疗药物为 HCG 和 HMG,适用于各种低促性腺激素型性腺功能障碍。促性腺激素替代治疗前应常规行性激素检测,排除高泌乳素血症。对于怀疑垂体肿瘤应行 MRI 检查,激素替代治疗可用外源性促性腺激素或 GnRH。20 世纪 60 年代就已开始应用 HCG 和 HMG 治疗特发性少精子症。但疗效不确切。

低促性腺激素型性腺分泌不足的治疗:HCG 2 000IU,肌肉注射,2~3 次/周。为了促进部分先天性低促性腺型性腺功能减退症(congenital idiopathic hypogonadotropic hypogonadism. CIHH)患者的睾丸发育,可以在上述治疗上加用 HMG 或纯的重组人 FSH。FSH 37.5~75IU,肌注,3 次/周,共 3 个月。当精子浓度接近正常时停用 FSH。单独 LH 缺乏时,HCG 治疗可提高睾丸内和血清睾酮水平。单独 FSH 缺乏时,可用 HMG 或纯的重组人 FSH 治疗,也可用氯米芬治疗。

值得注意的是,HCG/HMG 的长期大剂量应用由于不能模拟 GnRH 脉冲式分泌后出现的 LH/FSH 生理性脉冲,因而发挥不了最佳效果。加之所用剂量均为药理剂量,长期使用会使垂体和睾丸上的受体数目减少而变得对外源性促性腺激素不敏感。有研究报道,试用"人工下丘脑"技术,即 GnRH 脉冲治疗,可弥补促性腺激素治疗的不足。卡尔曼综合征和特发性低促性腺激素型性腺功能减退症,主要是由于不能形成 GnRH 脉冲,因而采用此法治疗最为合适。但该方法治疗价格昂贵,且需要一种特殊的输液泵将 GnRH 类似物脉冲式输入人体内,治疗时间往往要长达一年时间。

(三)高泌乳素血症

排除垂体肿瘤后采用多巴胺受体激动剂一次/d,要避免胃肠道不良反应。约需 3 个月疗程,效果较好。较新的药物卡麦角林(caber 溴隐亭治疗。剂量范围:2.5~7.5mg/d,2~41ine)的疗效与溴隐亭相仿,但服药次数和不良反应较少。

(四)甲状腺功能减退症

甲状腺功能减退者补充甲状腺素可能改善生育力。

(五)糖皮质激素

继发于先天性肾上腺皮质增生的男性不育症可用糖皮质激素治疗。补充糖皮质激素可减少 ACTH 和外周血雄激素水平,进而促进促性腺激素释放、睾丸内雄激素合成与释放和精子生成。不推荐对 AsAb 患者使用皮质类固醇治疗,因为可能会导致严重的不良反应和其他未知后果。

第四节　精索静脉曲张的诊断和治疗

一、精索静脉曲张对生育的影响

精索静脉曲张(varicocele,VC)是男科临床常见疾病之一,因其相关的阴囊疼痛不适、不育与睾丸萎缩等,尤其是对生育的影响,受到广泛关注。目前认为,精索静脉曲张导致男性不育的机制与精子质量异常、睾丸体积缩小、睾精索丸灌注减少及睾丸功能障碍等方面有关。但引起不育的确切机制迄今尚未完全清楚,一般认为与下列因素有关。

(一)高温

精索静脉曲张可使睾丸温度升高,睾丸动脉和静脉之间形成一种逆流热交换降温系统。精索静脉曲张时,血液淤滞,蔓状静脉丛热交换率下降,阴囊内温度升高,导致生精障碍,使睾丸间质细胞合成睾酮减少。

(二)缺氧

精索静脉曲张造成的静脉血回流不畅可导致睾丸淤血而缺氧,使静脉压增高,曲张加重,诱导生殖细胞凋亡。

(三)肾上腺代谢物逆流

精索静脉曲张患者其肾上腺回流的血液可沿精索静脉逆流,使肾上腺和肾脏分泌的代谢产物如类固醇、儿茶酚胺、5-羟色胺(5-hydroxytryptamine,5-HT)等影响睾丸血运,对睾丸的代谢造成不良影响。

(四)其他

如生殖毒素增加,抗氧化物水平增高,DNA 聚合酶活性降低,存在精子结合免疫球蛋白及睾丸生精细胞减少,生殖细胞凋亡等综合的病理生理学变化可能最终导致睾丸生长停滞、萎缩。总睾酮水平,术后血清总睾酮有显著升高,进而影响睾丸生精功能。

除此之外,精索静脉曲张还可能会对性激素造成影响。有研究发现,可显著降低患者血清

二、精索静脉曲张的诊断和鉴别诊断

(一)诊断

1.病史询问(推荐)

精索静脉曲张患者可出现患侧阴囊部持续性或间歇性坠胀感、隐痛和钝痛,站立及行走时明显,平卧休息后减轻。多数患者体检时发现阴囊内无痛性蚯蚓状团块,或因为不育就诊时被发现。对于阴囊疼痛的患者,可用视觉模拟评分表(visual analoguescale,VAS)或疼痛数字评分等评分量表来进行半定量评估。同时注意询问既往史及婚育史。

2.体格检查(推荐)

重点对阴囊及其内容物进行检查,包括站立位和平卧位,并于站立位行 Valsalva 试验以了解患者是否存在迂曲、扩张的静脉团。检查内容包括睾丸大小与质地、附睾、输精管、精索及其血管等。睾丸变小变软是睾丸功能不全的征象。

3.影像学检查

(1)彩色多普勒超声检查(推荐):彩色多普勒超声检查对精索静脉曲张的诊断及分型具有重要价值,其诊断的敏感性及特异性均较高,还可以在不育患者中发现更多的亚临床型精索静脉曲张患者。

(2)CT、MRI(可选):一般不推荐,仅对于继发性精索静脉曲张寻找病因及鉴别诊断时可选。

(二) 鉴别诊断

通过体格检查、彩色多普勒超声检查基本上可以确诊精索静脉曲张,但应注意鉴别精索静脉曲张合并其他疾病,如慢性骨盆疼痛综合征所引起的阴囊不适、疼痛、生育等症状。应特别注意与躯体症状为主要表现的心理疾患进行鉴别。

三、精索静脉曲张的治疗

原发性精索静脉曲张的治疗应根据患者是否伴有不育或精液质量异常、有无临床症状、静脉曲张程度及有无其他并发症等情况区别对待。治疗方法包括一般治疗、药物治疗和手术治疗。对症状明显或已引起睾丸萎缩、精液质量下降及造成不育者则应积极手术治疗。

(一)一般治疗

包括生活方式、饮食调节和物理疗法等,如戒烟限酒、饮食清淡、回避增加腹压的运动;降温疗法或阴囊托等。

(二)药物治疗

1.针对精索静脉曲张的药物

(1)七叶皂苷类:抗感染、抗渗出、保护静脉壁的胶原纤维作用,可以逐步恢复静脉管壁的弹性和收缩功能,增加静脉血液回流速度,降低静脉压,从而改善有精索静脉曲张所引起的症状。

(2)黄酮类:抗感染、抗氧化作用,可以提高静脉张力,降低毛细血管通透性,提高淋巴回流率,减轻水肿;改善临床型精索静脉曲张引起的疼痛症状。

2.改善症状的药物针对局部疼痛不适可以使用非甾体抗炎药,如布洛芬等。

3.改善精液质量的药物对于合并生殖功能损害且有生育要求的精索静脉曲张患者,可使用促进精子发生、改善精液质量的药物。

(三)精索静脉曲张的手术治疗

精索静脉曲张的外科治疗方式包括手术治疗和介入治疗(顺行或逆行)。手术治疗包括传统经腹股沟途径、经腹膜后途经、经腹股沟下途径精索静脉结扎术、显微技术腹股沟途径或者腹股沟下途径精索静脉结扎术,腹腔镜精索静脉结扎术等。

第五节　无精子症的诊断和分型

一、无精子症概述

无精子症是最严重的男性不育症,是指射出的精液内完全没有精子,约占男性不育症患者的 5%~20%。

无精子症的诊断必须有≥2 次精液标本,相隔 2 周以上,精液离心前后均未发现精子。无精子症并非指睾丸内一定没有精子产生,而是强调精液中没有精子。根据病史、临床表现,结合精液分析、B 超检查及睾丸活检等辅助检查可明确诊断。

二、无精子症的分类和病因

(一)梗阻性和非梗阻性无精子症

根据精子发生的调控机制与输精管道的解剖生理特征,可以将无精子症分为梗阻性无精子症(obstructive azoospermia,OA)与非梗阻性无精子症(non-obstructive azoospermia,NOA)。OA 的常见病因:

1. 医源性

如输精管结扎术、疝修补术、阴囊或者下腹部手术。

2. 射精管梗阻

占无精子症患者的 1%~ 5%,精液量少并果糖阴性,FSH 正常,经直肠超声精囊宽度超过 15mm 提示梗阻, 中线处囊肿,射精管扩张及精阜钙化也可以间接提示。

3. CBAVD

最重要的体征是输精管缺如,患者一般精液量少,睾丸大小及激素水平正常,可行 CFTR 基因检测。

4. 炎症性或特发性附睾梗阻

往往表现为梗阻以上部位附睾饱满,张力变大,梗阻部位可及硬结,附睾超声图像有附睾体尾部附睾管细网状扩张。

NOA 的先天性病因包括 Kinefelter 综合征、Y 染色体微缺失、隐睾、HH 等,后天性病因包括肿瘤治疗后继发性无精子症、病毒感染对睾丸的直接或者通过自身免疫间接损害。

(二)睾丸前、睾丸性和睾丸后无精子症

根据男性不育的病因"三分法"将无精子症分为睾丸前无精子症、睾丸性无精子症和睾丸后无精子症三类。

1. 睾丸前无精子症

即下丘脑-垂体病变导致的无精子症。常见的病因有卡尔曼综合

征、垂体存在肿瘤或其他病变者,或既往有垂体手术史者,泌乳素腺瘤、下丘脑功能不全等。

2. 睾丸性无精子症

睾丸体积偏小,或 FSH、LH 水平偏高,或既往睾丸穿刺、活检未见精子的患者,归入睾丸性无精子症。首先要查看有无 Y 染色体微缺失、Klinefelter 综合征或其他染色体核型异常等遗传因素,以及是否存在隐睾、重度精索静脉曲张等情况,根据其具体情况选择治疗方案。病因学治疗则是根据患者的病史、体检结果及辅助检查结果,寻找有无重度精索静脉曲张、隐睾、环境污染、不良生活习惯、生殖毒性药物等影响睾丸生精功能的因素,针对这些因素进行纠正,以协同治疗,并防止睾丸生精功能的进一步恶化。药物保守治疗半年后若仍未见精子,则可以考虑进行睾丸直接取精或者供精 ART 或领养等措施。

3. 睾丸后无精子症

一即睾丸生精功能正常,但因为睾丸网、附睾、输精管、射精管等输精管道缺失或梗阻而导致精子无法排出至精液中。此类患者睾丸体积、性激素水平正常,第二性征发育正常,体检或辅助检查可能发现输精管道梗阻或缺失征象。睾丸后无精子症的原因可分为三类:①先天性梗阻:包括

CBAVD、射精管囊肿等;②获得性梗阻:因为炎症等后天因素导致输精管道梗阻,最常见的为附睾炎导致的附睾梗阻,这也是我国 OA 中最常见的类型,部分患者也可能因为精囊结石等原因导致射精管梗阻;③医源性梗阻:即因手术损伤输精管道导致无精子症,最常见包括输精管结扎术和腹股沟疝修补术导致的输精管损伤。

睾丸后无精子症患者因睾丸生精功能正常,因此通过睾丸、附睾穿刺或活检多可获得精子,通过 ICSI 生育亲生子代。然而,部分患者有自然生育的需求,需要通过手术重建输精管道,让精子能排出到精液中。

第六节　梗阻性无精子症的定位诊断方法

梗阻性无精子症是指由于输精管道的梗阻使精子的运输发生障碍而导致的无精子症。梗阻性无精子症在男性不育患者中占 7%~10%,占无精子症的40%,是男性不育的重要病因之一。

一、梗阻性无精子症的分类

输精管道依次包括睾丸内的输出小管、附睾管、输精管以及最后部位的射精管;而梗阻可能发生于输精管道的任何部位,不同的梗阻部位有不同的病因和临床特点,下面分类介绍。

1.睾丸内输出小管梗阻睾丸内梗阻约占梗阻性无精子症的 15%左右,包括先天性的发育异常以及后天性的炎症、外伤等因素导致睾丸网和睾丸输出管的功能障碍;该类患者目前很难通过外科手术的方式重建输精管道,建议直接行睾丸取精行 ICSI 辅助生育。

2.附睾梗阻

附睾梗阻是梗阻性无精子症的最常见原因,包括先天性发育异常以及后天性炎症等因素导致,还有约 1/3 患者找不见明确的病因,为特发性的附睾梗阻,患者可能存在囊性纤维基因突变等。

先天性附睾梗阻包括杨氏综合征,主要表现为慢性鼻窦炎、支气管扩张和梗阻性无精子症三联症,患者生精功能正常,但由于浓缩物质阻塞附睾而表现为无精子症,手术重建成功率较低。后天获得性附睾梗阻主要来自急性附睾炎(如淋球菌感染)和亚临床型附睾炎(如衣原体感染)。外伤也可能会损伤附睾导致附睾梗阻;也可能由外科手术导致梗阻,如附睾囊肿切除、附睾远端的手术操作等。

3.输精管梗阻输精管梗阻常见的原因包括输精管结扎术后、医源性输精管损伤(如疝或阴囊手术以及盆腔手术等引起的输精管损伤)、炎症感染、先天发育异常、外伤等,其中最常见的原因是因节育而行输精管结扎术。研究报道美国每年大约有500000例因节育行输精管结扎术,调查显示有2%~6%做过输精管结扎的男性会在今后要求复通。CBAVD是最常见的先天性输精管梗阻因素,常为纤维囊性病的并发症。单侧输精管不发育或部分缺如常伴对侧精路异常者占80%、肾发育不良者占20%。

4.射精管梗阻

射精管梗阻在梗阻性无精子症中占1%~3%,主要原因有囊性病变和炎症性病变两种。囊性病变通常是先天性的(米勒管或尿道生殖窦囊肿、射精管囊肿),米勒管囊肿时射精管由于被囊肿压迫而向侧面移位,尿道生殖窦囊肿与一侧或双侧的射精管相通。先天性或获得性射精精囊MRI,精囊明显增宽管完全梗阻常伴精液量少、果糖缺乏和 pH 呈酸性,精囊通常有胀大(前后径大于15mm)。

二、梗阻性无精子症的检查和定位诊断

梗阻性无精子症的梗阻部位可能出现在从睾丸内的输出小管到射精管的任意部位,可以通过详细的病史和体格检查,以及相关的辅助检查帮助判断梗阻部位。

1.病史采集详细的病史采集往往对判断输精管道的梗阻部位起着至关重要的作用,例如曾有会阴区外伤、幼时做过腹股沟区手术及盆腔手术的患者,提示可能存在医源性的输精管损伤,损伤的部位往往就是梗阻的部位。对于曾行输精管结扎术的患者,梗阻部位通过病史采集就可以得到明确诊断。而曾有附睾炎症的患者, 提示可能存在附睾炎性梗阻。

2.体格检查对梗阻性无精子症进行仔细而针对性的查体十分重要,不仅可以帮助我们判断是否存在梗阻,而且有助于判断梗阻的部位。如输精管结扎的患者,阴囊可见手术切口瘢痕,通常在阴囊内沿输精管还可触及结扎的瘢痕结节;既往有腹股沟疝修补术的患者,在腹股沟区有可见的手术瘢痕。在专科查体中,我们要特别关注睾丸、附睾和阴囊内输精管的情况。睾丸大小、质地

通常与生精功能相关。正常的睾丸容积在 12ml 以上,质地韧,略有弹性;如果睾丸质地软,往往提示存在生精功能异常。睾丸体积小于 10ml 可能存在生精功能下降,如果睾丸体积小于 6ml,通常生精功能可能存在严重问题。对无精子症患者进行仔细的附睾查体很重要,但往往容易被忽视;对于怀疑附睾梗阻的患者,附睾通常是饱满的,如果查体仅见睾丸大小正常,但附睾不饱满,应该强烈怀疑为 NOA 或者睾丸内输出小管梗阻。

查体过程中还应仔细检查阴囊内输精管的情况,包括输精管是否存在、管径的粗细以及质地;先天性双侧输精管缺如可以通过体格检查明确诊断,如果输精管管径较粗、质地较硬,往往提示存在输精管梗阻的可能。

3. 精液常规分析及精浆生化检测

无精子症诊断,至少要进行 2 次以上严格的精液采集和检查,且所有显微镜检查未见精子的精液标本都应离心确定沉渣中没有精子;精液检查结果的分析推荐参照《WHO 人类精液检查与处理实验室手册》第 5 版(或第 4 版)进行。当精液量小于 1.5ml、pH 呈酸性、果糖阴性者首先考虑射精管梗阻或先天性双侧输精管缺如。当精液量少时,还应作射精后尿液检查,以排除逆行射精情况。精浆生化常用指标包括果糖、中性 a-葡糖苷酶、ACP、锌和弹性蛋白酶等,重点了解果糖、中性 α-葡糖苷酶的含量,对无精子症是否存在梗阻以及梗阻的部位有重要的提示意义。果糖浓度的测定可以反映精囊腺的分泌功能,果糖浓度降低时亦可见于射精管梗阻、双侧输精管先天性缺如、不完全逆行射精和雄激素缺乏等。中性 α-葡糖苷酶活性高低反映附睾分泌功能,附睾管梗阻时可出现降低。

4. 超声检查生殖系统超声检查包括阴囊超声及经直肠超声。阴囊超声主要检查双侧睾丸、附睾、精索静脉及近端输精管。通过测量睾丸上下径、左右径、前后径,并使用公式校正后计算睾丸体积(体积=睾丸上下径 x 左右径 x 前后径 x0.71)。阴囊超声对有些梗阻体征的发现有帮助(如睾丸网扩张、附睾囊肿、输精管缺如),同时能排除睾丸发育不良。经直肠超声主要针对前列腺、精囊、输精管和射精管进行检查。对精液量少或怀疑远端梗阻的患者建议行 TRUS。精囊扩大(前后径大于 15mm)或呈圆形,精囊区域无回声提示射精管梗阻(特别当精液量小于 1.5ml 时)。经直肠超声还可以发现另外一些引起梗阻性无精子症的异常,如米勒管囊肿、尿道生殖窦囊肿、射精管囊肿和钙化。

5.睾丸活检 睾丸活检是兼具诊断和治疗作用的有创手术操作;一方面通过活检来评估睾丸的生精情况,鉴别梗阻性无精子症和 NOA,另一方面睾丸活检也是无精子症的患者在进行辅助生育时提取精子的治疗性手术操作。

诊断性睾丸活检的适应证:理论上讲,对于无法确诊的无精子症患者均可以通过睾丸活检鉴别究竟是梗阻性或 NOA。但是对于有经验的医师,通过全面的诊断手段,包括详细的病史、体格检查、生殖激素以及精液检测等辅助检查,可以在术前判断是否存在梗阻以及梗阻的部位,以避免进行睾丸活检对患者造成的损伤。

根据我们的经验,有经验的男科医师通过全部辅助检查诊断为附睾梗阻的患者,有大约 5%的患者在手术中发现是睾丸生精功能异常,即 NOA。所以对于典型的梗阻性无精子症且准备进行输精管-输精管吻合或者输精管-附睾吻合术的患者,多数无需术前再行睾丸活检,术中出现诊断偏差的可能性较小。睾丸活检的禁忌证为有出凝血疾患或手术局部急性感染的患者。

第七节 无精子症的外科治疗

理论上,对无精子症患者,仅需通过外科手术从睾丸/附睾取得极少量的精子,在 ICSI 的帮助下,便可以通过体外受精-胚胎移植的方式获得具有自己生物学遗传特征的后代。随着男性显微生殖外科技术的飞速发展,对大部分的梗阻性无精子症患者,可以通过外科手术的方式重建输精管道,将患者从"无精"变成"有精",从而获得经过自然性生活进行受孕生育的机会;而对存在睾丸生精功能障碍的非梗阻性无精子症患者,也可以在显微镜下进行睾丸切开取精术,一方面增加精子获得率,另一方面也降低了手术对睾丸功能的损伤。下面对梗阻性和非梗阻性的外科治疗分开进行讲述。

一、梗阻性无精子症的外科治疗

梗阻性无精子症是指由于输精管道的梗阻使精子的运输发生障碍而导致的无精子症;在男性不育患者中占 7%～10%、占无精子症的 40%,是男性不育的重要病因之一。

输精管道依次包括睾丸内的输出小管、附睾管、输精管以及最后部位的射精管;而梗阻可能发生于输精管道的任何部位;目前对梗阻性无精子症的外科治疗,主要是通过外科手术重建输精管道,而不同的梗阻部位有不同的临床特点和手术方法,下面分类介绍。

1. 附睾梗阻

(1)附睾梗阻的诊断:详细的病史和体格检查,以及相关的辅助检查不仅帮助我们判断是否存在梗阻,而且有助于判断梗阻的部位。

既往曾有附睾炎症的患者,提示存在附睾炎性梗阻可能性较大。在体格检查中,对怀疑附睾梗阻的患者,附睾通常是饱满的,如果查体仅见睾丸大小正常,但附睾不饱满,应该强烈怀疑为非梗阻性无精子症或者睾丸内输出小管梗阻。精浆生化中的中性 α-葡糖苷酶活性高低反映附睾分泌功能,附睾管梗阻时可出现降低。必要时可行阴囊超声,帮助判断睾丸、附睾情况;附睾梗阻的患者,超声常提示睾丸大小正常,附睾网状扩张。

(2)附睾梗阻的外科治疗:输精管-附睾吻合术是解决附睾梗阻的有效手术方式,适用于附睾梗阻的梗阻性无精子症患者;由于附睾管管腔直径通常只有 0.2～0.3mm,输精管-附睾吻合术手术也成为了最具有挑战性的男性生殖显微手术。

从输精管附睾吻合术的发展历史看,手术演化经历了最早由 Siber 报道端端吻合术,到 Wagenknecht 和 Fogdestam 报道的端-侧吻合术,再到 Berger 首次报道端-侧套叠式吻合术。近 10 余年来,由美国康奈尔大学医学团队创建的纵向双针端-侧套叠缝合已经基本成为绝大多数男科医师首选的吻合术式,这一方法的效果与安全性也被多数学者认为是到目前为止的输精管附睾吻合术的金标准,文献报道的复通率为 50%~90%。显微镜下输精管-附睾吻合术是高难度的手术,建议拟开展手术的医师首先要接受男性生殖显微外科的专业培训,并且在有丰富经验的医师的示教和指导一定例数的手术后独立开展。

由于输精管附睾吻合术的成功率还无法达到输精管吻合那么高,即使有经验的医师成功率也多在 60%～80%,因此,如果条件允许,建议可以在术中从附睾液提取并冻存精子,这样可以在手术失败时,通过冻存的精子进行辅助生殖,而不需要再对患者进行睾丸穿刺取精。

频率为 2～3 次每周为宜,既有利于生精功能的恢复和吻合管道的通畅,又有利于受孕。多数一患者术后 3～4 周不要性生活或射精,术后一个月后要求规律的性生活或手淫排精,建议患者在接受输精管-附睾吻合术术后 2～6 个月精液中逐渐出现精子并改善,甚至有的患者术后一年以后精液中才出现精子,一般的观察期以 10～12 个月为宜;当然,同时还要注意女方的年龄和生育力状况。

外科手术重建输精管道的最佳效果是术后夫妻双方可以通过性生活自然受孕并生育,因此在术前应该同期请生殖妇科专家评估女方的生育力状况。如果女方年龄较轻,生育力正常,建议首选手术复通,这样患者有很大的机会可以通过自然受孕得到生育;不仅减轻了体外受精-胚胎移植需要的较高昂的经济费用,同时降低了女方促排、取卵等对身体的创伤;即使手术复通后不能自然受孕,术后男方还可以从精液中提取到精子做辅助生殖,避免了睾丸/附睾取精手术对睾丸功能可能存在的损伤。

如果女方年龄较大,或女方生育力状况异常(如输卵管不通、卵巢功能欠佳)等情况,应该与妇科医师沟通,选择最佳的治疗策略。

2. 输精管梗阻输精管吻合术是治疗输精管梗阻的确切而有效的手术方法。输精管吻合术经过传统肉眼下吻合、输精管支架吻合,直到显微镜下输精管吻合术出现后,输精管吻合复通的成功率达到了前所未有的高度;采用显微手术方式的手术复通率和术后自然妊娠率均明显高于肉眼手术。目前为止,显微输精管吻合术已经成为输精管复通术的金标准;推荐在有条件的单位首选通过显微手术的方式进行输精管复通术。当然,显微手术难度较高,需要术者经过专业训练,并且需要有手术显微镜和相关的设备和器械。

康奈尔大学 Goldstein 教授团队创立的显微标记点输精管精准对位吻合方法是非常重要的技术改进;在显微标记点完成后,使用输精管固定架(Goldstein 夹)将两端的输精管断面拉近并固定,在黏膜-肌层进行 6 针的精准端端缝合,最后使用在外膜-肌层缝合 12~15 针。手术中需要注意的关键点在于游离输精管时保证吻合没有张力,术中注意保护输精管伴行的血管,保证输精管的供血。

输精管吻合成功与否最重要的是看手术吻合的技术,其中需要特别注意的技术要点包括:

1)张力问题:张力是整个吻合手术成功与否的关键点,围绕全部的操作步骤都需要注意吻合的张力,不仅仅是吻合时对位输精管没有张力,在缝合、打结等基本操作都需要注意做到无张力打结和缝合时没有牵拉。在吻合处如果有明显张力会由于张力继发吻合处的炎性和瘢痕形成,造成吻合处闭锁。

2)血供问题:游离输精管时注意保护输精管伴行的血管,游离段过长会引起缺血,游离的长度以不影响吻合为宜。

3)黏膜对位吻合:吻合时一定要注意黏膜的对位吻合,不同的层次一旦出现误缝合,一方面会出现瘢痕,另一方面会出现精液漏出。显微吻合区别于肉眼和头戴放大镜最大的优势正是通过手术显微镜放大 20 倍左右时的清晰视野确保精确的黏膜对黏膜的吻合。

在显微外科技术的输精管吻合术开展后,复通率和受孕率有明显提高。对经过显微外科培训操作熟练的医师一般复通率可以超过 80%,甚至超过 90%,如果除外女性因素,受孕率可以接近 40%~70%。结扎时间与复通率通常并不呈线性关系,但结扎时间超过 15 年的患者,受孕率要低一些。从我们的经验看,在熟练采用显微外科技术进行输精管吻合以来,再通成功率超过 95%。

对于无法通过手术复通的输精管梗阻(如先天性输精管缺如、输精管长段梗阻等)以及存在女方不孕因素的患者,可以考虑直接行睾丸/附睾取精行体外受精辅助生育。

3. 射精管梗阻射精管梗阻在梗阻性无精子症中占 1%~3%. 主要原因有囊性病变和炎症性病变两种。囊性病变通常是先天性的(米勒管或尿道生殖窦囊肿、射精管囊肿),米勒管囊肿时射精管由于被囊肿压迫而向侧面移位,尿道生殖窦囊肿与一侧或双侧的射精管相通。先天性或获得性射精管完全梗阻常伴精液量少、果糖缺乏和 pH 呈酸性,精囊通常有胀大(前后径大于 15mm)。TRUS 主要针对前列腺、精囊、输精管和射精管进行检查。对精液量少或怀疑远端梗阻的患者建议行 TRUS。精囊扩大(前后径大于 15mm)或呈圆形,精囊区域无回声提示射精管梗阻(特别当精液量小于 1.5ml 时)。TRUS 还可以发现另外一些引起梗阻性无精子症的异常,如米勒管囊肿、尿道生殖窦囊肿、射精管囊肿和钙化。经尿道射精管开口切开术(transurethral resection of the ejaculatory duct, TURED)或者精囊镜手术是解决射精管开口处囊肿导致射精管梗阻的有效治疗方法;与此同时精囊镜手术的手术效果可靠、损伤更小、并发症更少,是推荐的首选手术方式。有条件的医疗单位建议可以采取术中行TRUS 辅助,以帮助判断电切环到射精管囊肿的距离,避免损伤直肠;对位置很深的囊肿,术中 TRUS 引导切除更是尤其重要,保证了手术过程的准确和安全。经尿道射精管电切术有一定的概率出现术后的并发症,常见有尿液反流、逆行射精、继发性附睾炎等。在手术切开开口时注意不要过大,以降低术后尿液反流的概率;术后常规使用抗生素预防感染,降低附睾炎的发生率。

二、非梗阻性无精子症的外科治疗

非梗阻性无精子症(NOA)主要是由各种已知不同的、已知或者未知的病因导致的睾丸生精功能障碍,其发病率占整个男性不育患者的 10%～15%。目前对 NOA 的治疗即在于通过外科手术从生精功能障碍的睾丸中获取成熟的精子结合 ICSI 辅助生育。目前外科睾丸取精手术主要有四种方法,即经皮睾丸穿刺取精术、睾丸切开取精术、多点睾丸切开取精术和显微镜下睾丸切开取精术,下面分别进行介绍。

1. 经皮睾丸穿刺取精术指在精索阻滞麻醉下,通过特制穿刺活检枪或者注射器负压吸引,经皮直至穿透睾丸白膜,获取较少量的睾丸组织送检寻查精子或明确睾丸的生精情况;其优点是操作简单,仅需要精索阻滞,且对设备仪器要求不高;缺点是通过经皮穿刺所能获取的睾丸组织有限,且经皮穿刺有损伤血管导致术后血肿的可能。

2. 睾丸切开取精术即在精索阻滞及局部皮肤浸润麻醉的情况下, 切开阴囊皮肤,并暴露部分睾丸白膜,切开睾丸白膜后切取部分睾丸组织;与经皮穿刺活检手术比较,能够获得较多量的睾丸组织用以寻找精子或者分析,操作亦较简单。

3. 多点睾丸切开取精术或地图式睾丸切开取精术即充分暴露睾丸,并在睾丸的不同部位多点切开白膜并获取睾丸组织用以寻找精子。因为睾丸生精功能的不平衡,尤其是在 NOA 患者中,通过多点睾丸切开,可以在睾丸组织的不同部位获取较多量的睾丸组织用以检测是否存在精子,提高了 NOA 患者的精子获得率。

4. 显微镜下睾丸切开取精术

简称显微取精, 即在赤道平面将睾丸白膜切开,充分暴露睾丸小叶内的曲细精管,在显微镜放大 10~20 倍的情况下,选取具有生精功能的粗壮、饱满的曲细精管, 然后使用锐器撕碎曲细精管并寻找成熟的精子。相较于传统的睾丸穿刺或者切开取精术,显微取精术的优点有三:①显微取精术中将睾丸白膜沿着赤道平面切开,最大限度地暴露睾丸组织,有利于发现局部生精灶,较传统外科手术更容易发现精子,明显提高了 NOA 患者的精子获得率;②在切开白膜和分离提取睾丸曲细精管的过程得益于显微镜的放大作用,能最大可能地避免损伤睾丸的供血系统,减少术后出现血肿及睾丸缺血萎缩情况的概率;③在探查睾丸曲细精管过程中,亦得益于显微镜的放大作用,仅需要有的放矢地选取较大可能具有生精作用的粗壮、饱满的曲细精管,既明显增加了找到成熟精子的概率和数量,同时避免了过多地切取睾丸组织,减少了对睾丸组织的损伤,降低了术后睾丸功能不全的发生率。

目前显微镜下睾丸切开取精术因为较高的精子获得率和较低的手术风险,已经成为了 NOA 外科手术取精的金标准,广泛应用于全国各大生殖医学中心。

第八节　男性不育症患者配偶评估

在男性患者的不育症诊疗过程中,要时刻注意女方的情况,结合双方的情况进行治疗。女方的评估工作主要在妇科完成,男科大夫要随时与妇科大夫沟通,主要关注女方生育潜力和男科治疗所需要的时间与治疗结局对于生育的贡献。对夫妻双方综合评估,尤其是女性年龄偏大或有明确不孕病史的女性建议尽快接受辅助生育治疗,以提高成功妊娠的概率。一般可以通过以下几方面初步了解女方病史:①年龄≥38 岁妇女建议尽早接受辅助生育治疗;②女方有子宫内膜异位症建议直接试管婴儿;③女方有输卵管缺如或明确输卵管阻塞建议直接 IVF-ET;④女方月经周期不规则建议女方同时接受不孕相关检查及治疗;⑤不育年限长建议夫妻双方同时接受不孕、不育相关检查及治疗。

第九节　男性中辅助生殖技术的应用

辅助生殖技术(assisted reproductive technology, ART)指运用各种医疗措施,使患者受孕方法的统称,包括 IUI、IVF-ET、ICSI、植入前遗传学诊断(preimplantation genetic diagnosis,PGD)、胚胎植入前遗传学筛查(preimplantation genetic screening,PGS),供精人工授精(artificial insem-ination with donor sperm,AID)等。其不仅适用于女性因素导致的不

育,也可用于男性因素导致的不育和不良孕产。尽管 ART 可以帮助不育患者获得子代,但这并不是男性不育治疗的首选,ART 面临着伦理、遗传学风险及 ART 并发症等诸多问题。男科医师应该对不育患者进行规范的检查和正确的诊断,进而制定合理的治疗方案,首选药物治疗或手术治疗等常规治疗,以期改善精液质量,增加自然妊娠率,必要时再运用 ART,并且遵循安全的原则,尽可能选择从创伤小、简单、经济到创伤大、复杂、昂贵的方法。男科医师在遵循原则的基础上,可根据临床经验建议患者选择合适的 ART 方案,提高 ART 的成功率,降低 ART 的风险。例如,对于自然生育 1 年以上不育夫妇,可以考虑 IUI;3 次 IUI 失败者,可以考虑试管婴儿;男方检查提示严重少精子症的患者可选择 ICSI;对于无精子症的患者可以通过显微取精或睾丸穿刺取精术获得精子后选择 ICSI;对于睾丸取精未找到精子的患者可以选择 AID;对于染色体病如平衡易位等可选择 PCD;对于不明原因的反复胎停流产者可选择第三代试管婴儿等。

不同类型辅助生殖技术的适应证如下。

(一)IUI 的适应证

因性功能障碍、生殖器畸形等因素导致性交不能引起的不孕不育、轻度弱精、女性因素不孕和特发性不孕。

(二)VF-ET 的适应证

少精症、弱精症、少弱精症、女方因输卵管因素造成精子与卵子遇合困难、排卵障碍、子宫内膜异位症、女性免疫性不孕、不明原因不育。

(三)IVF-ET 衍生的辅助生殖技术的适应证

1. ICSI 适应证无精症(睾丸取精术获得可用精子时),严重少、弱、畸精症,精子顶体异常,IVF-ET 受精失败,未成熟卵体外成熟培养(in vitro maturation, IVM)周期,PGD 周期。

2. PGD 适应证诊断明确的单基因病如地中海贫血、多囊肾等;染色体异常如罗伯逊易位、相互易位、臂内臂间倒位、Y 染色体微缺失等;性连锁遗传病及可能生育异常患儿的高风险人群等。

(孙邕 马林)

第四章 精液标本的采集和理学检验

精液分析为男科实验室诊断的最重要组成部分。精液由精浆和精子组成。精浆主要由附睾液以及前列腺、精囊腺和尿道球腺等附属腺体的分泌液组成，精子由睾丸生精细胞产生，在附睾内成熟。在射精过程中，两者混合构成精液。近年来，随着男科学的快速发展，精液分析不仅在诊断男性不育症中起重要作用，在计划生育、不育及节育的效果判断上亦显得很重要。

世界卫生组织(WHO)规定，夫妇不采用任何避孕措施有性生活 1 年以上，由于男方因素造成女方不孕者，称为男性不育。男性不育症不是一种独立的疾病，而是由某一种或很多疾病与因素造成的结果。据 WHO 调查，15%的育龄夫妇存在着不育问题，而发展中国家的某些地区可高达 30%，男女双方原因各占50%。在诊断不育夫妇中，实验室检查是必要的组成部分。如今，许多医院都已建立男科实验室，因此，建立一套规范化的男科实验室诊断体系非常必要。

男科实验室最常见的标本就是精液，要进行精液分析，首先必须正确留取精液标本。由于精液标本留取后就得对其外观及基本性状进行检验，因此，本章主要介绍精液标本采集的注意事项以及精液标本的理学检验。

第一节 精液样本的采集

精液的采集为精液分析的首要步骤，要使精液分析为临床提供可靠的结果，精液的采集必须按标准化程序进行。通常，精液采集需要注意以下几点：

(1)受检者采集精液前，实验室工作人员需要给受检者提供清晰的书面或口头指导，需要询问禁欲时间和受检目的，以及最近有无发热、服用某些药物、病史等，同时提供留样容器，并嘱咐留样时的注意事项。如果受检者不在实验室提供的房间留取精液，还应告诉受检者如何转运精液标本。

(2)标本采集时间通常为禁欲 2-7 d。如果需要进行精浆 α 葡糖苷酶的检测，禁欲时间应为 4-7d，因为禁欲 2~3 d 留取的精液所测精浆 α 葡糖苷酶水平$[(34.04\pm11.22)U/ml]$明显低于禁欲 4~7 d$[(47.25\pm17.54)U/ml]$留取的精液标本。如果仅仅是为了观察受检者精液中有无精子，禁欲时间没有严格的限制。

(3)标本的采集最好在实验室提供的房间内单独进行。如果在实验室提供的房间内留取标本确实有困难,可以允许受检者在家里或宾馆里留取精液标本,但必须向受检者强调以下几点:①不可用避孕套留取,因为普通的乳胶避孕套可影响精子的存活;②不可用夫妇射精中断法,因为这很容易丢失部分精液或受到阴道分泌物的污染,尤其是初始部分的精液所含精子密度最高;③在运送到实验室的过程中,标本应避免过冷或过热,尤其是冬天,标本通常置于内衣口袋里送检;④在采集标本后 1h 内送到实验室否则精液液化时间难以观察。

(4)应用手淫法留取精液,射入一洁净、干燥、广口的玻璃或塑料容器中,留取后置于 35~37°C 水浴箱中液化。如果需要进行精液培养,受检者应先洗净双手和消毒阴茎,然后将精液射于一无菌容器中。留取精液的容器应保证对精子活力没有影响,对于难以确定有无影响的初次使用的留样容器,应先进行比对试验后再用于临床;留样容器应能使阴茎头前端放入,又不会触及容器底部,以保证精液不会射至容器外,又不会粘在阴茎头表面;留样容器应配备盖子,以免置于水浴箱中等待液化过程中水蒸气滴入样本中。另外,留取精液必须采集完整。

(5)采样容器上必须标明受检者姓名、采集时间、禁欲时间以及样本采集是否完整。如果使用了某些药物或有发热、某些特殊病史,应同时注明。每一个标本应有一个独一无二的编号。

(6) 受检者最初的精液检测正常,可不必再次检测。如果首次精液检测结果异常,应再次留取精液标本供分析,2 次精液标本采集的间隔时间通常为 7~21 d。

(7)精液采集方法以手淫法为标准采集方法,它可真实反映精液标本的状况,保证精液检查的准确性;有些受检者如脊髓损伤患者不能用手淫法取出精液,可用电动按摩器刺激阴茎头部及系带处,以帮助获得精液标本。以往也有用体外排精法和避孕套法采集精液的,但由于体外排精法可能会丢失精子密度最高的前段精液,以及受女性生殖道内酸性分泌物的影响,故精液检查结果的准确性会受影响;避孕套采集精液法更是不可取,因为避孕套内表面有杀精剂,可影响精子活动率和存活率的分析,而且精液黏附在避孕套上不易收集完全。

(8)实验室技术人员应注意自身安全防护。精液标本应视为生物危险品，其可能含有有害的感染物质，如人类免疫缺陷(HIV)病毒、肝炎病毒、单纯疱疹病毒等。实验室技术人员必须穿上实验室外罩，常规洗手，在实验室内决不允许饮食、吸烟、化妆、贮存食物等。

第二节　精液样本的理学检验

近年来，随着男科学的发展，以及男性生育、不育和计划生育的迫切需要，精液常规分析显得更为重要了。精液常规分析不仅可评估男性生育功能，提供不育症的诊断和疗效依据，而且可用于辅助诊断男性生殖系统疾病、观察输精管结扎的疗效、为体外受精和精子库筛选优质精子以及法医学鉴定等。而精液样本的理学检验是精液常规分析的首要内容，主要包括精液量、精液外观、液化时间、pH 及黏稠度的检测。

1.精液量

WHO 推荐使用的精液量测定方法有 2 种，①是用锥形底的刻度量筒法。②是称重法．因称重法与精液密度有关，故推荐以刻度量筒法检测精液量为好，不推荐使用目测法来检测精液量。

精液量的正常参考范围为 2～6 ml。发现精液量少时，应注意询问收集方式是否正确，或鉴别是否有逆行射精，此时可嘱咐患者留取尿液，显微镜观察尿液中是否有大量精子，必要时尿液可离心后再镜检。

临床意义:精液量少于 0.5ml 为无精液症;0.5～2ml 为少精液症;多于 6ml 为多精液症。无精液症常见于不射精或逆行射精少精液症在排除人为因素如性生活频度高、精液收集不完整后，常见于附属性腺感染、不完全性逆行射精和精囊的发育不全多精液症常见于附属性腺功能亢进。精液量增加，可以造成精子密度降低，而且精液过多可使阴道内的精液大量流出并带出大量精子，干扰精子在女性生殖道内运行从而导致不孕。

2.精液外观

正常精液外观呈乳白或灰白色均质半流体状液体，具有一种特殊的刺激性腥味。

临床意义:长时间未排精的人射出的精液略带淡黄色，老年男性精液呈暗黄色。精液清亮、透明常见于无精子或少精子症男性;精液呈棕红色或带血,称为血精,常见于精囊腺炎、前列腺炎等生殖系统疾病,也可见于苗勒管囊肿、结石、肿瘤如前列腺癌、输精管的微小损害等;如精液中有较多脓细胞,或受检者服用某些含色素的药物如某些维生素等,精液可呈黄色。

3. 精液的液化时间

刚射出的精液呈稠厚的胶冻状,因含有前列腺分泌的蛋白酶,在其作用下精液便从凝固状态转变成液体状态,称为精液液化。精液的凝固蛋白由精囊腺分泌,而液化因子则由前列腺分泌。精液暂时凝固及逐渐液化是正常生理现象。精液标本留取后应充分混匀(但不能剧烈摇动),置于 35～37°C 水浴箱中待其液化。正常精液标本在 60 min 内液化,但通常情况下在 15 min 内精液液化即完成。因此,精液标本留取后,应间隔 5～10 min 观测一次,精液液化后即可进行精液常规指标的检测。

如果超过 60 min 精液仍未液化,则称为精液液化不全或液化迟缓,其可影响精子活力进而影响男性的生育能力。精液液化不全一般认为与缺乏蛋白水解酶有关。

精液液化的检测一般用滴管法或玻棒法,类似于精液黏稠度的检测。另外,Tauber 等设计了一种"袋法"来检测精液液化。其原理为用一孔径为 37 μm 的尼龙网袋放置精液,只有液体及<37 um 的小颗粒才能通过,而凝胶样物质不能通过,以检定精液的液化程度。具体方法为,将刚射出的精液置于尼龙网袋中,并将袋置于量杯中,间隔一定的时间将网袋提起,测量杯中液体的量,当精液全部液化后,杯中的精液量即为袋中凝固精液的量,每次测定杯中精液量与总量的百分比即为液化率。正常生育男性 6 min 内的液化率为 35% 以上,12 min 为 60%以上,24 min 为 100%。男科实验室常常会遇到液化不全的精液标本,如果不进行处理,将会影响到检测结果的准确性。对于液化不全精液标本,可以加入 1%的 10 mg/ml 的糜蛋白酶,混匀后置 37°C 水溶箱中温育 30 min 后,精液液化可明显改进,此操作不影响精浆生化指标包括。葡糖苷酶、酸性磷酸酶和果糖的检测,但精子运动指标中直线性可显著性降低(P=0.025):侧摆幅度可显著升高(P=0.029),而其他指标如精子密度、活动率、a+b 级活动率、直线运动速度曲线运动速度、鞭打频率,平均路径速度等不受影响。机械混匀或菠萝蛋白酶对促进精液液化可能也起作用。加入等量的培

养液并重复用加样器吹打也可以使某些标本液化。这样的操作应记录在检测报告上。

临床意义:精液液化不全在排除人为因素(射出精液的第一部分丢失)后,常见于前列腺疾病,特别是和前列腺炎有关。在精液分析时,精液呈不凝固状态可能是先天性精囊腺或射精管缺陷所致。正常精液可以含有不液化的液冻状颗粒,这意义现象似乎没有任何临床意义。

4. 精液的 pH 值

正常精液 pH 值为 7.2~8.0。精液偏碱性可中和阴道分泌物的酸性。如果精液量少或 pH 值降低,就不能中和阴道分泌物的酸性,不利于保护精子活力,影响精子穿透宫颈管而不易于受孕。

精液 pH 值推荐用精密 pH 试纸进行检测。将一滴混匀的精液在 pH 试纸上均匀展开,30s 内与标准带进行比较读出其 pH 值。无论使用哪种 pH 试纸,在使用前都应该用标准核查其准确性。

临床意义:当附属性腺或者附睾有急性感染性疾病时,精液的 pH 值可以大于8.0。当输精管阻塞或先天性精囊腺缺如时,均可导致精液 pH 值降低。分析射出的第一部分精液,因大部分为前列腺液,所以 pH 值偏低。当前列腺液缺乏时精液 pH 值偏碱。细菌污染和含有死精子的精液,可能会产生氨(NH_3)从而使精液 pH 值呈碱性。测定精液 pH 值应在精液液化后立即测定,因为精液放置时间较长会影响 pH 值测定结果。

5. 精液的黏稠度

精液黏稠度异常可影响精子活力及精子的穿透能力。精液黏稠度异常与精液液化不全两者常相伴随,常常很难区别。精液黏稠度的测定一般用一滴管吸入精液,而后让精液依靠重力滴落并观察拉丝的长度.如果长度大于 2 cm,视为异常。也可以用一玻棒插入精液中,提起玻棒,观察拉丝长度,同样视长度大于2cm为异常。黏稠度增加,与精液液化不全一样,同样会影响精液分析结果,处理方法同液化不全精液标本。

（牛鑫 刘诗雅 徐晨晨）

第五章 精液的显微镜检查

精液的显微镜检查内容包括精子密度、活动率、存活率、形态学、精子顶体及非精子细胞成分等。这是精液分析的最重要部分,这些检查不仅可反映精子质量,而且可反映睾丸的生精功能以及整个生殖系统有无感染等。在显微镜检查前,精液应完全液化并充分混匀,以免因操作不当面影响检测结果的准确性;观察时,先取一小滴精液标本,置于载玻片上,加上盖玻片,在低倍镜下观察精液标本内有无精子,若标本中没有精子,精液需离心以供进一步检查;若有精子,则进行精子密度、活动率、存活率、形态学、顶体等的进一步分析。

第一节　精子密度分析

精子密度,即单位体积精液中的精子数量,亦称为精子计数或精子浓度、通常以每毫升精液中的精子数量来表示。如果以精子密度乘以精液量,即为该标本的精子总数。

精子密度检测结果的准确性主要取决于精子计数池。尽管 WHO 手册推荐使用改良牛鲍氏血细胞计数板作为精子计数池,并且建议质量控制方法,但许多其他类型的计数池亦被引入男科学实验室,包括一次性计数池如 DROP、Standard Count,Cell Vision、MicroCell 等,它们均为 20 m 深,精液无须稀释即可直接分析,均为通过毛细管作用加样的计数池;反复使用的计数池,包括 2X-CEL、Makler、JCD、Burker 及血球计数池,前两者池深 20 pm,精液无须稀释即可分析,而后三者精液均需作 1:20 稀释;以及既可一次性又可反复使用的 Cell-VO 计数池。这些计数池的精确性和准确性已被广泛地评价和比较。

1.血细胞计数板

血细胞计数板,又称牛鲍氏板,用于精液分析已有 50 余年的历史。目前仍然是我国大多数单位用于精液分析的主要工具。国际上血细胞计数板被认为是精子计数的"金标准"对于血细胞计数板是否为精子计数的"金标准",不同学者的实验结果反映不一。WHO 组织编写的《人类精液及精子-宫颈黏液相互作用实验室检验手册》第 4 版仍推荐使用血细胞计数板。血细胞计数板的不足之处在于精液需要稀释,而稀释后的精子丧失了运动能力,因此不能用来分析精子的活力和活动率等运动功能指标。而且,黏稠的精液样本稀释后,由于水合分子和水合离子的形成,以及水分子与蛋白质分子的相互作用,稀释后的总体积并不等于稀释前两者体积之和,而是总体积降低,因而精子密度相对增高。另外,血细胞计数板多次重复使用造成的磨损同样会影响到以后分析结果的准确性,结果亦倾向于增高。因此.目前的研究认为,血细胞计数板明显高估精子密度。

血细胞计数板底板由一块厚玻璃底板与专用盖玻片组成,底板中央有两个计数池,深度为 0.1mm。每个计数池为 3mmX3mm,平分成 9 个大方格,中间一个大方格用双线分为 25 个中方格,每个中方格又用单线分为 16 个小方格。盖玻片为血细胞计数板专用,厚度为 0.4~0.7mm。盖上盖玻片后,每个中方格占有的体积为 $0.2mmX0.2mmX0.1mm=4X10^{-3}$。计数时,用同一份精被制备两份不同标本,分别充池于计数板的两侧,稀释比例由精子密度的初步检在确定。先将精液标本涂于载玻片上,在 400 倍放大视野下扫视一下标本并估计每个视野的精子个数,或相当于 1ml 视野部分的精子个数,其给出的精子大致为 $10^{6}ml$。这种估算可用来决定用血细胞计数板检测精子密度的释倍数(表 5-1)。

表 5-1 血细胞计数板的稀释和转换因子

每 400 倍视野中的精子数	稀释倍数	转换因子计数的中方格数目(精液和稀释液)		
		25	10	5
<15	1:5 (1+4)	20	8	4
15~40	1:10 (1+9)	10	4	2
40~200	1:20 (1+19)	5	2	1
>200	1:50(1+49)	2	0.8	0.4

根据初步检查确定稀释倍数后,取液化精液(表 5-1)加入精子计数稀释液中,充分混后注入到计数池中。将加样器头小心地接触盖玻片的边缘,通过毛细管作用使样本充满个计数池。计数池不应过满或不满,并且盖玻片不应移

动。将血细胞计数板放在湿盒内以免干燥,并静置5min。待精子完全沉入计数池底部后再在显微镜下观察,按表5-1计数中方格内的精子数,最后按照稀释倍数换算成$X10^6$ml。

常用精子计数稀释液主要有下面几种:①碳酸氢钠-甲醛稀释液:$NaHCO_3$ 5g,36%甲醛(V/V)1 ml,甲紫饱和水溶液0.5 ml或台盼蓝 0.025g,加蒸馏水至100 ml。在相差显微制下观察时,可不加染料。②尿素溶液: 尿素 40 g 加水至 100 ml;③甲醛释液:40%甲醛 1.0ml, TntonX -100 1.0g,加 0.1 mol/L 磷酸盐缓冲液(pH7.4)至 100 ml;④0. 2 mol/L 盐酸溶液。

计数原则:精子头部全部或1/2以上在计数方格内时为有效计数。同一份标本应计血细胞计数板的 2 个计数池并计算平均值,两个计数池计数结果的 CV 值应<10%如>10%应重新加样计数。而且,应计数有完整结构的精子(有头和尾),有缺陷的精子应分开计数并记录。

2. Makler 精子计数板

Makler 精子计数板,简称 Makler,为 1978 年以色列学者 Makler 发明的专用于精液分析的计数板,它的特点是简便快速,精液不需要释。一次加样不但可计数精子密度,还可分析精子的活力和活动率。此外,如果在相差显微镜或暗视野显微下配以显微照相,还可以拍摄下精子的运动轨迹,并可从照片上分析精子的运动速度和运动方式 Makler 板也是精液自动分析仪中常用的计数板。但由于 Makler 板的价格十昂贵,外形也不便于在普通显微疑下操作和观察,因此在国内很少有单位使用。而且,自 20 世纪 80 年代以来,其计数精子密度的准确性一直受到质疑、研究,显示,其明显高估精子密度。

Maklr 计数板由底盘和盖板 2 部分组成,底盘是一块金属圆板,中央为光学玻璃载物平台。载物平台四周有 4 根石英圆柱体支柱,支柱高出平台 10 m,石英具有很强的耐磨性。盖板为四周镶嵌了金属的玻璃,具有很好的平整度。其中央刻有 100 个 0.1 mmX0.1mm 的小方格,当盖上盖板后,盖板与载物平台之间的间院正好为 10 μm,恰好能容纳一层精子而又不影响精子在水平方向上的自由运动。1 个小方格所占有的体积为 01mm>0.1mmX0.01mm=10X10^{-4} mm。计数收,取液化后充分混匀的精液 5 μl 滴加在载物平台上,轻轻盖上盖板,随机计数 10 个小方格内的精子数乘以 10^6/ml,即为精子密度。

3. Macro 计数板

南京军区南京总医院黄宇烽教授和南京金陵男科医院徐元诚院长领导的科研小组,历经 3 年多的攻关,研制成适合于我国广大基层单位使用的国产精子计数板—LJJB-I 型精子计数板,也称 Macro 计数板 。除具有 Makler 板的一切优点外,其还具有价格低,可在普通显微镜下使用的特点。目前, 它作为 CASA 系统的配套产品, 在我国男科学实验室有一定市场。Macro 计数板的基本原理同 Makler 计数板,池深 10μm,盖板的盖玻片厚度有 1mm 和 0.4mm两种, 前者适合于在 20X 或 25X 物镜下观察,后者可在普通显微镜 40X 物镜下观察。盖板上可有或无计数网格也有不刻网格的盖板。未刻有计数网格的盖板多用于 CASA 系统,可同时分析精子活动率,而有计数网格的盖板,网格刻在盖板中央,100 个 0.1mmXo.1mm 的小方格。计数时,取液化后充分混的精液 5μl 滴加在载物台上,轻轻盖上盖板,随机计数 10 个小方格内的精于数乘以 10^6/ml,即为精子密度。若精子密度 $<20X10^6$/ml.应计数更多的小方路, 使计数的精子总数达 200 条以上。

4. MicroCell 计数板

MieroCel 计数板是由 Ginsbury 和 Armand 于 1990 年发明的一次性使用的精子计数板,因为其体积小,精液无需稀释,通过毛细管作用加入少量精液, 供了一单层细胞而又不妨碍精子泳动。具可提供适当的焦点以使整个池中的样本显像清楚, 因而使用起来更加方便, 也更常用于计算机铺助精液分析(CASA)系统

Johnson 等比较了 MicroCell、Makler 及血球计数池 3 种精于计数池分析标准乳胶珠和精液样本的结果发现, MicroCell 计数池的精确性和准确姓均最好,可作为标准计数池用于质控,可代替血球计数池作为金标准。进一步的研究亦证实,MicroCll 计数池结合 CAS 尽一种评价精子浓度和活动率的最精确和最准的方法。但在随后的研究中发现, 新旧两种 MicroCell 计数池分别在与入口距离 8.mm 和 9.9 mm 前后的浓度有所差异,远端浓度显著高于近端,指出了 MicroCell 计数池的局限性,并部分解释了初期的研究结果,与血球计数池的金标准相比, 通过毛细管作用加样的 20 μm 深的计数池如MicroCell 可明显低估精子浓度。

最近,Douglas-Hamilton 等提供了一先进的理论模型以解释通过毛细管作用加样的 20 μm 深的一次性计数池获得较低结果的原因, 这是由于以

普瓦泽伊(Poiseuille)定律流动的流体发生了 Segre-Silberberg(SS)效应。20 µm 深的计数池结果偏低是因为在充池后形成的半月面精子浓度较高,而其他区域包括计数的区域相对降低,研究显示,总浓度与计数区域浓度之比为 1.17。20 µm 深的计数池应该以补偿因子矫正精子浓度,补偿因子依赖计数池深度和样本黏度, 当以精液充池时,补偿因子约为 1.3,且精液黏度越高补偿因子越低他们进一步用乳胶珠,猪精液和人精液进行实验,获得了与理论模型一致的结果。他们认为通过毛细管作用加样的 20 µm 深的计数池不符合男科学实验室高标准质量保证的要求,并认为需要批判地评价新技术的准确性、重复性及精确性。因此,MicroCell 计数池的精确性和准确性可能尚需进一步评估。

MicroCell 计数板是在一块玻片上用环氧树脂粘上一层一定厚度的疏水性材料, 上面覆上盖玻片。载玻片与益玻片之间有固定的距离(有 3 种规格:12µm20 µm 和 50 µm,其中以 20 µm 最为常用)。每块 MicroCell 计数板有 2 个计数池,可分析 2 份标本。

计数时,取液化精液 3-5 µm 从盖玻片的边缘注入计数池,疏水性材料通过毛细管作用将精液充满载玻片与盖玻片之间的间隙,并将其中的空气排出。人工分析时,用网格目镜计数,根据不同的放大倍数乘以一定的系数(根据网格目镜放大倍数)换算成 $\times 10^6/1$。其他分析方法基本同 Makler 计数板。MicroCll 计数池主要应用手精液自动分析仪中。由于计数池的深度已经固定,避免了操作带来的不必要的误差,计数结果比血细胞计数板和 Mlakler 计数板具有更高的精确性。因为不能重复使用,成本高。据了解国内已有单位在研制开发国产的一次性使用的精子计数板。

5.Cell-VU 计数板

最近,Cell-VU 计数板备受关注,研究显示,不论是标准乳胶珠溶液、精子悬液还是精液样本,Cell-VU 计数池的计数结果总是最低,最接近标准乳胶珠溶液浓度的参考值.而血球计数池和 Makler 计数池的计数结果明显高估。而且,Cell-VU 可一次性或反复多次使用,这在计数传染性较强的样本时将显示出其独特的优势。

Cell-VU 计数池由载玻片和 0.5 mm 厚的盖玻片构成,每个载玻片有 2 个计数池,可同时配有 2 个盖玻片。盖玻片中央有激光蚀刻的网格,网格区为

1mmX1mm.均分为 100 个 0.1mmX0.1mm 的小方格。计数池的深度为 0.02m。计数时,取液化精液 4μm 上样,盖上盖玻片,避免气泡产生。按数上不数下,数左不数右的原则计数 10 个或 50 个小方格的精子数,以保证每次计数不少 于 200 条精子。得出的结果÷10X 10^6 /ml,即为测定的精子密度。为了保证所有男科实验室检测结果的准确性,以及不同实验室的检测结果具有可比性,必须建立一个标准的计数池操作系统用于所有实验室,从而为不同实验室的精液质量控制评价提供基础。基于且前的研究并结合我国国情,推荐手工精子密度分析用 Cell-VU 计数池为好,CASA 分析用 Macro 计数板。需要注意的是 CASA 分析精子密度时,需要进行人工校正,在保证计算机捕捉的精子数与视野中真实的精子数一致后,再进行分析。

另外,所有显微镜检查未见精子的精液标本都应离心确定沉渣中有无精子。推荐使用 3000 g 离心 15 min 后,倾去精浆后将沉渣重悬,彻底检查后未发现精子才能报告无精子。要作出无精子症的诊断,此检查至少需隔 3 周重复留取精液检查 2 次以上。无精子症可分为便阻性和非梗阻性 2 种,可通过检查精浆生化指标和精液中生精细胞而予以鉴别。前者精浆中果糖和α葡萄糖苷酶常缺乏或显著降低,精液中见不到生精细胞,而后者精浆生化标可正常,精液中可见到不同阶段的生精细胞。

临床意义:精子密度正常最低值为 $20X10^6$/ml。精子密度<$20X10^6$/ml 为少精子症, 在(5-10) x10^6/m 之间为中度少精子症;精子密度<$5x10^6$/ml 为重度少精子症;精液无精子为无精子症。少精子症和无精子症常见于睾丸生精功能低下、输精管道阻塞或部分阻塞、唯支持细胞综合征等。

第二节 精子活动率分析

精子活力即精子的运动能力,为衡量精子质量的重要参数之一。精子活动率即活动精子占所有精子的百分率。精子活力的分析有手工和CASA 系统分析两种方法。手工分析时,在显微镜焦点平面上由标线形成的区域内,或者在精子密度低时取整个视野,首先计数 a 和 b 级精子,随后在同一视野计数不动的 c 级精子。借助于实验室计数器的帮助,计数每类精子的数目(即活动率)。用来自于同一份精液的两份不的 10μl 标本重复计数 200 条精子,并比较两次独立计数各级精子所占的百分数、较大的差异提示出现计数错误或精子并非随机分布在截玻片上。这种情况下,应再制备两片新的载玻片重新评估精子活动率。精子活力的手工分析方法十分不准确。因为活动精子可能在几秒内已从一个视野进入另一个视野。而且,精子活力分析受时间和温度的影响,手工分析时这种影响更大。CASA 系统是一种比较客观的分析精子活力的方法,具有较高的精确性。但 CASA 系统非万能,仍依赖于样本制备、所用显微镜光学系统、分析池及参数设置。研究显示,精子活动率和运动方式随着视频帧数不同而不同,数字化速率高于 60 /s 可以是够定性精子运动方式和活动率但商业可得的 CASA 的数字化速率一般低于 60 /s。尽管 CASA 仪器有其本身的技术需要和局限性,并且受样本处理和制备技术等多种因素的影响,但建立一个标准的操作法、仪器的定标以保证不同制造商仪器之间结果的精确性和准确性还是有可能的。因此 CASA 系统分析精子活力时仍需进行人工校正;在保证计算机捕捉的精子数与视野中真实的精子数一致后, 再进行分析。

推荐精子活力分类标准:精子活力分为 a、b,c、d 4 级:

a 级、快速前向运动,即 37°C 时速度≥25 μm/s,或 20°C 时速≥20 μm/s;25μm 大约相当于 5 个头的长度或半个尾的长度。

b 级,慢速或呆滞的前向运动。

c 级:非向前运动(<5μm/s)。

d 级.不动。

精子活动率为 a+b+c 级精子百分率总和。由于不同男科实验室及其技术人员有不同的 a 级和 b 级分类标准,快速和慢速前向运动没有一个固定的标准。因此,精子活动力分为 a,b,c 3 级可能更加合理:

a 级:前向运动。

b 级:非前向运动。

c 级:不动。

精子活动率为 a+b 级精子百分率总和。

进行精子活力分析时,好在留取液后 30~60 min 内完成,检查室温度不应低于 37°C,如果室温较低,应将精液置于 37°C 恒温箱内保温。检查前,应将精液充分混匀,然后取 1 滴精液置于 CASA 计数池中,有盖片的计数池盖上盖片,静置 1min 后,在 CASA 系统下分析。一般随机分析 5 个以上的视野,如果精子数少可适当增加视野、必须保证被分精子数达 200 条以上。

临床意义:正常生育男性 a 级精子≥25%,a+b 级精子>50%,精子活动率>60%。精字子活力降低,即 a 级精子<25%a+b 级精子 50%时,称为弱精子症,其病因复杂,最可能与附属性腺或附睾炎症有关,精索静脉曲张及理化因素等也可影响精子活力。

值得注意的是,国内一些教科书上将精子活力分为 4 类:无活动能力、活动能力差、活动能力良好、活动能力很好。无活动能力表示精子无任何活动;活动能力差表示精子前向运动能力差,有的只在原地旋转移动;活动能力良好,表示精子呈曲线向前运动;活动能力很好表示精子很活跃地向前呈直线运动。Jenks 等将精子活力分为 0~V 级。[o]无活动精子:[I]精子尾部活动,但不能前向运动;[II]缓慢的波形前向运动;[III]有快速运动,但波形运动的较多;[IV]活跃快速前向运动。这样的分类标准均比较主观,不推荐在临床上应用。

第三节　精子存活率分析

精子存活率以活精子在精子总数中所占百分比表示.对了解男性生育能力的作用不及精子活动率分析。精子活动率小于50%时应进一步检查精子存活率,以帮助选择治疗方案精子存活率可用染色技术确定。这是由于死精子的细胞膜受损可透入一定染料,从而使死精子着色而活精子不着色。常用的染色方法有伊红染色法、台盼蓝染色法及伊红苯胺黑染色法,精子染色后用光学显微镜计数 200 条精子,计算其中未被着色的精子数即可得出精子存活率。由于随着精液放置时间的延长,精子存活率会降低,因此,建议在留取精液后1h 内检测精子存活率。

伊红 Y 染色法:用生理盐水将伊红 Y 配制成 5 g/L 的溶液,将一滴新鲜精液与一滴伊红 Y 溶液在载玻片上混匀,并覆以盖玻片,30 s 后用光学显微镜观察,活精子不着色,死精子被染成红色。

台盼蓝染色法:用生理盐水将台盼蓝配制成 2%的溶液,将一滴新鲜精液与一滴台盼蓝降液在载玻片上混匀,并覆以盖玻片,30 s 后用光学显微镜观察,活精子不着色,死精子着蓝色。

伊红苯胶黑染色法:用生理盐水将伊红丫配制成 1%的溶液,将苯胶黑配制成 10%的液,将一滴新鲜精液与一滴伊红 Y 溶液混合,30 s 后再加入 3 滴苯胺黑溶液混。然后取一滴混合液置于载玻片上,并覆以盖玻片,30 s 后用光学显微镜观察,活精子不着色,死精子着红色,因背景为黑色,使观察更加清晰。

精子存活率的正常参考值为:>75%。

临床意义:精子存活率可用以核实精子活力的准确性。精子存活率一般高于精子活动率,因为死精子比例不应超过不动精子的比例。如果活的但不动的精子占很大比例、应怀疑精子鞭毛结构中缺陷。精子存活率降低亦可能与附睾功能障碍、生殖道炎症及还境污染等有关。

第四节　精子形态学分析

正常形态精子百分率是评价精子受精能力的重要指标之一。精子形态学分析可评价性生育能力、生殖毒性等。研究显示,人工受精或卵细胞质内单精子注射的成功率与正常精子形态百分率密切相关,然而,精子形态学分析有不同的方法,目前,国内外报道的精子染色方法达 6 种之多,但究竟何种方法分析精子形态学最为合适,且最能反映真正的精子形态学结果,相关文献报道极少。

Neuwinger 等曾对不同地区的 10 家男科实验室进行了精液形态学分析的外部质量控制研究。3 份不同精液样本的精子涂片用 50%的乙醚/乙醇固定后,发送至各实验室进行形态学评估,染色方法为各自实验室常规使用方法,推荐评估标准为 WHO 标准。结果显示正常精子头部百分率的平均 CV 为 25%,而中段异常百分率的平均 CV 达 87%。提示不同实验室的不同染色方法可能是产生结果差异的主要原因。另外、精子形态正常与否的主观判断标准可能也是影响因素之。

因此、如果精子形态学分析缺乏应有的标准化和质量控制措施,一些精子形态学与生育结果相关性的研究就极少有意义,精子形态学分析也就不可能达到作为诊断和治疗男性不育的可信手段。而精子形态学分析的标准化的前提是精子染色方法的标准化。鉴于此,陆金春等不仅对目前国内外常用的 6 种精子染色方法对精子形态学参数的影响进行了研究而且对 6 种染色方法的精子形态学进行了比较分析。目前,国内外用于精子形态学分析的 6 种染色方法为:改良巴氏染色法、苏木精-伊红(HE)染色法、瑞氏染色法瑞-吉氏染色法 Dif-Quik 染色法和 Shorr 染色法。

陆金春等的研究结果显示:6 种染色方法对精子头大小的影响不同(表 5-2 和表 5-3),瑞-吉氏和瑞氏染色法的精子头的长轴、短轴面积和周长最高,其次为 Dift-Quik 染色法。它们均显著高于其他 3 种染色方法,可能与精子头发生肿胀有关:巴氏染色法的精子头的长轴、短轴、面积和周长最低,而 HE 和 Shorr 染色法的精子头长轴、短轴、面积和周长介于巴氏染色法和 Diff-Quik 染色法之间。不同染色方法对精子头大小产生显著影响的原因尚不清楚,可能与不同化学物质的特性和不同染色液的渗透压等有关。6 种染色方法的精子长宽比均比较接近,而顶体比没有特殊的规律可寻。6 种精子染色方法的染色效果亦不同(图 4-5),Ditf-Quik 和 Shorr 染色法可以很清楚地区分顶体和核,其次为 HE 染色法而巴氏,瑞氏和瑞-吉氏染色的精子顶体和核分界不很明显。 基于不同染色方法对精子头大小的题响、染色数果以及操作的简单与否,Diff-Qk 和 Sho 染色法值推荐。

表 5-2 6 种染色方法所测精子长轴、短轴、长宽比的比较(n=2500)

染色方法	长轴	短轴	长款比
瑞-吉氏	4.73± 0.62	2.98±0.44	1.61±0.31
瑞氏	4.57 ±0.62*	2.84±0.43*	1.64±0.42*
Diff-Quik	4.57 ±0.64*	2.82±0.40*	1.64±0.32*
HE	4.42±0.61*#$	2.75±0.37*#$	1.63±0.31
Shorr	4.39±0.60*#$	2.73±0.39*#$	1.63±0.32*
巴氏	4.20±0.57*#$§ △	2.63±0.40*#$§ △	1.62±0.32*$

与瑞-吉氏染色比较, *:P<0.05;与瑞氏染色比较;#:P<0.05 与 Diff-Quik 染色比较

$:P<0.05;与 HE 染色比较,§:P<0.0;与 Shorr 染色比较,△:P<0.0

表5-3　6种染色方法所测精子面积、周长、顶体比的比较(n=2500)

染色方法	面积 （μm^2)	周长 （μm)	顶体比
瑞-吉氏	11.1± 2.49	12.82±1.49	26.4±10.24
瑞氏	10.22±2.27*	12.34±1.42*	28.46±10.15*
Diff-Quik	10.16 ±2.09*	12.34±1.4*	23.77±8.61*#
HE	9.57±1.98*#$	11.94±1.34*#$	24.92±9.58*#$
Shorr	9.41±1.94*#$	11.85±1.32*#$	27.37±9.57*#$§
巴氏	8.75±2.04*#$§△	11.38±1.33*#$§△	29.46±7.49*#$§△

与瑞-吉氏染色比较，*：$P<0.05$；与瑞氏染色比较；#：$P<0.05$　与Diff-Quik 染色比较

$：$P<0.05$；与 HE 染色比较，§：P<0.0；与 Shorr 染色比较，△：P<0.0

1.精子涂片的制备

一般用新鲜的液化精液或生理盐水洗涤过的精子悬液进行涂片，通常每份标本涂双份片子，以备染色或操作出问题。载玻片应洁净，可用70%酒精洗涤并干燥后使用;涂片的厚薄应根据精子密度而定，精子密度高者涂片应薄些，而精子密度低者涂片应尽可能厚些。涂片的方法有多种,WHO 推荐的方法有拉薄技术和滴管法,拉薄技术即用另一张载玻片的边缘拖拉载玻片上的一滴精液;滴管法即水平持滴管使一滴精液沿载玻片的表面展开。由于精液有一定黏稠度，这两种方法都很难涂成均匀的涂片，可作为可选择性方法使用。

推荐精子涂片方法(改良滴管法)：用滴管将一滴精液或精子悬液置于载玻片上，然后从液滴中央向周围循环吸净多余的精液,注意滴管的头要平整,滴管与载玻片垂直,缓慢吸去多余的液体。

低密度、黏稠的、或充满碎屑的标本，建议先离心去除精浆，沉淀的精子团重新悬浮在适当体积中，以获得尽可能高的密度，但不应超过 $80\times10^6/ml$。正常精子密度且液化良好的精液标本亦可以洗涤后用精子悬液进行涂片，但离心操作对精子形态分析有无影响，尚需要进一步验证。

精子涂片可进行空气干燥并固定。固定程序取决于染色方法。

2.推荐的精子形态学染色法

2.1Shorr 染色法

精子涂片空气干燥后,用苏木精染色 1~2min;流水浸洗后置 42℃温水中蓝化 5min(或浸入乙醇铵中蓝化);Shorr 染剂(BDH Shorr 粉 4g 溶于 220 ml 50%温乙醇中,冷却,加入 2.0 ml 冰醋酸,过滤即可)染 3~5 min;流水冲洗,晾干后镜检。

2.2 Diff-Quik 染色法

精子涂片先置于固定液(1.8mg 二芳基甲烷加至 1L 甲醇中而成)中固定 5min;将玻片直立于吸水纸上以去除多余的液体;将玻片在溶液 1(1g 氧甲蒽加至 1L 叠氮钠防腐液中)中染色 10s,然后在溶液 2(0.625g 天蓝 A 和 0.625g 亚甲基蓝加至 1L 缓冲液中)中染色 5 s,各步骤之间均除去多余的液体;在流水中浸洗 10~15 次以除去多余的染料;将玻片垂直竖立以去除水分,使之完全干燥;油镜下观察。

3 可选择精子形态学染色法

3.1 改良巴氏染色法

这是 WHO 手册推荐的方法。它可以使精子和其他细胞很好地染色,可使精子头部的顶体和顶体后区、胞质小滴、中段和尾部着色。染液中的俾士麦棕为盐基性染料,伊红、亮绿、橙黄等为酸性染料,能与细胞中具有相反电荷的蛋白质结合,而染成各种不同的颜色,从而能清楚地区分各种细胞成分。以往用巴氏染色法进行染色时,操作步骤繁琐,目前已有改良的单一的巴氏染色液出售,操作非常简单,只需在自然干燥的精子涂片上滴加 1~2 滴巴氏染液,染 15 min 即可。流水冲洗后自然晾干,显微镜油镜下观察精子形态。

由于精子的顶体、核、尾部和胞质小滴被染成了不同的颜色,其在油镜下用肉眼观察时,精子很小,各部分的颜色难以区分且着色浅不易于观察;而用 CASA 分析时,精子可以在电脑屏幕上得以放大,精子各部分可以相对清晰地呈现,但由于目前 CASA 系统基本上是基于灰度强弱而捕捉精子,改良巴氏染色法染色的精子很难被捕捉。因此,用 CASA 分析时必须逐条分析,非常费时,不适宜于临床常规开展。

3.2 HE 染色

带正电荷的碱性染料苏木素能与细胞核中带负电荷的核酸结合而使核染成紫蓝色,伊红为酸性染料,能与细胞质中具有相反电荷的蛋白质结合,使胞质呈红色。HE 染色为医院病理科的常用染色方法,操作比较繁琐,对于可以借助病理科染色的医疗单位可以选用此法对精子进行染色。

3.3 瑞氏和瑞-吉氏染色法

瑞氏染料是由酸性染料伊红和碱性染料亚甲蓝组成的复合染料,细胞染色后可用于观察内部结构;吉氏染料是由天青、伊红组成的染料,天青对细胞核着色较好,结构显示更清晰。因此,瑞-吉氏染色法比瑞氏染色法效果稍好些,两种染液均可自行配制或购买,操作都比较简单。①瑞氏染液:取瑞氏染料 0.1g 放入清洁干燥的研钵中,边加少量甲醇边磨至染料完全溶解,加甲醇到 60 ml,倒入棕色瓶中,室温下放置 1 周以后即可用。②Giemsa 染液取 Giemsa 染料 0.5g,置于 33ml 甘油中,60°C 水浴 2 h,使其溶解,再加入 60°C 预热的甲醇 33 ml,混匀后置棕色瓶中,室温下放置数周后方能使用(最好放置半年以上)。③0.1mol/LpH6.9 磷酸盐缓冲液:称取 NaH2PO,.2H,O1.4g、NazHPO,.12Hz03.94g.加蒸馏水至 100 ml。染色时,将单独瑞氏染液或瑞氏:吉氏(10:1)混合染液滴加于精子涂片上,静置 10s 后,滴加等量 pH6.9 磷酸盐缓冲液,染色 10min 后自来水冲洗,自然干燥,置于油镜下观察。

4.精子形态学判断标准

精子形态与男性生殖能力之间的关系已受到普遍重视,一些男科实验室也已开展精子形态学检查项且。然而,由于精子形态学判断标准的不一,大大限制了精子形态学检测在临床上的开展。WHO《人类精液及精子-宫颈黏液相互作用实验室检验手册》在不同版本对人类精子形态学检测都有不同的判断标准。在 WHO手册第 2 版中精子形态的正常参考值为50%,在第3版中精子形态正常的参考值则修订为 30%,在第4版中则进一步修订为15%。而且,根据修订后的严格的形态学标准来研究精子形态与体外受精成功的关系,发现精子形态与体外受精成功率之间确有较好的相关性。也就是说,对精子形态的判断标准越严格,人为的主观因素的影响将减小,表明严格标准的精子形态学分析,能较好地反映精子的功能。

严格的精子形态学判断标准为:只有头颈中段和尾部都正常的精子才正常。精子头的形状必须是椭圆形的。顶体的界限应是清晰的,占头部的 40%~70%中段应细,宽度<1um,大约为头部长度的 1.5 倍,并且在轴线上紧贴头部。胞质小滴应小于正常头部大小的 1/3,尾部应是直的、均一的,比中段细,非卷曲的,其长约为 45um。这个分类标准,要求将所有形态学处于临界

状态的精子均列为异常。利用此分类标准,可得到对体外受精有价值的精子形态学方面的数据。

在评估精子正常形态时,推荐使用严格标准。利用严格分类标准,正常生育男性精液中正常形态精子比例应大于 15%。

临床意义:精子形态学分析是评价精子质量的重要指标。人工受精或卵细胞质内单精子注射的成功率与正常形态精子百分率密切相关。精子形态的任何异常改变均表示睾丸功能受害,异常精子明显增高也称为畸形精子症。常见于泌尿生殖道感染、腮腺炎并发的睾丸炎、附睾结核、精索静脉曲张、使用激素或某些化学药物[如抗癌药、利血平、白消安(马利兰)、呋喃类等]、放射线照射、阴囊局部长期高热、长期酗酒(特别是高浓度的烈性酒)以及环境污染等。精子畸形率的增高,往往间接反映了睾丸生精功能的障碍,也必然影响到精子的活力和受精能力。精子形态异常往往与精子减少或活力差同时存在,但有时也单独存在。

5 精子形态学分析中的注意事项

5.1 头部缺陷

大头、小头、锥形头、梨形头、圆头、无定形头、有空泡的头(未染色的空泡区域占头部的 20% 以上)、顶体过小的头(小于头部的 40%)、双头以及上述缺陷的任何组合。

5.2 颈部和中段的缺陷

颈部"弯曲"(颈和尾形成的角度大于头部长轴的 90%)、中段非对称地接在头部、粗的或不规则的中段、异常细的中段(即无线粒体鞘)和上述缺陷的任何组合。

5.3 尾部缺陷

短尾、多尾、发卡形尾、尾部断裂、尾部弯曲(>90°)、尾部宽度不规则、尾部卷曲或上述缺陷的任何组合。

5.4 胞质小滴

胞质小滴大于正常精子头部的 1/3。此小滴通常位于中段。

只有带有尾部的可辨认精子,才考虑进行不同形态精子计数;未成熟精子细胞包括圆形精子细胞阶段,不能作为精子进行计数。精子头脱落或无精子头的不作为精子计数,无尾精子亦不作为头部缺陷计数,但应分开记录。卷尾的精子可能与精子活力低相关,或提示精子已暴露于低渗透压环境。偶尔,许多精子可能有特异的结构缺陷。例如,顶体发育失败,导致"小圆头缺陷"或"球形精子症"。

精子形态分析要求在 100 倍的油镜亮视野下进行计数,应系统地选择涂片上多个区域进行形态学的评估。不应评估重叠的精子和头部位于边缘的精子,后者可通过上下调整焦距加以识别。用目镜上的微标尺测量精子的大小是必要的。应至少连续计数 200 个精子(1 次计数 200 个优于 2 次计数 100 个)。当患者的诊断和治疗主要依赖于正常形态精子的百分比时,应计数 2 次 200 个精子,以增加精确性。

第五节　精子顶体分析

人精子头前端为顶体,覆盖在精子核前面。精子顶体由顶体帽与赤道板组成,是一个膜结合的帽状结构。顶体内含有多种蛋白水解酶和磷酸脂酶。获能的精子穿过卵丘细胞外基质时被激活,引发顶体反应(AR),从而将顶体内的酶释放出来以溶解卵放射冠及透明带。精子在体内具有经过获能和顶体反应,才能穿人卵细胞与其融合,完成受精。精子顶体是否完整、能否正常发生顶体反应以及顶体酶活性的高低对精卵正常受精有着重要的影响。因此,检测精子顶体完整率、顶体反应发生率及顶体酶活性,有助于预示精子的受精能力。

1 精子顶体完整率分析

精子顶体完整率的分析需要对精子进行涂片和染色,具体方法参见精子形态学分析一节。

根据顶体的外形和损伤情况,将精子顶体分为 4 种类型。I 型:顶体完整,精子形态正常,着色均匀,顶体边缘整齐,有时可见清晰的赤道板。II 型:顶体轻微膨胀,精子质膜(顶体膜)疏松膨大。III 型:顶体破坏,精子质膜严重膨胀破坏,着色浅,边缘不整齐。IV 型:顶体全部脱落,精子核裸露。II、III、IV型均为顶体不完整精子,计算顶体完整率时一般计数 200 条精子,计算 I 型顶体精子占计数总精子的百分比顶体完整率(%)=顶体完整精子数/精子总数X100%正常生育男性顶体完整率的正常参考值为:>75%。

临床意义:精子顶体内含有多种水解酶,如顶体蛋白酶、透明质酸酶、酸性磷酸酶等。在受精时,精子释放顶体酶,分解卵子外周的放射冠与透明带,进入卵子内。顶体酶也能降低宫颈黏液的黏度,提高精子穿透宫颈黏液的能力。精子顶体缺陷与男性不育有密切关系。

2 精子顶体反应的检测

顶体反应(AR)是获能的精子到达卵细胞附近时所发生的一系列变化,包括精子与卵子的接触、精子顶体小囊释放出水解酶以及卵子周围放射冠和透明带的溶解等。在自然情况下如果没有 AR 的发生,受精是无法进行的。对精子AR的检测是了解男性生育能力的重要手段,精子AR发生率的降低与精子受精能力下降密切相关。因此,检测 AR 发生率可以预示精子的受精能力。AR的发生一般认为是钙离子内流启动的,因此,使用钙转运剂如钙离子载体或孕激素等处理,可用于检测获能精子发生 AR 的能力。常用的检测方法有凝集素免疫荧光染色法和考马斯亮蓝染色法。

2.1 凝集素免疫荧光染色法

该法的检测是基于精子顶体中含有大量糖蛋白,能与植物凝集素——豌豆凝集素(pisum sativum agglutinin, PSA)等特异性结合。钙离子载体A23187 能诱导精子发生顶体反应。精子发生顶体反应后,顶体丢失。因此可利用能与糖基结合的 PSA 作为探针检测顶体反应。

所用试剂包括:①BWW(Biggers,Whitten and Whittingham)贮备液:5.540 g NaCl, 0.356g KCl, 0, 250g $CaCl_2$. H_2O, 0.162g KH_2PO_4, 0.294g $MgSO_4$. $7H_2O$, 1 ml 酚红溶液,蒸馏水加至 1000ml;②BWW 培养液:将 2.100g $NaHCO_3$、0.37 ml 乳酸钠(60%浆状体)、0.028g 焦丙酮酸钠、0.100g 葡萄糖、青、链霉素各 10 万 U、0.350g 人血清白蛋白以及 0.477gHepes 溶于 100 ml BWW 贮备液中,加温至 37°C,通入 CO_2 气体调 pH 至 7.4 即可;③100mg/L 氢溴酸罗丹明豌豆凝集素(TRITC-PSA):用 0.1mol/L pH7.4PBS 配制。④1mmol/L A23187 溶液:用二甲亚砜(DMSO)溶解。诱导精子顶体反应亦可用 10 μmol/L 孕酮,用生理盐水配制。

具体操作步骤:取液化的精液1ml置于一无菌洁净的玻璃试管中,上层轻轻加入 5 ml BWW 液,45°倾角 37°C 上游 30 min。取上层活力良好的精子1000 r/min 离心 10 min,精子沉淀用 BWW 液调整至(1~10)X10^6/ml。37°C 孵育 5h,使精子获能。而后加入 A23187 使其终浓度为 10 μmol/L,37°C 再孵育 1h,诱导精子顶体反应。1 000 r/min 离心 10 min,沉淀用适量 PBS 悬浮后涂片,晾干,甲醇固定 30 s,迅速干燥。用 TRITC-PSA 染色 30 min,蒸馏水冲洗后浸泡 15min,晾干,荧光显微镜 40 倍油浸物镜下观察(G 激发滤片/G 双色分光组件,激发光谱 0~545nm,0~515 阻挡滤片)。

结果判读:镜下可见 3 种类型的精子:顶体帽无荧光或仅核有荧光为发生顶体反应的精子;顶体完整有荧光而核无荧光为顶体完整的活精子;整个精子有荧光为死精子。计数 100 条精子中第 1 种类型精子的百分率。

2.2 考马斯亮蓝染色法

检测原理:精子获能后,经钙离子载体 A23187 诱导发生顶体反应。发生顶体反应后顶体丢失,顶体区不着色,顶体完整而被考马斯亮蓝染上蓝色的精子为没有发生顶体反应的精子。

所用试剂包括:①BWW 贮备液和培养液:见 2.1 节;②0.05%考马斯亮蓝 G250:50 mg 考马斯亮蓝 G250 加入 100 ml3.5%的高氯酸水溶液中,煮沸溶解后过滤,置于棕色瓶内保存;③1mmol/L A23187 溶液:用二甲亚砜(DMSO)溶解。

具体操作步骤:精子获能及顶体反应操作同 2.1 节。发生顶体反应的精子悬液 1000r/min 离心 10 min,沉淀用 4%甲醛-PBS 悬浮,固定 10 min。涂片,自然干燥,考马斯亮蓝 G250 染 5 色 30min,用蒸馏水冲洗后晾干,显微镜下观察。

结果判读:计数 100 条精子中顶体未着色(发生顶体反应)精子的百分率,即为发生顶体反应精子的百分率。

正常生育男性精子顶体反应发生率>75%。

临床意义:AR 是精子受精过程中的重要环节,与精子穿透卵子的卵丘、放射冠和透明带密切相关。因此,精子顶体反应发生率的降低可能是导致男性不育的重要因素之一。

3 精子顶体酶的检测

精子顶体含有多种蛋白水解酶,可以溶解卵子周围的放射冠和透明带。顶体酶含量或活性降低必然影响精子穿透透明带和放射冠,因此,精子顶体酶的检测是目前临床上检测精子受精能力的重要指标之一。

3.1 精子精氨酸酰胺酶活性测定

检测原理:精子精氨酸酰胺酶存在于顶体中,其活性可反映顶体酶全部活性。精氨酸酰胺酶以 Nα-苯甲酰-DL-精胺酸-ρ-硝酰基苯胺(BAPNA)为底物,分解产生有色产物硝酰基苯胺,通过测定硝酰基苯胺的产量可推算出精氨酸酰胺酶的活性。

所用试剂包括:①Ficoll 溶液(pH7.4):10.7g NaCl、0.6gHepes、11.0g Ficoll 400(聚蔗糖),加水至 100ml;②Triton 溶液(pH8.0):0.32g NaCI、1.31g Hepes、1.0gTritonX-100,加水至 100 ml;③终止液:8.73g 苯甲脒加水至 100 ml;④BAPNA 液(1 份):5 mg BAPNA 用 0.5 ml 二甲亚砜(DMSO)溶解,临用前配制;⑤反应溶液:9 份 Triton 溶液+1 份 BAPNA 液。

具体操作步骤:液化精液先进行精子计数,以 XX10^6/ml 表示,以 7.5/X 作为所加精液量,加入 0.5 ml Ficoll 溶液,2 000 r/min 离心 15 min,弃尽上清液,用 100 μl Ficoll 溶液悬浮,再按表5-4操作。

表 5-4 顶体酶活性测定操作步骤

试剂	测试管	对照管
Triton 溶液(μl)	900	900
终止液(μl)	—	100
反应液(μl)	100	100
22~24C 孵育 1.5h,每隔 0.5h 振荡 1 次		
终止液(μl)	100	—

反应结束后 2000 r/min 离心 15min,取上清液 410 nm 测吸光度(A)值,以反应溶液调零。

结果计算:顶体酶活性=(测定管 A 值-对照管 A 值)X329IU/10^{6}精子

精子顶体酶活性定义:单位时间内 22~24°C 水解 1.0umolBAPNA 为 1 IU 顶体酶活性。

注:顶体酶活性=△AxVx10^6/(ε x υ xL),其中△A 为吸光度的变化,V 为反应体系体积,10^6 为 mol 和 μmol 之间的换算系数,ε 为摩尔消光系数 9.9 mmol^{-1}.cm^{-1},为样本量,L 为比色杯光径(cm)。将这些参数的具体值代入公式,

计算出的系数为329。

正常参考值:正常生育男性精子顶体酶活性>36IU/10^6精子。

目前,已有市售的商品试剂盒用于临床,如南京欣迪生物药业工程有限责任公司生产的精子顶体酶检测试剂盒即是依据此原理检测顶体酶活性的。

3.2 明胶法测定精子顶体酶活性

检测原理:顶体酶含有多种蛋白水解酶。精子在明胶制成的薄膜上孵育后,引起顶体的解聚,释放出顶体酶,将明胶溶解形成亮环。酶活性的大小可依据形成亮环直径的大小来判断。

所用试剂包括:①34g/L 明胶:3.4g 明胶加双蒸水 100ml,100°C 溶解;②0.05mol/L,pH7.0 巴比妥钠盐酸缓冲液:1.03g 巴比妥钠加蒸馏水溶解,用 0.1mol/L HCl 调至 pH7.0;③0.05%戊二醛溶液:用 pH7.0 巴比妥钠盐酸缓冲液配制;④0.5%台盼篮水溶液;⑤0.01 mol/L pH7.4PBS。

具体操作步骤:主要包括 2 个过程:①明胶膜的制备:34g/L,明胶100°C溶解后降至 56°C,每张洁净的玻片上滴加 1.0ml,立即推成薄膜。置于 4°C冰箱 3~5min 呈凝胶状,转置室温干燥 20h。用 0.05%戊二醛固定 2min,后用pH7.0 巴比妥钠盐酸缓冲液洗 2 次,每次 10s,蒸水冲洗 6 次,用滤纸吸去水分,室温干燥 1h。用 0.5%台盼蓝水溶液染色 10s.用滤纸将多余的染液吸去。②精子顶体酶活性测定:精液液化后2000r/min 离心 10min,去除上层精浆,精子用 PBS 洗 2 次后悬浮于 PBS 中。将上述悬浮液 1 滴滴加于制备好的明胶膜上,均匀涂开,37°C 湿盒中孵育 2h。取出,自然干燥,显微镜下观察。

阳性反应的精子镜下可见亮环,亮环直径表示酶活性大小。

正常生育男性阳性率>60%,亮环直径>120μm。

临床意义:顶体酶活性是评价精子质量的重要指标之一。顶体酶活性降低是导致男性不育的重要原因之一。

第六节 精液生精细胞检查

精液中除精子外;常可见到各级生精细胞,包括精原细胞(GN)、初级精母细胞(PS)、次级精母细胞(SS)早期和晚期精子细胞(Sab 和 Scd)、无核胞质体(CM)等。目前,精液生精细胞的检测主要是用染色的方法进行分析,一般有瑞-

吉氏混合染色法、苏木素-伊红染色法和改良巴氏染色法等。

1 检测方法

精子涂片:液化精液3000g离心15min后,将上层精浆倒出,沉淀用生理盐水悬浮洗涤1~2次后,用生理盐水将精子调整到一定浓度后(约50X10″/L)涂片,自然干燥或用电吹风吹干。少精子症和无精子症标本可直接用沉淀涂片,无须用生理盐水洗涤。

染色:瑞-吉氏染色法、改良巴氏染色法和HE染色法均可。瑞-吉氏染色法在精子形态学分析一节中已详述。现将改良巴氏染色法和HE染色法的具体原理、试剂配制和染色步骤叙述如下。

1.1 改良巴氏染色法(modified Papanicolaou staining)

(1)原理:巴氏染液中的俾士麦棕为盐基性染料,伊红、亮绿和橙黄为酸性染料.能与细胞中具有相反电荷的组分结合,而染成各种不同的颜色,从而能清晰地区别多种细胞成分。

(2)试剂和仪器:①EA50(表5-5);②橙黄G6(表5-6);③无醋酸Harris苏木精(表5-7);④Scott溶液:将NaHCO₃3.5g和MgSO₄.7H₂O20.0g溶于1L蒸馏水中;⑤酸性乙醇溶液:300ml199.5%乙醇中加入2.0ml浓HCI,再加入100ml蒸馏水;⑥二甲苯或Rotisol;⑦50%、70%、80%、90%、95%、99.5%乙醇;⑧光学显微镜

表 5-5EA50 的成分

伊红 Y	10 g
俾士麦棕 Y	10 g
亮绿 SF	10 g
蒸馏水	300 ml
95%乙醇	2000ml
磷钨酸	4g
饱和碳酸锂溶液	0.5ml

表 5-6 橙黄 G6 的成分

橙黄 G 结晶	10 g
蒸馏水	100 ml
95%乙醇	1 000 ml
磷钨酸	0.15 g

表 5-7 无醋酸 Harris 苏木精的成分

苏木素	8g
95%乙醇	80ml
$AINH_4(SO)_4:12H_2O$	160 g
蒸馏水	1600 ml
氧化汞	6g

(3)操作:①精子涂片自然干燥后,用固定液(95%乙醇或乙醇乙醚混合液)固定 10~15min;②固定好的精子涂片按表 5-8 中的步骤进行染色。③待染片干燥后,油镜观察。

表 5-8 改良巴氏染色步骤

染料	操作
80%乙醇	浸 10 次,每次约 1s,以下同
70%乙醇	浸 10 次
50%乙醇	浸 10 次
蒸馏水	浸 10 次
Harris 或 Mayer 苏木精	精确 3 min
流水洗	3~5 min
酸性乙醇	浸 2 次
流水洗	3~5 min
Scott 溶液	4 min

表 5-8 改良巴氏染色步骤续表

染料	操作
蒸馏水	浸 1 次
50%乙醇	浸 10 次
70%乙醇	浸 10 次
80%乙醇	浸 10 次
90%乙醇	浸 10 次
橙黄 G6	2 min
95%乙醇(2 个缸)	每缸各浸 10 次
EA50	5 min
95%乙醇(3 个缸)	每缸各浸 5 次
99.5%乙醇	2 min
二甲苯或 Rotisol(3 个缸)	每缸各 1 min

1.2 苏木素-伊红(hematoxylin-eosin, HE)染色

(1)原理:核酸的等电点约为 pH1.5～2.0。在 pH>2.0 环境中,核酸带负电荷,与带正电荷的碱性染料苏木精结合呈紫蓝色,细胞质中带正电荷的蛋白质与酸性染料伊红结合而呈红色。

(2)试剂和仪器:①苏木精染液:A液:苏木精1g,无水乙醇10ml;B液:硫酸铝钾 20g,蒸馏水 20 ml,加温溶解。A、B 两液分别溶解后混合,加热煮沸,待溶液不沸腾时立即加入氧化汞 0.5g。迅速冷却染液,冷却后过滤。临用时每10ml 加冰醋酸4ml;②伊红Y染液:伊红Y1g加蒸馏水5ml,溶解后滴加冰醋酸,有沉淀生成,至成浆糊状再加水,并继续滴加冰醋酸,直至沉淀不再增加,过滤,将沉淀干燥,用 200ml195%乙醇溶解沉淀;③固定液:95%乙醇:乙醚按体积比1:1 配制;④光学树脂;⑤光学显微镜。

(3)操作:①精子涂片自然干燥后,置固定液中固定 15min,流水洗 2min,蒸馏水洗 1min;②苏木精染液染色约 5min,染色时间根据着色情况调整;③水洗,1%盐酸分色,显微镜下控制;④流水浸洗约 15min,显镜下观察细胞核呈蓝色。若核染色过深或不足,应再次分色或重染;⑤伊红 Y 染色 1～2min 后,95%乙醇浸洗 2 次,无水乙醇浸洗 2 次,每次 1～2min;⑥苯盼:二甲苯(体积比 1:3

配制)浸洗 5min;⑦二甲苯浸洗 2 次,每次 3～5min;

⑧用中性树胶封片,光学显微镜下观察。

2 结果判读

根据细胞核的形态与大小,染色质固缩程度以及核质比例可将生精细胞分为 4 种:精原细胞、初级精母细胞、次级精母细胞和精子细胞。正常生精细胞的特征:①精原细胞可分为 3 种类型(Ad、Ap 及 B 型),Ad 型(暗 A 型)精原细胞的核圆形或椭圆形,核内有许多细小染色质颗粒,可被铁苏木素深染。核中央有一块苍白区,不被染色。核膜内表面有半球状核仁,通常 1～2 个,大小不一,嗜伊红。胞质内常出现空泡,富含糖原颗粒,过碘酸反应呈强阳性。Ap 型(亮 A 型)细胞核呈卵圆形,核内染色质颗粒较大,不易被铁苏木素着色。核膜处有 1～3 个核仁,嗜伊红。与 Ad 型细胞明显不同的是胞质内糖原颗粒极少,过碘酸反应呈阴性。B 型精原细胞核较大,圆形,染色质颗粒着色很浅,但有时出现一些小片状或颗粒状的染色质,染色较深,且部分常附着于核膜上,有时附着于核仁。胞质内无糖原颗粒存在。Ad、Ap 型精原细胞一般不易离开基膜脱落,精液中见到的常是 B 型精原细胞。B 型精原细胞是对放射线最敏感的细胞。②初级精母细胞:这一类型的生精停滞常出现在第一次减数分裂前期的末尾。精液中可见到偶线期的联会(同源染色体配对)或晚粗线期的去联会(配对的同源染色体片断提前分离)细胞形态。细胞体积较大,直径 15~24pμm。③次级精母细胞:由初级精母细胞增殖分化而来。体积一般较初级精母细胞小,有单核及双核两种类型,双核形的细胞与蜻蜓的头眼相似。胞核染紫红色。次级精母细胞存在的时间很短,故染片中少见。④精子细胞:由次级精母细胞发育成熟而来。其发育过程可分 Sa(高尔基期)、Sb(头帽期)、Sc(顶体期)、Sd(成熟期)精子。精子细胞形态多样,大小各异,体积较次级精母细胞小,直径约 8um,核较小,着色较深,常呈球形或精子头的雏形,核旁有高尔基复合体,胞质内含有线粒体,线粒体呈颗粒状,分散于胞质中。

在精液中除可观察到正常形态特征的生精细胞外,还可观察到异常生精细胞。异常生精细胞主要表现在:①胞核变性:这是异常生精细胞的主要特征。由于胞核受损,分化不良,瑞-吉氏染色核呈深紫色,可见到核固缩、溶解和核断裂等形态特征。核固缩,常使核固缩,常使核变小、致密致密,均匀着色;核溶解,胞核常呈膨胀、疏松,染色质模糊,着色较浅,或核膜破碎,轮廓不清;核断裂,可见胞核呈断裂状态或为几个核碎片,明显可见着色深浅分明的断裂块,②胞质破损:胞体变形肿大或缩小,甚至破碎,形态多样、异常,胞质内空泡大小不一,着色深浅不一。常见有深紫色大小不一的颗粒,有时核裸露,偶见精子穿入生精细胞的胞质内。③核分裂异常:生精细胞核分裂异常,可见有核内复制现象。在次级精母细胞、精子细胞阶段,有时可见 3 个或 4 个以上的核,有时可见核质发育不平衡的生精细胞,核质比例失调。精液中各级生精细胞除形态异常外,4 种生精细胞的比例也常常会发生异常,表现为一种或一种以上生精细胞的比例超出正常生育男性的比例范围(正常生育男性精原细胞不超过0.8%,初级精母细胞不超过 8.0%,次级精母细胞不超过 7.0%,精子细胞不超过 7.0%)最常见的是精母细胞成熟发生障碍,尤以初级精母细胞的比例增加,其次是精原细胞比例增加,精子细胞的比例降低和精子生成减少。

精液生精细胞检查中,除可见精子和各级生精细胞外,还可见到其他类型的细胞,如支持细胞、生殖道上皮细胞、白细胞、红细胞等。这将在"精子凝集与非精子细胞成分"一节中叙述。

3 临床意义

精液中生精细胞的检查是评价男性生育能力的重要指标。生育与不育男性的精液中均可见精子和(或)生精细胞,若精液中找不到精子及其他生精细胞,即为生精细胞存在是常,临床上表现为无精子症。一类是由于睾丸生精小管的基膜发生障碍,导致无精子症(非阻塞性无精子症),属于原发性睾丸生精障碍;另一类是输精管完全阻塞时临床上表现为阻塞性无精子症,睾丸的精子发生正常,但却不能排出体外。此时精浆果糖含量和。葡糖苷酶活性明显降低。

除此之外,精液生精细胞的检查还有如下临床意义:①精液中生精细胞的检查能有效地与精液中其他细胞(如白细胞)区别,避免误诊;②精液生精细胞检查可取代睾丸活检。采用睾丸活检观察生精细胞形态学,不仅给患者带来痛苦,而且易使体内产生抗精子抗体;③可了解细胞毒类药物、温度等因素对生精细胞的影响。高温、药物、疾病、放射线等都可导致睾丸出现生精停滞,可干扰生精细胞分化过程的任何一个阶段,从而出现少精子(部分停滞)或无精子(完全停滞)的症状,精液中可见不成熟生精细胞;④动态观察精液生精细胞的变化,可以作为男性不育症疗效观察和判断预后的指标之一。

(刘诗雅　徐晨晨　牛鑫)

第六章 精浆生化指标的分析

　　人类精浆的组成几乎都来自于附属性腺，其中约 30%来自前列腺，60%来自精囊腺，5%～10%来自附睾及尿道球腺等。一些精浆生化标志可反映附属性腺功能，如酸性磷酸酶、r-谷氨酰转肽酶、锌、柠檬酸和镁反映前列腺功能；果糖和前列腺素反映精囊腺功能；游离左旋卡尼汀、甘油磷酸胆碱和 α 葡糖苷酶反映附睾功能等。这些特异性标志总排出量的高低可用以评价男性附属性腺的功能状态，也可用于综合评价不育的发病原因和机制。目前，我国男科实验室已开展的精浆生化指标主要为 α 葡糖苷酶、果糖、酸性磷酸酶和锌，但精浆 γ-谷氨酰转肽酶的检测可望取代精浆酸性磷酸酶的检测。这些检测的试剂可自行配制，也可购买相应的试剂盒进行检测。另外，本章还介绍了精浆卡尼汀、柠檬酸、弹性蛋白酶和尿酸等的检测，这些方法在有些单位正在尝试开展，一些试剂生产厂家也正在试图开发此类产品的临床诊断试剂盒，故本章也对此做了介绍。

第一节　精浆 α 葡糖苷酶的检测

　　精浆 α 葡糖苷酶来源于附睾（中性 α 葡糖苷酶）和前列腺（酸性 α 葡糖苷酶），前者约占 80%，后者约占 20%。因此，精浆 α 葡糖苷酶的检测目前有 2 种方法，①是精浆总 α 葡糖苷酶的检测，为目前我国男科实验室常用方法；②是精浆中性 α 葡糖苷酶的检测，为 WHO 手册推荐方法，但比较繁琐。

　　1　精浆总 α 葡糖苷酶的测定

　　葡萄糖氧化酶法检测精浆总 α 葡糖苷酶活性。检测原理是：麦芽糖含有两个吡喃型葡萄糖残基，由 α -1,4-糖苷键相连，经精浆 α 葡糖苷酶的作用，水解糖苷键生成葡萄糖。用葡萄糖氧化酶法可测定其生成量。1 单位 α 葡糖苷酶定义为每毫升精浆与底物在 37°C 作用 30 min 产生 0.1 mg 葡萄糖。所用试剂包括：①醋酸盐缓冲液：0.1 mol/L pH5.2。②麦芽糖基质液（56 mmol/L）：称取麦芽糖 100 mg，溶于 5 ml 0.1 mol/L 醋酸盐缓冲液中，用时新鲜配置。③Tris-HCl 缓冲液：0.5 mol/L pH7.0。④葡萄糖标准液：5.56 mmol/L。

⑤153.06 mmol/L 氯化钠溶液。⑥葡萄糖氧化酶法测定试剂盒:市场广泛可得。

具体操作步骤见表 6-1。

表 6-1 精浆 α 葡糖苷酶测定操作步骤

	Bp	Rb	Ub	U	S
醋酸盐缓冲液（μl）	20	—	20	—	—
153.06 mmol/L 氯化钠(ul)	10	10	—	—	—
麦芽糖基质液(ul)	—	20	—	20	20
		37°C　5min			
精浆(ul)	—	—	10	10	—
		37°C　30min			
Tris-HCL 缓冲液（ml）	0.5	0.5	0.5	0.5	0.5
葡糖糖氧化酶试剂（ml）	2.5	2.5	2.5	2.5	2.5

混匀,37°C 15min 后,用 505nm 波长,Bp 管调零,读取吸光度值。结果计算:精浆 α 葡糖苷酶活性 (U/ml)=(U-Ub-Rb)/(S — Rb)X0.01X2X1/0.01÷0.1=(U—Ub—Rb)/(S-Rb)X20。

正常生育男性精浆总 α 葡糖苷酶活性参考值为 35.1～87.7U/ml。

2 精浆中性 α 葡糖苷酶的测定

前列腺分泌的酸性 α 葡糖苷酶能够被十二烷基硫酸钠(SDS)选择性押制,检测过程中加入 SDS 后,检测出的 α 葡糖苷酶活性即为中性 α 葡糖苷酶活性。这是 WHO 推荐的方法,但检测步骤比较繁琐,而且,由于 SDS 溶液混浊,很容易形成沉淀,在实际检测中不易操作,国内很少开展此项检测。因此,精浆中性 α 葡糖苷酶的检测方法的实际应用价值尚待评估。

3 临床意义及注意事项

精浆中存在 2 种 α 葡糖苷酶的异构体,其中中性。葡糖苷酶占 80%,仅来源于附睾;酸性 α 葡糖苷酶占 20%,主要来源于前列腺。精浆总。葡糖苷酶活性高低可反映附睾分泌功能。检测精浆总 α 葡糖苷酶活性应注意 3 点:①离心速度不同,精浆总 α 葡糖苷酶活性有所差异。离心速度越高,精浆总 α 葡糖苷酶水平越低。1000 g 离心 10 min 后精浆总 α 葡糖苷酶水平与 3000g 离心 15

min 后精浆总 α 葡糖苷酶水平有显著性差异(P=0.001)。不同速度离心后精浆总 α 葡糖苷酶活性的差异可能与精浆中残存的精子、细胞或非细胞成分有关,因为精子顶体中含有 α 葡糖苷酶,前列腺分泌的非细胞组分中亦含有 α 葡糖苷酶,而在低速离心时,这样的细胞或非细胞组分难以下沉,致使精浆中 α 葡糖苷酶活性增高。这对处于临界水平的精浆。葡糖苷酶来说,不同离心速度所得的结果极有可能一个值处于正常范围,而另一个值处于异常范围,这将导致临床医生采取不同的治疗措施。因此,在精浆总 α 葡糖苷酶的检测中,精液离心时的速度不得低于 3 000 g 离心 15 min,只有如此,各实验室之间的检测结果才具有可比性。②精浆总 α 葡糖苷酶活性与禁欲时间的长短密切相关。研究显示,禁欲时间对 α 葡糖苷酶水平有明显影响,α 葡糖苷酶水平亦与禁欲时间成显著正相关(P<0.001)。禁欲时间越长,α 葡糖苷酶水平越高。禁欲 4～5d 和禁欲 6～7d 的结果之间没有显著性差异,而禁欲 2~3d 的精浆 α 葡糖苷酶水平明显降低,禁欲 7d 以上的精浆 α 葡糖苷酶水平明显升高。因此,精浆 α 葡糖苷酶水平检测的最佳禁欲时间推荐为 4～7d.③精浆总 α 葡糖苷酶活性的检测应进行质量控制。通常情况下,每批检测中应包括高、低浓度的 2 种质控品。冷藏精浆标本可望作为同一实验室内部或不同实验室之间的质控品。

第二节　精浆果糖的检测

精浆果糖的测定几乎被在世界上所有男科学实验室进行,而且,WHO 也推荐以精浆果糖浓度的测定作为评价精囊腺功能的指标。目前,用于检测精浆果糖的方法有间苯二酚显色法、气相层析法、吲哚显色法等多种方法。尤以间苯二酚法为临床男科实验室常用,该法操作简单,无须特殊仪器,特异性好。

1 间苯二酚显色法

原理为:果糖与溶于强酸的间苯二酚溶液加热后,产生红色化合物,参比标准品,即可知其含量。所用试剂包括:①果糖标准贮存液(500 mg/L):50 mg 果糖加蒸馏水至 100 ml。②果糖标准液(50 mg/L):取果糖标准储存液 1 ml,加蒸馏水至 10 ml。③0.175 mol/LZnSO₄:称取 50.2 g ZnSO₄ .7H₂O 加蒸馏水至 1L。④0.15 mol/L Ba(OH)₂:称取 47.3gBa(OH)₂.8H₂O 加蒸馏水至 1L。⑤1g/L 间苯二酚(雷锁辛):用 95%乙醇配制。⑥10 mol/L HCl:于 87 ml 蒸馏水中加入浓 HCl 413 ml。

　　具体操作步骤为:①精浆预处理:取精浆 0.1 ml,加蒸馏水 2.9 ml,混匀;加 $Ba(OH)_2$,(0.15 mol/L)0.5ml,$ZnSO_4$(0.175mol/L)0.5ml,混匀;静置5min,离心取上清液备用。②按表6-2加入试剂。加完后,90°C 水浴 10 min,流水冷却,490 nm 波长下、以空白管调零读取吸光度值。③结果计算:果糖(g/L)=测定管吸光度/标准管吸光度X2。

　　正常生育男性精浆果糖参考值为 0.87~3.95g/L。

表 6-2　间苯二酚法测定精浆果糖操作步骤

	测定管	标准管	空白管
待测上清液(ml)	1	—	—
果糖标准液(ml)	—	1	—
蒸馏水(ml)	—	—	1
间苯二酚(ml)	1	1	1
HCl(ml)	3	3	3

2　临床意义及注意事项

　　精浆果糖浓度的测定可用于评价精囊腺分泌功能。精浆果糖可为精子的运动提供能量。当精囊腺功能紊乱时,精液总量减少,精浆果糖含量降低,进而引起精子活力不足,导致不育。

　　精浆果糖检测中应注意 4 点:①果糖标准液配制后应放置 2 周后使用,而使用 2 周后出现吸光度降低时应立即更换新的果糖标准液。研究显示,果糖标准液在配制的最初2周内吸光度值变异相对较大,在随后的2周内吸光度值趋于稳定,然后快速降低,在 10d 内从 0.30 降至 0.19。果糖为多羟基酮糖,有不对称碳原子,具有旋光性,在水溶液中有变旋现象,经过大约 2 周的时间,可能存在的 5 种异构体达到平衡,比旋光度也达到一个平衡值而相对稳定,因而在随后的 2 周时间内吸光度值相对稳定且变异小。由于水为弱亲核试剂,经过一段时间酮糖转变为醛糖并达到一个平衡。由于间苯二酚与浓盐酸遇酮糖呈红色,遇醛糖呈很浅的颜色,一旦果糖在水溶液中逐渐转变为醛糖,吸光度值将逐渐降低,因而出现了最后 10d 吸光度值快速降低的情形。②离心速度不同精浆果糖浓度稍有差异。离心速度增加时精浆果糖浓度有升高趋势。原因可能为离心速度高时,精浆中残余精子密度明显降低,由于精子不含果糖,因而低速离心时精浆中残留的精子将占据一定体积,使实际精浆量有所降低,因而浓度有降低趋势。因此,为了得到最真实的精浆果糖浓度值,离心速度不得低于 3000g 离心 15 min。③精液液化后应立即离心将精子和精浆分离,否则会影响精浆果糖检测结果。这是由于体外活动精子不断消耗果糖。研究显示,随着精液放置时间的延长,精浆果糖浓度逐渐降低。精液放置 2h 后离心所得精浆果糖浓度比立即离心时精浆果糖浓度显著降低,放置 4h 比 2h 又显著降低,而且,此种降低与活动精子密度呈显著正相关(r=0.374,P=0.009)。④精浆果糖测定中应引入质量控制体系。对每批标本的测试都应该带有高、低浓度的两种质控品。冻融精浆标本可望作为果糖测定的质控品。

第三节　精浆酸性磷酸酶和 γ-GT 的检测

精浆酸性磷酸酶和 γ-GT 活性均可反映前列腺功能,而且,由于两者的检测方法有一定可比性,故本节将两者放在一起叙述。

1 精浆酸性磷酸酶的测定

精浆中含有较高的酸性磷酸酶活性,比血清高数十万倍。国内男科学实验室所用检测方法普遍为磷酸苯二钠法,WHO 推荐的方法使用的是相同原理,只是底物稍有不同,磷酸苯二钠法的底物为磷酸苯二钠,而 WHO 推荐的方法所用底物为 p-硝基酚磷酸二钠。故这里只介绍磷酸苯二钠法。磷酸苯二钠法有标准曲线法和试剂盒法,尤以前者应用广泛、但后者有一定优势。

1.1 磷酸苯二钠法

磷酸苯二钠法的检测原理为:精浆酸性磷酸酶在酸性条件下分解磷酸苯二钠产生游离酚和磷酸,酚在碱性溶液中与 4-氨基安替比林作用,经铁氰化钾氧化成红色醌的衍生物,根据红色深浅测出酶活力的高低。所用试剂包括:①0.2 mol/L 枸橼酸盐缓冲液(pH4.9):枸橼酸钠($C_6H_8O_7 \cdot H_2O$)42 g,溶于 600 ml 蒸馏水中,用 NaOH 矫正 pH 值至 4.9,加蒸馏水至 1L。加氯仿数滴,冰箱保存。②0.01 mol/L 磷酸苯二钠基质液:取无水磷酸苯二钠 2.18g(如含 2 分子结晶水应加 2.54g),加蒸馏水至 1L。此溶液应迅速煮沸,以消灭微生物,冷却后加氯仿 4 ml 防腐,冰箱保存(一次不宜配过多)。③碱性溶液:碳酸氢钠 4.2g:4-氨基安替比林 0.18,溶于 100 ml 蒸馏水中,加入 0.5 mol/L NaOH100 ml,混匀。④铁氰化钾溶液:分别称取铁氰化钾 2.5g,硼酸 17g,各溶于 400 ml 蒸馏水中,二液混合,加蒸馏水至 1L,棕色瓶暗处保存。⑤酚标准贮存液(1 mg/ml):称取酚(AR)1g 于 0.1 mol/LHCl 中,用 0.1 mol/L HCl 稀释到 1L。

　　具体操作步骤为:①标准曲线的制备:按表 6-3 操作,加完试剂后,立即充分混匀,用 510 nm 波长、0 号管调零,读取吸光度值,以 1~5 管所得读数与其相应的酸性磷酸酶单位(依次为 100、200、300、400、500U)回归绘制标准曲线。②将精浆用等渗盐水稀释 1000 倍后按表 6-4 操作。加完试剂后混匀,于 510 nm 波长、蒸馏水调零后读取吸光度。③结果计算:以测定管吸光度一对照管吸光度之差值,查标准曲线求酶活力。1 单位酸性磷酸酶定义为每毫升精浆在 37°C 与基质作用 15 min,产生 10 mg 酚。

表 6-3 酸性磷酸酶标准曲线建立步骤

	管 号					
	0	1	2	3	4	5
酚标准液(ml)	0	0.01	0.02	0.03	0.04	0.05
蒸馏水(ml)	0.51	0.50	0.49	0.48	0.47	0.46
枸橼酸缓冲液(ml)	0.50	0.50	0.50	0.50	0.50	0.50
	37°C 水浴 5 min					
碱性溶液(ml)	1.0	1.0	1.0	1.0	1.0	1.0
铁氰化钾溶液(ml)	1.5	1.5	1.5	1.5	1.5	1.5

表 6-4 酸性磷酸酶测定操作步骤

	测定管	对照管
稀释精浆(ml)	0.01	—
枸橼酸缓冲液(ml)	0.5	0.5
	37°C 水浴 5min	
预温至37℃基质液(ml)	0.5	0.5
	混匀,37°C 水浴 15 min	
碱性溶液(ml)	1.0	1.0
铁氰化钾溶液(ml)	1.5	1.5
稀释精浆(ml)	—	0.01

正常生育男性精浆酸性磷酸酵活性为 48.8～208.6U/ml。

1.2 临床意义及注意事项

精浆酸性磷酸酶活性高低可以反映前列腺的分泌功能。前列腺炎时精浆酸性磷酸酶活性降低;前列腺癌时精浆酸性磷酸酵活性升高。

除标准曲线法检测精浆酸性磷酸酶活性外,试剂盒法亦可检测精浆酸性磷酸酶活性,这是利用检测血清酸性磷酸酶试剂盒的方法加以改进而成的。首先将精浆标本作 1:10000 稀释.即 5μl 精浆加入 49μl 生理盐水.充分混匀后再吸取 5μl 加入 495μl 生理盐水,再次充分混匀后.取 50μl 稀释精浆按试剂盒说明书进行。ACP 活性(U/ml)=测定管吸光度标准管吸光度 X10.其定义为:1mI 精浆与基质在 37°C 条件下作用 30 min 产生 100mg 酚为 1 个活力单位。与标准曲线法相比.试剂盒法有一定优势。由于标准曲线不可能在每次检测时都制备,而往往是发现检测结果差异较大或者是更换试剂时才重新制备,这常常需经历相当一段时间。然而.在这一段时期内的每次检测过程中.由于样本制备、吸样、孵育、比色等条件的不同,每次检测的吸光度并不能真正代表所测得的精浆 ACP 活性。而试剂盒法的每次检测中均带有标准品,标准品可以和常规标本同时检测,并且可根据标准品的吸光度直接求出样本的 ACP

活性值,从而避免了标准曲线法中根据标准曲线查得 ACP 活性所带来的不足。而且.试剂盒法的批间 CV(分别为 13.8%和 15.49%)明显低于标准曲线法检测的批间 CV(分别为 24.43%和 21.04%)。

精浆酸性磷酸酶检测中应注意 3 点:①精浆稀释后需立即检测。因为.无论是标准曲线法还是试剂盒方法,精浆稀释后放置 30 min 后的 ACP 活性均明显低于精浆稀释后立即检测的 ACP 活性。而且,由于标本稀释倍数较大,应确保充分混匀。②离心速度对精浆酸性磷酸酶检测结果可能有影响。虽然 3000g离心 15 min 后精浆 ACP 活性与 1000g 离心 10min 后精浆 ACP 活性没有显著性差异,但却有增高的趋势。因此.要想得到纯的精浆.离心速度不得低于 3000g离心 15min.只有如此,各实验室之间的检测结果才具有可比性,③精浆酸性磷酸酶测定中应引入质量控制体系。对每批标本的测试都应该带有高、低浓度的两种质控品。冻融精浆标本可望作为酸性磷酸酶测定的质控品。

2　精浆 γ-谷氨酰转肽酶(γ-GT)的测定

精浆 γ-GT 含量是血清的 200~500 倍,因其稀释倍数远低于酸性磷酸酶.故检测误基比酸性磷酸酶检测为低。与酸性磷酸酶检测一样,γ-GT 检测也可分为标准曲线法和试剂盒法,两者检测原理一样,均为精浆 γ-GT 可分解 γ-谷氨酰-α-萘酚为游离的-萘酚、α-萘酚与重氮试剂作用产生红色,其色泽深浅与酶活性成正比。

标准曲线法使用的试剂包括:①硼酸盐缓冲液(pH9.0):硼酸钠 3.092g、氯化部 3.728g,溶于 500 ml 蒸馏水中,加 1mol/LNaOH21.4 ml,加蒸馏水至1L。②基质缓冲液 (10 μmol/L):取 7-谷氨酰-α-萘酚 27.1mg,加 pH9.0 硼酸缓冲液 10 ml,加热助溶,注意加热时间不要过长。溶解后即置冷水中冷却,防止基质分解,冰箱保存,可用 2 周。③重氮试剂:临用时取甲液 96 ml 加乙液 4 ml 混合。甲液:氨基苯磺酸 2g,溶于 400 ml 蒸馏水中加热,冷却后加冰乙酸 200ml,再加蒸馏水稀释至 1L。乙液:亚硝酸钠 0.1g 溶于 100 ml 蒸馏水中,约可用一周。④α-萘胺标准液(2 umol/L):取 α-萘胺 143mg,溶于无水乙醇 10 ml 中,加蒸馏水至 500 ml,临用前配制。

具体操作步骤:①γ-GT 标准曲线的制备:取 α-萘胺标准液(2umol/L)以蒸馏水稀释成每毫升含 0.05、0.1、0.2、0.3、0.4、0.5 μmol 的标准液,按表 6-5 分别加入管中,每管 0.25 ml。试剂加完后,混匀,10 min 后,用 520 nm

波长以 0 管调零读取吸光度值，与其相应的 γ-GT 单位（依次为 25, 50, 100, 150, 200, 250U）绘制标准曲线。②精浆用生理盐水稀释 10 倍后按表 6-6 操作。试剂加完后，混匀，10 min 后，于 520 nm 波长用蒸馏水调零读取吸光度值。③结果计算：以测定管吸光度值—空白管吸光度值的差值查标准曲线，即可得 γ-GT 活力。1U γ-GT 定义为每毫升精浆在 37°C 与基质作用 30 min，释出 α-萘胺 0.5 μmol。

正常生育男性精浆 γ-GT 活性为 69.3～206.5U/ml。

表 6-5 γ-GT 标准曲线的制备

	0	1	2	3	4	5	6
标准液(ml)	0	0.25	0.25	0.25	0.25	0.25	0.25
蒸馏水(ml)	0.26	0.01	0.01	0.01	0.01	0.01	0.01
重氮试剂(ml)	5.0	5.0	5.0	5.0	5.0	5.0	5.0

表 6-6 精浆 γ-GT 检测程序

	测定管	空白管
稀释精浆(ml)	0.01	—
基质液(预温 37°C)(ml)	0.25	0.25
	37°C 水浴 30 min	
重氮试剂(ml)	5.0	5.0
稀释精浆(ml)	—	0.01

试剂盒法检测精浆 γ-GT 活性是利用检测血 γ-GT 活性试剂盒的方法加以改进而成的。每批检测都带有标准品。即取 5 μl 精浆，加入到 995 μl 生理盐水中，充分混匀后吸取 50 μl 加至 0.5 ml 底物基质液中，37°C 水浴 15min，加显色剂 5 ml，混匀后静置 5 min，在 530 nm 波长处测定 A 值。精浆中 γ-GT 活力(U/ml)=(测定管 A 值—空白管 A 值)/(标准管 A 值—空白管 A 值)×30，其定义为：1 ml 精浆与基质在 37°C 作用 15 min 释放出 1 μmol α-萘胺为 1 个单位。

试剂盒方法的每次检测中均带有标准品,标准品可以和常规标本同时检测,并且可根据标准品的吸光度直接求出样本的γ-GT活性值,从而避免了标准曲线法查得γ-GT活性所带来的不足。而标准曲线不可能在每次检测时都制备,而往往是发现检测结果差异较大或者是更换试剂时才重新制备,这常常需经历相当一段时间。然而,在这一段时期内的每次检测过程中,由于样本制备、吸样、孵育、比色等条件的不同,每次检测的吸光度并不能真正代表所测得的精浆γ-GT活性。因此,试剂盒法略优于标准曲线法。

精浆γ-GT检测中应注意3点:①精浆稀释后需立即检测。因为,无论是标准曲线法还是试剂盒方法,精浆稀释后放置30min后的γ-GT活性均明显低于精浆稀释后立即检测的γ-GT活性。而且,由于标本稀释倍数较大,应确保充分混匀。②离心速度对精浆

7-GT检测结果有影响。3 000g离心15 min后精浆γ-GT活性显著高于1000g离心10 min后精浆γ-GT活性,不同速度离心后精浆中γ-GT活性的差异可能与精浆中残存的精子、细胞或非细胞成分有关。因此,为了使各实验室之间的检测结果具有可比性,离心速度不得低于3000g离心15min。③精浆γ-GT测定中应引入质量控制体系。对每批标本的测试都应该带有高、低浓度的两种质控品。冻融精浆标本可望作为γ-GT测定的质控品。

第四节　精浆锌的检测

测定体液中锌含量的一种比色分析方法适用于精浆中锌浓度的检测。精浆样本中的锌可与显色剂反应生成有色复合物,颜色的深浅与精浆中锌的浓度成线性关系,根据锌标准液的浓度可以计算出精浆中锌的浓度。已有测定精浆中锌浓度的试剂盒出售。

主要试剂:①pH10的缓冲液:6g氯化铵加 20 ml 蒸馏水,再加57ml125%的氨水,补充蒸馏水至 100 ml;②镁遮蔽液:10 g SDS 加500 ml 蒸馏水,再加 10 g 氟化铵,补充蒸馏水至 900 ml;③锌标准液(15 mmol/L):4.3131g 硫酸锌加蒸馏水至1 000 ml。稀释 10 倍成应用液 1.5 mmol/L。④PAN[1-(2-吡啶偶氮)-2-萘酚]溶液:100 mg PAN溶于100 ml 甲醇中;⑤反应液:100 ml 缓冲液,加900 ml 镁遮蔽液,加 20 mlPAN 溶液。

具体操作步骤:取 3 支试管,分别标记为空白管、标准管和测定管,按表 6-7 加样。

加好样后,混匀,以空白管调零,用 1.0cm 比色杯,在 554 nm 波长下读取吸光度。

结果计算:精浆锌(mmol/L)=测定管吸光度/标准管吸光度X1.5。

表 6-7 精浆锌测定的操作步骤

	测定管	标准管	空白管
精浆(μl)	50	—	—
锌标准液(μl)	—	50	—
去离子水(μl)	—	—	50
反应液(ml)	1.5	1.5	1.5

临床意义:检测男性精浆中锌的水平,主要用于医学临床上前列腺炎和男性不育的体外诊断。精浆锌的正常参考值为 0.8~2.5 mmol/L。精浆锌浓度低于正常参考值下限,提示前列腺分泌功能低下,可能与感染或男性不育有关。精浆锌浓度高于正常参考值上限,可能与死精子症或阻塞性无精子症有关。需要注意的是,本方法只适用于检测精浆中游离形式的锌,而不能检测与蛋白质结合的锌。

为防止对检测结果产生影响,检测过程中需注意:①所用器皿必须经硫酸或盐酸浸泡过夜,然后洗净备用,若用一次性聚乙烯试管效果更佳;②整个操作过程都要严格防止污染;③尽快分离精浆,及时测定;④比色杯尽可能专用,以免污染而影响测定结果;⑤加入反应液后,应在 30 min 内完成测定;⑥标准品的吸光度常稳定在一定范围内,如果吸光度过高或过低,需进行确认试验,找出影响结果的可能因素。

第五节 精浆卡尼汀的检测

卡尼汀又称肉碱、肉毒碱或维生素 B,化学名称为 β-羟基-γ-三甲胺丁酸,相对分子质量为 161.2。卡尼汀广泛存在于自然界中,是一种高极性、小分子季胺类化合物,为人体必需营养素,有重要的生化功能和临床应用价值。卡尼汀有左旋(L-)和右旋(D-)两种旋光异构体,分别具有不同的生理和药理性质。L-卡尼汀是线粒体膜上唯一的活化脂肪酸载体，主要功能是携带、转运活化的脂肪酸，特别是长链饱和和不饱和脂肪酸穿越线粒体膜，进入线粒体内进行 β 氧化和三羧酸循环反应，为机体的各种代谢活动提供能量。L-卡尼汀还具有促进丙酮酸、支链氨基酸的氧化利用，清除胞质中乙酰辅酶 A 的积聚和不良反应，调节和维持线粒体基质中酰基辅酶 A 与辅酶 A 之间的比例，防止长链脂酰辅酶 A 对生物膜的损伤等生物功能。而 D-卡尼汀由于对肉碱乙酰基转移酶和卡尼汀脂酰转移酶具有竞争性抑制作用，不利于 L-卡尼汀生物功能的发挥和生物体的正常代谢，影响脂肪酸的正常转运，因而对生物体表现出较大毒性。1983 年，美国食品及药品管理局即禁止出售 D-和 $D.L$-型卡尼汀。因此，除非特别注明外，一般提到肉碱即指 L-卡尼汀。

人体卡尼汀主要有 2 方面的来源，即饮食摄取和体内生物合成。其合成部位主要是肝、脑和肾。卡尼汀分布于体内多种组织，以附睾中的卡尼汀浓度最高。附睾中卡尼汀以游离态和乙酰化形式存在。目前认为卡尼汀与精子在附睾中成熟有关。附睾本身无合成卡尼汀的功能，摄取的卡尼汀来自血浆，但附睾中卡尼汀的浓度却远远高于血浆。当精液中卡尼汀缺乏时，精子线粒体内正常的 β 氧化过程缓慢，为精子提供的能量降低，可导致精子存活力和运动能力明显降低，进而可导致男性不育。对因卡尼汀缺乏的患者及时给予卡尼汀已成为目前治疗男性不育的新疗法之一。然而，目前临床上并没有有效、简便的常规精浆卡尼汀的检测方法，因此，给予卡尼汀只是一种经验性的治疗。鉴于此，现将卡尼汀检测的几种方法简介如下，并具体介绍酶测定法和高效液相色谱法，以供参考。

卡尼汀的测定方法主要有生物法、化学法、酶法、放射性同位素酶法、高效液相色谱法、电化学法、质谱法和核磁共振法等。生物法为传统的卡尼汀检测方法，首次提出于20 世纪50 年代，其选择以卡尼汀为必需生长因子的大黄粉虫幼虫作为喂养对象，以观察生物体吸收和利用卡尼汀情况。由于该法特异性、灵敏度和准确性都很差，目前已弃用。

化学法的基本原理为，卡尼汀在酸性条件下与乙醇反应生成酯，酯在弱碱性条件下与溴酚蓝生成有色物质，其颜色的深浅与卡尼汀的浓度呈正比。由于该法不能区分测定 L-型和 D-型卡尼汀，而且，样本中凡含季胺基团或羟基基团物质对测定结果均会产生干扰，如果要排除这些物质干扰，测定前样本需进行繁杂的预处理,因此,该法一般仅适用于组分简单、含卡尼汀浓度高的样本测定,而不太适合精浆样本卡尼汀的测定。

酶法是最常用的卡尼汀测定方法,基本原理为:卡尼汀和乙酰辅酶 A 在卡尼汀酰基转移酶(CAT)作用下反应.生成乙酰卡尼汀和辅酶 A。生成的辅酶 A 分子中含有一个活泼的-SH 基,利用该基团能与许多化合物反应,可以建立不同的酶测定法,如埃尔曼试剂法(DTNB 法)、改良酮戊二酸脱氢酶法、酶荧光测定法以及放时性同位素酶化学法等,①DTNB 法:选用 5.5'-二硫代双-2-硝基苯甲酸(DTNB)作为显色剂,基本原理为 DTNB 与辅酶 A 反应.生成黄色的 5-琉基-2-硝基苯甲酸阴离子(TNB^-).其在 412nm 波长下具有强的光吸收.且吸收强度与辅酶中-SH 的含量在一定范围内符合朋伯-比尔定律,测定光吸收强度即可测出辅酶 A 生成量,而辅酶 A 与卡尼汀之间为等摩尔反应关系,因此可间接测出卡尼汀含量。该法的优点是在 CAT 酶的作用下,L-卡尼汀与乙酰辅酶 A 反应的特异性较好,排除了 D 卡尼汀的干扰,也消除了化学法中含季胺基团或羟基基团物质的影响,灵敏度较高,检测限约为 5 mol/ml。不足之处是加入显色剂 DTNB 后会缓慢抑制 CAT 活性,使第一步生成辅酶A 的反应速度下降,此外,DTNB 还可与样本中其他还原性物质发生反应,使光吸收值逐渐增大而产生偏差,影响测定的准确度,不过,如果样本预处理时加入氧化剂可以消除内源性还原性物质的干扰。由于在 410 nm 波长下 DTNB 试剂有空白吸收,对测定会产生干扰,故建议检测波长选用 420 nm。②改良酮戊二酸脱氢酶测定法:即使生成的辅酶 A 在酮戊二酸脱氢酶作用下与 NAD-和 2-酮戊二酸反应.生成琥珀酰辅酶 A 和 NADH。NADH 在 340 nm 处具有强吸收,以紫外分光光度计测定 340nm 处的光吸收强度就可间接测出卡尼汀的含量。由于酮戊二酸脱氢酶能专一性作用于该反应过程,因此该法不受样本中胆碱、氨基乙酸等杂质的影响,同时也避免了样本中带巯基共存物质的干扰。③酶荧光测定法:即选用具有荧光特性的衍生试剂与卡尼汀第一步酶促反应生成的辅酶 A 进行衍生化反应,生成具有强荧光特性的衍生化合物,再通过测定产物的荧光强度间接测出卡尼汀含量。该法的特点是灵敏度高,重复性和回收率较好。不足之处是测定结果易受样本中内源性荧光物质的影响,因此对每份样本都应设置空白对照。但由于受衍生化反应的荧光试剂种类和荧光检测仪器的限制,该法很难在临床常规检测中使用。④放射性同位索酶化学法:该法首先将乙酰辅酶 A

的乙酰基用 ^{14}C 放射性同位素标记,再使其在CAT作用下与卡尼汀反应,生成带 ^{14}C 标记的乙酰卡尼汀,将乙酰卡尼汀从乙酰辅酶 A 中分离出来便可测得卡尼汀的含量。本法灵敏度较高,但其检测步骤烦琐,测定精密度较差,而且存在放射性同位素污染环境和操作者易受损伤问题。另外,作为酶法,酶反应的完全与否以及反应程度的一致性,将直接影响卡尼汀测定的准确性和重复性。因此,酶法测定卡尼汀必须满足 2 个条件:①足够量的乙酰辅酶 A 参与反应;②反应中 CAT 和衍生试剂量必须恒定。而且,试验中各批次的酶试剂活性也应保持一致。然而,由于酶法所需试剂大多较昂贵,操作步骤繁琐、耗时,目前临床上精浆卡尼汀的检测仍限于科研用。能否建立一种简便、适合各种规模医院男科实验室使用的精浆卡尼汀检测方法,酶法仍是考虑的重点,操作过程仍需进一步优化和精简。

高效液相色谱法测定卡尼汀是在 20 世纪 80 年代后发展起来的。该法以分离高效、检测灵敏、操作简便、结果准确为特点。根据样本处理方法的不同,该法可分为直接测定法和柱前衍生测定法。直接法是基于对样本中卡尼汀的高效柱分离和卡尼汀在短波长有紫外吸收的特征,直接以紫外分光检测器定量检测,但由于卡尼汀属强极性化合物,色谱保留的时间短,难以与样本中共存物色谱杂峰及溶剂峰良好分离,加之卡尼汀仅在短波长范围有弱紫外吸收,检测灵敏度较低。因此,本法常限于高含量卡尼汀或组分简单的样本分析。柱前衍生法选用具有强紫外吸收或荧光特性的衍生剂,与卡尼汀柱前反应生成酯类化合物,既改变了卡尼汀与色谱固定相间的吸附特性,又提高了光学检测灵敏度。根据选用衍生剂的不同,衍生化高效液相色谱测定法又分为柱前紫外衍生高效液相色谱测定法和柱前荧光衍生高效液相色谱测定法,以前者较为常用,后者需要荧光检测器,限制了其使用。

质谱法不仅能测定游离卡尼汀,也能测定结合卡尼汀,并能将结合卡尼汀按各种脂肪酸结合肉碱一一对应测定,是当前卡尼汀测定的参考方法,但严格的测定要求和昂贵的仪器设备,使其很难用于临床常规检测。

1 埃尔曼试剂法

埃尔曼试剂法即 DTNB 法。

所用试剂包括:①0.1 mol/LTris-HCl 缓冲液(pH7.5);②氯仿、异丁醇混合液:按氯仿:异丁醇=2:1 配制;③DTNB 溶液:用 Tris-HCl 缓冲液配制成

2mg/ml浓度;④乙酰辅酶A溶液:用Tris-HCl缓冲液配制成8mg/ml浓度,临用前新鲜配制;⑤ACT(卡尼汀酰基转移酶)溶液:用Tris-HCl缓冲液将酶原液(80μmol/mg蛋白特异活性)稀释30倍,临用前新鲜配制;⑥卡尼汀标准液:取一定量的L-卡尼汀用Tris-HCl缓冲液配制成8mmol/L浓度,临用前稀释80倍成0.1mmol/L浓度的应用液。

具体操作步骤:①取精浆0.15ml加95%乙醇0.75ml,混匀,于室温放置2h后,3000r/min离心20min,取上清液在40°C以下减压蒸发至干燥。②干燥物溶于3ml蒸馏水中,加4ml氯仿、异丁醇混合液,混匀,5min后3000r/min离心20min。取上层水液2ml于试管中,在40°C以下减压蒸发至干燥,备用。③取数支试管,B为空白管,U为上述制备的样本管,S为标准管,按表6-8进行操作。

表6-8 卡尼汀含量测定步骤

试剂	B	U	S1	S2	S3	S4	S5
Tris-HCl缓冲液(ml)	0.9	0.9	0.1	0.3	0.5	0.7	0.8
1μumol/L卡尼汀应用液(ml)	—	—	0.8	0.6	0.4	0.2	0.1
DTNB溶液(μl)	20	20	20	20	20	20	20
乙酰辅酶A溶液(μl)	20	20	20	20	20	20	20
卡尼汀酰基转移酶溶液(ul)	30	30	30	30	30	30	30

加完试剂后,混匀,置水浴35°C30min后,于412nm波长读取吸光度值。先绘制标准曲线:以卡尼汀含量100、200、400、600、800μmol/L为标准点和所测吸光度值绘制标准曲线。根据标准曲线求出精浆卡尼汀的含量。正常生育男性精浆卡尼汀含量为269.93~653.19umol/L。

2 高效液相色谱法

这里介绍的方法属柱前紫外衍生高效液相色谱测定法。

所用试剂包括:①卡尼汀标准贮备液(10mmol/L):精密称取16.1mg卡尼汀标准品,置于10ml容量瓶内,加蒸馏水适量,摇匀后加蒸馏水至刻度,-5℃保存备用;②卡尼汀工作液:用7.5%的BSA水溶液将卡尼汀贮备液依次稀释至

12.5、50、100、200、500μumol/L,−4°C冷藏待用;③衍生化试剂:称取10 mg对-溴苯甲酰甲基溴化物(p-BPB),加500ul乙睛及40μl四丁胺(TBA),摇匀后4°C冷藏待用。

具体操作步骤:①标本的处理:精液样本液化后,以6000r/min离心10 min,吸取100μl上层精浆置另一试管中,加1 ml乙睛,于漩涡振荡器上振摇10 min,混匀后,6 000 r/min离心5 min,将有机相吸出后置-5°C保存待测。②测定时,吸取10ul精浆样本或卡尼汀工作液,加100μl乙睛,于漩涡振荡器上振荡1min,8000r/min离心5min后,吸取80μl上清液置另一试管中,加入40μl衍生化试剂,摇匀。70°C温育1.5 h后,取10 μl上清液进样分析。③色谱分析:色谱柱为Kromasil Sil柱(150 mmX4.6 mm,5 μm,瑞典Eka公司);流动相由20%A和80%B组成,其中A为1.6 μmol/L柠檬酸和4 μmol/L三乙胺的水溶液(pH6.4),B为含10%异丙醇的甲醇溶液,用前均经0.45 μm滤膜过滤。检测波长,260 nm;流速:0.7 ml/min;进样量:10 μl。所有色谱数据均按峰面积由Agilent提供的软件“化学工作站”(Chemstations, Version A.09.01)自动进行定量计算。HPLC法具有高灵敏度、高特异性等优点,因而被认为是测定肉碱的“金标准”。正常生育男性精浆卡尼汀含量为308.1~903.8 pμmol/L。

第六节 精浆柠檬酸的检测

精浆柠檬酸(citrate)含量较高,且几乎全部产生于前列腺。精液中的柠檬酸具有如下功能:①可通过与 $Ca+$ 配位而影响精液的液化;②可通过与 Ca^{2+} 结合调节精液中 Ca^{2+} 浓度而有助于防止前列腺中形成结石;③柠檬酸有维持透明质酸酶的活性;④柠檬酸与 K^+ 和 Na^+ 结合,可维持精液内渗透压的平衡;⑤柠檬酸可起前列腺酸性磷酸酶激活剂的作用,从而影响精子活力。因此,柠檬酸可能在细胞外环境的稳定上起重要作用,因而能维持正常的生育能力和精子功能。

精浆中柠檬酸的测定方法有化学比色法、荧光分析法及气相色谱法等,以化学比色法较为常用。现简述如下。

原理:精浆柠檬酸可与乙酸酐和吡啶反应(Furth-Hermann 反应)生成有

色产物,颜色深浅与柠檬酸含量成正比,故可根据标准曲线求得相应的精浆柠檬酸含量。

具体操作步骤如下:①液化精液 50l 加至 950μl 500g/L 三氯乙酸中,立即充分混匀 3 000 r/min 离心 15 min 后,取上层去蛋白精浆备用;②取试管 2 支,于测定管中加人去蛋白精浆 0.1 ml,空白管内加入 250g/L 三氯乙酸 0.1 ml,两管中各加入乙酸酐 0.8 ml,混匀,56°C 水浴保温 10min,然后各加入吡啶 0.1ml 混匀,56°C 水浴保温 50 min,取出置冰浴或冷水浴 5 min。③以蒸馏水调零,用分光光度计于 423 nm 下测定吸光度值,查标准曲线,结果乘以 20(稀释倍数)即为精浆中柠檬酸含量。④标准曲线的制备:用 250 g/L 三氯乙酸配制 0.119、0.238、0.476、0.952、1.904、2.855mmol/L 的柠檬酸标准系列,按②中方法取代精浆操作,每一浓度做三管平行测定吸光度值,取均值。以吸光度均值为纵坐标,对应的柠檬酸标准浓度为横坐标绘制标准曲线。

正常生育男性精浆中柠檬酸含量的正常参考值范围为 18.65～55.87 mmol/L。

亦有研究报道用酶法检测精浆柠檬酸含量,原理为:精浆柠檬酸在特异性酶的作用下生成酮酸。酸性条件下酮酸与偶联剂的反应产物在 330 nm 波长处有最大吸收峰,其吸光度大小与精浆柠檬酸含量呈正比。目前,已有商家利用此法开发出相应的检测试剂盒供临床使用。

临床意义:在患急性或慢性前列腺炎时,精浆柠檬酸含量显著减少,精浆柠檬酸含量的测定可作为了解前列腺功能的重要指标。另外,研究显示,血浆睾酮浓度与精浆柠檬酸含量成正相关,柠檬酸的生成和分泌是在睾酮刺激下进行的,因此,精浆中柠檬酸含量可间接反映睾丸分泌的雄激素水平。

第七节　精浆弹性蛋白酶的检测

精浆弹性蛋白酶由活化的粒细胞分泌,已证实是一敏感和定量的生殖道炎症指标。已报道,弹性蛋白酶浓度与白细胞精子症显著相关。而且,生育男性比不育男性有较低的弹性蛋白酶浓度。由于精液白细胞的检测比较复杂,而且炎症过程中白细胞有可能受破坏不易被检测到,因此,精浆弹性蛋白酶的检测就相对有优势,不仅适合于大量标本的检测,而且操作简单、快速。精浆弹性蛋白酶可以作为男性生殖道隐性炎症的可靠指标。

检测原理:常规 ELISA 法。包被于固相载体的抗弹性蛋白酶抗体可与精浆中弹性蛋白酶相结合,结合的待测物再与特异性酶标记物(酶标抗弹性蛋白酶抗体或酶标抗 α1 蛋白酶抑制剂抗体)反应,最后通过底物显色,其吸光度大小与精浆标本中弹性蛋白酶浓度相关。

具体操作步骤:参见"自身抗体的检测"一章中"酶联免疫吸附法"。

正常生育男性精浆弹性蛋白酶浓度:<250 ng/ml。250~1 000 ng/ml 为可疑生殖道感染。

临床意义:男性生殖道感染时,分叶核粒细胞参与吞噬病原体等抗炎反应,并分泌大量弹性蛋白酶至胞外。弹性蛋白酶与其他氧化物质(如活性氧、过氧化氢、氢氧根离子等)共同发挥局部抗炎效应,弹性蛋白酶与随后分泌的 α1 蛋白酶抑制剂结合,形成弹性蛋白酶-α1、蛋白酶抑制剂复合物,该复合物浓度与弹性蛋白酶释放量高度相关,可作为分叶核粒细胞生殖道抗感染的活性检测指标。

研究表明,精浆弹性蛋白酶浓度与精液中白细胞呈良好相关性。精液白细胞浓度$>1 10^6/ml$ 时,精浆弹性蛋白酶浓度常$>1000ng/ml$。但当精液白细胞浓度$<1 \times 10^6/ml$ 时,亦有少数标本精浆弹性蛋白酶浓度>1000 ng/ml。

精浆弹性蛋白酶可作为隐性生殖道感染的诊断及愈后检测指标,并可用于治疗的随访。

第八节　精浆尿酸的检测

尿酸(UA)为人体嘌呤分解代谢的最终产物,过去曾认为是一种没有生理意义的物质,但研究发现,其能直接结合铁、铜离子,发挥预防性抗氧化功能,也能直接清除单线态氧及羟基自由基等物质。正常男性生殖系统中具有多种抗氧化物质,而 UA 为重要的抗氧化物质之一。精浆中的强抗氧化缓冲能力可以保护精子免受氧化损伤,UA 对精子活力有利。精浆 UA 水平亦与正常形态精子百分率呈显著正相关($P=0.025$)。而且,正常生育男性的 UA 平均水平显著高于不育者。因此,检测精浆 UA 水平对辅助诊断男性不育有意义。

目前用于检测精浆 UA 的方法很不统一,一服都要经过萃取后检测,操但非常繁琐和费时。最近,陆金春等利用检测血清 UA 的 UA 氧化阳法加以政良后建立了精浆 UA 检测。由于精浆成分复杂且含有丰富的蛋白质,有一定黏稠度,政精浆 UA 检测不像血清那么简单,需要先沉淀精浆蛋自后再测定。现将此法叙述如下。

检测原理:尿酸在尿酸酶他化下,氧化生成尿囊素和过氧化氢,过氧化氢与 4-氨基安替比林(4-AAP)和 3,5-二氯-2-羟苯磺酸(DHBS)在过氧化物酶的催化下,生成有色物质(醌亚胺化合物),其色泽与样本中尿酸浓度成正比。

试剂配制:酶混合试剂:尿酸酶 160 U/L,过氧化物酶 1 500 U/L,4-AAP 0.4 mmol/L,DHBS 2mmol/L,pH7.7 磷酸盐缓冲液 100 mmol/L,称取的混合于粉试剂,在应用前用蒸馏水复溶,在 4°C 可稳定 2 周。同时配制 300pmol/L 的尿酸标能应用液,0.175mol/L,ZnSO$_4$ 溶液和 0.15 mol/LBa(OH)$_2$ 溶液。

具体操作步骤:取液化后的精液标本 0.1m 于测定试管中,加入 1.5ml 蒸馏水,0.4m0.15 mol/L Ba(OH)$_2$、0.4ml0.175mol/LZnSO$_4$,每一步都充分混匀,静置 5min 后于 3000r/min 离心 15 min,取上清 1.2 ml 于另一试管中,同时设标准管,加入 10pl 尿酸标准液和 1.2 ml 蒸馏水,测定管和标准管均加入 300p 山尿酸试剂,混匀,37°C 水浴 15min 后于 3000 r/min 离心 15 min,取上清液,于 520nm 波长处比色。精浆尿酸浓度=(测定管吸光度/标准管吸光度)X60pμmol/L,正常生育男性精浆尿酸的正常参考值范围为:397.57~526.45μmol/L。

临床意义:精液 UA 含量与血液类似。尽管精浆中 UA 的来源还不清楚,但精浆中 UA 的抗氧化作用已被证实,而且精子参数正常的不育者精浆 UA 水平降低。尿酸有酮式和烯醇式两种形式,烯醇式具有酸性,与钠离子形成尿酸钠盐,尿酸钠盐在弱碱性体液中以阴离子形式存在,与 ROS 作用后,生成稳定的尿酸自由基,从而起到抗氧化作用。而且,UA 可显著增加 SOD 活性。因此,检测精浆 UA 水平对辅助诊断与抗氧化能力降低相关的男性不育有重要意义。

精浆 UA 测定中应引入质量控制体系。精浆 UA 十分稳定,不需加入蛋自酶抑制剂苯甲酰酰氟(PMSF)即可在精浆中稳定存在,故冷藏精浆标本可作为不同实验室之间的质控品。对每批标本的测试都应该带有高、低浓度的 2 种质控品。

(徐晨晨 牛鑫 刘诗雅)

第七章 精子的功能试验

精子功能指标的测定,应该更能客观地反映精子的受精能力,是对精液常规检查的必要补充。目前,除了精子膜功能测定在临床上有一定应用外,其他许多指标的检测因影响因素很多,没有可供临床医生参考的正常参考值范围,在临床实践中很难实施,这些方法目前多用于科研中。

第一节　精子膜功能测定

精子膜上含有丰富的多聚不饱和脂肪酸及多种蛋白成分,精子膜的功能与精子获能、顶体反应及精卵融合密切相关。精子膜功能的测定,可预见精子的受精能力。检测精子膜功能常用精子尾部低渗肿胀试验和伊红 Y 水试验。

1 精子尾部低渗肿胀试验(hypo-osmotic swelling test,HOST)

精子在低渗溶液中,必须重新建立内外液体间的平衡,水分子通过精子膜进入精子,使精子体积增大而膨胀,这是活精子膜功能正常的标志。而膜功能不全(包括死精子)的精子表现为不膨胀。所用试剂包括:①低渗肿胀液:枸橼酸钠($Na_3C_6H_5O_7 \bullet 2H_2O$)7.35 g,果糖 13.51g,加蒸馏水至 1000 ml,4°C 冰箱保存。②伊红 Y 溶液:称取 5g 伊红 Y,溶解于 100 ml0.01 mol/L pH7.4 PBS 缓冲液中。具体操作步骤为:取液化精液 0.1 ml,加 37C 预温的低渗肿胀试剂 0.85 ml,混匀,置 37C 水浴 30 min 后再加入伊红 Y 溶液 0.05ml,混匀,室温放置 2 min。镜下计数 200 条精子中 b～g 型精子的百分率(肿胀精子分为 b～g 共 6 种类型。b～g 型精子尾部呈不同程度的肿胀,g 型精子整个尾部肿大呈球状,证明精子膜无损伤,精子功能良好。

2 伊红 Y 水试验

除可检测精子尾部肿胀率来反映精子膜功能的完整性外,还可以通过检测精子头部未着色率来评估精子头部膜结构的完整性。所用试剂:50g/L 伊红 Y 水溶液,即伊红 Y5g 加蒸馏水至 100 ml。具体操作步骤为:液化精液 10 μl 加伊红 Y 水溶液 40 μl,载玻片上混匀,盖上盖玻片,静置 1～2 min 后置于 40X 物镜下观察,计数精子尾部总肿胀率和精子头部未着色率。

低渗肿胀率正常参考值:≥70%。

值得注意的是,由于某些精液标本在置于 HOST 溶液前会出现尾部卷曲的精子,因此有必要在放置于 HOST 溶液前观察射精液。处理后所获得的尾部卷曲的精子的百分比减去未处理标本中尾部卷曲的精子的百分比,即可以得到 HOST 试验中出现反应的精子的实际百分比。

HOST 试验中的质量控制主要体现在对新 HOST 溶液的保证。在临床使用前,应当用老批号的 HOST 溶液对新批号的 HOST 溶液进行校验,评分不应有显著差异。如果差异显著,应废弃该批试剂,重新配制。

若以蒸馏水作为低渗肿胀液,肿胀精子以"g"形为主,而低渗肿胀液以"b"和"f"形为主。

可能由于两者的低渗程度不同,肿胀程度也有所差异。用蒸馏水作为低渗肿胀液,充池于精子计数池中,可同时测定精子密度和精子尾部低渗肿胀率。

第二节　精子穿卵试验

精子穿卵试验是精子穿透去透明带金黄仓鼠卵试验(sperm penetration of zona-freehamster egg assay, SPA)的简称,首先由 Yanagamashi 等于 1976 年报道,是测定精子获能、顶体反应、精子卵膜融合能力以及精子核解聚能力的经典方法。但由于实验条件要求很高,操作步骤多,有一定的技术难度,国内仅限于研究机构用于科研目的,临床未作常规展开。此外,精子穿卵试验也可进一步用于制备精子染色体之用。

1　SPA 试验中常用的试剂

1.1 培养液

①BWW(Biggers, Whitten and Whittingham)贮备液:5.540 g NaCl, 0.356 g KCl, 0.250gCaCl$_2$.H$_2$O, 0.162gKH$_2$PO$_4$, 0.294g MgSO$_4$.7H$_2$O, 1ml 酚红溶液,蒸馏水加至 1000ml;②BWW 培养液:将 2.100gNaHCO$_3$、0.37ml 乳酸钠(60%浆状体)、0.028g 焦丙酮酸钠、0.100g 葡萄糖、青、链霉素各 10 万 U、0.350g 人血清白蛋白以及 0.477gHepes 溶于 100mlBWW 贮备液中,加温至 37°C,通入 CO$_2$气体调 pH 至 7.4 即可;③高渗 BWW 溶液(获能液):100mlBWW 培养液加入 0.15g 人血清白蛋白即可。

1.2　1.0g/L 透明质酸酶

临用时用 BWW 培养液配制。

1.3 1.0g/L 胰蛋白酶

临用时用 BWW 培养液配制。

2 具体操作步骤

首先制备卵细胞。对性成熟期仓鼠(8～12周龄)观察1～2个性周期。以阴道口出现白色分泌物为周期第1天。于周期第1天上午给仓鼠腹腔注射孕马血清促性腺激素(PMSG)25～50U,56 h 后(第3天下午),再注射入绒毛膜促性腺激素(hCG)30～50U,15~17h 将仓鼠断颈处死。剖腹,从输卵管伞端切断,取出卵巢,浸泡于盛有 BWW 培养液的培养皿中。在解剖显微镜下,从伞部插入针头,刺破卵泡,冲洗卵泡腔。冲洗液中即含有成熟细胞。通常1次排卵可获30～50个卵子。将卵子移入 1.0g/L 透明质酸液中洗涤,待大分卵丘细胞散脱后,再用 BWW 液洗 1 次,尔后移入 1.0g/L 胰蛋白酶液中去除透明带。去透明带后的卵再用 BWW 液洗 2 次备用。

用手淫法收集精液于无菌消毒容器内,将精液倒入锥形离心管内,加 BWW培养液 10 ml,1500 r/min 离心 5 min,弃上清液,重复洗涤 3 次;加精子获能液,于 37° C 5%CO$_2$养箱中孵育18h获能;获能后精子 1500 r/min 离心 5 min弃上清液,用高渗 BWW 溶液整精子密度为 1X10$_7$/ml;在无菌小培养皿中盛入2～3 ml 液体石蜡,吸取已获能的精子液 0.1 ml 注入液体石蜡下,然后取出去除了透明带的仓鼠卵 15～20 个注入获能液内。37° C 含 5%CO$_2$培养箱中温育2～3h 后观察结果。

3 结果观察

受精后吸出卵子,用 BWW 培养液洗 3 次,除去吸附于卵子表面的精子,将受精卵放在载玻片上,四周涂抹少许凡士林与羊毛脂的混合物。将盖玻片轻轻盖在受精卵上,在相差显微镜直视观察下,轻压盖玻片,使卵细胞既不破裂,又能清楚地显示卵细胞质内肿大的精子头部。卵细胞质内出现肿大的精子头,且相对应的卵细胞膜上附有精子尾,提示卵已被精子穿透。肿大的精子头在镜下呈清亮区。如用 2.5g/L 乙酰卡红(acetocarmine)或 10g/L 乙酰间苯二酚蓝(acetolacmid)染色,则呈黑色斑块。受精卵也可先用乙醇:冰醋酸(3:1)液固定 2h,然后用 20～40g/LGiemsa(0.15 mol/L pH7.4 磷酸盐缓冲液配制)染液染色 8～10 min,镜检。

SPA 结果可用卵子受精率及受精指数表示。卵子受精率,即卵子被精子穿透的百分率可按下列公式计算:卵子受精率=受精卵子数/卵子总数×100%。受精指数(fertilizatindex,F)为穿透卵子的精子总数与卵子总数之比,可从整体上反映精子的穿透力与顶体反应,可按下式计算:FI=穿入卵子的精子总数/卵子总数。

正常生育男性 SPA 时卵子受精率各家报道不一,由 0 至 100%不等,但多数>10%,对女方曾与他人婚育过,或女方经全面检查证实生育力正常的不育夫妇中的男方的研究表明不育男性卵子受精率常<10%。因此,多数学者将标准定为 10%,≥10%为正常(SPA 阳性),<10%为异常(SPA 阴性)。各实验室可根据自身实验条件及人群特征,经统计学处理后对标准做相应的调整。

4 影响因素

SPA 的实验条件各实验室不尽一致,而结果的好坏又受实验条件所左右。因此,应尽能将实验条件控制在最佳状态。目前已知的影响 SPA 结果的因素有:①禁欲时间, 对男性不同禁欲时间的 SPA 结果比较表明,将禁欲时间从 48h 缩短至 24h 或 12 h,即使精液常规未见精子总数与活力下降,精子对卵的穿透力也明显降低。因此,禁欲时间不能少于 1d,但超过 5d 也无多大益处。②标本送检时间:精液标本放置过久,精子的穿透力显著降低。观察 5 例供者标本放置 1~2 h 后,有 3 例卵子受精率降至正常标准以下,出现假阴性。③精子洗涤:洗涤精子时不宜强力离心。有些学者用上游法(swim up)替代精子洗涤,即于精液表面滴加培养基,温箱内作用 30~60 min,让精子从精液上游至培养液内,吸取培养液内的精子进行 SPA。上游法常规用于人工受精,但用于SPA 时,能增加精子穿透卵子的能力,出现假阳性,不宜采用。④获能时间:对此争议较大。每个精子的获能时间不一,一般选用长时间培养,以保证每个精子均充分获能。Johnson 等研究表明,精子获能 7h,33%的生育男性 SPA 卵子受精率<10%;获能 20 h,受精率全部正常。⑤精卵穿透时间:研究表明精卵相互作用 3h,卵子受精率最高。但如果获能时间短,应延长精卵穿透时间至 3~6 h,使未获能精子有机会获能。⑥精子密度:精子密度过高或过低均影响穿透结果。调整时不能只以活动精子数为标准,否则结果偏高。精子密度大多为 $5\times10^4\sim2\times10^7$/ml,但以 1×10^7/ml 为最佳。⑦卵子收集:雌仓鼠至少 6 周龄以上,于性周期任何时间使用 PMSG,卵子回收量与质量均不佳。用酶去除卵丘细胞

和透明带时,时间越短越好,特别是胰酶处理过长,可显著降低精子穿透率。因此,操作必须十分娴熟。特别是洗涤卵子时,易将卵子吸进毛细管上端而粘于管内,应特别小心。⑧培养:培养液的组成成分相对固定。人血清白蛋白(HSA)与牛血清白蛋白(BSA)均可使用,但以 35.0 g/L HSA 穿透效果最佳。空气中培养,效果也好,且精子获能比在5%CO2环境中快,后者可能与 CO_2 降低 pH 有关。培养时,试管塞务必塞紧。⑨镜检:加压盖玻片时力度要适宜。既不要压破卵子,又要能清楚地显示胞质内肿大的精子头。涂于细胞悬液四周的凡士林-羊毛脂混合物必须硬度适当。也可将其涂在盖玻片的 4 个角上。四精卵的冷冻保存:仓鼠卵的采集有严格的时间程序。临时收集,多有不便。可收集大批卵子冷冻保存,以透明带完整的卵子为宜。将卵子置于含 30 g/L BSA、二甲亚砜(dimethyl sulfoxide, DMSO)、以 Hepes 缓冲液配制的 Tyrode 培养液中。以 0.3℃/min 速度逐渐冷却至-80°C,尔后转入液氮中保存。解冻时,速度宜8℃/min。解冻后,用 5 倍量的上述培养基洗 2 次,37°C 温箱中作用 1h 后,用胰酶去除透明带。此法保存的卵子与新鲜卵的精子穿透率无显著性差异。卵子的复活率为70%～80%。冷冻精子解冻后绝大部分精子活力保持不超过 5h,因而不宜用于 SPA,但精子可加入TEST-卵黄缓冲液中于2～5C保持48h,对卵子的穿透力不但不降低,反而增高。TEST-卵黄缓冲液的配为：211 mmol/L TES[N-tris(hydroxymethyl)methyl-2-amino-ethane sulfonic acid,N-羟甲基-2-氨基乙烷磺酸];96 mmol/LTris(三羟甲基氨基甲烷);11 mmol/L 右旋糖苷(dextrose);20%新鲜鸡蛋清;加人青、链霉素防腐。

　　SPA 可检测人精子的受精能力、获能及顶体反应,对不育症诊断较精液常规分析更有价值。生育男性 SPA 正常的概率为82%,不育者 SPA 正常的概率仅 2%。提示虽然生育男性精子穿透率也可能低下,但不育男性精子穿透率很少正常。SPA 虽优于精液常规,但与精子活力及形态并无关联。精液中白细胞数也显著影响 SPA 结果。SPA 与性交后试验(PCT)及体外精子-宫颈黏液穿透试验有相关关系。对已知的生育与不育男性用牛宫颈黏液穿透试验和 SPA 检测,结果和临床的符合率分别为74%与90%。在体外受精-胚胎移植(IVF-ET)技术中,Margalioth 等研究 20 例进行 IVF-ET 的男性,7 例 SPA 异常者中无一例受精成功,13 例 SPA 正常者中 10 例成功。说明 SPA 能较准确地评价精子受精能力。

5 临床意义

在临床实践中,SPA 可用于以下几个方面:①对原因不明的不育者,检测其精子功能;②在女方进行强有力地治疗,如促性腺激素治疗和输卵管成形术前,确定其丈夫精子的受精能力;③评估不育症患者精液异常的严重程度、观察治疗效果;④IVF-ET 时,评估供精者精液标本的质量和受孕率;⑤检测生殖抗体,如抗精子抗体对生殖的影响;⑥输精管结扎前,用于男性受精能力监测;⑦评价化疗或放疗对男性肿瘤患者生育力的影响;⑧评估化学药品、环境中的毒物和药物对人精子受精能力的影响。

第三节 精子-宫颈黏液相互作用试验

精子-宫颈黏液相互作用试验分体内试验和体外试验。体内试验即性交后试验(post-coital test,PCT),体外试验主要包括玻片试验和毛细管穿透试验。通常,当性交后试验结果为异常时才进行体外试验,并且使用供者的精液和供者的宫颈黏液进行交叉试验可以提供更多的信息。

1 性交后试验

精子欲达到输卵管壶腹部使卵受精,必须穿过充盈有宫颈黏液的宫颈管。宫颈黏液由宫颈管腺细胞分泌,能保护精子免遭阴道酸性环境的破坏和巨噬细胞的吞噬,并可给精子补充能量。正常情况下,射精后数秒精子即穿入宫颈黏液,尔后依其自身的运动游向宫腔,同时有一部分精子贮存在宫颈腺上皮的隐窝内,不断游出,增加了卵子受精的概率。精子在宫颈黏液中的运动及其存活时间受许多因素影响。黏液中如有抗精子抗体存在,或精子表面结合有抗精子抗体,精子将失去其运动能力,出现凝集及摇摆现象。由于巨噬细胞的吞噬和补体介导的细胞毒作用,精子将被破坏;精子本身如有遗传或代谢障碍,也不能穿透宫颈黏液。

根据从性交至宫颈黏液镜检的时间不同,可将 PCT 分为标准试验、延迟试验和早期试验。标准试验通常在性交后 6~10h 进行,而延迟及早期试验分别在性交后 18~24h 及 2~3h 进行,通常射精后 150 min 宫颈管内精子密度最大。但 PCT 不仅检查精子穿透宫颈黏液的能力,而且也可反映精子在黏液中的寿命。标准试验异常,应进行早期试验,以检查精子的穿透力。相反,当延迟试验时 PCT 仍正常,则可排除宫颈因素。

宫颈管腺细胞分泌黏液受卵巢激素的影响。排卵前随雌激素分泌的逐渐增多,宫颈黏液量渐增,且日渐稀薄。至排卵期可超过 0.3 ml,呈蛋清样,同时拉丝度大,可达 10 cm。涂于玻片干燥后可出现 3 级以上分支的羊齿状结晶,此时最便于精子穿透。排卵后,随孕激素的增多,宫颈黏液量渐减、变稠,此时正常精子也不能穿透。因此,PCT 必须在排卵期进行,否则出现假阴性.WHO根据宫颈黏液的性状,制定了评分系统。并认为总分少于 5 分者,精子不可能穿透宫颈黏液。5~10 分者,精子的穿透力受影响。做 PCT 时,在 10 分以上为宜。临床上,还可借助通常的周期长度、基础体温、宫颈黏液变化、阴道脱落细胞学检查,如有可能,也应测定血清或尿中的雌激素水平及卵巢的超声排卵监测来确定排卵期。

对月经不规则或分泌功能紊乱者,可用人工周期。于月经来潮第 5 天服用己烯雌酚 1mg/d,于服药后的 7~14d 进行 PCT,且需复查。对于每个实验室来说,重要的是使性交后检查宫颈黏液的时间标准化,这一时间应是 9~24 h。

具体操作步骤:①试验前夫妇双方要禁欲 2 d。选择最适合做试验的日期,按照正常的习惯在前一天夜间进行同房。在同房过程中不能使用任何阴道润滑剂,性交时宜抬高臀部并平卧 0.5h,性交后忌阴道冲洗。但可以冲个淋浴,不能使用盆浴。②用不涂有润滑剂的窥阴器徐徐打开阴道,暴露宫颈与穹隆。用不带针头的注射器先吸取阴道后穹隆的黏液置于载玻片上,显微镜下检查有无精子。如无精子,表示性交失败,精子未射入阴道。如有精子,则换注射器抽吸宫颈口黏液,再用灭菌棉签擦拭宫颈外口,将注射器头插入宫颈管内抽取黏液,分别涂片后,加上盖玻片,用高倍镜计数每视野活动精子数目,同时注意精子有无凝集,有无脓细胞、滴虫、真菌及其他微生物。

宫颈黏液中精子的活力分为 4 级。a 级:快速直线前向运动;b 级:慢或缓慢的前向运动;c 级:非前向运动;d 级:不活动精子。正常宫颈功能的最重要指征是其中存在快速直线前向运动的精子。标准试验时,宫颈口及宫颈管黏液中每高倍视野有 10 个以上 a 级向前直线运动的精子,则表示正常。延迟试验中,宫颈口黏液中活动精子数有所减少,但宫颈管内黏液中活动精子数不应少于 5 个/HP。

PCT 结果取决于精子与宫颈黏液的相互作用,任何一方的异常均可影响

PCT 结果。由于宫颈黏液的性状受人体内雌、孕激素的影响,因此,女性内分泌失调,如无排卵,PCT 常异常。有时,月经中期的雌激素高峰能诱发排卵,但不能使宫颈管腺上皮分泌黏液,此时虽有排卵,PCT 仍异常。宫颈黏液中的白细胞及细胞碎片也影响精子对黏液的穿透。pH<7 或 pH>8.5 也可导致 PCT 假阴性。宫颈疾病及男女双方性功能障碍,均可影响 PCT 结果。由于影响因素多,因此,PCT 异常必须复查。

临床意义:PCT 不仅能测定宫颈黏液中的活精子的数量,也可以了解性交后一定时间内精子在女性体内存活和运动情况。性交后 6~10 h 是 PCT 测定的最佳时间,此时如宫颈内有适量的活动精子,就可排除不育的宫颈黏液因素。对初次试验阴性或不正常者应重复 PCT 试验。

2 毛细管穿透试验

由 Kremer 于 1965 年创立,通过在体外观察精子是否穿透毛细管内的宫颈黏液来评价精子的功能。由于使用供者的宫颈黏液或宫颈黏液代用品,精子在黏液内的穿行距离及黏液内活动精子数,完全取决于精子本身的运动功能。该方法操作简便,实验条件容易控制,影响因素少,特别是可以使用供者的宫颈黏液或宫颈黏液代用品,可方便地同时检测一批标本。该试验还可以用来鉴定导致性交后试验(PCT)异常的因素是在男方还是在女方,有很大的临床实用价值。

临床上取正常女性排卵期的宫颈黏液有一定的困难,取材不方便,而且量少,干扰因素多。因此,许多学者一直在寻找可替代人宫颈黏液的穿透介质。常用的代用品主要有以下几种:①动情期母牛宫颈黏液(BCM):BCM 在生化组成、黏稠度及流体力学上与人宫颈黏液(HCM)极为相似,干燥后也可形成羊齿状结晶。人精子在 BCM 内的穿透高度、穿透密度及活力与在 HCM 中无显著差别。BCM 对畸形精子的阻滞力较 HCM 更大。BCM 贮存于带塞的试管中,以免脱水,4°C 可保存 1 周。②含人血清精子营养液:7.721g NaC1、0.247gMgSO4.7H2O、1g 果糖、3.581g Na2HPO4、0.136 gKH2PO4,调整 pH 至 7.4,加蒸馏水至 1000 ml,于 4C 备用。用时取 6 ml 精子营养液加 25%人血清白蛋白 1 ml。③含牛血清白蛋白精子营养液:取 150 mg 牛血清白蛋白溶于 5 ml 精子营养液中,混匀后即可使用。

④鲜鸡蛋清:蛋清的物理性状类似于宫颈黏液,用蛋清做穿透试验,经济

方便、结果可靠。

取新鲜鸡蛋 2 只,分离蛋清,混匀、搅拌后加入 100U/ml 青霉素。⑤精浆:取 3~5 例生育男性精液,液化后混匀,2 000 r/min 离心 15 min,取上清液,加入 100U/ml 青霉素。以上代用品均分装于安瓿中,-20C 保存。

具体操作步骤:试验前患者禁欲 2d。穿透前将排卵期的宫颈黏液或其他代用品吸入毛细管(规格为内径 0.9~1.1mm,长 120 mm)内,顶端用胶泥封口,下端插入精液池,池内有精液 0.2 ml,垂直放人 37°C 湿盒内 1h,取出毛细管,镜下观察,测定精子在毛细管中的穿透高度,并记录活动精子的数目。

结果判断:有人直接根据精子的穿透高度来判断结果。WHO 推荐根据穿透高度、穿透密度和活力项指标,采用评分的方法,对结果进行判断。试验时间可经预实验设定,如 10min、30 min、3h、24 h 等。

穿透高度:毛细管中领先精子达到的高度,单位:mm。

穿透密度:选择毛细管中精子数目最多的一段,计数其中的精子数。

活力:根据毛细管中上 1/3 段前向运动精子的比率分为 0~III 级。0 级:无前向运动精子;I 级:前向运动精子<25%;II 级:前向运动精子占 25%~50%;III 级:前向运动精子> 50%。根据以上指标,按表 7-3 对实验结果进行评分,取各项指标的累计分值为判断标准。7~9 分为优;4~6 分为良;1~3 分为差;0 分为阴性。

影响毛细管穿透试验结果的因素主要有精子的质量、宫颈黏液的性状及试验时的温度。精液必须新鲜, 精液液化后宜在 1h 内进行穿透试验。冬天送检应特别注意保温。宫颈黏液必须选择排卵期的黏液,吸入毛细管内时,不可存留气泡,以防气泡阻止精子向前运动。

3 玻片试验

最初由 Miller 和 Kurzrock 于 1932 年创立,后经 Moghissi 改进。原理和作用类似毛细管穿透试验,区别在于本法在载玻片上观察精子对宫颈黏液的穿透,比毛细管法更为简便。

具体操作步骤:取洁净玻片 1 张,相距 4 mm 分别滴加 1 滴排卵期宫颈黏液或其代用品和 1 滴液化的精液。轻轻盖上盖玻片使两液相互接触但不重叠,37°C 孵育 30 min 后 40X 物镜下观察。宫颈黏液和精液均具有一定的表面张力,两样品接触时可形成明显的界面。精子可由指状突起处向黏液穿透。

一旦领先精子突破界面后,其他精子鱼贯而入,在黏液内四向运动。前向运动力强的精子不断穿入黏液深部。

结果判断:以紧邻界面第一个高倍视野为 F1,紧邻 F1 的第二个高倍视野为 F2。计数 F1 和 F2 中活动的精子数,并依此判断结果。

解释该试验结果时常带有一些主观性,这是因为在平面的玻璃上使得精液–宫颈黏液的接触面的大小与形状完全标准化是不可能的。因而本试验只能定性地评估精子–宫颈黏液的相互作用。

(牛鑫 刘诗雅 徐晨晨)

第八章 遗传学检测

染色体异常和有关基因的丢失、突变是引起与男科相关的遗传性疾病的重要原因,患者多表现为无精子症、少精子症、性分化异常等。与男科相关的遗传性疾病的实验室诊断技术主要包括染色体核型的分析和特异性基因的检测。

第一节 染色体核型分析

常见的染色体异常包括染色体数目和结构畸变,可表现为 Klinefelter 综合征、真两性畸形、47,XYY 男子、XX 男子、Y 染色体长臂缺失、Y 染色体与常染色体之间的异位、常染色体非整倍体如 21 三体等。目前用于染色体核型分析的技术主要包括人外周血细胞染色体制备技术、羊水细胞染色体制备技术和染色体分带技术等。

1 外周血细胞染色体制备技术

所用试剂包括:①细胞培养液:在无菌条件下,将 40ml RPMI1640、10ml 小牛血清、10 mg PHA、100 ng/L 青、链霉素 0.5 ml 混匀,以 100 g/L 无菌 $NaHCO_3$ 调整 pH 至 7.2～7.4,分装培养小瓶,每瓶 5 ml,4° C 保存,7 周内使用完;②625 KU/L 肝素液:取 12 500U 肝素 2 ml,加无菌注射生理盐水 18 ml,混匀后无菌分装小瓶,4° C 保存备用;③10 mg/L 秋水仙素:取 0.5 mg 秋水仙素加无菌注射生理盐水 50 ml,4° C 保存;④0.075 mol/L KCl 溶液:称取 5.6g KCl,加双蒸水 1000 ml;⑤固定液:甲醇 3 份加冰醋酸 1 份,临用前配制。

具体操作步骤为:①肝素湿润注射器后,抽取静脉血约 0.5ml,滴加于细胞培养液中,轻轻混匀,于 37° C 培养 68 h;②取出培养物,加入秋水仙素使其终浓度为 0.2 mg/L,继续培养 72h;③取出培养物后,1500 r/min 离心 10 min;④弃上清液,沉淀加入 37° C 预热的 KCI 溶液 8 ml,37° C 低渗作用 25 min;⑤立即加入新鲜配制的固定液 1 ml,混匀,37° C 固定 30 min;⑥1500 r/min 离心 10min,弃上清液后再加 6 ml 固定液,37° C30 min 或过夜;⑦再次离心去上清液,加入固定液 0.5ml 制备成悬液,滴至冰水中湿润的洁净玻片上,80° C 烤片 2h 后显微镜检查,计数染色体数目并拍照,按照染色体大小排序。

2 羊水细胞染色体制备技术

该技术进行羊膜腔穿刺以获得羊水,经细胞培养及染色体制备行核型分析。除核型分析外,培养的羊水细胞亦可以进行基因诊断。羊水细胞核型分析主要针对可能出生染色体病患儿的高危孕妇,其适应证为:①35 岁以上的高龄孕妇;②夫妇之一为平衡易位的携带者;③已生出过染色体病患儿的孕妇;④疑为 X 连锁的遗传病携带者的孕妇(对胎儿进行性别诊断)。

所用试剂包括:F_{10} 培养液,即 9.8gF_{10} 培养基,加双蒸水 1000ml,无菌抽滤分装小瓶,4°C 保存备用。其余试剂同外周血细胞染色体制备技术。

具体操作步骤为:①选择妊娠 16~20 周孕妇行羊水穿刺,术前令孕妇排空膀胱后进行轻微翻身活动,使羊水细胞泛起;②在 B 超下定位,避开胎盘胎儿确定穿刺点,以 7 号腰穿针穿刺抽羊水 20~30ml(初 2 ml 弃之,以防有血),注入无菌离心管中,每管 6~8ml;③羊水 1500r/min 离心 10 min 后无菌条件下吸取上清,管底留约 0.5 ml 羊水,无菌条件下移至培养瓶中;④加入 F_{10} 培养液 3 ml,小牛血清 1ml,置 37°C 培养箱中培养;⑤一般培养 5~6 d 可见成纤维样细胞或上皮样细胞生长,以后每 2d 观察一次,至培养 10~14d 换培养液,当见圆形细胞较多时,加 0.1 ml 秋水仙素,37°C 继续培养 6 h;⑥当观察到圆形细胞增多及成双出现时,可收集到较好较多分裂相,用弯头吸管或小竹耙将贴壁生长的细胞刮下,移入离心管中;⑦1500 r/min 离心 10 min,弃去上清液,沉淀加 5 ml 37°C 预热的 KCl 溶液,37°C 低渗 5 min 后,立即加入新鲜固定液 1 ml;⑧其余操作同外周血细胞染色体制备。

3 染色体分带技术

染色体分带技术是 20 世纪 70 年代初建立和发展起来的,是细胞遗传学发展的里程碑。

目前,临床上常用的染色体分带技术可分为两大类。第一类分带遍及于整个染色体长度上,如 Q 带、G 带和 R 带;第二类只能使少数特定的带或结构显色,如 C 带、T 带和 NORS 带。这样的技术只在特殊患者身上较少使用。

3.1G 式分带技术

所用试剂包括:①8.5 g/L NaCl 溶液;②2.5 g/L 胰蛋白酶溶液:称取 250 mg 胰蛋白酶加至 100 ml18.5 g/L NaCl 溶液中,冰冻保存备用;③0.025 g/L 胰

蛋白酶溶液:2.5g/L 胰蛋白酶溶液以 8.5g/LNaCl 溶液稀释 100 倍,以 4 g/L
酚酞为指示剂(100 ml 加 4 滴),以 0.5 mol/L NaOH 调至橙红色,pH 为 7.0 左
右;④Giemsa 染液。

具体操作步骤为:①80C 烤箱中烤片 2 min,自行冷却后将标本片置37° C
0.025g/L 胰蛋白酶溶液中 8~12 min;②取出标本片立即浸入 Giemsa 染液中
8~12 min;③自来水冲洗,空气干燥;④一般计数 30 个分裂相,分析 3 个核型,
如有异常,增加计数分析,显微摄影。

3.2 C式分带技术

所用试剂包括:①50 g/L Ba(OH)2 溶液:称取 Ba(OH)25g 加蒸馏水 100 ml,
溶解过滤后备用;②2XSSC 溶液:称取 NaCl17.54 g、枸橼酸钠 8.82 g,加蒸馏
水至 1 000ml,配制后 3~4 d 方可使用;③0.2 mol/L HCl;④Giemsa 染液。

具体操作步骤为:①80° C 烤箱中烤片 2h,自行冷却后的标本片置 0.2
mol/L HCl 溶液中 15~30 min;②水洗后将标本片浸入预温到 55~65° C 的 50
g/LBa(OH)₂溶液中 5~15 min;③水洗后将标本片浸入 60~65° C 2XSSC 溶液
中 1~1.5 h;④水洗后用 Giemsa 染液染色 20~30 min;⑤水洗后空气干燥;⑥
显微镜下观察,显微摄影。

第二节 特异性基因的检测

目前,与男科学相关的特异性基因的检测主要为无精子因子(AZF)基因和
Y 染色体的性别决定区域(SRY)基因的检测。AZF 为含有多个基因的大家族,
它们分别分布在 AZFaAZFb、AZFc 区域中。欧洲生殖学会推荐下列 12 个 STS
位点作为欧洲 Y 染色体微缺失的诊断标准:在 AZFa 区域中选择 SY84、SY86,
在 AZFb 区域中选择 SY127、SY134、SY124、SY132,在 AZFc 区域选择 SY152、
SY157、SY239、SY242、SY254、SY255。同时加入 SRY 引物和 ZFX/ZFY 引物,
作为试验的内对照。国内有些实验室已开展这些基因的检测。

特异性基因的检测常用 PCR 技术,也可用荧光原位杂交(FISH)技术,这
样的技术操作常需要特殊的专业技术人员,并带有研究性质,所用材料可由相
应生物试剂公司提供。

临床意义:AZF 检测的适应证包括:非梗阻性无精子症、严重少精子症、

男性不育伴隐睾、男性不育选择单精子卵胞质内注射等。SRY 基因检测的适应证包括:性分化异常、XY 单纯性腺发育不全、性别鉴定等。

第三节 受精前与种植前遗传学诊断

受精前与种植前遗传学诊断(PGD)是对配子和体外受精的胚胎取部分细胞进行遗传诊断的过程。即通过对染色体检查、基因检测筛选出染色体不平衡的配子或携带致病基因的配子;或在种植前对受精的胚胎进行遗传检查,淘汰染色体不平衡或携带致病基因的胚胎,以防止不健康或有遗传缺陷的婴儿出生。

进行 PGD 的指征:①不孕夫妇中女方年龄较大,如>35 岁,也有人认为>39 岁;②不孕夫妇为 X-伴性遗传病或 Y-伴性遗传病的携带者,在没有条件对某致病基因进行诊断时,可对受精的胚胎进行性别诊断;③不育夫妇中一方或双方明确为单基因疾病者或携带者;④胚胎分裂过快,胚胎质量差,反复体外受精(IVF)失败者;⑤习惯性流产夫妇及一方或双方有染色体数目或结构的异常,如倒位、异位、嵌合体等;⑥染色体微缺失综合征,如 X 染色体微缺失所致的 Duchenne 肌营养不良,Y 染色体微缺失导致的无精子症等。

PGD 的检测方法:首先根据所取组织不同,用内径为 5~40 μm 的活检针进行穿刺,可取极体或卵裂球细胞进行检测。极体可在取卵当天获得,或在第 2 天取第一、二极体,主要了解卵的遗传学问题;2~10 细胞或更多细胞的胚胎的卵裂球细胞可在取卵第二.三天获得。获得的细胞可进行聚合酶联反应(PCR)、荧光原位杂交(FISH)、primedinsitu(PRINS)标记等。

单细胞 PCR 常用于 X、Y 染色体特异序列的扩增,进行性别检查,也可用于某些单基因遗传病的特异性基因扩增,如 CF 时△F508 缺失、△2814 缺失;脊髓性肌肉萎缩时的外显子 7 缺失;珠蛋白生成障碍(β 地中海贫血)的内含子突变等。

FISH 时,将极体或卵裂球细胞固定,购置针对某条染色体异常的探针试剂盒,选择其着丝粒探针(检测数目异常)或涂染探针(检测结构异常)按照试剂盒的说明书进行操作。目前人类 22 条染色体及 X、Y 染色体的试剂盒均已有售。许多实验室还能自行制备针对某一患者的特异性探针。现多检测 X、Y、

1、5、7、8、11、13、16、18、21、22 等较常发生异常的染色体，FISH 的效率一般>80%。FISH 的优点是可用于间期细胞或中期分裂相，检测染色体数目及结构畸变，在较短的时间内可完成检测。以前杂交需 6 h，现在 2h 内可完成。而且，FISH 不受 DNA 污染，有很高的实验可靠性。但 FISH 也存在不足，如受荧光染料颜色的限制，一次最多只能杂交 7 种颜色的探针，不能在一个细胞一次诊断所有的染色体异常。另外，固定的细胞有一定的丢失率。

PRINS 标记对所要鉴别的染色体先行特异性低聚合核苷酸引物的原位退火，再用已标记的核苷酸在 Taq DNA 聚合酶的作用下延伸，此法标记效率达 98%~100%。主要用于检测染色体的数目及结构畸变。此法的优点在于省时，一次单个 PRINS 仅需不到 10 min，而测 3 条染色体不到 2.5h，对于 D、G 组染色体，此法的特异性更强，且每条特异染色体的标记速度是独立的，没有互相干扰。

（ 刘诗雅 徐晨晨 牛鑫）

第九章 性传播疾病的检测

WHO 规定,凡是可以通过性接触而传播的疾病统称为性传播疾病(STD)。在男科实验室与此相关的检测项目主要包括淋病的检测、支原体和衣原体感染的检测、梅毒、艾滋病、生殖器疱疹、生殖器疣等的检测。滴虫、念珠菌等的检测通常在医院临床检验室进行,故这里不作介绍。

第一节 淋病的检测

淋病是 STD 中最常见的疾病,是由淋病双球菌感染所引起的泌尿生殖系统的急性或慢性化脓性炎性疾病。男科实验室诊断淋病主要是通过尿道口脓性分泌物涂片直接镜检,所用方法为革兰染色法,染液已有售,按说明书操作即可。淋病双球菌为革兰阴性,呈肾形或成双排列。淋病的确诊仍需培养,目前有市售的选择性培养基用于淋病双球菌的培养,一般在 37°C、5%～10%CO$_2$ 环境中培养 18～24 h,根据菌落特性和生化反应结果即可予鉴定某些实验室开展了多聚酶链反应(PCR)技术检测淋病双球菌,其敏感性很高,但易出现假阳性,因此操作过程中要严格预防污染,且需设立阴、阳性对照。淋病双球菌的培养鉴定:怀疑有淋病双球菌感染者,分泌物或尿道拭子可接种巧克力琼脂平板,经培养后,若有淋病双球菌感染,淋病双球菌的菌落通常为 0.5～1mm 光滑、灰白色、透明的小菌落,革兰染色为阴性双球菌,氧化酶阳性,触酶阳性,巧克力或血琼脂平板 22°C 不生长,营养琼脂 35°C 不生长,葡萄糖发酵试验阳性,麦芽糖、乳糖、蔗糖、果糖发酵试验均为阴性,硝酸盐还原试验阴性,DNA酶试验阴性。淋病双球菌感染者可用 K-B 纸片法进行药敏试验,从而选择敏感的抗生素治疗。

第二节 支原体感染的检测

生殖道较常见的感染支原体为解脲支原体和人型支原体。男科实验室检测支原体感染通常用培养法。由于解脲支原体和人型支原体分解代谢的物质及最适生长的 pH 有异,两者可用各自特异的培养基培养鉴定。一般来说,分离解脲支原体的培养基 pH 为 6.0,而分离人型支原体的培养基 pH 为 7.0。目前已有市售的解脲支原体和人型支原体培养基出售用于支原体培养的标本可以是尿道拭子、精液或前列腺按摩液,留取这些标本时均需遵循严格的无菌操作,严格消毒外阴后,用无菌容器留取标本送检。支原体分离鉴定的程序一般为:待检标本接种特定培养基后,35°C 培养 3d,每天观察 2~3 次。培养基颜色一旦出现由黄变红的趋势(pH 上升)且肉眼观察培养基外观澄清,立即转种至另一液体培养基和固体培养基。这是由于培养基过碱,支原体会迅速死亡。而且,在转种前最好用 0.45 m 的微孔滤膜过滤,以除去细菌,因为很多细菌也可分解尿素或精氨酸。固体培养基置 5%CO_2、95%N_2,或微需氧环境中培养,每天用低倍镜观察菌落生长情况。如果养基变红,镜下可见解脲支原体生长为直径 20--50 pm、呈桑葚样的菌格,此可对菌落进行染色鉴定。解脲支原体用 $MnCl_2$- Urea 试剂鉴定,此试剂由 1.0 尿素和 0,8g Mn,加 100 ml 蒸水配制,过滤除菌后每管分装 3 m,贮于-20°C,试验时,将 2-3ml 染色试剂流过长菌平板,5 min 后显微镜观察,染成深棕色菌落者为解脲支原体。人支原体用 Diene 染色鉴定,此试剂由 2.5 g 亚甲蓝、1.25 g 天青 II、10.0 g 麦芽糖 0.25Na_2CO_2,加蒸馏水 100 ml 配制,用时作 1:3 稀释。试验时,用 1 ml Diene 染液冲洗平板,即刻用蒸馏水冲洗平板表面,去除染液,用 95%酒精脱色 2 次,每次 1min,用蒸留水冲洗平板表面后自然干燥,镜下观察"荷包蛋"样菌落,中央被染成深蓝色,周围被染成浅蓝色。解脲支原体不被染色,但其他支原体均可被染色,若是从生殖道中分离的典型菌落且被染色,可判断为人型支原体。

临床意义:支原体培养阳性主要见于非淋菌性尿道炎。非淋菌性尿道炎的潜伏期 1~3 周,最典型的临床表现为尿道内痒,伴有尿急和排尿不畅或排尿不净感,轻微尿痛,偶尔见有黏液丝随尿而出,少数患者有稀薄的脓性分泌物,女性患者会阴部有异臭味。

第三节 衣原体感染的检测

衣原体是介于病毒和立克次体之间的、能通过滤菌器、具有在专门细胞内寄生与独特较长生活周期的原核细胞型生物。包括 3 个种:沙眼衣原体、肺炎衣原体和鹦鹉热衣原体。与人类泌尿生殖道感染密切相关的衣原体是沙眼衣原体。根据其不同的主要外膜蛋白抗原(MOMP)可分 18 个血清型。

沙眼衣原体包括两种基本结构,即原体和始体。原体为细小圆形颗粒,直径约为 300 nm,普通光学显微镜下勉强可见,电镜下原体中央有致密的类核结构。原体在细胞外较为稳定,且有高度的传染性。吉姆萨染色为红色。始体为较大的圆形颗粒, 直径为 800~1200nm,电镜下始体中央无致密的类核结构,而是呈纤细的网状,外周围绕着一层致密的颗粒样物质,并有两层囊膜包裹。始体无传染性,是衣原体在宿主细胞内生活周期的繁殖体。吉姆萨染色为深蓝或暗紫色。

沙眼衣原体感染时通常无明显症状。鉴于此,正确检测沙眼衣原体的方法显得极为重要。已报道的检测沙眼衣原体的方法有:刮片检查、细胞培养、血清学检查、直接免疫荧光法以及聚合酶链反应(PCR)技术等。刮片检查受取材影响较大,阳性率较低;细胞培养操作费时繁杂,易受样本质量等因素影响;荧光抗体染色法鉴定衣原体颗粒,在一些国家已成为常规检验,但由于需要荧光显微镜,使其在我国临床实验室开展受到限制。目前,在我国男科实验室开展的检测沙眼衣原体的方法主要为金标法和 PCR 方法,两者均已有市售的试剂盒。金标法检测抗沙眼衣原体抗体,可能与其他病原体有交叉反应,易出现假阳性;PCR 方法比较敏感,假阳性相对较低。

1 荧光抗体染色法

荧光抗体染色法,即将抗沙眼衣原体抗体用荧光标记后以鉴定衣原体颗粒。与细胞培养法相比,该法的特异性和敏感性均在 95%以上所用试剂包括:抗衣原体荧光抗体;Tween- 80;缓冲液贮存液;性缓冲甘油(作封片剂和镜油)。洗涤用缓冲液以缓冲液贮存液配制,即 2 ml 缓冲液贮存液、8.5 g NaCl,0.5 mlTween-80,加蒸馏水至 1000 ml。

具体操作步骤:①标本的采集:先用消毒棉签将尿道或宫颈口分泌物擦干净,再换一支棉签并将其深入尿道或宫颈内约 2~4 cm,转动 360° 停留片刻后取出,立即将采集的标本涂在干净的载玻片上;②将载玻片用甲醇固定 10 min,在空气中充分挥发后,加抗衣原体荧光抗体,于湿盒中 37°C 孵育 30 min;③用洗涤用缓冲液冲洗玻片,甩干,滴加缓冲甘油加盖玻片封片,再加 1 滴缓冲甘油作为镜油于荧光显微镜下观察;④标本镜下查见亮绿色、具有典型大小、边界清晰的圆形颗粒,柱状细胞内可见亮绿色包涵体,可报告为"衣原体荧光抗体染色阳性"

2 金标法

金标法检测沙眼衣原体感染,可以检测沙眼衣原体抗原,也可以检测抗沙眼衣原体抗体。如果检测沙眼衣原体抗原,使用双抗体夹心法;如果检测抗沙眼衣原体抗体,则使用双抗原夹心法。以检测抗沙眼衣原体抗体为例简述其检测原理:将沙眼衣原体抗原包被在硝酸纤维素膜的检测线(T)上,将抗沙眼衣原体抗体包被在硝酸纤维素膜的对照线(C)上,用胶体金标记的沙眼衣原体抗原干燥后置于硝酸纤维素膜的下端。当待检样本加入加样孔后,由于层析的原理,样本开始沿纸条向前移动,当遇上干燥的金标抗原后,将其溶解,并带着金标抗原继续向前移动,至硝酸纤维素膜的检测线。如果样本中有抗沙眼衣原体抗体,包被在检测线上的沙眼衣原体抗原和金标抗原将与抗沙眼衣原体抗体形成紫红色的夹心免疫复合物;如果样本中没有抗体,则无法形成免疫复合物,也就不可能出现紫红色的反应线,此时,金标抗原和样本将继续向前移动,当到达对照线时,金标抗原可与对照线处的抗沙眼衣原体抗体形成免疫复合物,同样可呈现出紫红色的反应线。所以,对照线又称为质控线,它位于检测线远端,是保证金标结果准确可靠的依据。具体操作步骤:①取出反应板,在室温平衡 15 min;②将待检样本 1 滴或 2 滴(根据试剂盒说明书要求加样)加至加样孔中;③2~15 min 内观察结果:若只在对照线处出现一条红线为阴性结果;若在检测线和对照线处各出现一条红线,为阳性结果;若未出现任何红线,表示试验失败,则另取反应板重新检测。

3 PCR 法

具体操作步骤为:①样本的处理:以棉拭子从尿道取得分泌物或上皮细胞后,将棉拭子置于 1ml PBS(内含 Na$_2$;HPO$_4$, 30 mmol/L,NaH$_2$,PO$_4$, 35 mmol/L、NaCl 0. 15 mol/L)中,稍稍震荡后,将棉拭子在试管内挤干后弃之,试管内洗涤液于 4 000~5 000 r/min 离心 5 min,弃去上清液,加入 50μl 消化缓冲液(含 100 μg/ml 蛋白酶 K、50 mmol/L Tris-HClmmol/L EDTA-Na$_2$0.5% Tween- 20),55°C 保温 3h 或 37°C 过夜,取出离心后置 95°10min 灭活蛋白酶K 离心,取上清液 2-4μl 直接用于 PCR 检测;②引物的选择:设计人工合成与目的基因片段两端互补的引物是 PCR 技术的关键,引物对决定了 PCR 扩增片以的长度和位置以及扩增的特异性。目前已经测序且已用于选择物的衣原体 DNA 有, NA 据因、7.5h 原的技半楼外蛋自(MOMP)基因。其中 16 s RNA

基因高度保守,沙眼衣原体与鹦鹉热衣原体之间的同源性约 95%,适于构建衣原体属特异性引物;7.5kb 质粒是 18 型沙眼衣原体公司的内源性质粒,其开放间读框(ORF)1 和 3 用于构建沙眼衣原体种待异性引物;MOMP 基因序列分为 5 个保守区和 4 个可变区,并已作限制性酶切图谱分析、若选择的引物对之间序列包括适当的限制性酶切位点,可广泛应用于衣原体种、型的鉴定,③ PCR 扩增:可在 0.2ml 的 Eppendorf 管中进行,50μl 反应液中含 5μl10x 缓冲液 [含 100 mmol/L Tris-HCl pH8.3 、500 mmol/L. KCL、15 mmol/L. $MgCl_2$、0.01%(白)明胶]dNTPs 各 200 μmol/L、人工合成引物对各 1.0μmol/L、模板 DNA 2-4μ. 混匀后于 94°C 保温 10 min. 以灭活可能影响 PCR 的杂酶,再加入 ThqDNA 聚合酶 1.5U,每一 PCR 循环包括目的 DNA 片段的变性、引物与单链 DNA 片段的杂交退火和引物延伸 3 个步票,各个步骤的温度和时间随引物的(G+C)%和待扩增目的基因长度等因素而有所不同、一般在 PCR 仪上扩增 30-40 个循环。④扩增产物的检测:PCR 扩增产物可进行 2%琼脂糖电泳,溴乙锭染色确定,阳性标本在紫外灯下可见清晰的 DNA 扩增条带。

PCR 技术检测沙眼衣原体具有高度敏感性和特异性,尤其适用于衣原体感染的早期诊断及无症状携带者的检查。但须注意的是,每次检测需同时带有阴性和阳性对照,且须严格按照 PCR 实验室的规范要求进行操作,防止污染

4 临床意义

沙眼衣原体检测阳性主要见于沙眼、非淋菌性尿道炎(衣原体性尿道炎)、衣原体性宫颈炎,衣原体性眼结膜炎、性病淋巴肉芽肿等。也可见于输卵管炎、子宫内膜炎、盆腔炎、附件炎、直肠炎,新生儿肺交、中耳炎等。且与不育症关系密切。由于检测方法存在一定假阳性,临床医生应结合临床表现正确分析检测结果,必要时复查。

第四节 人类免疫缺陷病毒抗体的检测

人类免疫缺陷病毒(HIV)可以引起获得性免疫缺陷综合征,又称艾滋病(AIDS),HIV 有 HIV-1 和 HIV-2 两型,实验室检测 HIV 感染分为筛选试验和确认试验,而且,实验室的建立必须经有关单位批准,实验人员需经培训合格持上岗合格证后才能开展工作。HIVH 的检测方法包括检测血清中 HIV 抗体、HIV 抗原和 HIV 核酸,由于 HIV 感染后常难以清除,因此, 检测出抗体即提

示体内存在病毒，所以实验室最常用的检测方法为检测抗体。初筛试验检测的是总抗体，有 ELISA，明胶颗粒凝集试验、免疫荧光法、免疫渗透法，ELISA 最为常用；确认试验检测的是对应病毒组分抗原的抗休，有免疫印迹法 (Wtblot) 和放射免疫沉淀试验，以免疫印迹最为常见。

1　ELISA 法

该法以 HIV 病毒的基因工程或人工合成多肽抗原包被反应板，常用的多肽抗原包括 HIV-1 的 gp41、gp24 和 HV-2 的 gp36。当待测血清中在抗 HIV 抗体时，其可与反应板上的包被抗原结合，再加入酶标记的抗人 IgG 抗体孵育一段时间、其可与已结合至酶标反应板上的抗 HIV 抗体结合、如入底物，在酶的催化作用下即可显色。具体操作方法克参照各种试制盒的说明书。苦出现阳性孔、必须采用两种不同厂家的试制盒复测。若复测阳性，需将样本和重新采集的样本送国家卫生部门批准的确认实验室，用更灵敏的方法加以确认。 ELISA 法检测抗 HIV 抗体有较高的灵敏度，只有约 1%的假阳性。

2 免疫印迹试验

免疫印迹法又称蛋白印迹法，即将 HIV 蛋白抗原裂解，通过 SDS-PAGE 电泳将其分离，然后转印至硝酸纤维素膜上。将硝酸纤维素膜与待测血清充分接触，若待测血清中有相应 HIV 蛋白抗原的抗体存在，就会与其结合，再加上酶标抗人 IgG，经底物显色，就会在硝酸纤维素膜上相应的位置上出现条带。根据 WHO 推荐的标准，性：至少有一条 env 带，另外有一条 pol 带或一条 gag 带加一条 pol 带；或者出现两条 env 带。阴性：无任何条带可疑：无 env 带，只有 gag 带和/(或)pol 带。对于可疑的患者至少随访 6 个月。对可能是阳性的患者还要结合临床表现方能作出诊断。

3　临床意义

抗 HIV 抗体 ELISA 法阳性，提示可能患有获得性免疫缺陷综合征(艾滋病)。HIV 感染时，可造成人体大量 T 淋巴细胞(CD4)被破坏，引起人体免疫功能障碍，导致各种机会性感染和发生某些罕见的肿瘤，HIV 抗体阳性患者的血清必须用免疫印迹法来确证，同时应检测 CD4/CD8 比值，以了解免疫功能状况。

需要注意的是，抗 HIV 抗体阴性不能排除 HIV 的早期感染，因为血清抗体出现较迟般在 HIV 感染后 22～27 d 才会被检出，故建议在 2～4 周后复查。

抗 HIV 抗体免疫印迹法阳性,提示患者感染了人类免疫缺陷病毒,并将终身携带人类免疫缺陷病毒,5 年内有 10%~30%的阳性者将成为艾滋病患者,90%的人将出现不同程度的免疫缺陷,而且,其作为传染源,可随时将人类免疫缺陷病毒传染给他人。

第五节 梅毒的检测

梅毒是由苍白螺旋体(又称梅毒螺旋体)感染引起的性传播疾病。梅毒螺旋体体长 6~20 μm,宽 0.09~0.18 μm,有规则密螺旋,人工培养很难成功。目前,用于梅毒检测的试验有:皮肤黏膜组织的显微镜检查、非梅毒螺旋体血清试验以及特异性梅毒螺旋体血清试验

1 显微镜检查

包括暗视野显微镜法和荧光显微镜法。对于一期和二期梅毒可采取病灶分泌物、淋巴结穿刺物或活检组织,三期梅毒可取活检组织作检查。采集标本时要戴手套。如在硬性下疳皮肤黏膜损害处取材需先用浸过生理盐水的棉花球轻轻擦去覆盖的痂皮,然后用盖玻片沾取渗出液。若由淋巴结取材,则先用针头穿入淋巴结,注入少量无菌生理盐水,再吸取少量淋巴液。用于暗视野显微镜法检查的标本,取样后应尽快检测,因为梅毒螺旋体对氧、热,非性理性pH 和干燥很敏感,易失去活力。

暗视野显微镜法:先在高倍镜下寻找合适的视野,然后转用油镜观察。梅毒螺旋体的能是小而纤细,有紧密规则的螺旋和特征性的螺旋状运动,一期梅毒在血清学反应未出现时即可用此法检出螺旋体、需要注意的是,暗视野显微镜法检查 阴性并不能排除梅毒,因为有时梅毒螺旋体太少而不易检出。

荧光显微镜法:即利用特异性的抗梅毒螺旋体抗体标记荧光后,在荧光显微镜下直接检测梅毒螺旋体。一般将待检标本自然干燥后用丙酮固定 10 min或用甲醇固定 10s,亦可轻柔地热固定,然后加上荧光标记的抗梅毒螺旋体抗体作用后用荧光显微镜检测螺旋体。

2 非特异性梅毒螺旋体试验

这类试验主要用于梅毒螺旋体感染的初步筛查,包括性病研究实验室试验(VDRL),不加热血清反应素试验(USR),快速血浆反应素环状卡片试验(RPR)

以及甲苯胺红不加热血清试验(TRUST),其中USR和RPR临床实验室较为常用。这类试验的抗原通常为牛心中提取的心磷脂、胆固醇和纯化后的卵磷脂,所以也称为类脂质抗原试验。梅毒螺旋体可使被破坏的组织细胞释放类脂样物质,螺旋体自身释放亦产生类脂和脂蛋白,这些物质刺激机体产生的抗体可以与从牛心中提取的心磷脂发生抗原抗体反应。由于非梅毒螺旋体感染的各种急性或慢性组织损伤也可产生类似的抗体,所以这种反应是非特异性的,只能作为梅毒螺旋体感染的筛选试验,阳性者仍须做确认试验。

VDRL:所用抗原试剂中含有心磷脂、卵磷脂和胆固醇,心磷脂可与待检标本中的抗梅毒螺旋体抗体反应,卵磷脂可加强心磷脂的抗原性,胆固醇可增强对抗原的敏感性。实验过程中加入待检标本时,溶于无水乙醇(抗原试剂溶剂)中的胆固醇可析出形成载体,心磷脂和卵磷脂在水中形成胶体溶液包裹在胆固醇载体周围,形成胶体微粒,这种微粒在抗梅毒螺旋体抗体作用下,通过摇动、碰撞。相互粘附形成较大的颗粒,可通过肉眼或显微镜观察到。

VDRL试验包括玻片定性试验和玻片半定量试验,玻片定性试验的具体操作为:待检血清于56°C水浴灭活 30 min,吸取0.05 ml血清加在玻片圆圈中;用 1m 注射器装上针头滴加抗原试剂 1 滴于血清中;摇动玻片 3~5 min 后观察结果,若肉眼可观察到大的或中等的聚合在一起的块状物,报告为阳性;若肉眼可观察到小块状物,液体混浊,而显微镜下可观察到明显块状物的形状,报告为弱阳性;若显微镜下观察到颗粒分布不均匀,或呈细小粗糙颗粒,报告为可疑;若显微镜下颗粒细小,分布均匀,报告为阴性。对于半定量试验,只需将56°C水浴灭活 30 min 的待检血清用生理盐水在小试管中作6个稀释度,即原血清、1:2、1:4、1:8,1:16、1:32,每个稀释度血清取 0.05 ml 加在玻片圆圈中,其余操作同玻片定性试验即可。

USR:本试验中的抗原试剂为,脂质抗原悬于 0.1mol/L EDTA,40%氯化胆碱和磷酸盐柳硫汞中的溶液。其中的 EDTA 可保护抗原半年内不变性,氯化胆碱可化学灭活补体,因此,USR 与 VDRL 相比,待检血清不必加热灭活,操作更加简单。

USR 的具体操作步骤为:吸取待检血清 0.05 ml 加于玻片上的圆圈中;1 ml注射器装上专用针头,滴加抗原试剂 1 滴于血清中;播动玻片3~ 5 min 后观察结果,结果判断和报告方式与 VDRL 相同。

RPR:反应原理与 USR 相同,但抗原被吸附于碳粒上,凝集时易于观察。具体操作步骤同 USR,但玻片摇动时间一般需要 5～8 min。

TRUST:即在 VDRL 试验中的抗原试剂中加入了甲苯胺红溶液,若待检血清中含有抗梅毒螺旋体抗体,可形成粉红色凝集块,结果更易于判断。具体操作同 RPR。

3 特异性梅毒螺旋体试验

这一类试验中使用的抗原是梅毒螺旋体抗原,被测抗体针对螺旋体细胞成分。因此、这类试验是梅毒检测的确认试验。主要包括荧光螺旋体抗体吸收试验(FPA 一 ABS)和梅毒螺璇定体血球凝集试验(TPHA)。FTA-ABS 的具体操作为:待检血济用吸附液 1:5 稀释以除去非特异性反应物后,加在已固定了梅毒螺旋体抗原的破片上:侍反应后、代反应后加 FITC 标记的抗人免疫球蛋白抗体;反应后用荧光显微镜观察。20 世纪 90 年代后又有人建立了 FTA-ABS 双染色试验、用四甲基罗丹明异硫氰酸盐标记抗人 lg G,复染用 FITC 标记的梅毒螺旋抗体,以保证阴性反应是血清中缺乏特异性抗体、以防梅毒螺旋体抗原从玻片上脱落儿造成假阴性。

TPHA 的反应原理为:用超声粉碎的梅毒螺旋体抗原致敏醛化羊红细胞、待检标本中存在的抗梅毒螺旋体抗体即可与致敏的红细胞形成肉眼可见的凝集、同时用未致敏的醛化红细胞作为阴性对照。

具体操作步骤为:取微孔板 1 块,加释液、第 1 孔 1 滴(约 25 μl)第二空 4 滴,第 3 第 4 孔各 1 滴、其中第 1、2 孔作为稀释待检血清用,第 3 孔为测试孔、第 4 孔为对照孔:加滴待检血清至第 1 孔,混匀后取 1 滴至第 2 孔,混后分别取 1 滴加第 3、第 4 孔,第 3、第 4 孔混匀后各弃去 1 滴;加 75μl 对照红细胞至第 4 孔 ,加盖静管好 45-60min 后,观察微孔板中红细胞凝集情况,凝集者为阳性,在微孔板底形成一层凝集,阴性者红细胞沉于孔底中央。

4 临床意义及注意事项

显微镜检查梅毒螺旋体阳性,提示患者感染梅毒螺旋体,患有梅毒。主要适用于一期或期梅毒早期,具有快速简便和可靠的诊断价值。梅毒是由梅毒螺旋体所致的慢住性传播疾病,主要经过性交、接吻、哺乳等方式传播。在自然情况下.梅毒只感染人类。

非特异性梅毒螺旋体试验阳性主要见于梅毒。也可见于结缔组织病(如系统性红斑狼疮、类风湿等)、感染性疾病(如风疹、麻疹、活动性肺结核等)等。这类试验可用于梅毒的常规试验和筛选试验,阳性可初步诊断梅毒,但由于其不是梅毒的特异性反应、须做确认诚验证实。

特异性梅毒螺旋体试验为诊断梅毒的确认试验,敏感性和特是性均较高、阳性可以确诊梅毒。

第六节 人乳头状瘤病毒感染的检测

人乳头状瘤病毒(human papilloma viruses, HPV)是一种嗜上皮性毒、目前已经确定的 HPV 型别有 100 种以上,30-40 种感染生殖道。根据 HPV 致癌的危险性、将 HPV 分成高危型和低危型两大类,高危型 HPV,如 HPV16、18、31、33、35、39、45、51、52、56、58、59、68 等,与宫颈癌及宫颈上皮内高度病变(CINII、CINIII)的发生相关,HPV 16 和 18 是宫颈癌中最多见的;常见的低危型 HPV,如 HPV6、11、42、43、44 等引起外生器湿疣、CINI 等良性病变,HPV 6、11 是生殖器湿的常见类型,另外、妊娠期 HPV 感染通过母整传播的方式导致婴儿感染,造成新生儿喉乳头瘤等疾病,其死亡率较高,故妊娠期 HPV 的感染状况不仅关系到育龄女性的健康,也涉及到新生儿的健康问题。

目前常用的 HPV 检测方法包括:醋酸白试验、细胞学检查、免疫组化检测、荧光原位杂交法、聚合酶链反应法(PCR)、杂交捕获法等。

1 醋酸白试验

即用 3%~5%醋酸溶液涂于待检的皮损及其附近的皮肤、黏膜上,在 2~5min 可观察到 HPV 感染的病灶部位变白隆起,肛门病损可能需要 15 min 左右。如用 4~16 倍的放大镜观察则更为清楚。其原理是受 HPV 感染的细胞增生过多,细胞的角蛋白与醋酸凝固后可变白。该试验敏感性很高,但不特异,假阳性较常见,需引起重视。

2 细胞学检查

涂片行巴氏染色是最常用的方法。HPV 感染的特征性细胞学改变是可见由 HPV 引走的挖空细胞,表现为细胞核异型、深染,围以清晰的晕,细胞不规则,角化不良或角化不全,此方法简单易行,经济实用,但其敏感性低.假阴性率高。

3 免疫组化检测

取少量病变组织制成涂片,用特异抗人乳头状瘤病毒的抗体染色。常用抗过氧化物酶法(即 PAP)。PAP 有较好的特异性,还能显示出病毒感染的部位,操作简单,有一定的诊断价值,但是检测率低,敏感性不高,且不能分型。另外,可用抗 p16 抗体进行免疫组化染色,p16 的过度表达提示高危型 HPV 致病活跃,p16 免疫染色检测可作为宫颈癌普查中检测宫颈上皮细胞是否感染高危型 HPV 的可靠、简单的方法。

4 HPV 核酸的检测

包括 HPV DNA 和 HPV mRNA 检测,该类方法目前在临床应用最多,且发展迅速。临床上常用 PCR 技术(包括实时荧光定量 PCR 技术)来检测 HPV DNA。样本通常是待检皮损或宫颈部的上皮组织。

4.1 PCR 类检测方法

聚合酶链反应(PCR)方法是常用的 HPV DNA 检测方法,具有很高的灵敏度. 只要标本中病毒基因有 $10\sim100$ 拷贝/μl 即可检出,包括特异性亚型检测和广谱检测多种亚型。前者是通过计算机辅助设计 HPV 各亚型引物,特异地扩增相应的亚型. 目前临床检测较多的是与宫颈癌关系比较密切的 HPV 16、HPV 18 和 HPV 33 亚型,以及引起尖锐湿疣的 HPV6 和 HPV 11 亚型;后者是使用 HPV 病毒高度保守序列作为 HPV 各型别的通用引物,如 MY09-MY11、GP5/GP6、L1C1/L1C2 等,均可用于广谱 HPV 的检测。

4.2 杂交捕获法

杂交捕获法的检测原理为:利用对抗体捕获信号的放大和化学发光信号来检测 HPVDNA。杂交捕获法最早是采用放射性检测,目前已被非放射性检测替代。非放射性检测包括第一代杂交捕获试验(HC-I)和第二代杂交捕获试验(HC-II)。HC-I 采用试管法,可检测 9 种高危型 HPV(HPV16、18、31、33、35、45、51、52、56 型)和 5 种低危型 HPV(HPV6、11、42、43 和 44 型) 其灵敏度类似于巴氏涂片;HC-III 是美国 Digene 公司发展的目前美国 FDA 唯一批准的可在临床使用的一种检测 HPV DNA 技术,采用 96 孔平板法和非放射性 RNA 作为探针,可检测 13 种高危型 HPV(HPV16、18、31、33、35、39、45、51、52、56、58、59、68 型)和 5 种低危型 HPV(HPV6、11、42、43、44 型),目前已有试剂盒应用于临床,对于检测 CINII、III 和浸润癌中的 HPV,其敏感性为 66%～100%, 特异性为 61%～96%。

5 临床意义

HPV 感染主要引起生殖器湿疣和子宫颈癌。生殖器湿疣是由 HPV 所致的生殖器皮肤或黏膜的增生性病变, 主要经性交接触, 通过黏膜和破损的皮肤传播;其次是母婴传播, 即从已感染的产道传染给婴幼儿;再次是少数可通过内裤、浴盆、浴巾等间接传播。潜伏期 1～6 个月。生殖器湿疣通常表现为柔软、潮湿, 呈粉红或灰色细小息肉, 长大后可成为有蒂的肉赘, 常成簇分布, 表面与花椰菜相似, 常发生于温暖潮湿的包皮下区、冠状沟、尿道口内和阴茎体上。HPV 可反复感染, 亦可不同亚型同时感染。高危型 HPV 的持续感染是致子宫颈癌的主要风险因素。

第七节　单纯疱疹病毒感染的检测

单纯疱疹病毒(HSV)是最早发现的人类疱疹病毒, 也是所有人类病毒性疾病中最常见的病毒。HSV 为双股 DNA 病毒, 可分为 HSV-1 和 HSV-2 两种血清型。HSV-1 主要感染腰部以上、生殖器以外的皮肤、黏膜、器官和神经系统, 可以通过呼吸道、皮肤和黏膜密切接触传播, 引起口唇疱疹、咽炎、湿疹样疱疹、疱疹性角膜炎及散发性脑膜炎等;HSV-2 主要感染生殖器和腰部以下皮肤, 经生殖器黏膜以及破损皮肤侵入人体, 可以引起生殖器疱疹、新生儿疱疹等, 并认为与宫颈癌的发生有关, 还可显著增加人类免疫缺陷病毒 HIV 的获得和传播率。目前国内外检测单纯疱疹病毒的方法大致可归纳为 4 类:直接检查单纯疱疹病毒;病毒分离培养及鉴定;免疫学检测;基因检测。

1 直接检查单纯疱疹病毒

常采用疱疹液、皮肤黏膜病灶刮取物、活检组织在免疫电镜下特异性地检查感染细胞和组织标本, 可发现细胞内有不成熟的病毒颗粒。也可将标本涂片用 Giemsa 染色, 于光学显微镜下检查多核巨细胞和细胞内嗜酸性包涵体。该法受取样部位和病变时机的影响, 敏感性和特异性不高, 不适于临床大规模检测之用。

2 病毒分离培养及鉴定

HSV-1 和 HSV-2 都能产生典型的细胞病变作用(CPE)。如镜检发现细胞肿胀、变圆、有巨细胞或融合细胞出现等典型的细胞病变和细胞核内包涵体说明病毒存在。病毒培养是实验室诊断 HSV 感染较为敏感的方法，但该法存在操作较复杂、条件要求高、标本易于污染等问题，一般较少用于临床常规检查。

3 免疫学检测

为自前临宋上检测 HSV 的主要方法、包括电疫印迹法，免疫荧光法、免疫吸附法(ELISA)、免疫斑点法(ISD)等多种方法，其中以 ELISA 法最为常用。

ELISA 是一种将抗体的特异性和酶的生物学放大作用有机结合在一起的特异而敏感的免疫学检测方法、酶可以直接标记在抗体上、也可以利用与抗酶抗体形成免疫复合物(peroxidase-anti-peroxtidase,PAP)，根具抗原抗体结合的特异性.用已知的抗原检测出特异性抗体、目前 HSV 特异性抗体的检测、主要有 IgG、IgM 和 IgA 3 种。IgG 抗体：HSV-EG 水平表示自然免疫状况，在我国 HSV-IgG 阳性率可达 90%以上.因此检测意义不大：IgM 抗体：HSV-IgM 作为 HSV 感染指标具有一定的临床意义。HSV-IgM 出现在临床症状发作后第 3 天到 4 周，初次感染者 100%阳性、再次感染者 48%阳性，血清特异 IgM 抗体出现或效价升高被认为是病毒早期感染和潜伏病毒激活的标志之一。疱疹病毒感染有潜伏感染和活动性感染两种形式，潜伏感染时病毒以相对非活性状态存在于细胞内、宿主细胞常常包含多个拷贝的病毒 DNA，大部分保持游离形式，部分能与宿主细胞基因组整合、在某些因索作用下病毒可由潜伏状态转变为活动状态。IgA 抗体：HSV-IgA 是一种与局部免疫有关的抗体，可作为局部感染的间接诊断指标。

需要注意的是，单独一次一份标本的抗体阳性滴度一般不能确定是否为理症感染，观察

抗体的动态变化(急性期与恢复期)、诊断价值较高。在一些初次感染的患者中，可检出低水平 HSV-IgM 抗体.维持时间可长达一年。

4 基因检测

包括核酸分于杂交技术、聚合酶链式反应技术等、尤以后者在临床上常用、目前已有用于 HSV-DNA 检测的实时荧光定量 PCR 试剂盒供应。

PCR 检测技术即选择 HSV 病毒某段特定基因序列(一般多为保守序列)设计引物，由于引物与病毒该段基因存在着特异的互补性.当加入 DNA 聚合酶后.就会在引物的引导下合成该片段，序列片段通过人为条件扩增放大后，就可以

通过电泳或荧光标记探针检测出扩增产物的存在、从而证实 HSV 感染。

PCR 技术的灵敏度较高,但易产生污染而导致假阳性、因此、每次检测过程中需同时用时带有阴性、弱阳性和阳性对照。

5 临床意义

人类是 HSV 的唯一天然宿主。HSV 感染潜伏期为 2~20d。发病初期疼痛程度不一, 可见成簇的小疱疹, 糜烂后形成表浅的带有红晕的环形溃疡、且可相互融合、数日后溃疡结痂、一般约 10d 愈合. 有时留有瘢痕、但无症状的亚临床型感染者较为堂见、病变可发生于包皮、冠状沟、角头和阴器体部、男同性恋者也可发生于肛门或直肠、生殖器疱疹可并发细菌性脑膜炎、横断性脊混炎、自主神经系统功能障碍或骶部严重神经痛。有症状者通常出现广泛的生殖器损害、伴腹股沟淋巴结肿大、尿痛和发热。变复发性生殖器疱疹通常症状较轻微,进行性病变可持续数周或更长、不能愈合者应检在是否有 HIV 感染。

（徐晨晨　牛鑫　刘诗雅）

第十章 男科实验室特殊检查项目

男科实验室的检测项目除了前面几章介绍的内容外,还有一些特殊检测项目。尽管这些项目目前临床上还没有作为常规项目开展,但将来有可能用于临床常规检测。而且,这些检测在研究精子功能的科研中也经常用到,现简述如下。

第一节 精液中细胞凋亡分析

细胞凋亡(apoptosis)一词最早由澳大利亚病理学家 John Kerr 于 1972 年提出,是近年来研究较多的细胞死亡方式,它是由基因控制的细胞自我消亡的过程,其最突出的特点是染色质的有控降解。精子发生是精原细胞经复杂的神经体液调节,不断增殖分化演变为成熟精子的过程,其调节机制非常复杂,近来对一系列动物模型的研究表明,凋亡在精子发生的生理、病理过程中充当了重要的角色,它可能是人体清除剩余或缺陷生精细胞的正常的生理机制,也可能是引起不育的病理环节,利用对生殖系细胞凋亡的毒理学控制有可能研究与开发新的男性避孕药物,同样也可从凋亡的角度研究现有避孕药物的作用机制。引起男性不育的理化因素很多,这些因素是否诱导凋亡,其攻击位置是哪一阶段的细胞等问题也将有待于进一步研究。检测男性生殖系统细胞的凋亡对于不育的临床诊疗及生殖系肿瘤的治疗与预后具有重要意义。

凋亡最初的检测手段主要是形态学上的鉴别,凋亡细胞具有特征性的核周染色质月牙形的固缩、胞质膜起泡、细胞器缩聚、凋亡小体形成等。为了区别凋亡与坏死,后来又逐渐在形态学的基础上辅之以检测细胞膜的通透性的变化,诸如放射性核素标记蛋白质、核酸的释放、乳酸脱氢酶(LDH)的释放、染料进入等方法;应用最多的方法是 DNA 琼脂糖凝胶电泳法,检测凋亡细胞断裂的寡或少核苷酸片段呈现的"梯"状结构。20 世纪 90 年代以来,流式细胞仪被应用于凋亡的检测,随着凋亡细胞的缩小,DNA 相应减少,荧光散射也相应下降,并出现一个亚 G1 峰,越来越多的研究采用该方法,并逐渐由定性向定量发展。

两种原位检测手段也得到广泛应用, 即 DNA 切口标记法和 DNA 切口末端标记法(TUNEL), 两者的建立都有赖于凋亡细胞中 DNA 裂解片段的出现, 前者是用 DNA 聚合酶, 而后者应用末端转移酶将生物合成的核苷酸序列连接到 DNA 链的断裂处, 标记的 DNA 通过免疫组化的方法转为可视。值得一提的是,DNA 链断裂也可能发生于坏死和自溶的过程中, 综合检测以避免假阳性是必要的。下面仅就常规瑞-吉染色和 TUNEL 法分析精液脱落生精细胞的凋亡做简要介绍。

1　瑞-吉染色

瑞-吉染色的原理和试剂配制参见第五章第四节"精子形态学分析"。

具体操作步骤:①精液细胞涂片的制备:检测对象用手淫法留取全份精液于清洁容器中,37°C 恒温水浴 30min, 待精液液化后,1000g 离心 5min 后弃去精浆, 沉淀用生理盐水洗染色:将固定的涂片用端-吉洗涤 3 次. 重悬沉淀. 涂片. 晾干:用 95%乙醇固定 10mn:②染色: 将固定的涂片用端-吉染液染色 30—60 s, 加等量磷酸盐缓冲液. 继续染色 10 min。③镜检计数凋亡的生精细胞依据以下标准判别:细胞核染色质固缩. 在核周聚集. 呈境界分明的新月形或块状小体, 胞膜皱褶或起泡(blebbing),出现界限分明的含或不含核物质的凋亡小体。依据"精液生精细胞检查"一节所描述的特征区分生精细胞。观察全片. 计数调亡的精母细胞(包括初级精母细胞与次级精母细胞)、精子细胞,并计算其占同类细胞的百分比。

20 例正常生育男性检测结果为:精母细胞凋亡率为(1.4±0.9)%:精子细胞凋亡丰(1.7±0.8)%。

2　TUNEL 法

检测原理:DNA 裂解为许多单或寡核苷酸片段是细胞凋亡的主要生化标志之一。这些离断的 DNA 序列可以通过末端核苷酸转移酶在其 3-OH 末端结合上标记有荧光素 dUTP, 然后通过荧光显微镜直接观察, 或用标记有辣根过氧化物酶的抗营养素抗体与其二次结合后和底物进行显色反应,用普通显微镜进行镜检。

目前. 市场上有广泛销售的试剂盒可得, 可根据说明书进行操作。

具体操作步骤:①检测对象用手淫法留取全份精液于清洁容器中,37° 恒温水浴 30min,待精液液化后，1000g 离心 5min 后弃去精浆,沉淀用生理盐大洗涤 3 次，涂片凉干;用 95%乙醇固定 10 min:②将固定的涂片用 3%H_2O_2, 甲醇溶液封闭 30 min③用 TritonX-100 通透细胞:④与 TUNEL 混合液孵育 60 min:⑤与过氧化物酶（POD）转换液孵育 30 min:⑥加联苯二胺（DAB）底物显色:⑦镜检计数细胞凋亡率:观察全片细胞呈棕黄色为凋亡细胞,计数凋亡的精母细胞（包括初级精母细胞与次级精母细细）及精子细胞计算其占同类细胞的百分比。

20 例正常生育男性检测结果为:精母细胞凋亡率为(4.3±1.8)%:精子细胞凋亡率为(4.3±2.6)%。

3 临床意义

引起细胞凋亡的原因很多,细胞生存与繁殖的必要信号的缺乏可引起细胞自杀, 如因子的缺乏等。环境因素如激素、温度、化学药物和放射线及肿瘤均可诱导生殖细胞凋亡。促性腺激素释放激素(GnRH)、卵泡刺激素(FSH)、黄体生成素(LH)、绒毛膜促性腺激素(hCG)和睾酮(T)均与睾丸生殖细胞凋亡有关。Shetty 等用抗 FSH 血清免疫中和鼠的 PSH, 检测不同阶段细胞凋亡特征性的 DNA 片段表明, 粗线期精母细胞对缺乏 FSH 最为敏感, 精原细胞和精子细胞也出现不同程度的细胞凋亡, 免疫中和 LH 则发现凋亡只出现于粗线期精母细胞和精子细胞, 而精原细胞不出现凋亡;Mikim 等利用 GnRH 拮抗剂处理成年雄性小鼠, 发现细线前期、粗线期的精母细胞和精子细胞出现凋亡特征的形态学改变。以上文献从不同的角度说明了凋亡在抑制精子发生的过程中充当了重要的角色。Kenth 等用二甲磺酸乙烷(ethane dimetane sulfonate, EDS)杀伤成年小鼠 Leydig 细胞使精浆睾酮和睾丸内睾酮下降到不可测的水平,发现生精细胞凋亡几乎涉及精子发生的各个阶段, 而对处理组进行 T 治疗后凋亡受到显著抑制, 说明 T 作为细胞的旁分泌产物, 对于精子发生具有重要的作用。

戈一峰等以生精细胞凋亡作为指标,探讨超生理剂量十一酸睾酮(TU)抑制精子发生的机制。正常生育男性肌肉注射 TU,应用瑞-吉染色和 TUNEL 法对其精液脱落细胞进行凋亡细胞动态检测。结果显示用药后精子密度和生精细胞数较用药前显著下降(P<0.01),精母细胞凋亡率和精子细胞凋亡率则显著上升(P<0.01)。表明 TU 具有显著的抑制精子发生效应, 其作用机制是通过抑

制促性腺激素而导致睾丸内 T 浓度降低,继之精子发生停滞,该过程可能是通过生精细胞凋亡完成的。

正常生精过程中即存在生精细胞的凋亡现象,并且与生精细胞的高增殖状态有关。正常睾丸的生精小管中存在生精细胞凋亡,其中凋亡的生精细胞以精母细胞为主,细线前期、偶线期、粗线期精母细胞均有凋亡,其次是精原细胞,很少发生在精子细胞,可能是因为精子细胞位于生精小管靠近管腔的部位不易受外环境的影响所致。Stephen 研究发现在精子发生和成熟过程中,进入减数分裂的精母细胞是恒定的,通过凋亡可以消除过量的精原细胞和分裂前期的精母细胞;另外,生精细胞在分裂增殖过程中,多种因素可导致其 DNA 发生损伤,受损的生精细胞若不能自行修复,最终将走向凋亡。因此正常的生精细胞凋亡具有重要生理意义,一方面清除过量或异常的生精细胞以维持精子正常数量和质量。生殖细胞调亡所维持的成熟精子数量的稳态,是睾丸发挥正常生理功能的必要条件。另一方面,睾丸生殖细胞凋亡也可能是分化成熟的关键所在。但凋亡过多则会导致少精子、无精子等病理现象。

睾丸生精细胞的凋亡同生精细胞的增殖分化一样,受人体多种基因的调控。与凋亡相关的基因包括凋亡激活基因和凋亡抑制基因。前者如 Fas 基因,后者如 Bcl-2 基因、p53 基因,而 c-myc 基因的表达,既可以引起细胞增殖,又可促进细胞凋亡,这种相互对立的作用取决于关键生长因子的存在与否。总之,睾丸生精细胞的凋亡是一个多基因调控过程,各基因间的相互作用决定了细胞的生存与死亡。

临床上,很多疾病会引起生精细胞凋亡,睾丸损伤及睾丸扭转可以造成生精细胞凋亡,造成死精子及畸形精子增多,最终导致生育力低下。精索静脉曲张可以引起睾丸生精细胞大量凋亡,各级生精细胞数目减少,这可能是精索静脉曲张引起睾丸功能障碍从而导致不育的根本机制。隐睾时睾丸处于高温环境引起生精细胞凋亡,隐睾侧的睾丸发生凋亡的生殖细胞主要是初级精母细胞。研究表明,一氧化氮(NO)在隐睾的睾丸组织中含量很高,而且一氧化氮合酶(NOS)升高与睾丸生殖细胞的凋亡呈正相关。沙眼衣原体(CT)和解脲支原体(UU)感染能诱导生精细胞凋亡。温海霞等报道,AsAb 阳性组大鼠精子凋亡率和丙二醛(MDA)含量显著增加,总抗氧化能力(TAC)、Na^+-K^+-ATP 酶和 Ca^{2+}-ATP 酶活性显著降低。赵红光等报道,大鼠患糖尿病 12 周后,G0/G1 期生精细胞显著增加,,S 期和 G2/M 期细胞减少,即发生了 G0/G1 期细胞阻滞,生精细胞凋亡率明显增加。

生精细胞凋亡现象在生育及不育男性均可见到,但发生细胞凋亡的比例有所不同。正常生育男性精液中的细胞凋亡比例仅为 0.1%,而不育男性精液中细胞凋亡比例明显增多,精索静脉曲张和感染者约为 10%,隐睾者约为 20%,精子成熟障碍者约为 25%,精原细胞癌者可达 50%。Lin 认为生精细胞过量凋亡是造成精子生成减少的原因之一。王亚轩等报道,特发性少精子症中增殖细胞核抗原(proliferative cell nuclear antigen, PCNA)增殖指数明显降低,而凋亡指数明显升高。

第二节 精浆肿瘤标志物的检测

肿瘤标志物是肿瘤细胞所表达、合成并释放的一些产物,可在血液中被检测出来。然而,在人精浆中的研究很有限。目前,被研究的人精浆中肿瘤标志物主要有如下几种。

1 前列腺特异性抗原(PSA)

PSA 是一种雄激素调节的丝氨酸蛋白酶,属于蛋白酶的组织激肽释放酶家族,主要由前列腺腺管上皮细胞产生,分泌进入精液,其主要生理作用是裂解精液凝固物质中的精液凝胶蛋白(semenogelin)I 和 II,在精液液化中起着重要作用。国内报道较多的液化因子主要有淀粉酶、糜蛋白酶、透明质酸酶、胰蛋白酶和溶菌酶等,但较少提到 PSA。最近的研究表明,PSA 可在 Tyr44、Thy45、Leu84、His85、Tyn36、Ser37 等位点将精囊蛋白(semenogelin)水解成多肽小片段,从而使凝固的精液迅速液化,精囊蛋白含量与 PSA 水平呈负相关。杨国宗等的研究表明,精液不液化组和液化不全组精浆 PSA 水平分别为 (0.559 ± 0.169) g/L 和 (0.820 ± 0.178) g/L,均显著低于正常对照组的 (1.26 ± 0.270) g/L(P<0.01),说明精浆中 PSA 水平与精液液化有密切关系。但也有不一致的报道,Dube 等研究表明,在高黏度精液患者中,精浆 PSA 的绝对值并未降低,提示 PSA 与这些患者的异常液化无关。

正常人群精液 PSA 水平为 0.5~2.0 g/L。Elzanaty 等调查 301 例瑞典普通年轻男子[年龄(18.2±0.4)岁]后发现,精浆 PSA 水平与精子活动率呈显著正相关,提示 PSA 可作为独立参数用于预测活动精子的百分率。PSA 含量不足或酶活性下降时,精囊蛋白降解不完全,未充分降解的产物可形成网状复合物,从而使精子的活动受阻。另外,PSA 还可通过与精子头部的 α_2 巨球蛋白受体/低密度脂蛋白受体(α_2-MR/LRP)连接,形成 α_2-MR-PSA 复合体,阻断 α_2 巨球蛋白的抑制活性,使精子发挥正常的活动能力。

研究亦显示,精液不液化组、液化不完全组精浆 ACP 含量明显低于液化正常组($P<0.01$),精浆 PSA 与 ACP 含量呈正相关($P<0.01$)。由于 ACP 和 PSA 含量降低可反映前列腺分泌功能的不足,提示精液液化不良可能与精囊腺功能关系不大,而前列腺在液化过程中起主要作用。综上所述,精液的凝固和液化是一个复杂过程,前列腺分泌的 PSA 作为液化的主要因子,其质和量的异常影响着精液液化和精子活动率,对男性正常生育具有重要作用,精浆 PSA 可作为独立参数用于预测精液的液化和精子活动率,精浆 PSA 的检测可作为诊断男性不育的一个辅助指标。

2 糖链抗原:CA15-3、CA19-9、CA50、CA125、CA195

CA19-9 是由 5 个糖单位组成的糖脂,是一种低聚糖类肿瘤相关抗原。精浆中含有大量的 CA19-9,约是血清的 300 倍,且与血清中的浓度高低相关。不育男性精浆中 CA19-9 比生育男性趋向于高水平($P=0.056$),且与不育持续时间显著相关,而且,配偶妊娠者的浓度低于配偶始终未妊娠者,提示 CA19-9 是衡量精液质量和精子生殖功能的标志物。常用的检测方法为放射免疫分析法和 ELISA 法,可有相应的试剂盒提供。

精浆中 CA50 的水平约为血清的 300 倍,其与精液量呈负相关($\gamma=-0.37$, $P<0.05$)。精浆中 CA50 水平与 CA19-9 和 CA125 之间显著相关,提示这些糖类标志物可能在表达、合成及释放入精浆中的方式上具有某些共性。目前文献报道的精浆 CA50 的检测方法为 ELISA 法。

CA125 是一高分子量糖蛋白,为细胞膜表面抗原,表达于从胚胎期体腔上皮衍生的组织。在精浆中存在较高浓度的 CA125,约为血清的 14 倍。研究表明,不育男性精浆 CA125 水平比生育男性高,未妊娠夫妇中丈夫的精浆 CA125 水平显著高于妊娠夫妇中丈夫的精浆 CA125 水平。而且,不育男性精浆 CA125 水平与不育持续时间显著相关。提示精浆中 CA125 浓度可能是人类生殖功能的一个先兆指标,不过,考虑到不同人群之间的差异,有必要进行更多的研究。

CA125 可能不是睾丸产生的,因为输精管切除与否对其精浆浓度并无影响。CA125 常用的检测方法有放射免疫法和 ELISA 法。

精浆中 CA15-3、CA195 的含量明显高于血清,CA195 的含量约为血清的 22 倍。不育男性的精浆 CA15-3 水平明显高于生育男性。精浆中 CA195 水平与血清中的浓度高低相关。两者都可用 ELISA 法进行检测。

研究显示,年龄和吸烟与精浆中这些糖类抗原浓度无关。这些糖类抗原中除 CA50 与精液量呈负相关外,其余均与精液性质(精液量、精子密度、活动率、形态学等)无关。而且,精浆中这些糖类抗原的高浓度提示,精浆中糖类抗原标志物的浓度可能取决于多种因素,而不仅仅是血清浓度,其在男性生殖系统的局部产生过多,但也不能排除与其他物质的交叉反应。

3 甲胎蛋白(AFP)

AFP 是由胚胎卵黄囊和肝脏产生的 $\alpha 2$ 球蛋白,它在正常人血清中的含量甚微,在精液中也存在 AFP,约为血清 AFP 的 1/3。目前尚未发现精浆 AFP 水平与不同精液参数之间有任何相关,故它在精浆中的生理作用仍然难以肯定,有待进一步研究。目前常用的检测方法有放射免疫法和 ELISA 法。

4 β_2 微球蛋白(β_2-MG)

β_2 微球蛋白是一种由 100 个氨基酸残基组成的单链多肽,广泛存在于所有有核细胞膜上,以淋巴细胞含量最高,参与识别异己物质和提供杀伤细胞受体的作用。在正常生理条件下,体液中 β_2-MG 的含量甚微,主要由细胞表面脱落或释放而来。研究显示,体液中 β_2-MG 水平的变化主要与肾脏疾病、肿瘤性疾病等有密切关系。当机体①肾小球滤过率下降;②肾小管重吸收能力降低;③体内合成过多;④参与体内免疫反应的淋巴细胞、单核细胞,尤其是参与肿瘤免疫的细胞破裂后释放等原因,均可使体液中 β_2-MG 含量升高。

张纪云等研究显示,不育男性精浆中 β_2-MG 含量明显低于正常生育者,两者之间有显著性差异($P<0.01$),而且在不育症中无精子症者精浆中的 β_2-MG 含量最低,随着精液中精子的出现和不断升高,精浆中 β_2-MG 含量亦不断升高。当不育者精液中精子数量达 $100\times10^6/ml$ 以上时,精浆中 β_2-MG 含量即接近于正常生育者。由此可见,精浆中 β_2-MG 含量与精液中精子数量之间存在密切的正相关关系($\gamma=0.4907$)。

正常情况下,精液中 β_2-MG 含量主要来源于精子本身和生殖道上皮细胞等。在病理情况下，由于精液中 WBC 数量增多或不育患者血清中 AsAb 呈阳性，则因白细胞合成和释放 β_2-MG 量增多，或者因不育症患者自身免疫介导的反应性增强，从而导致其精浆中 β_2-MG 含量增多。张纪云等的研究资料显示，在不育症患者中，WBC 精液组精浆中 β_2-MG 含量明显高于非 WBC 精液组；AsAb 阳性组精浆中 β_2-MG 含量明显高于 AsAb 阴性组，且两者比较均存在显著性差异（P<0.05），亦证明了这一点。治疗后，随着炎症的减轻、消失，或 AsAb 转阴，精浆中 β_2-MG 含量即下降。因此，在 WBC 精液或 AsAb 阳性精液中精浆 $\beta2$-MG 含量增多，并不反映精液中精子的数量和功能正常或良好。目前，多用放射免疫法检测精浆 β_2-MG。

5 铁蛋白(Fer)

铁蛋白为人体内第 2 个含铁最丰富的含铁蛋白质，其中的铁可因机体的需要而被动员和利用，参与细胞内代谢，对细胞增殖和免疫调控具有重要作用。近年来，国内外学者对血液、脑脊液、浆膜腔积液及精液等中的铁蛋白研究较多，主要用于诊断和鉴别诊断缺铁性贫血和良恶性肿瘤性质，用于观察精液中铁蛋白含量的变化，以及与不育症之间的关系。张纪云等的研究结果显示，不育症者精浆中铁蛋白含量显著高于正常生育者（P<0.01），并且在不育症患者中，随着精子数量的增多，精浆中铁蛋白含量亦随之不断增加（γ=0.5136），且均与正常生育者之间具有非常显著性差异（P<0.01）。不育症者精浆中铁蛋白含量升高的原因，可能系：①不育症者精液中往往存在较多的白细胞和(或)生精细胞，作为细胞增殖的一种因子和一种急性阶段的反应物，铁蛋白可升高；②不育症患者随不育时间的延长，心情较为急躁，出现情绪或心理变化，导致性生理功能及机体内分泌或免疫功能等失调或紊乱，从而使具有免疫调控作用的铁蛋白含量升高；③不育症患者精子功能状态不良，利用铁蛋白的能力下降，导致其精液中铁蛋白含量升高。张纪云等的研究显示，WBC 精液组和 AsAb 阳性组精浆中铁蛋白含量明显高于非 WBC 精液组和 AsAb 阴性组，且在 WBC 精液组和非 WBC 精液组之间存在高度显著性差异（P<0.01），证明了以上推测。目前，多用放射免疫法检测精浆铁蛋白。

6 其他

精浆蛋白 γ-Sm 和前列腺酸性磷酸酶(PAP)是前列腺癌的特异性标志物。目前已成为前列腺癌诊断分期、疗效观察和预后判定的重要指标。PAP 为 ACP

的一种同工酶,早就用于前列腺癌的疗效观察和复发监测,但敏感性不高。 γ -Sm 是一种比 PAP 更敏感的前列腺癌特异性标志物。其在免疫化学结构上与 PSA 非常类似,在血清反应中两者有交叉,也有人认为它们是同一种物质,它对前列腺癌的诊断意义已得到公认。研究显示,PAP 和 γ -Sm 值和阳性率在前列腺癌组明显高于前列腺增生组、前列腺炎组和正常对照组。目前,精浆蛋白 γ -Sm 多用放射免疫法检测,而 PAP 多采用单克隆抗体的酶免疫化学法检测。

第三节　脂质过氧化和抗氧化系统的检测

精子在男性生殖道运行中及在精液中,由于其本身的化学组成特点及所处的特殊环境,会产生一定量的氧自由基。在脂质过氧化反应中,不定期会产生一定量的过氧化脂质。此外,在生殖道和精液中,也存在专门清除氧自由基及减少脂质过氧化的酶系,如超氧化物歧化酶等。氧化抗氧化在正常生理情况下,存在着一定的平衡关系。在某些病理条件下,则会发生氧化抗氧化的失衡,从而可能损害精子的结构和功能。本节主要介绍精子膜脂质过氧化反应和精浆超氧化物歧化酶的检测。

1 精子膜脂质过氧化反应的测定

人类精子的质膜上富含多聚不饱和脂肪酸。多聚不饱和脂肪酸对维持膜的流动性、精子获能、顶体反应及精卵融合有着重要的作用。但是高浓度的多聚不饱和脂肪酸在有氧条件下极易发生脂质过氧化反应(lipid peroxidation,LPO)。LPO 可造成精子膜损伤,其代谢产物也对精子具有明显的毒性,最终可导致精子运动等功能的降低,甚至使精子死亡。

检测原理:精子膜脂质氧化反应的程度以丙二醛(MDA)的产量表示。多聚不饱和脂肪酸氧化生成过氧化脂质,过氧化脂质在酸性条件下分解生成 MDA。MDA 与硫代巴比妥酸(TBA)缩合生成红色色素,其吸收峰值在 535 nm。

试剂配制:①丙二醛标准液:0、5.0、10.0、20.0、40.0 nmol/L。②51.0 mmol/L 抗坏血酸(维生素 C):0.898g 抗坏血酸加蒸馏水至 100 ml。③9.2 mmol/L 硫酸亚铁:0.256g$FeSO_4$.$7H_2O$ 加蒸馏水至 100 ml。④4.8 mmol/L 三氯乙酸:78.4 mg 三氯乙酸加蒸馏水至 100 ml。⑤10 g/L TBA:1gTBA 加蒸馏水至 100 ml。

具体操作步骤:①MDA 标准曲线的制备:分别取 5 个浓度的丙二醛标准液 1.7 ml,加入新鲜配制的 1%TBA 0.3 ml,隔水煮 30 min,流水冷却至室温,535 nm 测吸光度值(A)。以 A 值为横坐标,丙二醛浓度为纵坐标,绘制标准曲线。②样本 MDA 含量的测定:液化的精液 2000 r/min 离心 10 min,弃精浆,沉淀用生理盐水洗 2 次,最后用生理盐水配成 $20×10^6/ml$ 的精子悬液。取上述悬液 1 ml 分别加入 0.5 ml151.0 mmol/L 抗坏血酸和 0.5 ml9.2 mmol/L 硫酸亚铁,使终浓度分别为 12.7 mmol/L 和 2.3 mmol/L。37℃ 水浴 1 h,期间不时振荡混匀。再加入等体积冰冻的三氯乙酸使蛋白淀,2 500 r/min 离心 20 min,取上清 1.7 ml 加入现配制的 1%TBA0.3 ml,隔水煮 30 min 后以流水冷却至室温,535 nm 测吸光度值,对照标准曲线计算出 MDA 的含量。MDA 含量以 $nmol/10^8$ 精子表示。

2 精浆超氧化物歧化酶的测定

LPO 破坏了精子膜功能的完整性,影响了精子的受精能力。但在精液中同时存在着另一类物质,可以清除超氧自由基,抑制 LPO。超氧化物歧化酶(superoxide dismutase, SOD)是其中的主要酶。此外还有过氧化氢酶、谷胱甘肽过氧化物酶等。

检测原理:通过黄嘌呤氧化酶反应系统产生超氧阴离子自由基(O_2^-),后者氧化羟氨形成亚硝酸盐,酸性条件下,亚硝酸与氨基苯磺酸和 N-甲萘基二氨基乙烯反应生成红色化合物,此呈色物在 550 nm 处有最大吸收峰。当被测样本中含有 SOD 时,则对超氧阴离子自由基(O_2^-)有专一性抑制,使形成的亚硝酸盐减少。人体内的 SOD 可分为 CuZn-SOD 和 Mn-SOD。CuZn-SOD 在 1~2 mmol/L NaCN 存在下可完全丧失活性,因此在检测系统中有无 NaCN 可分别检测 Mn-SOD 和总-SOD(T-SOD)活性。

试剂配制:①0.12 mmol/L 核黄素(维生素 B_2):核黄素 4.52 mg 加蒸馏水至 100 ml、棕色瓶 4℃ 冰箱保存。②1mmol/L EDTA-Na_2.$2H_2O$:EDTA-Na_2.$2H_2O$ 37.2 mg 加蒸馏水至 100 ml。③8 mmol/L 盐酸羟胺(NH_2OH.HCl):55.6 mg 盐酸羟胺加蒸馏水至100 ml,4℃ 冰箱保存。④20 mmol/L NaCN:98 mg NaCN 加蒸馏水至 100 ml,棕色瓶 4℃ 冰箱保存。⑤1/15mol/L,pH7.8 磷酸盐缓冲液:2.17gNa_2HPO_4.$12H_2O$ 和 0.082gKH_2PO_4加蒸馏水至 100 ml。⑥0.9g/L 对氨基苯磺酸:90 mg 对氨基苯磺酸加 16%醋酸溶液至 100 ml。⑦15 mg/LN-甲萘

基二氨基乙烯:1.5 mg N-甲萘基二氨基乙烯加 16%醋酸溶液至 100 ml。

试剂 A:将试剂①.②,③,④,⑤按 1:1:2:1:5 体积比混合,用于测定 Mn-SOD 活力.

试剂 B:将试剂①、②、③、⑤按 1:1:2:6 体积比混合,用于测定 T-SOD 活力。

试剂 C:将试剂⑥和⑦等体积混合作为显色剂。

具体操作步骤:液化精液以 3 000 r/min 离心 10 min,取上层精浆按表 10-1、表 10-2 操作。

表 10-1 Mn-SOD 操作步骤

试剂	空白管	样本管
精浆(pμ)	—	4
试剂 A(ml)	1	1
30°C、20W 日光灯距离 6 cm 光照 5 min		
试剂 C(ml)	2	2
30°C 孵育 20 min,550 nm 比色		

表 10-2　T-SOD 操作步骤

试剂	空白管	样本管
精浆(μl)	—	4
试剂 B(ml)	1	1
30°C、20W 日光灯距离 6 cm 光照 5min		
试剂 C(ml)	2	2
30°C 孵育 20 min,550 nm 比色		

计算公式:SOD 活性=(对照管吸光度-测定管吸光度)/对照管吸光度÷50

SOD 定义:每毫升反应液中 SOD 抑制率为50%时所对应 SOD 的量为 1 个亚硝酸盐单位(NU/ml)。

正常生育男性与各种不育男性组 T-SOD 的活性见表 10-3。

表 10-3 正常生育男性与各种不育男性组精浆 T-SOD 活性的比较

组别	例数	SOD 活性(均值±SD)	P*
正常生育组	42	752.4±140.7	
感染组	38	571.8+110.1	<0.01
少精子症组	36	880.4+194.2	<0.01
无精子症组	32	786.5±186.8	>0.05
精子活力低下组	52	876.3±157.8	<0.01

*:与正常生育组比较

氧自由基是一类包括 O_2^-、HO^- 等非常活跃的不稳定的代谢物,可破坏精子膜的功能。

精浆中的 SOD 可有效地清除这类自由基,对抗脂质过氧化反应,在维护精液中的抗氧化系统和对抗氧化产生的损伤方面起着关键性的作用。同时,过高的 SOD 活性对精子的功能又具有不利的一面。因此适量的 SOD 活性对精子膜具有保护作用,过多或过少都会损伤精子的功能。

第四节　精子核功能测定

精子核是精子重要的细胞器,包含了父方遗传物质。精子发生过程中,各期生精细胞核内DNA的含量发生规律性变化,与核DNA结合的核蛋白也发生组型转换(即从组蛋白→>过渡蛋白→鱼精蛋白)。成熟的精子核内 DNA 与鱼精蛋白紧密结合,高度浓缩,抑制了基因的表达,使遗传物质保持稳定。精子核成熟度直接影响着精子受精能力和受精后原核的形成及胚胎的着床。本节简要介绍一些精子核功能检测方法。

1 精子核 DNA 荧光染色

精子核占精子头部的 65%，由鱼精蛋白和 DNA 组成，成年男性排出的精子中有双链 DNA 精子，也有单链 DNA 精子，其中只有双链 DNA 精子才具有受精能力。荧光染料吖啶橙可区别单链或双链 DNA，从而反映精子核 DNA 的成熟度以评估男性的生育力。

检测原理：精子发生过程中，鱼精蛋白逐步取代组蛋白而与 DNA 结合。精子进入附睾后，鱼精蛋白中大量的巯基(SH)不断氧化成二硫键(S=S)，其与 DNA 更紧密地结合，使 DNA 更具抗酸能力，维持了双链结构的稳定性。而一些不成熟精子的鱼精蛋白中多数 SH 未被氧化，DNA 在酸的作用下变性成为单链。吖啶橙(AO)可与双链 DNA 结合呈单体形式发出绿色荧光，与单链 DNA 结合呈聚合物形式发出红色或黄色荧光。

试剂配制：①吖啶橙染料：吖啶橙 0.1g 加蒸馏水至 100 ml。②柠檬酸溶液：柠檬酸 1.91g 加蒸馏水至 100 ml。③磷酸氢二钠溶液：$Na_2HPO_4.12H_2O$ 10.74g 加蒸馏水至 100ml。上述原液 4°C 存放备用。④吖啶橙工作液：按吖啶橙 1.0 ml，柠檬酸 4.0ml，磷酸 氢二钠 0.25ml 比例用前配制。

具体操作步骤：液化精液 1.0 ml 用 pH7.4 0.01mol/L PBS 洗 3 次，弃上清液，用 PBR 调整精子浓度为 5×10^7/ml。涂片，晾干，甲醇固定。滴加数滴新鲜配制的吖啶橙工作液染色 5 min，流水冲洗，晾干，荧光显微镜高倍镜下观察（波长 EF 490 nm，DM 500 nm，BP 510n m，SEF530 nm）。计数 300 条精子中绿色、红色和黄色精子数，计算出有受精能力的绿色精子的百分率。

研究显示，33 例正常生育男性与 31 例妻子流产的男性，双链 DNA 精子百分率均)66%。而 58 例不育症患者，双链 DNA 精子的百分率范围很广，为(77.1±15.2)%.

2 精子核染色质抗解聚试验

精子核由于大量二硫键的存在呈高度浓缩，使 DNA 处于高度稳定状态。EDTA-SDS 能打开鱼精蛋白分子申的二硫键。当精子核内组蛋白含量过多时，阻碍了鱼精蛋白与 DNA 的紧密结合，使核的结构较为松散，稳定性降低。经 EDTA-SDS 作用后，核出现膨胀，呈解聚状态。精子核抗解聚能力反映了精子核成熟的程度。

试剂配制：①0.05 mol/L，pH9.0 硼酸盐缓冲液(BSS)：0.310g 硼酸和

0.562g 硼砂(四硼酸钠)加蒸馏水至 100 ml。②EDTA-SDS 溶液(6 mmol/L EDTA,10 g/L SDS):0.223gEDTA-Na$_2$。2H$_2$0 和 1.0 g SDS 加试剂①至 100 ml。③2.5%戊二醛溶液:用上述 0.05 mol/L,pH9.0 硼酸盐缓冲液配制。

具体操作步骤:精液液化后 1 000 r/min 离心 10 min,去精浆,精子用 0.05 mol/L 硼酸盐缓冲液洗 2 次,精子沉淀加入 1 ml EDTA-SDS 溶液,混匀,37°C 孵育 60 min,加入等体积的戊二醛溶液,终止反应。取出 1 滴(10~15μl)滴加在玻片上,覆以盖玻片,相差显微镜 40X 物镜下观察,计数 200 条精子中头部核未解聚的精子比例。也可将反应物涂片干燥后用 Feulgen 染色,普通显微镜下同上观察计数。正常生育男性精子核未解聚的精子百分率应>70%。

3 苯胺蓝染色法检测精子核蛋白组型转换

精子核蛋白组型转换发生在精子细胞阶段。圆形精子细胞伸长时,首先合成过渡蛋白(transition protein,TP)取代组蛋白。到了晚期精子细胞,TP 又被鱼精蛋白取代。人成熟精子中仍然保留了少量的组蛋白和过渡蛋白。鱼精蛋白分子中富含精氨酸和胱氨酸,一般不含赖氨酸,而组蛋白和过渡蛋白中则有众多的赖氨酸。苯胺蓝可与富含赖氨酸的蛋白结合,呈蓝色,以此来显示精子核蛋白组型转换。

试剂配制:①0.05 mol/L,pH9.0 硼酸盐缓冲液(BSS):配方同本节 2。②0.5 g/L 苯胺蓝-4%醋酸溶液:50 mg 苯胺蓝溶于 100 ml 4%醋酸溶液中。

具体操作步骤:精液液化后 1 000r/min 离心 10 min,精子沉淀用 BSS 洗 3 次后再用 BSS 悬浮。涂片,空气干燥,用苯胺蓝-醋酸溶液染色 5 min,用 90% 乙醇脱色,干燥后显微镜下计数 100 条精子中染色阳性精子(核呈蓝色),计数阳性精子的百分率。

50 例正常生育男性苯胺蓝阳性精子百分率均≤30%。精子核内组蛋白的大量存在,阻碍了鱼精蛋白与 DNA 的正常结合,使精子核 DNA 稳定性降低。同时,受精后使精子核不能解聚形成原核,影响雌雄原核的融合,导致受精失败、胚胎不能正常发育而流产。

4、精子核蛋白组分的测定

精子发生过程经历精原细胞、精母细胞、精子细胞和精子几个阶段。在精子细胞阶段,细胞核内与 DNA 结合的组蛋白大部分转化为鱼精蛋白(也称精核蛋白或精蛋白),形成高度浓缩的 DNA-鱼精蛋白复合物,使 DNA 处于不转录状态,形成精子特异染色质。在这一过程中,精子由圆形变为长形,核高度浓缩,最终分化形成成熟的精子。精子鱼精蛋白分为两类:一类是 P1,富含精氨酸和胱氨酸,存在于所有哺乳动物中;另一类是 P2 族(由 P2 和 P3 鱼精蛋白组成),仅存在于人类及小鼠、仓鼠等极少数哺乳动物精子中。正常人精子中还含有少量的组蛋白和过渡蛋白。

试剂配制:①0.02 mol/L EDTA-Na$_2$(pH8.0):EDTA-Na$_2$. 2H$_2$O 0.745 g 溶于适量蒸馏水,用 2mol/L NaOH 调整 pH 至 8.0,蒸馏水定容至 100 ml。②溶液 A:0.5 mol/L Tris-HC(pH8.0),0.28mol/L 3-巯基乙醇,5 mol/L 盐酸胍(称取 6.057g Tris,47.800g 盐酸胍,加水 80 ml,再加 1.96 ml β-疏基乙酸,用 1mol/L HCl 调 pH 至 8.0,定容至 100 ml)。③1.0 mol/L HCI。④60%三氯醋酸。⑤丙酮。⑥10g/L 考马斯蓝(R250)。⑦丙烯酰胺。⑧电泳样品稀释液:5%醋酸,9.0 mol/L 尿素。⑨脱色液:甲醇:冰醋酸:水=5:1:4。

具体操作步骤:①精子核总碱性蛋白的提取:液化精液 2 000 r/min 离心 10 min,弃上层精浆,沉淀精子用生理盐水洗 3 次后悬浮于适量的 0.02 mol/L EDTA 溶液中,加入等体积的溶液 A,上下缓慢颠倒数次后,置于 37C 水浴 30 min,使核解聚。加人 1.0 mol/L HCI 使终浓度为 0.25mol/L,冰浴 20 min 后 2 000r/min 离心 30 min,得上清液,沉淀用 0.25 mol/L HCl 漂洗 1 次,同上离心。合并 2 次上清液,加入 60%三氯醋酸使终浓度为 20%,此时可见白色沉淀。4C 冰箱放置 100 min,再 2 000 r/min 4C 离心 45 min,沉淀保留,上清液加入 6 倍体积的冷丙酮,4°C 过夜。次日,2 000 r/min 4°C 离心 15 min,弃上清液。合并 2 次沉淀,用冷丙酮洗涤 1 次,同前离心,沉淀真空干燥,得到白色精子核碱性蛋白丙酮干粉。②醋酸-尿素聚丙烯酰胺凝胶电泳:制备 15% 聚丙烯酰胺凝胶(含 0.9 mol/L 冰醋酸,2.5 mol/L 尿素),将样本溶于样品稀释液中,浓度为 1g/L,100C 水浴 3 min 后置于室温。以牛鱼精蛋白和分子量(Mr)为 17 500~94 000 的蛋白为标准品,每孔加样 10 μl,100 V、20 mA 电泳 2 h。电泳结束后凝胶用 1%考马斯蓝染色 1 h,用脱色液漂洗至无本底色。制成干胶,置于薄层扫描仪上扫描(450 nm 和 550 nm 双波长,扫描束为 0.05 mmX2.0 mm),计算精子碱性核蛋白的构成比。

正常生育男性与不育男性的精子碱性核蛋白含量见表 10-4。过高的 TH/TBP(总组蛋白/总碱性核蛋白)与过低的人鱼精蛋白(HP-3)/TBP、HP2+3/HP

均是导致不育与流产的病因之一。

表 10-4 正常生育组与不育组精子核碱性蛋白含量的比较(均值士 SD)

组别	TH/TBP	HP$_1$/TBP	HP$_{1-3}$/TBP	HP$_{2+3}$/HP$_1$
生育组	9.4±4.7	44.2±3.7	86.6±5.1	89.1±16.3
不育组	27.2±18.3	49.7±13.2	65.1±14.4	51.5±26.2
流产组	18.4±11.5	41.2±11.2	69.8±17.4	86.0±13.4

第五节 精子线粒体功能测定

精子线粒体位于精子尾部的中段,形成线粒体鞘结构。哺乳动物每个精子约含有 75 个线粒体。线粒体是提供精子运动能量的场所。线粒体鞘局部或完全缺失、线粒体的体积及分布异常,都可能使精子运动能力发生障碍而导致不育。在弱精子症和死精子症中,可见大量线粒体缺陷的存在。本节简要介绍一些精子线粒体功能的测定方法。

1 NBT 法检测线粒体功能

琥珀酸脱氢酶(SDH)是线粒体标志酶之一,其活性的降低可影响精子能量代谢,造成精子运动能力下降。SDH 可将琥珀酸氧化生成延胡索酸,脱下的 H″通过中间氢受体吩嗪甲基硫酸酯(PMS)将硝基四氮唑蓝还原为二甲,呈蓝紫色颗粒。

试剂配制:①0.65 mol/L Tris-HCl(pH7.4):7.88 g Tris 溶于蒸馏水,用 0.1 mol/IHCl 调整 pH 至 7.4,蒸馏水定容至 100 ml。②中性甲醛(福尔马林)溶液:10 ml 36%甲醛加 90 ml 水,加入少量的 CaCO$_3$,用 0.1 mol/LHCI 调整 pH 至 7.0。③1g/LNBT 溶液:用上述 Tris-HCl 配制。

具体操作步骤:取 1 滴液化精液和 1 滴 NBT 溶液于 1 块洁净载玻片上,两者混匀,盖上盖玻片,湿盒中 37°C 孵育 30 min。取出后将液滴涂匀,自然干燥,中性甲醛溶液中固定 2h,蒸馏水漂洗,晾干,镜下观察正常生育男性线粒体正常精子>70%。

2 精子线粒体 DNA 检测

人类线粒体 DNA(mtDNA)为双链闭环结构,全长 16 569 bp,分为重链和轻链,两条 DNA 链不含内含子,均具有编码功能。除编码 tRNA 和 rRNA 外,还编码 ATP 酶等与线粒体呼吸链相关的酶。成熟的精子每个线粒体一般只含一个 mtDNA。许多研究表明,精子线粒体利用女性生殖道内的能源物质,通过氧化磷酸化产生大量的 ATP,使精子运动能力明显提高,出现一种特有的运动方式,为完成穿卵受精过程创造了条件。因此,在生育过程中,精子射出后的泳动过程所需能量中,线粒体呼吸链起到了重要作用。近年来,精子 mtDNA 与精子功能的关系引起了人们的关注,研究表明,mtDNA 的缺失是导致精子运动能力降低的原因之一。

试剂配制:OTES 缓冲液:15 mmol/L Tris-HCl,pH8.0;1 mmol/L EDTA-Na$_2$,pH8.0;15 mmol/L NaCl。②5 mol/LNaClO$_4$。③10%SDS。④饱和酚溶液:饱和酚:氯仿:异戊醇=25:24:1。⑤dNTPs(4 种脱氧核苷三磷酸)。⑥PCR 缓冲液。⑦引物。

具体操作步骤:①精子 DNA 的提取:液化精液 2 000r/min 离心 15 min,弃精浆,精子沉淀用生理盐水洗 3 次,弃尽上清液。沉淀用 300 µl TES 缓冲液充分悬浮,加入 80 µl 5 mol/L NaClO$_4$、100 µl 10% SDS,混匀,此时溶液浑浊。37°C 放置 10 min,溶液变清亮,尔后 65°C 放置 15 min。加入等体积的饱和酚溶液,混匀。12 000 r/min 离心 10 min,取上清液,加 2 倍体积的-20°C 无水乙醇,此时有絮状 DNA 沉淀出现。12 000r/min 离心 10min,弃上清液,沉淀用 70%乙醇洗 2~3 次,弃上清液,真空抽干,用 20~30 µl 双蒸水溶解。②PCR反应:反应总体积 50 µl,含 200 µmol/LdNTPs、0.2 µmmol/L 引物(一对)、1UTaq 酶 50 mmol/L KCl、1.5 mmol/LMgCl$_2$、10 mmol Tris-HCl(pH8.3)、DNA 模板 0.4 µg。反应条件:95°C 变性 5 min,加 Taq 酶;94°C 1min,60°C 1min,72°C 1 min,循环 30 次;最后 72℃延伸 7min。扩增产物用 1.5%琼脂糖凝胶电泳,紫外灯下照射,观察结果。

王咏梅等报道,100 例不育男性组线粒体 ATP 合成酶基因(MTATP$_2$)的缺失率为 15%,30 例生育组精子中未检出 MTATP$_8$ 基因的缺失。因此,线粒体 DNA 的缺失是男性不育的病因之一。

第六节　精浆免疫抑制物质测定

人类精浆中含有 30 多种抗原,其中大部分具有很强的免疫原性。它们作为"异物"进入女性生殖道后,通常并不引起全身或局部的细胞与体液免疫反应,其原因与精浆中含有精浆免疫抑制物质(SPIM)有密切关系。精浆的免疫抑制物活性,可能是多种物质的综合反映。这些物质包括妊娠血浆蛋白A(PAPP-A)、丝氨酸蛋白酶、前列腺素、多胺氧化酶等,其中精浆经SephadexG-100 柱层析的组分 I,称为男性抑制物质(male inhibition material,MIM)。MIM 随精子进入女性生殖道,抑制细胞及其胚胎的免疫反应,保护受精卵免受排异,使得正常的生殖生理过程能顺利进行。

MIM 对补体有显著的抑制作用,经精浆作用的正常人血清,总补体溶血活性(CH50)下降 50%,现已证实,其机制为抑制 C3 和 B 因子活化。MIM 对补体的这种抑制作用,有助于保护精子免遭抗体参与的补体介导的溶细胞反应。MIM 对 T、B、NK、巨噬细胞和多形核白细胞都有抑制作用。大量的临床研究表明,MIM 活性/含量降低与不育(孕)、习惯性流产的发生密切相关。其配偶也常表现对精液过敏,性交后手脚奇痒,面色潮红。血清中抗精子抗体检出率可高达 50%。

1 抗补体法检测精浆免疫抑制物活性

检测原理:将待测精浆加至补体(混合豚鼠血清)中,再加入指示系统(致敏羊红细胞),然后与不加精浆的对照管比较,观察溶血活性是否降低。

试剂配制:①缓冲等渗盐水:NaCI17.0g,Na$_2$HPO$_4$,1.13g,KH$_2$PO$_4$,0.27g,蒸馏水加至 100 ml。用时取此液 5 ml,加蒸馏水 95 ml,100g/L MgSO$_4$,0.1 ml,混匀,当日即用。②溶血素:即兔抗羊红细胞(SRBC)抗体。用 1:100 稀释豚鼠血清作为补体,滴定溶血素最适效价。③2%SRBC:SRBC 用血细胞保养液保存于4°C,2 周内使用完,用时以缓冲等渗盐水洗 3 次,配成 2%SRBC 悬液。④致敏SRBC:2%SRBC 悬液加等量最适浓度溶血素,37℃水浴 15 min。⑤补体:3~5只豚鼠新分离血清,混合后每管分装 0.1ml,-30°C 保存。用时取出 1 支,用冷缓冲等渗盐水做 1:100 稀释。⑥精浆样本:待检男性均手淫法采集精液于干燥清洁的瓶内,自行液化,3000r/min 离心 10 min,取上清液备用。具体操作步骤:①设试验与对照 2 排试管,每排 6 支,补体和精浆按表 13-5 加入,对照排各管不加精浆,用 0.05 ml 缓冲等渗盐水代替。②37°C 水浴 15 min 后,每管加致敏 SRBC0.4ml,置 37°C 水浴 30 min。③各管 800r/min 离心 5 min 后,取出与 50%溶血标准管(致敏 SRBC0.4ml,加 0.6 ml 蒸馏水使全溶后,取 0.5ml

加缓冲等渗盐水 0.5ml 即成)目视比色,观察引起 50%溶血的补体用量。

表 10-5 反应物加入方法

反应物(ml)	管号					
	1	2	3	4	5	6
1:100 豚鼠血清	0.05	0.10	0.15	0.20	0.25	0.30
精浆	0.05	0.05	0.05	0.05	0.05	0.05
缓冲盐水	0.50	0.45	0.40	0.35	0.30	0.25

按下式计算 CH50 单位:CH50(U/ml)=试验管补体量(ml)/对照管补体量(ml)×精浆稀释倍数。正常参考值为(430±62)U/ml。

2 单向免疫扩散法检测男性抑制物

自精浆中提取 MIM,免疫家兔制成抗 MIM 血清。将抗 MIM 血清与融化的琼脂混匀、浇板、打孔,加入待测精浆。精浆中 MIM 向含抗 MIM 血清的琼脂板中扩散,与抗 MIM 结合形成肉眼可见的白色沉淀环。沉淀环直径与精浆中 MIM 含量呈正相关。根据标准曲线可判明精浆中 MIM 含量。

试剂配制:①MIM:将正常生育男性精浆经高速离心后,过 Sephadex G-100 柱,收集洗脱的第一蛋白峰,浓缩,过 Sepharose4B-兔抗人全血清亲和层析柱,收集流穿液,浓缩。②抗 MIM 血清:将纯化 MIM 加福氏佐剂给家兔皮下多点注射,10～20d 后重复 1 次,然后每 5～7d 注射不加佐剂的 MIM。注射 4～5 次后采血,单向免疫扩散效价 1:60 即可放血,分离血清后过 Sepharose4B 柱,即为纯化抗人 MIM 血清。③20.0g/L 琼脂:取琼脂粉 2.0g,加等渗盐水(含 10.0g/L 硫柳汞 1 ml)至 100 ml,沸水浴溶解。分装,每管 3 ml,加橡皮塞后 4°C 保存。④硫柳汞盐水:等渗盐水 99 ml 加 10.0g/L 硫柳汞 1 ml。

具体操作步骤:①制板与加样:将 20.0g/L 琼脂于沸水浴中融化,每管加入硫柳汞盐水 3.77 ml,于 56°C 水浴保温,加入 56°C 预温的抗 MIM 血清 0.13ml,迅速混匀,浇注于水平台面上的 6 cm×8 cm 洁净玻片上。凝固后,用直径 3 mm 铜管打孔,于孔中加入待测精浆 5 μl。将板置湿盒于 37°C 扩散 20 h,取出后量沉淀环直径。根据标准曲线得出精浆中 MIM 的含量。②标准曲线的制备:将纯化 MIM 稀释成 20、10、5、2.5、1.25、0.625、0.3125g/L,各取 5ul，置于加样孔中，于每块反应板上与待检精浆同样操作，以 MIM 含量为纵坐标(对数轴)，沉淀环直径为横坐标，在半对数纸上制作标准曲线。正常生育男性精浆 MIM 含量为(3.0±0.3)g/L。

3 人精浆免疫抑制因子 DF$_2$ 的测定

人类精浆中含有一系列免疫抑制因子，上海第二医科大学王一飞等从正常人精浆中提取出一种免疫抑制因子 DF$_2$，其分子量为 52000，pI 3.8～

4.2，聚丙烯酰胺凝胶电泳为单一区带。DF$_2$ 对外周血 NK 细胞活性和外周血淋巴细胞转化，均有明显抑制作用。

试剂配制：①抗 DF$_2$，抗体：兔抗人 DF$_2$ 抗血清经 50%、33%饱和硫酸铵二步盐析，再经 DEAE-纤维素柱层析，得兔抗人 DF$_2$ 抗体。②DF$_2$ 参考标准：将纯化人精浆 DF$_2$ 配制成浓度为 1、2、5、10、25、50、100、200g/L。③酶标抗 DF$_2$ 抗体：兔抗人 DF$_2$ 抗体用过碘酸钠法标记辣根过氧化物酶(HRP)，加甘油，-20°C 保存。工作浓度为 1:1200。④底物溶液、包被液、洗涤液：同常规 ELISA 法。

具体操作步骤：①精浆样本：人精液经 3000r/min 离心 15min，取上清备用。②ELISA 夹心法：兔抗人 DF$_2$ 抗体(10 mg/L)包被聚苯乙烯反应板，4°C 过夜后洗涤，4°C 保存。用时取出包被板洗 3 次，加入 DF$_2$ 参考标准或待检样本，每孔 100μl，37°C 温育 90 min，洗 3 次；加 HRP-抗人 DF$_2$ 抗体 100μl，37°C 温育 75min，洗 4 次；加底物溶液 100μl37°C 温育 30min，2 mol/L H$_2$SO$_4$ 终止反应，用酶联比色仪测 490 nm 波长吸光度(A)值。

结果判断：以 A 为纵坐标，DF$_2$ 参考标准浓度的对数为横坐标，绘制标准曲线。从标准曲线上查得各样本的 DF$_2$ 含量。

正常生育男性精浆中 DF$_2$ 含量为 0.20～3.45g/L，平均为(1.32±0.72)g/L。

4 间接免疫荧光定位分析精子表面 MIM

男性抑制物质缺乏时，往往引起妻子对丈夫精子的过敏反应，产生抗精子抗体(AsAb)，引起不孕。鉴于 MIM 在生殖生理中起重要作用，黄宇烽等用间接免疫荧光技术，对 339 例生育、不育和妻子习惯性流产的男性精子进行 MIM 定位分析，并与精浆中游离的 MIM 进行了比较，结果认为精子头部 MIM 分布减少，可能是造成不育和妻子流产的重要原因。

试剂配制:①兔抗人 MIM 抗血清:经方阵滴定确定其工作浓度。②羊抗兔 IgG 荧光抗体(羊抗兔 IgG-FITC):确定其最适工作浓度后使用。

具体操作步骤:①新鲜液化精液 2 000 r/min 离心 15 min,弃精浆,精子沉淀用 pH7.4PBS 洗 3 次后,用 PBS 调精子浓度为 $2 \times 10^6/ml$,涂片,干燥。②加兔抗人 MIM 抗血清,37°C 孵育 30 min,PBS 洗 3 次。③加羊抗兔 IgG-FITC,37°C 孵育 30 min,PBS 洗 3 次。

④荧光显微镜观察。

结果判断:在荧光显微镜下观察,精子表面着染浓厚的荧光斑点,定位于精子头部、颈部和尾部。

正常生育、不育和妻子流产的男性精子表面 MIM 的分布见表10-6。正常生育男性精子头部 MIM 定位显著高于不育组和流产组。

表 10-6 生育、不育和妻子流产的男性精子表面 MIM 的分布

组别	例数	MIM 定位(%)		
		头	颈	尾
生育组	66	69.7(46/66)	21.2(14/66)	9.1(6/66)
不育组	141	51.8(73/141)	31.2(44/141)	10.6(15/141)
流产组	132	59.8(79/132)	29.5(39/132)	7.5(10/132)

(牛鑫 刘诗雅 徐晨晨)

第十一章 阴茎疾病与男性不育

阴茎是男性的性交器官，阴茎的严重先天性畸形可造成性交困难及精液不能正常射入阴道，可引起男性不育。阴茎畸形可以分为 3 类:D 发育异常，包括阴茎缺如、重复阴茎、小阴茎、巨阴茎等;@皮肤异常，包括包皮过长、包茎、包皮系带过短等;3 形态位置异常，包括隐匿性阴茎、阴茎阴囊转位、阴茎阴囊融合、阴茎扭转等。

第一节 阴茎发育异常与男性不育

一、阴茎缺如

【临床表现 】

阴茎缺如 (aphallia) 是罕见的先天性畸形,大约每 200 万个男性新生儿中有一例其原因系在胚胎期间生殖结节发育不全。50%病例合并其他畸形，最常见的是隐睾，其次为肾不发育或发育异常、肛门闭锁、膀胱直肠瘘，以及心脏畸形、椎体畸形等。患儿多在出生后很短时间内夭折，幸存者也往往因尿道外口在会阴部及直肠内而引起泌尿系统感染，最终死亡。

【诊断】

男性新生儿出生时外阴检查无阴茎即可做出阴茎缺如的诊断。若阴囊发育差伴双侧隐睾，应判断有无性别异常，行染色体检查。患儿常有尿道外口开口异常，排尿方向因而发生改变。同时应检查患儿是否合并其他畸形。

【治疗】

治疗相当困难，应使患儿早期转变为女性，手术包括切除睾丸、尿道及阴道成形术。

若患者已发育成年，亦可根据患者及家属的要求行阴茎再造术。

二、重复阴茎

【临床表现】

重复阴茎 (diphallia) 是一种少见畸形，发生率约为 1/500 万，可能源于生殖结节融合缺陷。重复阴茎的形态多样，有的左右并行，也有的前后重复，可为完全分离的两个阴茎;也可能从一个基部分支;也可能由阴茎根部分离,再逐渐合并而共有一个阴茎头;也有的两个阴茎融合并行,而合用一个包皮。尿道可能两侧都有,也可只存在于一侧,而另一侧缺如。合并尿道下裂者,阴茎内无尿道。双阴茎除形态异常外,可无其他自觉症状,但大多数患者有排尿和性交障碍,患者精神上负担较重且有自卑感。

临床上常将双阴茎分为两类:第一类是分裂阴茎,其特征是阴茎体纵向分裂,可以在阴茎头部分裂或分裂成分叉阴茎,尿道外口一般在两阴茎的中间;第二类是真正的双阴茎,其特征是每个阴茎有自己的阴囊、尿道和膀胱。根据外生殖器检查多可明确重复阴茎的诊断,同时可行静脉尿路造影或逆行尿道造影、内镜及超声检查,明确是否并发其他畸形,如尿道上裂、尿道下裂、耻骨联合分离、膀胱外翻、肾发育异常、肛门直肠畸形、心血管畸形、脊椎畸形等。

【治疗】

患者应行手术治疗,目的是切除发育较差的阴茎海绵体及尿道,对发育较好的阴茎行成形术,同时矫正其他并发畸形。

三、小阴茎

【临床表现】

小阴茎(micropenis)是指阴茎外观正常,但与同龄人相比阴茎海绵体明显细小的一种畸形,以低于正常阴茎长度平均值 2.5 个标准差为判断标准。一般来说,正常成人阴茎长 7~10 cm,勃起时可增大 1 倍以上。小阴茎常见于性腺功能减退、两性畸形、垂体功能减退等,是雄激素分泌不足、阴茎发育迟缓所致的,可伴有阴茎海绵体发育不良、小阴囊、小睾丸或隐睾。阴茎过于短小者可能无法站立排尿和完成性交。

【治疗】

治疗方法包括内分泌治疗和手术治疗。内分泌治疗的原则是早诊断、早治疗,主要是雄激素补充疗法或应用人绒毛膜促性腺激素。内分泌治疗失败者尽早施行成形手术,也可视情况决定行变性手术或阴茎再造术。对于合并有隐睾者同时行睾丸下降固定术。

四、巨阴茎

【临床表现】

巨阴茎(megalopenis)是指阴茎外观正常,但与同龄人相比明显偏大甚至超过几倍者。多发生于青春期早熟、侏儒症、垂体功能亢进、肾上腺功能亢进、睾丸肿瘤、肾上腺肿瘤等患者。必须与注射性腺激素后的阴茎长大区别，后者停止激素后阴茎恢复正常，而者需要治愈原发病后，阴茎才会缩小。

【诊断】

诊断主要根据阴茎长度，常需要同时行内分泌和染色体检查。

【治疗】

巨阴茎的治疗原则上以治疗原发病为主。如切除睾丸肿瘤、治疗垂体功能亢进等。如阴茎过于巨大，必要时可考虑手术矫正。

第二节 阴茎皮肤异常与男性不育

一、包皮过长和包茎

【临床表现 】

男性的阴茎头外面，有双层折叠的阴茎皮肤，这就是包皮。翻转包皮，可见阴茎头后面呈环状缩小的部位，叫冠状沟。一般男性包皮都比较长，特别是在 7 岁以前，遮盖了整个阴茎头及尿道外口。以后随着青春期发育，阴茎体积增大，长度增加，包皮会向后退缩，使阴茎头和尿道外口暴露在包皮之外。若阴茎头被包皮包覆，包皮不能自然退缩及暴露阴茎头，则称为包皮过长（redundant prepuce）。包皮过长而顶端又狭小，不能向阴头后面翻转及暴露阴茎头，则称为包茎（phimosis）。我国成年男性中，包皮过长约占29%，包茎约占 9%。在这两种情况下，包皮腔内易存留污物而导致阴基头包皮炎和湿犹等病，甚至可以诱发包皮结石或阴茎癌，而且还会妨碍青春期的阴茎发育，影响性生活的和谐。

【诊断 】

诊断主要根据体格检查时包皮能否上翻及暴露阴茎头。包茎严重者还可能出现排尿不畅、包皮呈球状膨起且排尿费力。并发感染者可见包皮口红肿、脓性分泌物，伴阴茎癌痒疼痛。

【治疗】

包皮过长者应经常上翻包皮，清洗阴茎头、冠状沟，保持局部清洁，可防治感染。对于小儿包茎，可在局麻下用小血管钳扩张包皮口，清除包皮垢，涂抗生素软膏，以防再粘连，并经常上翻。对于并发阴茎头包皮炎患儿，在急性期应用抗生素控制炎症，局部每日用温水或 4%硼酸水浸泡数次。待炎症消退后，先试行手法分离包皮，局部清洁治疗，无效时考虑做包皮环切术。炎症难以控制时，应做包皮背侧切开以利引流。手术治疗主要是包皮环切术，如袖套式包皮环切术、改良包皮环切术、外翻法激光包皮环切术等。值得注意的是，包皮过长并不是包皮环切术指征。其适应证为：①4~5 岁以后阴茎头仍不能显露；②反复发生包皮炎，甚至包皮口瘢痕性狭窄，③阴茎勃起后有狭窄环，④包皮过长同时有系带过短；⑤有包皮嵌顿史者。

附：包皮嵌顿

包皮嵌顿（paraphimosis）是包茎或包皮过长患者的常见并发症，包皮被强力翻至阴茎头上方后未及时复位，形成嵌顿环，阻止静脉和淋巴回流，引起水肿、感染或坏死。此种情况多见于儿童因好奇抚弄阴茎；成人手淫、性交；或检查、导尿时医生将包皮用力上翻而在操作后未将包皮及时复位。

诊断主要依据包茎患者有包皮被强力上翻史，冠状沟处包皮口呈环状狭窄，包皮淤水肿，阴茎头及包皮明显触痛，排尿困难。严重者可见包皮点片状坏死，局部有脓性血、分泌物及溃烂。

包皮嵌顿是急症，应紧急处理，可先试行手法复位。若水肿明显、复位困难，可用无菌针头刺破水肿包皮，使水肿液流出后再试行手法复位。对于手法复位失败者应行包皮背侧切开术，以解除包皮口环状狭窄对阴茎头的压迫，待炎症水肿消退后再择期行包皮环切术。

二、包皮系带过短

【临床表现】

阴茎包皮系带过短往往造成男性勃起或性交时疼痛，有时还会导致包皮系带反复撕裂出血并形成纤维癥痕，使本已过短的包皮系带更短。长期反复的性交疼痛将严重影响性生活，如包皮系带疼痛或撕裂不仅会影响和冲淡对性乐趣的感受，还会影响阴茎在阴道内抽动的频率、幅度和力度，不仅女性难以达到高潮，男性也因达不到足够的阈值而不易射精；疼痛还会限制勃起，使性交无法完成。

【诊断 】

诊断主要根据勃起时包皮系带处牵拉性疼痛，上翻包皮可见短缩的包皮系带。

【治疗】

治疗主要是系带成形术。若合并有包皮过长或包茎应在包皮环切的同时行系带成形术。

第三节 阴茎形态、位置异常与男性不育

一、隐匿性阴茎

【临床表现】

隐匿性阴茎 (concealed buried penis) 指阴茎皮肤不附着于阴茎体，导致阴茎隐匿于会阴部皮下的一种畸形，常合并包茎或阴茎头型尿道上裂。患者因尿道弯曲而致尿线不能前射，严重的可引起尿潴留，成年后常不能性交。该病需要与小阴茎及无阴茎相鉴别，根据患儿体形及查体不难分辨。

【诊断】

隐匿性阴茎的诊断包括：①阴茎外观短小，有时于体表仅见包皮，无阴茎形态；②阴茎海绵体发育正常；③用手向后推挤阴茎根部皮肤有正常的阴茎体显露，松开后阴茎体迅速回缩；④包皮包住阴茎呈鸟嘴状，包皮口向前上方；排除其他阴茎畸形，如特发性小阴茎、阴茎发育不良、璞状阴茎等。临床上可根据隐匿性阴茎的严重程度及阴茎皮肤缺乏的程度，将隐匿性阴茎分为完全型和部分型，以指导手术中对阴茎覆盖组织的利用。也有人将其分为索带型、包茎型、肥胖型三型。

【治疗 】

对于较肥胖的患者，因耻骨前脂肪堆积，手术效果往往不佳，应以控制饮食、锻炼为主。待体重控制后再行手术治疗。手术方法主要是阴茎固定术和 Shirika 手术，前者适用于阴茎皮肤不附着于阴茎体者，后者适用于包皮外板过短者。

二、阴茎阴囊转位

【临床表现】

阴茎阴囊转位 (penoscrotal transposition) 是指阴异位于阴囊后方的一种畸形。其病因不明，可能由于生殖结节形成阴茎的发育过程延迟而阴

囊隆起部分在其前方继续生长发育，也可能是在生殖结节、阴囊同时生长发育的情况下，阴囊隆起部分由于某种原因不向阴茎后方移位。此病相当罕见，多合并其他严重畸形，患者常于出生后不久死亡。按严重程度分为完全型阴茎阴囊转位和部分型阴基阴囊转位。完全型阴茎阴囊转位为阴茎异位于阴囊后方，此型也称为阴茎前位阴囊，部分型阴基阴囊转位为阴囊对裂，阴位于对裂的阴囊之间，此型也称为阴囊分裂。大多数患者常合并有会阴型尿道下裂或阴型尿道下裂。

【治疗】

治疗需要行阴囊成形术，恢复阴的正常解剖位置。适用于各种年龄及转位类型的患者。合并尿道下裂者先矫正尿道下裂，同时或分期行阴囊成形术

三、阴茎阴囊融合

【临床表现 】

阴茎阴囊融合又称璞状阴茎（webbed penis），是指阴茎与阴囊未完全分离，阴囊皮肤向阴茎腹侧延伸，使整个阴茎皮肤与阴囊相连，形成璞状。儿童期一般无明显不适，成年后可限制阴茎的勃起。有时阴茎部位的其他手术切除了过多的阴茎腹侧皮肤可造成后天性的阴茎阴囊融合。

【治疗】

治疗应在儿童期完成，行整形手术，目的是修复阴茎腹侧的皮肤。手术方法有在蹼状皮肤上行"V-Y"成形术、倒"V-Y"成形结合"W"成形术。也可行简单的横切纵缝成形术，均可获得满意的阴茎外形和性生活。

四、阴茎扭转

【临床表现】

阴茎扭转(penile torsion) 指阴茎头偏离中线，向一侧扭转，多呈逆时针方向。多数患者阴茎腹侧中线同时扭向一侧。一般阴茎发育正常，有时合并轻度尿道下裂或包皮呈帽状分布。阴茎部位的其他手术如处理阴茎皮肤不当也可引起阴茎扭转。

【治疗】

单纯性阴茎扭转无症状者不需要手术治疗。阴茎扭转大于 90°、有痛性勃起或合并尿道下裂，才是外科矫治的指征。对合并尿道下裂者，在行一期尿道成形术时矫正阴茎扭转。

（孙邕 马林）

第十二章 尿道疾病与男性不育

第一节 尿道先天性畸形与男性不育

一、重复尿道

重复尿道是指一个阴茎上有两条或两条以上的尿道。当发生膀胱重复畸形或双阴茎略形时，每个膀胱或阴茎均有属于自己的尿道，也属于重复尿道。重复尿道在临床上比较罕见。

【病因】

重复尿道的病因可能有以下几个方面。

(1) 中肾旁管的异常闭合和泌尿生殖窦生长的异常终止，或者泄殖腔膜及生殖结节融合异常。

(2) 母亲怀孕过程中激素分泌异常、环境因素及服用药物等因素造成的胚胎发育异常。

(3) 胚胎中胚层融合障碍及泌尿生殖窦分裂过程的不连续，导致尿生殖板生长发育异常，中段尿道缺失，形成畸形。

(4) Woodhouse 和 Williams 则认为胚胎发育过程中的组织缺血导致尿道重复畸形。

由于男性尿道的组织构成及发育过程均十分复杂，且重复尿道在临床上较罕见，故尚无统一的理论解释重复尿道的各种表现。因为重复尿道表现类型复杂，单一的学说无法很好解释所有的畸形，所以我们认为重复尿道可能是多因素共同作用的结果。

【分型】

国内一般将重复尿道分为 4 型：①不完全型重复尿道，副尿道位于正常尿道的背侧或腹侧，与膀胱不相通，往往合并尿道下裂；②不完全型重复尿道，重复的尿道经常在后尿道分叉后于阴茎阴囊部会合；③完全型重复尿道，副尿道位于阴基背侧并与膀胱相通；④于前列腺部尿道分叉，副尿道开口于会阴或肛周，而正常位置的尿道发育差或者闭锁。国外对重复尿道的分型方法很多，以 Effmann 分型和 Williams 分型应用最为广泛 Efmann 分型将重复尿道分为 3 型:第一型为不完全重复畸形, 第二型为完全重复畸形第三型为膀胱和尿道的完全重复畸形。第二型可以细分为 II A1、II A2 和 II B 三种亚型。II A1 亚型是指两条重复的尿道从各自独立的膀胱颈发出, 并有相互独立的尿道开口 II A2 亚型是指一条尿道起于另外一条尿道, 并有相互独立的开口, II B 亚型是指两条独的尿道融合为一条尿道, 并只有一个共同的开口。Williams 分型根据正、副尿道的相对位置分为矢状位类和冠状位类, 进一步将矢状位类分为 4 型:①尿道上裂型, 阴茎多背曲畸形, 副尿道外口可以位于阴茎背侧从阴茎根部至阴茎头的任何部位;②尿道下裂型, 副尿道外口位于阴茎腹侧, 多与膀胱相通, 具有括约肌, 排尿以腹侧副尿道为主;③梭型, 尿道多在后尿道先一分为二, 而后在阴茎阴囊交界处再合二为一;④H 型和 Y 型, 副尿道内口起于正尿道的前列腺部或膀胱, 均有括约肌, 副尿道外口位于肛管前壁 (H 型)、肛缘或会阴 (Y 型)等处。各种类型中只要副尿道起于膀胱就是完全型重复尿道;如果起于正尿道, 则为不完全型重复尿道。

【临床表现】

重复尿道常见的临床表现有: 尿失禁、阴茎弯曲畸形、痛性勃起、尿路感染、排尿困难、附睾炎等。完全型重复尿道排尿可见到双股尿线, 副尿道既可排尿也可排精, 有的副尿道只排尿不排精, 有的副尿道只排精不排尿。如果是不完全型重复尿道, 则只能看到副尿道外口, 既不排尿也不排精。许多不完全型重复尿道可没有明显的临床症状, 容易漏诊。

重复尿道可以同时伴有尿道下裂、尿道上裂、尿道瓣膜、重复阴茎等畸形, 甚至内、外生殖器的完全重复畸形。

副尿道开口于阴茎背侧时, 尿道外口远端呈囊性, 阴茎勃起时向背侧弯曲, 影响男性性交完成, 最终影响患者的生育。

【诊断】

重复尿道的诊断必须依据病史、详细的体格检查及各种辅助检查, 从而明确畸形的分型, 及时发现合并的其他畸形。详细的体格检查十分重要, 它可以初步了解畸形的程度有无合并其他畸形, 以指导下一步针对性的辅助检查。大多数患者都是在婴儿时期被父母或儿科医生检查时发现的。

如果是完全型重复尿道, 排泄性尿路造影可以清楚地同时显示两条尿道。如果是不完全型重复尿道, 可以通过逆行尿道造影或者尿道膀胱镜检查了解副尿道的解剖情况。

尿流动力学检查能明确功能性尿道的位置，鉴别尿道会阴瘘，对保留哪条尿道有一定的指导意义。

重复尿道常常伴发其他器官的畸形如肾脏畸形、输尿管畸形、双膀胱、脊柱和肠道的畸形以及内、外生殖器的完全重复畸形。

【治疗】

重复尿道的治疗目标是解除梗阻、消除感染、重建泌尿生殖道、矫正合并的畸形和尽可能保留生育力。

不是所有的重复尿道患者都必须接受治疗，无尿路感染和尿失禁的患者可以不予处理，只有那些有症状的或者有明显畸形外观的患者才需要进行手术治疗。依据分型辨别并保留功能性尿道是确定手术治疗方案的关键。

按照国内的分型方法，第一型重复尿道如果合并感染或梗阻，可以用Bugbee 电极电灼副尿道，使副尿道结痴并最终闭合，或者直接切除副尿道。对于第二型重复尿道，可以切除副尿道或者切除重复尿道之间的间隔，变成一个尿道。对于第三型重复尿道，切除副尿道并矫正阴茎上曲，一般可获得满意的治疗效果。对第四型重复尿道的治疗较为困难可旷置发育差的尿道，将会阴或肛周的尿道外口经分期或一期游离、移植物代尿道成形术，移植尿道外口至阴茎头。

二、尿道上裂

尿道上裂是指尿道开口于阴茎背侧，尿道外口远端呈钩状，一般伴有尿道背壁部分或全部缺如。尿道上裂较少见，据 Dees 报道其发病率在男性中为 1/117000。

【病因】

尿道上裂发生的原因目前有 2 种说法。①在胚胎发育过程中，两侧的生殖结节始基在中线处融合形成生殖结节，生殖结节再发育形成尿道。在胚胎第 8 周，生殖结节始基向后移位过多，尿生殖窦末端连接的尿生殖沟位置靠前，且尿生殖沟不在中线汇合，使以后发育形成的尿道位于阴茎背侧并形成上裂，最终形成尿道上裂。②泄殖腔膜发育不正常，阳碍了间充质组织的移行，造成泄殖腔膜破溃的位置和时间发生异常，从而影响下腹壁的发育，形成尿道上裂及膀胱外翻。

【分型】

尿道上裂的临床分型目前尚无统一的标准。可以将男性尿道上裂分为 3 型:①阴茎头型,尿道开口于阴茎头或冠状沟的背侧,不伴有尿失禁;②阴茎型,尿道外口位于阴茎根部,部分伴有尿失禁;③完全型,尿道开口于耻骨联合下或耻骨弓下缘,常伴有尿失禁或膀胱外翻。Culp 将尿道上裂也分为 3 型:①阴茎型,尿道外口位于阴茎背侧;②耻骨联合下型,尿道外口位于耻骨联合的下面;③完全型,膀胱颈部肌肉发育不全,前面为裂隙,耻骨联合分离。国内有学者将男性与女性尿道上裂统一分为 3 型:① 不完全型尿道上裂②完全型尿道上裂;③复杂型尿道上裂。

【临床表现】

1. 尿失禁

阴茎头型尿道上裂很少发生尿失禁,阴茎型尿道上裂和完全型尿道上裂的尿失禁发生率分别为 75%和 95%。尿失禁通常是尿道括约肌发育不良造成的。尿失禁的严重程度与后尿道前壁组织缺损的严重程度有关,可表现为真性尿失禁、压力性尿失禁,也可无尿失禁。

2. 阴茎异常

阴茎头扁平、裸露,无包皮覆盖,包皮均位于阴茎腹侧,阴茎体短小,阴茎海绵体分离,远端阴茎弯曲等。

3. 尿道异常

尿道外口宽大,开口于阴茎背侧,尿道外口周围皮肤回缩。阴基型尿道上裂自外口至耻骨联合部呈现不同长度有黏膜覆盖的沟槽。

4. 耻骨联合分离

完全型尿道上裂者的耻骨联合分离变宽,左右耻骨之间只有一些纤维组织相连。同时坐骨结节之间的距离也变宽。

5. 对生育的影响

尿道上裂的男性患者合并阴茎弯曲,可以影响性交完成,最终影响生育;有些尿道上裂的男性患者膀胱颈关闭不全,发生逆行射精,也可影响生育,尿道上裂的男性患者容易发生逆行感染,并发生附睾炎和睾丸炎,影响精液的质量,导致不育。

【诊断】

本病的诊断简单，结合患者的病史及体格检查即可做出准确的诊断。在诊断本病的同时，尚需要进一步明确是否存在其他的先天性畸形。

【治疗】

尿道上裂外科治疗的目的是使尿道裂口恢复，同时治疗合并的尿失禁，恢复正常排尿，矫正阴茎畸形，恢复正常的男性性功能。

治疗尿道上裂的手术方法较多，应根据尿道上裂的不同类型，选择不同的手术方式。对于阴茎头型尿道上裂和阴茎型尿道上裂，如果无尿失禁，手术将上裂尿道成形并将新尿道移至阴茎海绵体腹侧即可。对于阴茎型尿道上裂合并尿失禁和完全型尿道上裂，不但需要重建尿道，还需要延长过短的阴茎，纠正阴茎背屈和控制排尿功能。

主要的手术方式包括 Thierch-Duplay 皮管尿道成形术、Ransley 尿道成形术和阴茎腹侧包皮岛状皮瓣尿道成形术。手术选择在 3 岁以后进行，4~5 岁完成为宜，对阴茎发育不良者，应推迟手术或先经内分泌治疗待阴茎发育后再手术治疗。

三、尿道下裂

尿道下裂是指尿道、包皮和阴茎腹侧正常发育终止，导致一系列的畸形发生。这些畸形包括尿道外口可以在阴茎体的任何部位，或者在阴囊，甚至在会阴部，如阴茎下弯、痛性勃起、包皮在阴茎背侧堆积、包皮在阴茎腹侧缺如等。尿道下裂是小儿泌尿生殖系统最常见的先天性畸形之一，大约每 125 名成活男婴中就有一人患尿道下裂。国内吴艳乔等报道在 3769 464 例男性围产儿中确诊尿道下裂 1999 例，平均发生率为 5.30/10 万。

【病因】

1、基因异常

多数学者认为尿道下裂为多基因遗传疾病，发病具有家族倾向，遗传在尿道下裂的发生中起重要作用。目前认为与尿道下裂发生有关的基因主要有两大类:①与男性性别分化相关的基因;②与雄激素功能相关的基因。

目前研究较多的与性别分化有关的基因包括 SRY 基因、SOX9 基因、DAX1 基因和 WT1 基因。SRY 基因是指 Y 染色体上具体决定生物雄性性别的基因片段。人的 SRY 基因位于 Yp11.3，只含有一个外显子，没有内含子，编码一个含 204 个氨基酸的蛋白质。SRY 基因可能是早期性别分化过程中起开关作用的因子之一，SRY 基因及相关基因缺失突变可能导致胎儿尿道融合中断，产生尿道下裂。由于 SOX9 基因、DAX1 基因和 WTI 基因等的异常可以导致包括尿道下裂在内的多种泌尿系统畸形，因此认为这些基因也可能参与尿道下裂的发生。

影响尿道下裂发生且与雄激素功能相关的基因主要有 LH/CG 受体基因、II 型 5α-还原酶基因、睾酮合成酶基因。LH/CG 受体位于睾丸间质细胞，通过与 LH/CG 结合，活腺甘酸环化酶系统而刺激体激素的生成，促进睾丸的发育。LH/CG 受体基因发生变后，可以使 LH/CG 受体蛋白活性下降，引起包括尿道下裂在内的多种畸形。II 型还原酶基因编码型 5α-还原酶，该酶可以催化酮转化为双酮。目前的研究表明在轻型、重型或有家族史的尿道下裂患者中，均发现 II 型 5α-还原酶基因有突变存在。因此我们认为几型 5α-还原酶基因突变可能是先天性尿道下裂的病因之一，而第 227 位密码可能为中国人中该基因突变的热点。3β-羟类固醇脱氢酶、17α-羟化酶和 17，20-裂解酶是睾酮合成中的三个关键酶。有报道称在尿道下裂的患儿中存在这三种酶的缺陷。上述三种酶的缺陷可以影响胆固醇转化为睾酮，进而影响尿道沟的正常闭合。

2、环境因素

大量的流行病学研究表明，环境中某些化学物质可以明显干扰尿道的发育。这些化学物质主要通过使母体的内分泌紊乱，进而引起胎儿的内分泌紊乱，影响胎儿的正常发育目前研究较多的干扰尿道发育的化学物质有植物雌激素、杀虫剂和增塑剂。

3、药物因素

对于抗癫痫药物与尿道下裂发生之间的关系研究较多。丙戊酸钠是一种不含氮的广谱抗癫痫药，与尿道下裂的发生有关。研究证实，丙戊酸钠可导致人类尿道下裂，但确切机制尚不十分清楚。苯二氮草类药物多药治疗癫病有显著致畸作用，其中苯巴比妥更易导致尿道下裂。新型抗癫病药托吡酯可能有致胎儿尿道下裂作用。

4.激素影响正常尿道的形成有赖于体内雌激素和雄激素的相互平衡，尿道下裂的形成主要与胎儿体内睾酮及双氢睾酮的合成和分泌不足有关。引起胎儿体内睾酮及双氢睾酮不足的根本原因可能是下丘脑-垂体-睾丸轴的发育延迟。

【分型】

根据尿道外口的位置不同，可以将尿道下裂分为阴茎头型尿道下裂、冠状沟型尿道下裂、阴茎体型尿道下裂、阴茎阴囊型尿道下裂和会阴型尿道下裂。

上述分型方法对尿道下裂的手术方式选择并非十分有用，而且并未考虑阴茎下弯的程度。为了便于估计手术效果，Barcat 按阴茎下弯矫正后尿道外口退缩的位置进行分型:前位尿道下裂、中间位尿道下裂和后位尿道下裂。前位尿道下裂包括阴茎头型尿道下裂（尿道外口位于阴茎头腹侧)、冠状沟型尿道下裂（尿道外口位于冠状沟）或阴茎体远端型尿道下裂(尿道开口于阴茎体远端 1/3 处)。中间位尿道下裂尿道开口于阴茎体中间 1/3 处后位尿道下裂尿道开口于阴茎体后 1/3 至会阴之间的任何位置,包括阴茎体近端型尿道下裂(尿道开口于阴茎体近端 1/3 处)、阴茎阴囊型尿道下裂(尿道开口于阴茎体和阴囊交界处)、阴囊型尿道下裂 (尿道开口于阴囊表面或生殖膨大之间)和会阴型尿道下裂(尿道开口于阴囊或生殖膨大后)。

【临床表现】

1.尿道下裂的典型特点

①尿道外口异位:尿道外口异位于从正常尿道外口近端一直到会阴部的任何位置。部分患者可以有轻度的尿道外口狭窄。②阴茎下弯:指阴茎向腹侧弯曲，主要是因为尿道外口远端的尿道板纤维组织增生，阴茎腹侧和尿道壁各层组织缺乏，以及阴茎海绵体背、腹两侧不对称。根据阴茎头与阴茎纵轴的夹角，可以将阴茎下弯分为轻度 (小于 15°、中度(15°～35°)、重度(大于 35°)。中、重度阴茎下弯在成年后可引起性交困难。③包皮异常分布:包皮在阴茎头背侧呈帽状堆积，在阴茎头腹侧呈"V"形缺损，包皮系带缺如。④尿道海绵体发育不全，从阴茎系带部延伸到异常的尿道外口，形成一条粗的纤维带。

2.尿道下裂伴发的畸形

尿道下裂最常见的伴发畸形为腹股沟斜疝和睾丸下降不全,腹股沟斜疝的发生率为9%～16%，睾丸下降不全的发生率为 7%～9%。部分患者可以合并阴茎阴囊转位、阴茎扭转、小阴茎和重复尿道。尿道下裂合并上尿路畸形的机会不多，为 1%～3%，主要是因为肾脏的发育早于外生殖器，常见的尿道下裂合并上尿路畸形包括肾盂输尿管连接部独窄、双肾盂双输尿管畸形等。少数患者可以合并肛门直肠畸形、心血管畸形和胸壁畸形.尿道下裂的程度越重，合并畸形的发生率越高，在重度尿道下裂中前列腺囊的发生率可以达到 10%～15%。

3. 临床症状

主要表现为尿线细、无射程、排尿时打湿衣裤等排尿异常。阴茎勃起时明显向下弯曲。

4. 对生育的影响

尿道下裂的患者合并中、重度阴茎下弯，可以影响性交完成，进而影响生育。阴茎体型尿道下裂、阴茎阴囊型尿道下裂和会阴型尿道下裂，尤其是阴茎阴囊型尿道下裂和会阴型尿道下裂，由于性生活时难以将精液射入阴道内，从而引起不育。尿道下裂的病因之一是雌激素和雄激素的失衡，雄激素水平下降，也可影响男性的生育力。

【诊断】

本病的诊断简单，结合患者的病史及体格检查即可做出准确的诊断。在诊断本病的同时，尚需要进一步明确是否存在其他先天性畸形。

阴茎阴囊型尿道下裂和会阴型尿道下裂，需要与假两性畸形相鉴别。男性阴茎阴囊型尿道下裂和会阴型尿道下裂伴双侧隐睾者很难与男性假两性畸形相鉴别。男性假两性畸形的性染色体为 46,XY，性染色质阴性，内外生殖器均发育不正常。对有严重阴茎下弯、双侧隐睾或外生殖器发育不良的尿道下裂患者，应与真两性畸形相鉴别。鉴别要点如下。①病史。家族史、母体妊娠期间有无性激素药物史。②直肠指诊。了解有无宫颈、子宫或前列腺。③影像学检查。腹部超声、CT 及 MRI 可提示有无女性内生殖器;静脉尿路造影可显示生殖窦和阴道盲袋;经阴道或尿生殖窦行碘造影，如阴道、子宫或附件显影可明确诊断。④性染色质和染色体核型检查。G 性激素测定和性腺活体组织检查。⑤剖腹探查或腹腔镜检查。

【治疗】

先天性尿道下裂的治疗应是系统的综合治疗，以手术治疗为主，辅以激素治疗和心理治疗，以获得最好的临床疗效，改善生活质量。除冠状沟型尿道下裂可考虑不做手术外,其余各型尿道下裂均需要手术纠正。手术的目的在于纠正阴茎下弯畸形,完全伸直阴芝使尿道成形并使尿道外口的位置尽可能接近正常。目前公认的治愈尿道下裂的标准为:①完全矫正阴茎下弯;②尿道外口位于阴茎头位;③阴茎外观满意,能站立排尿,成年后能进行正常的性生活。

手术治疗尿道下裂的方法大约有 300 种,但并无一种大家公认的术式治疗尿道下裂手术一般分 2 个步骤:①矫正阴茎下弯,②尿道成形。目前,国内外基本应用一期手术同时完成上述 2 个步骤。具体手术方式的选择应结合手术者的技术、患者的年龄和阴茎发育情况综合考虑。我们可以根据尿道外口的不同位置选择不同的手术方式。对阴茎头型尿道下裂、冠状沟型尿道下裂及冠状沟下型尿道下裂一般可采用 Magpi 术式、Mathieu 术式尿道前移等术式,其中 Magpi 术式是经典术式,效果肯定,但难以同时矫正阴茎下弯。对阴茎体型尿道下裂较多采用的术式有 Mathieu 术式、Duckett 术式、加盖岛状皮瓣法 Snodgrass 术式等,国外主要采用保留尿道板的 Snodgrass 术式,而国内主要采用 Ducket 术式及其改良方法。治疗重度尿道下裂阴茎阴囊型尿道下裂、会阴型尿道下裂) 的手术方式主要有联合皮瓣(Duckett+Duplay)、膀胱黏膜移植、颊黏膜移植、保留尿道板手术等。对多次手术失败的尿道下裂目前推荐的手术方式为膀胱黏膜移植或者颊黏膜移植。尿道下裂患儿行内分泌治疗的主要目的是促进性征的发育。当患儿存在先天性肾上腺增大时,可适当摄入糖皮质激素和盐皮质激素,治疗可分为 2 类:一类是暂时性的短期治疗,主要用于幼儿外生殖器发育不良;另一类为长期治疗,主要用于青春期后的性征发育不良和激素水平过低。短期治疗应用 hCG,一般 500~1 000 IU/次,肌内注射,每周 2 次,10～20 次为一个疗程,必要时可以追加一个疗程,但应注意不宜长期使用。青春期以后,如果外生殖器发育、性功能方面仍存在较大缺陷,可长期补充性激素或肾上腺皮质激素,具体方案可结合性激素水平和内分泌专科意见共同拟定。

尿道下裂患儿由于生殖系统畸形,会有心理障碍,随着年龄的增长,如果得不到有效的引导及治疗,会进一步发展成缺乏自尊、性格孤僻、人格不健全和性心理扭曲,甚至会偏执、抑郁和精神分裂。使外生殖器恢复基本正常的外观及功能是消除其性心理及行为阴影的基本条件,术后的心理辅导及认知教育也是非常必要的。首先，应赋予患者正确的性别概念，使患者具有正确的性别认同。其次，应使患者了解阴茎的基本功能，即站立排尿、性交和生育功能，通过手术治疗是完全可以恢复的。再次，对于睾丸发育正常的患者，其性征发育不会受到影响，有正常的性欲及生殖功能，应打消他们的顾虑。最后，手术所致的外观变化不影响其性交功能，应开导患者正常生活。

四、先天性尿道憩室

尿道憩室（urethral diverticulum）是指尿道周围与尿道相通的性，可以是先性的，也可以是后天性的。

【病因】

先天性尿道憩室的病因尚不十分明确，可能与以下 4 个方面有关。①尿道海绵体先性发育不良，尿道收侧组织薄弱，尿流压力导致憩室形成。②尿道沟未融合，部分尿道缺损，但缺损的尿道周围组织发育良好，形成尿道憩室。③胚胎时期尿道旁残留的组织发育成囊状，与尿道沟相通，形成尿道憩室。④重复尿道的副尿道近端是盲管，远端存在尿道狭窄，则副尿道会逐渐扩张，形成憩室。

【临床表现】

男性先天性尿道憩室多位于阴茎、阴囊交界处的尿道腹侧。按尿道憩室颈口的大小可将尿道憩室分为球形憩室和囊状憩室两种，球形憩室有一细颈与尿道相通，囊状憩室颈部较宽广。先天性尿道憩室主要引起尿路梗阻的症状和体征，憩室本身的大小及憩室颈部的宽窄不同，引起尿路梗阻的严重程度不同。小的憩室一般无临床表现，不易被发现。憩室较大时，排尿过程中尿液进入憩室内，可以在尿道腹侧触及肿块，压迫肿块后可有尿液自尿道外口滴出。憩室合并感染时，局部可以有疼痛、红肿等炎症表现，压迫憩室后有脓性尿液流出。先天性尿道憩室可以使男性性交后射出的精液停留在憩室内，引起不育。

【诊断】

临床上出现上述症状后，可行排泄性膀胱尿道造影检查以确诊男性先天性尿道憩室。尿道镜检查也可以帮助诊断。

【治疗】

对于先天性尿道憩室，原则上应当完全切除。如果憩室口小，可以切除憩室后直接缝合尿道;如果憩室口宽大,可以在切除憩室后行 Cecil 尿道成形术,以弥补缺损的尿道。如果切除憩室有困难,可以切除大部分憩室,将残余部分内翻缝合。憩室切除术后均需要行耻骨上膀胱造瘘术,待尿道完全愈合后,再拔除造瘘管。经尿道切开憩室口前后唇可立即解除先天性尿道憩室引起的尿路梗阻。

五、先天性尿道狭窄

先天性尿道狭窄较为罕见,先天性尿道外口狭窄相对常见。先天性尿道狭窄发生于后尿道,可合并尿道发育不全,可引起双侧上尿路积水和膀胱扩大。由于狭窄段较长,先天性尿道狭窄可以使男性性交后射出的精液停留在尿道内,引起不育。先天性尿道外口狭窄多无临床症状,一般也不引起不育。新生儿先天性尿道狭窄一经发现即行膀胱造瘘,扩张尿道一般用导管而不是尿道探子。

六、先天性巨尿道症

先天性巨尿道症(congenital megalourethra)是指先天性无梗阻的尿道扩张,多发生于尿道的阴茎体部,合并尿道海绵体的发育异常,也可有阴茎海绵体的发育异常。先天性巨尿道症可以是单独存在的畸形,也可以合并有不同程度的尿道下裂及上尿路异常,尤其在梅干腹综合征中常见。本病罕见,可能由胚胎期尿道皱褶处的中胚层发育不良引起,亦有认为是尿道板极度扩张所致的。

【分型】

先天性巨尿道症可分为 2 种类型:①舟状巨尿道,合并尿道海绵体发育异常,②梭形巨尿道,同时有阴茎海给体和尿道海绵体发育不良。以上 2 种巨尿道均可伴有泌尿系统的其他畸形如肾发育不良、尿道下裂等,而梭形巨尿道更可能因为并发其他严重畸形而致患儿早期死亡。

【临床表现】

先天性巨尿道症主要的临床表现为尿路梗阻及感染症状,先天性巨尿道症的男性患者射精后精液滞留在尿道内,无法有效排出体外,可导致不育。

【诊断】

根据临床表现及影像学检查可明确诊断先天性巨尿道症。尿道造影可清楚显示扩张民前尿道。静脉尿路造影可显示扩张的前尿道,另外可发现伴发的上尿路畸形。

【治疗】

应对扩张的巨尿道进行裁剪、紧缩和成形，使其口径与正常尿道相符，并同时处理#发的上尿路畸形。如果患者有严重的阴茎海绵体缺乏，应考虑做变性手术

七、先天性精阜肥大

先天性精阜肥大是一种临床上罕见的先天性疾病。引起先天性精阜肥大的原因尚不明确，可能与胚胎时期母体内性激素分泌紊乱有关。

【临床表现】

临床表现主要以下尿路梗阻为特征，可表现为排尿踌躇、费力、尿不尽感、尿线无力、分叉、变细、滴沥等。长期慢性尿路梗阻可以导致慢性肾功能衰竭，表现为食欲不振、恶心、呕吐、贫血和乏力等症状以及水和电解质代谢紊乱。先天性精阜肥大可以引起男性性交不射精，导致不育。

【病理】

肉眼可见精阜较正常人明显增大，可以向尿道或膀胱颈突出，引起梗阻。镜下可见精阜的平滑肌和纤维组织增生，表面覆盖复层鳞状上皮细胞或移行上皮细胞，与后天性精阜肥大相比炎症反应轻。

【诊断】

尿道膀胱镜检查可以确切了解精阜的大小、形态以及梗阻程度，明确诊断。静脉尿造影重点了解上尿路是否存在病变，排泄期膀胱尿道造影表现为精阜以上的后尿道扩张充盈缺损等。

【治疗】

先天性精阜肥大的治疗目的是解除梗阻，恢复正常性交排精。尿道窥视下切除肥大的精阜是治疗先天性精阜肥大最理想的治疗方法，手术相对简单。时间短，容易掌握，对悲者造成的损伤小。为预防术后患者出现射精管狭窄或闭塞，术中应使用电切,术后早期多次排精。

第二节 淋菌性尿道炎与男性不育

淋菌性尿道炎是一种以尿道排出脓性分泌物为主要特征的性病。淋菌性尿道炎好发于青壮年，是我国性传播疾病中发病率最高的疾病。

【病因】

引起淋菌性尿道炎的病原体为淋病奈瑟球菌，属于革兰阴性菌种，成对出现，有菌毛，人类是其唯一的天然宿主。淋病奈瑟球菌对柱状上皮细胞和移行上皮细胞构成的黏膜有特殊的亲和力，易侵犯男性的尿道、前列腺、精囊和附睾。淋病奈瑟球菌进入泌尿生殖系后借助表面的菌毛、外膜的次要蛋白和 IgA,分解酶与黏膜上皮黏合，并在上皮细胞表面繁殖，进而进入上皮细胞内增殖，导致上皮细胞溶解，破坏上皮，同时引起急性炎症，产生典型的尿道脓性分泌物。

【临床表现】

一般在体内潜伏 1～14 d，平均在感染后 3~5d 发病。部分患者可伴发前列腺炎、精囊炎、附睾炎、膀胱炎、肾盂肾炎、关节炎，甚至心内膜炎等。

1.急性感染

主要表现为急性前尿道炎。起初为浆液性分泌物，后逐渐转为脓性分泌物。尿道内有瘙痒及灼热感，并出现尿痛等症状。此时，轻轻挤压尿道可有黄色脓液从尿道外口流出。急性前尿道炎发病 2 周后，炎症可侵及后尿道，出现尿频、尿急、排尿终末尿痛和急性尿潴留等症状。

2.慢性感染

上述症状持续一个月以上或反复出现急性症状者,可考虑转为慢性感染。慢性感染的症状不如急性期明显，表现为经常性排尿不适、尿道部轻微刺痛、尿道外口经常有少许分泌物流出等，少数患者可完全无自觉症状。

【淋菌性尿道炎与男性不育】

淋菌性尿道炎可以引起男性不育，其原因主要包括以下 4 个方面。①淋菌性尿道炎容易发生逆行感染，引起前列腺炎、精囊炎、附睾炎和睾丸炎，影响精液质量，导致男性不育。研究表明淋病奈瑟球菌感染所致的附睾-睾丸炎可导致持久的少精子症或无精子症②淋病奈瑟球菌本身可能会通过侵入机体后引起的炎症反应和免疫反应，导致生殖道和生精细胞的损伤，影响男性的生育力。③淋菌性尿道炎的炎症波及输精管、附睾时，可引起纤维组织增生、瘢痕形成，造成输精管阻塞，导致不育。④淋菌性尿道炎反复存在，可以引起尿道狭窄和尿道外口的梗阻，影响精液的排出，引起不育。

【诊断】

　　根据不洁性交史或明确接触淋病奈瑟球菌污染物病史,结合典型的临床症状和尿道外口脓性分泌物,大多能做出准确的诊断。此外,还可以做下列检查协助诊断。

　　(1)尿道分泌物直接革兰染色涂片镜检。发现革兰染色阴性的淋病奈瑟球菌,多数有症状的淋菌性尿道炎患者可以得到确诊。

　　(2)尿道分泌物培养。发现革兰染色阴性的淋病奈瑟球菌,阳性率为80%~95%,是确诊淋菌性尿道炎的重要依据。

　　此外,还有尿两杯试验、氧化酶试验和聚合酶链反应(polymerase chain reactionPCR)等方法检测淋病奈瑟球菌。

　　【治疗】

　　淋菌性尿道炎的治疗原则:早期诊断和治疗;及时、足量、规律用药;针对不同情况采用不同的治疗方案;注意同时合并的衣原体、支原体和其他病原体感染,同时治疗性伴侣,治疗后密切随访。

　　淋菌性尿道炎的一般处理:治疗期间禁止性生活,禁止与婴幼儿、儿童密切接触,患者使用过的物品要严格消毒。

　　2006 年美国疾病预防控制中心治疗单纯性淋菌性尿道炎的推荐方案:头孢曲松 125 mg,单次肌注;或头孢克肟 400 mg,单次顿服;或环丙沙星 500 mg,单次顿服;或氧氟沙星 400 mg,单次顿服;或左氧氟沙星 250 mg,单次顿服。

　　治愈的标准:临床症状和体征完全消失。尿液清晰,无淋丝。在治疗结束后 4~7d,涂片和培养淋病奈瑟球菌连续两次阴性。

第三节　非淋菌性尿道炎与男性不育

　　非淋菌性尿道炎是指通过性交传染的一种尿道炎,分泌物中无法查到淋病奈瑟球菌而常常可以查到其他病原体如沙眼衣原体等。非淋菌性尿道炎多见于处于性旺盛期的年轻人,是西方国家最常见的性传播性疾病,其发生率为淋菌性尿道炎的 2.5 倍。在我国,非淋菌性尿道炎的发病率仅次于淋菌性尿道炎和尖锐湿疣,位居第三位。

　　【病因】

　　非淋菌性尿道炎的病原体种类很多,已知的病原体如下。

　　1、衣原体

主要是沙眼衣原体，占非淋菌性尿道炎病原体的 40%～50%。沙眼衣原体有 15 个血清型，其中 D～K 血清型可以引起尿道炎、附睾炎、前列腺炎等。

2、支原体主要是解尿支原体，占非淋菌性尿道炎病原体的 20%～30%。解脲支原体为脲原体属中唯一的一个种，因生长需要尿素而得名，常寄生于尿道上皮内，在正常人以及非淋菌性尿道炎患者的尿道中均可检出，一般认为是一种条件致病菌。

3、其他病原体

包括阴道毛滴虫、白色念珠菌、单纯疱疹病毒、巨细胞病毒、梭形杆菌、包皮杆菌等，另外还有一些厌氧菌。

【临床表现】

非淋菌性尿道炎一般在体内的潜伏期为 1～4 周,平均在感染后 10～12 d 发病。

非淋菌性尿道炎起病不如淋菌性尿道炎急，症状比淋菌性尿道炎轻。非淋菌性尿道炎患者可以有尿道烧灼感、排尿疼痛、尿道痒，少数患者有尿频，尿道外口轻度红肿，尿道分泌物少，稀薄，呈浆液性或稀薄脓性。较长时间不排尿(如晨起) 时，尿道外口可溢出少量稀薄分泌物，有时仅表现为晨起痂膜封住尿道外口或污染内裤。患者的症状可以时轻时重。检查时，需要由后向前按挤前尿道才可能有少许分泌物由尿道外口溢出。有时患者可以有症状而无分泌物，也可无症状而有分泌物。部分患者无症状或症状轻微，容易漏诊。

处理不当或治疗不及时，非淋菌性尿道炎可引起多种并发症如急性附睾炎、前列腺炎、精囊精索炎、结肠炎、咽炎，极少数患者可伴发 Reifer 综合征。

【非淋菌性尿道炎与男性不育】

非淋菌性尿道炎的常见病原体为衣原体和支原体。衣原体引起男性不育的原因可能包括以下 6 个方面。①促进睾丸炎症细胞的浸润，降低精液质量，损害精子的发生。②衣原体感染可直接引起生精细胞凋亡，影响精子的发生。③衣原体感染可以引起附睾炎，影响附睾中精子的成熟。④衣原体可以黏附在精子头部，影响精子的活力，使精子的活力受损。⑤衣原体可以抑制宿主细胞代谢及其代谢产物的细胞毒作用，引起超敏反应和自身免疫反应，导致免疫性不育。⑥衣原体引起尿道炎致使尿道狭窄，影响精液的排出。支原体引起男性不育的原因可能包括以下 6 个方面。①支原体引发男性生殖道的炎症、阻塞，引起不育。②支原体可以产生侵袭酶和毒性产物，引起男性不育。③吸附在精子上的支原体可以使精子前进的阻力增加，精子尾部卷曲、摆动减弱，严重影响精子的活力和运动速度，阻碍精子的活动。④支原体可以与硫酸半乳糖甘油酯结合，干扰精子和卵子的结合。⑤支原体可以产生神经氨酸样物质，影响精子和卵子结合。⑥支原体感染后可以显著升高抗精子抗体水平，降低精子的受精能力。

【诊断】

根据不洁性交史或明确接触非淋菌性尿道炎污染物病史，结合非淋菌性尿道炎的临床表现，进行相关的检查并做出诊断。

(1)先排除淋菌性尿道炎，取尿道分泌物或刮片标本直接行革兰染色涂片镜检淋病奈瑟球菌，排除淋病奈瑟球菌感染。

(2) 取尿道分泌物进行涂片，做革兰染色涂片镜检，可见多核白细胞，在油镜下平均每个视野>5 个即为阳性。晨尿或未排尿 4 h 后首次排尿的尿标本离心沉渣在高倍镜视野下平均每个视野>15 个多核白细胞即为阳性。

(3) 针对沙眼衣原体的检测，应用细胞培养法、直接免疫荧光法、酶联免疫吸附法和抗原快速检测法检测尿道分泌物中的沙眼衣原体。如果检测为阳性，对诊断非淋菌性尿道炎有意义。

(4) 针对解脲支原体的检测：应用解脲支原体培养法、PCR 法检测尿道分泌物中的解脲支原体。如果检测为阳性，对诊断非淋菌性尿道炎有意义。

【治疗】

非淋菌性尿道炎的治疗原则：及时、足量、规律用药；针对不同情况采用不同的治疗方案；同时治疗性伴侣；治疗后密切随访。

2006 年美国疾病预防控制中心治疗衣原体感染引起的非淋菌性尿道炎的推荐方案(1)推荐方案。阿奇霉素 1g，单次顿服；或多西环素 100 mg，口服，2 次/d，连服 7d(2) 替代方案。红霉素碱 500 mg，口服，4 次/d，连服 7d；或乙红霉素 800 m 口服，4 次/d，连服 7d；氧氟沙星 300 mg，口服，2 次/d，连服 7d；或左氧氟沙 500mg，口服，1 次/d，连服 7d。

治愈的标准：临床症状和体征完全消失。无尿道分泌物和尿痛，尿沉渣中无白细胞。

（孙邕 马林）

第十三章 前列腺疾病与男性不育

前列腺疾病主要包括前列腺增生症、前列腺癌及前列腺炎。前列腺结核、前列腺肉芽肿等疾病临床上很少见。由于前列腺增生症与前列腺癌多发生于老年男性，其精子产生能力已处于自然退化状态，且多存在性功能障碍及射精功能障碍，前列腺的切除或精囊腺的切除也能引起医源性的不育，但致病机制较为简单，故在此不做赘述。而前列腺炎多发生于青壮年男性，其正处于生育年龄，故探讨前列腺炎与男性不育的关系具有一定的临床意义。也有人认为，前列腺囊肿，尤其是靠近中线的前列腺囊肿，对男性不育有重要影响，经尿道前列腺囊肿去顶术可治疗此种疾病引起的男性不育。

第一节 前列腺炎与男性不育

前列腺炎是泌尿外科的一种常见病，人群中发病率较高。在我国，前列腺炎约占泌尿外科门诊患者总数的 33%。据尸检报告，前列腺炎的发病率为 6.3%~73%，我国夏同礼等发现 447 例急性猝死成人尸检前列腺标本中，诊断为前列腺炎的有 116 例，占 24.3%在以社区为单位的全面调查中发现，一般居民的前列腺炎发病率为 5%~14.2%，一般认为发病率往往较实际统计的低，真正发病率很难估计。前列腺炎与男性不育的关系，目前还存在争论，其确切机制也不甚清楚。

一、慢性前列腺炎引起男性不育的机制

(一)慢性前列腺炎对男性不育的影响

精子顶体酶活性的大小和顶体反应率的高低，对受精过程有很重要的意义。因此,临床上常将精子顶体酶的活力和顶体反应率作为评价精子质量的 2 项重要指标。文献报道，慢性前列腺炎患者的上述 2 项指标均明显降低，究其原因可归为以下 2 点。

1.肿瘤坏死因子的影响

慢性前列腺炎患者的精液中白细胞浓度增高，肿瘤坏死因子(tumor necrosis factor, TNF) 的浓度随之升高。TNF 除通过抑制细胞蛋白的生物合成及趋化作用而破坏精子的功能和成熟外,还可降低精子的 Ca^{2+}-ATP 酶活性,从而直接影响顶体酶活性和顶体反应。Kocak 等报道 TNF-α 与精子的活力密切相关,也证实了这一点。TNF-α 也可使精液中的超氧化物歧化酶(superoxide dismutase, SOD) 活性显著降低,使精液清除自由基的能力减弱,精子受到氧自由基的攻击和毒性作用,也可导致精子的顶体酶活性及顶体反应下降。TNF-α 还可激活精液一氧化氮合酶 (nitric oxide synthase, NOS),使精液中 NO 含量显著增加,并与超氧化物反应,形成具有精子细胞毒性的过氧化物,进而影响精子的顶体酶活性和顶体反应。

2.顶体反应改变的影响

顶体反应一般可分为自发性及诱导性两种。只有在女性生殖道内受到透明带和黄体酮诱导而发生的顶体反应才是有效的,反之,任何自发性的顶体反应均不会导致受精 Henkel 等研究显示,慢性前列腺炎患者中自发性顶体反应水平升高,而诱导性顶体反应水平则明显降低,这或许能在一定程度上解释为何某些顶体反应总水平正常的慢性前列腺炎患者仍然不育。

(二)前列腺腺体分泌功能减退对男性不育的影响

1、前列腺分泌锌减少对男性不育的影响

精液中的锌主要有 2 个来源,一是精子中的锌,二是精浆中的锌,而精浆中的锌主要是由前列腺分泌的。在前列腺分泌的微量元素中以锌最为重要,其含量为 1.8～2.4 mmol/ml。雄激素调节前列腺的泌锌功能,以保证精液中含有足够的锌。锌通过调节存在于前列腺细胞微粒体及细胞核内 5α-还原酶的活性来调节细胞内双氢睾酮水平;锌还可调节蛋白质及核酸的代谢、ATP 的生成和线粒体的功能,保持大分子结构的完整性前列腺中锌缺乏可抑制睾酮向双氢睾酮的转化,引起性腺功能不足。锌对精子也有重要作用。①精浆锌参与生殖系统多种酶的组成,可延缓精子细胞膜的脂质氧化,维持细胞膜结构的稳定性和通透性,使精子具有良好的活力。②在精浆缺锌时,精浆超氧化物歧化酶含量降低,氧自由基产生增加,精浆抗氧毒性能力下降。③在射精过程中精子吸收精浆内的锌,与细胞核染色质的硫基结合,使染色质免于过长解聚,有利于受精。Saito 等把锌加入含有狗的附睾精子的培养液时,精子开始运动,而人的前列腺液亦能使精囊液中不动的精子运动,说明精子由不动到运动这种改变可能由锌所诱导。Fuse 等通过对不育与已生育的男性精浆中锌含量的比较发现：①无精子症和少精子症患者的锌浓度低，而弱精子症患者的锌浓度高，肯定精液中锌浓度与精子的活力有关；②精浆中锌浓度与睾酮浓度呈正相关。慢性前列腺炎时，前列腺液的 pH 值升高，锌、柠檬酸含量减少，最终影响精子的活力与质量，导致不育。Black 等研究发现前列腺炎患者前列腺液中锌含量明显下降，而其血浆锌含量正常，认为前列腺液中锌含量降低是前列腺组织细胞摄取和排泌锌的功能受损造成的。有学者认为精液锌含量的变化，可作为衡量前列腺炎是否好转的一项客观指标。

2、纤溶酶原激活因子对男性不育的影响

纤溶酶原激活因子（plasminogen activator，PA）是人体内重要的丝氨酸蛋白水解酶广泛参与人体内多种涉及细胞增殖、迁移和组织重建等的生理和病理过程。有研究表明 PA 可能参与精子发生、成熟、精子获能、精液液化等诸多涉及男性生殖的生理过程。PA 在精液中有较高的表达，其在精液中的活性要远高于血液中，目前普遍认为 PA 来源于前列腺腺体的分泌。洪错等研究观察到，慢性前列腺炎患者的精浆 PA 活性显著降低，并与精液液化时间成反比，与精子浓度及活力成正比，因此认为 PA 的降低是慢性前列腺炎影响前列腺的分泌功能所致的。

3、前列腺特异性抗原对男性不育的影响

前列腺特异性抗原（prostate specific antigen，PSA）是精中最丰富的蛋白酶，其生理功能为降解精液凝胶中的主要蛋白（SgⅠ、Sg 及纤维粘连蛋白），使精液液化。PSA 主要由前列腺上皮柱状细胞分泌，由于正常生理情况下前列腺腺泡分泌的 PSA 与巴系统间存在着一个屏障（主要由基底膜、基底细胞和内皮层构成），因此 PSA 一般不能通过淋巴系统进入血循环。但前列腺炎症的病理变化过程可损害腺泡和导管上皮细胞，并可能贾坏生理屏障的完整性，使较多的 PSA 渗漏到外周循环，导致血清 PSA 浓度升高，与此同时，随前列腺液分泌进入精液的 PSA 浓度相对降低，因此精液液化时间也随之延长，最终影响精子存活率与活力。

4、前列腺小体对男性不育的影响

前列腺小体（prostasomes）是由前列腺上皮细胞分泌的一种亚细胞结构，随着前列腺液分泌进人精液，目前认为其在精子活力、精子内 Ca^{2+} 的动态平衡、精液液化方面起作用，同时还具备调节补体与免疫的功能。除去前述由于慢性炎症破坏腺泡和导管上皮细胞而导致分泌功能下降外,pH 值上升对于前列腺小体的抑制作用也受到关注。Arient 等研究表明,前列腺小体与精子的黏附甚至融合程度与 pH 值成反比。而慢性前列腺炎患者前列腺分泌柠檬酸功能下降,导致精液 pH 值上升,进而影响前列腺小体的功能。

(三)氧自由基对男性不育的影响

慢性前列腺炎患者的精液中含有大量的白细胞。以往的研究表明它可通过降低抗氧化剂活性损害精子的功能,使精液中精子浓度下降、精子总运动度和前向运动百分率降低及精子畸形率增加。Maruyama 等把白细胞放入正常人的精液中进行田鼠卵穿透试验,发现白细胞使精子的穿透率下降。正常男性的精浆中含有低水平的氧自由基 (ROS),而在 40%~80% 不育患者中,其精浆的 ROS 水平明显升高。在菌精症中,激活的粒细胞(包括多核中性白细胞和巨噬细胞)释放出大量的活性 ROS,主要包括超氧阴离子自由基($\cdot O_2^-$)、过氧化氢(H_2O_2)及自由基 ($\cdot OH$)等,继而导致精子功能的损害。

ROS 影响不育的原因主要表现在以下 3 个方面

1、ROS 抑制 ATP 的生成及精子运动

精子中ATP 的含量与精子的前向运动百分率相平行,Armstrong 等通过化学荧光和电子磁共振发现 ROS 能明显抑制精子 ATP 的生成,使精子 ATP含量降低及运动能力减易。其中起主要作用的 ROS 是 H_2O_2,低浓度的 H_2O_2 即可制子线粒体的氧化磷酸化干扰精子的能量代谢,导致精子运动停止。另外,还发现次黄嘌呤和黄嘌呤氧化酶产生的 ROS 亦可导致 ATP 的损耗而抑制精子的运动,超氧化物歧化酶亦影响子的代谢。

2、ROS 产生脂质过氧化物,损害精浆膜人类精浆膜内含有大量的不饱和脂肪酸,而其胞浆中仅含有低浓度的抗氧化酶,因而易受脂质过氧化物的捐害。精千细胞内的抗氧化酶不能保护环绕在精子顶体、尾部的精浆膜免受损害。过高的 ROS 水平可通过诱导产生脂质过氧化物,损害精浆膜的不饱和脂肪酸,从而损害精子的功能,使精子膜失去流动性,精子活力下降,导致精卵不能融合。脂质过氧化物还可损害精子细胞的超微结构,从而影响精子活力。

3、ROS 破坏精子 DNA

许多研究表明,ROS 可导致精子染色体发生交联、DNA 碱基氧化及 DNA

链断裂 Pasqualotto FF 等发现慢性前列腺炎患者前列腺液中的 ROS 要高于正常人，并且前列腺波白细胞阳性者的 ROS 高于白细胞阴性者的，所有慢性前列腺炎患者的 TAC 都比正常人低，不管精液中有无白细胞，ROS 和 TAC 之间的不平衡表明精液氧化能力和男性不育有关。

(四)免疫机制对男性不育的影响

生殖系统是一个相对"封闭"的环境，精子从产生到排出体外全过程均不会接触到自身免疫系统，因此精子是一个隐匿性自身抗原。生殖道的免疫系统既要维持局部不被病原菌及病毒侵犯，又要避免损害生殖系统，处于一个低活性的"稳态"。而慢性前列腺炎打破了这一平衡，使免疫系统长期处于炎症刺激下，产生持久而强烈的应答，并随之影响到生育功能。

1、体液免疫

前列腺炎引发的免疫反应引起人们的广泛兴趣。虽然不育症患者抗精子抗体 (ASA)的存在说明 ASA 能导致不育，但 ASA 与免疫性不育之间的关系仍处于争论之中。Hiroaki 等应用计算机辅助分析技术发现 449 名男性不育患者中 1gG、IgA、IgM 的阳性率分别为 2.9%、1.56%、0.22%，ASA 附着于精子的表面，且主要集中在精子的头部和尾部并且对精子的活力具有重要的影响。抗精子抗体可从多个方面影响生育：①影响精子运动；②阻止精子获能；③阻止精子向宫颈管迁移；④阻止顶体反应；⑤阻止精子穿入并溶解卵透明带；⑥阻止精卵融合。黄鹏等的研究发现抗精子抗体的产生和慢性前列腺炎有关，且慢性前列腺炎不育患者精浆中 ASA 比血浆中的 ASA 高，提示在生殖道局部易产生 ASA，认为精浆中 ASA 在临床上更有意义。

2、细胞免疫

除了 IIIB 型前列腺炎，无论是细菌性前列腺炎还是非细菌性前列腺炎，在前列腺液中都有炎症细胞，主要是多形白细胞、淋巴细胞、巨噬细胞。炎症细胞能产生多种细胞因子，如 T 辅助细胞能产生 IL-2 及 IL-6，巨噬细胞能产生 TNF-α、IL-1β 及 IL-8 等 TNF-α、IL-1β 为慢性前列腺炎炎症的标志，TNF-α 能影响精子与卵透明带结合。细胞因子影响精子功能的机制还不甚明了，可能作为介质进行信号传导，激活信号转导及转录激活蛋白 (signal transducers and activators，STAT)并使之磷酸化，从而影响了精卵融合精浆中的细胞因子主要来自前列腺液，在慢性前列腺炎引起不育的发病中起重要的作用。前列腺液和精浆中细胞因子（IL-2、IL-6、TNF-α）水平可以作为慢性前列腺炎不育患者有价值的指标，在诊断及治疗上有一定的临床意义。

（五）病原菌的直接影响

1、厌氧菌

厌氧菌是前列腺炎的致病菌之一，而且越来越多的证据表明厌氧菌是引起男性不育的原因之一。Szöke 等通过对慢性细菌性前列腺炎患者的前列腺按摩液进行细菌培养发现①36%的慢性前列腺炎患者的厌氧菌计数$>10^6$CFU/ml，而健康男性的厌菌计数$\leq10^6$CFU/ml；②厌氧菌的检出率是需氧菌的 3.9 倍，认为厌菌是性前列腺炎患者的主要致病菌之一。Jarvi 等运用 PCR 及 DNA 序列分析技术提高了精液中细菌的检出率发现样本中 90%为厌氧菌。Brunnel 等亦从慢性细菌性前列腺炎不育患者中分离出厌氧菌，并发现厌氧菌可降低精子对田鼠卵的穿透力。国内学者对慢性细菌性前列腺炎不育者的前列腺液进行了细菌学研究，认为厌氧菌不仅是慢性细菌性前列腺炎的致病菌，并与慢性细菌性前列腺炎所致不育有关；厌氧菌性慢性细菌性前列腺炎可引起精液液化障碍、异形精子数目增多，最后导致不育。

2、需氧菌

慢性前列腺炎时细菌可随着前列腺液的分泌而进入精液中，通过直接和间接的作用影响精子的活动及其功能。炎症可诱发前列腺的分泌功能发生障碍，导致精液液化不良，这可能和前列腺分泌的与精液液化有关的酶减少有关。细菌通过细胞间相互作用和黏附现象导致精子活动参数改变，并干扰精子的分子结构和细胞的完整性。许多文献报道慢性细菌性前列腺炎患者前列腺液中最常见的需氧菌为革兰阴性杆菌，如大肠杆菌、变形杆菌等，其中大肠杆菌约占80%。Diemer 等运用计算机辅助精子分析技术进行研究，发现大肠杆菌可引起精子直线运动速率及平均运动速率明显下降，前向运动的精子百分率减少，仅占 1.8%。大肠杆菌还可以引起人类精子精浆膜及其他表面结构、头部包括顶体的超微结构改变，导致精子头部、中部及尾部缺陷，活力下降。

3、支原体与衣原体

目前尚无足够的证据说明慢性非细菌性前列腺炎的病原体可导致男性不育。Keck 等发现解脲支原体占非细菌性前列腺炎病原体的 10%~40%，认为解脉支原体、衣原体等主要通过性传播途径作用于女性的输卵管而引起不育。Bollmann 等对 132 例慢性前列腺炎患者的精液进行研究发现，由衣原体、解脉支原体引起的前列腺炎与精液质量的改变无明显相关性。

（六）梗阻对男性不育的影响

慢性前列腺炎患者前列腺部的长期、慢性病变，使前列腺尿道周围组织出现癫痕性愈台，这些改变可导致尿道狭窄、射精不完全或逆行射精。如果感染波及生殖道其他组织器官，则能产生相应的病理改变，例如睾丸炎、慢性附睾炎、附睾纤维化结节、输精管炎、身精管口阻塞等，这些慢性改变可使前列腺及精子输出管道出现痕粘连、狭窄或闭锁可以导致精曲小管到射精管发生梗阻，进而导致精子输送障碍，表现为部分性的排精困雅或完全性的梗阻性无精症。

（七）其他因素对男性不育的影响

慢性前列腺炎患者常伴有明显的精神心理症状，由于担心慢性前列腺炎会严重影响己生育功能和性功能，患者可出现心因性性功能障碍，包括勃起功能障碍、不射精等，并真正影响生育。

（八）治疗慢性前列腺炎的方法和药物对男性不育的影响

许多治疗慢性前列腺炎的方法，如热水坐浴、抗感染药物，尤其是局部治疗，如输精管穿刺给药、前列腺内注射给药、局部物理疗法等，都对男性生殖能力有负面影响。在临床上治疗合并不育的病例中，应尽量避免使用这些方法。

因此，慢性前列腺炎与男性不育的发生有一定联系。随着临床和实验技术的不断结合与发展，随着对慢性前列腺炎的进一步深入研究，慢性前列腺炎与不育的关系将得到进-步阐明。因此，对于不育症患者的诊疗，应把慢性前列腺炎作为一个重要的病因加以考虑、排除及治疗，如确实存在前列腺炎，则应通过去除感染源、控制局部炎症反应，以提高精液质量，治疗不育。

二、前列腺炎合并男性不育的诊断和治疗

尽管前列腺炎与男性不育之间的因果关系尚未完全确定，且缺少大规模的临床流行病学调查研究数据，但临床上确实看到男性不育患者伴有前列腺炎。对慢性前列腺炎合并男性不育的诊断和治疗应审慎进行。男性不育不是一个独立的疾病，而是一组疾病的结果因此原因甚多，必须排除其他疾病的干扰后，才能确立前列腺炎与男性不育的因果关系。

（一）前列腺炎合并男性不育的诊断

首先，男性不育的诊断要成立，即排除女方因素的不育。其次，男方存在精液质量的异常，同时前列腺炎的诊断成立。此时，患者前列腺炎的症状可能并不明显，而仅表现为精液和前列腺液中白细胞或细菌增多，也即通常所说的 N 型前列腺炎。应注意询问有无泌尿系统感染病史、有无慢性前列腺炎病史等。

前列腺炎所致的精液异常包括精液黏度增加、精液液化不全或不液化。前列腺炎疾病本身或治疗所致的生殖道狭窄还可能引起精液量的减少或精浆生化的相应改变。上述素最终导致精液中精子浓度减少、异常精子比率增加和精子活力的降低。这在精液常规中可检出。还可做前列腺液或精液的细菌培养以确定致病菌的存在及选择适当的抗生素治疗。

（二）前列腺炎合并男性不育的治疗

慢性前列腺炎的病因复杂多样，同时男性不育的原因也纷繁复杂，因此很难选择最有针对性、最有效的治疗方法。医生应该尽量以非侵袭性的治疗手段为主，尤其避免对前列腺炎实行各种有创治疗而使问题复杂化。因此总的原则是药物治疗为主。

1、药物治疗

主要是治疗前列腺的药物：如 α 受体阻滞剂及抗氧化或抗感染药物。最好根据细菌培养选择最敏感药物 。其次是提高精子活力的药物，如左卡尼汀。一些利湿利尿、通经活络、活血化瘀、清热解毒的中药对控制前列腺炎、提高精液质量有一定疗效。对精液不液化的患者，还可选择糜蛋白酶治疗。

2、外科治疗

主要是以手术解除炎症造成的精道梗阻。对射精管引起的梗阻，可采用精囊镜钬激光切开或经尿道电切治疗。对输精管或附睾管引起的梗阻，可在显微外科做相应的吻合，恢复精道连续性。但通常炎症引起的梗阻往往呈多节段性，因此手术效果不甚理想。

3、其他治疗

对上述治疗后效果不佳的患者，可进行体外精液处理，以改善精液的质量，并配合人工授精来解决生育问题。

第二节　前列腺囊肿与男性不育

一、前列腺囊肿特点

前列腺囊肿（cystis of prostate）可分为先天性囊肿和后天性囊肿。前列腺囊肿的发病率较高，尸检时经常遇到前列腺小囊肿，直径大于 1cm 的囊肿少见，是否会引起男性不育尚不清楚。前列腺囊肿起源于中肾旁管的融合末端，和女性的子官与阴道上部相类同，故被称为男性子宫。扩张形成囊肿的可能机制：保留了中肾旁管尾端的部分较多，某些男性假两性畸形出现整个中肾旁管结构的保留；还有少数病例前列腺囊因内分泌平衡失调而扩张、肥大，导致囊肿形成；还有一部分前列腺囊肿是由于前列腺腺体的腺管梗阻，形成潴留性囊肿。

囊肿的组织起源有两种：中肾旁管上皮（鳞状上皮）及中肾管上皮（立方上皮和移行上皮）。上皮下为纤维结缔组织及平滑肌。囊腔内常含有陈旧性的血液、脓汁或细胞碎片，无精子。偶有纤维索状导管，无开口，形成一个囊腔。囊腔大小变化很大，小者极小，大者可超过 30 cm。囊液内不含精子，囊内衬以单层柱状上皮为主，可能被压成扁平状，或由平滑肌和结缔组织支撑。

二、前列腺囊肿与男性不育的关系及机制

前列腺囊肿与男性不育并无肯定的关系。其致不育的可能机制为：肿容易合并感聚，导致泌尿生殖道炎症，损害精子活力，囊肿影响前列腺液的产生、成分改变，进而影闲子活力；襄肿压迫射精管，妨碍精子的排出。此种囊肿多位于射精管周围，靠近中线附近，位于前列腺中央带。

三、前列腺囊肿的治疗

由于该疾病多不引起明显的症状，一般不必治疗。较大的裳肿引起症状，或怀疑射精管附近的赛肿压迫射精管引起精子排出障碍时，可行手术治疗。一般采用经尿道电切术切除囊肿或开口。穿刺抽吸囊液或注射硬化剂容易导致感染或前列腺纤维化，而且复发率高，不推荐采用。巨大囊肿或囊肿与尿道外组织结构复杂可采用开放手术，方法有耻骨上膀胱外径路、经膀胱径路、经会阴径路及经尾骨径路，力争整块切除囊肿及其相邻结构减少复发的风险。目前随着腹腔镜技术的发展，采用腹腔镜可降低手术创伤，值得推荐。

（马林　孙邑 ）

第十四章 输精管、射精管疾病与
男性不育

第一节 输精管疾病与男性不育

输精管是精子被排出体外的通路。任何原因引起的输精管梗阻，均可导致输精管梗阻性不育，是男性不育症的常见病因之一。造成输精管梗阻（obstrution of vas deferens）的原因有：①先天性疾病，如输精管缺如或闭锁、输精管附睾分离，②输精管炎，③输精管肿瘤；④手术损伤。

一、先天性疾病

（一）输精管缺如或闭锁

【病因及分类】

输精管来源于中肾管，于胚胎 56~60d 开始发育。在胚胎早期，若中肾管停止发育或有缺陷，均可导致输精管发育畸形，如缺如或闭锁。其病因可能与遗传、放射线、化学成分、激素、病毒、环境等因素有关。近年来研究发现，大多数先天性双侧输精管缺如的患者有囊性纤维化基因（cystic fibrosis genes）突变，认为该基因突变可能是输精管缺如或闭锁的原因。输精管缺如可分为单侧性和双侧性，单侧性输精管缺如常合并同侧肾畸形，双侧性输精管缺如则合并无肾畸形；输精管缺如也可分为完全性缺如或部分性缺如，后者又可分为外缺如（输精管阴囊段缺如）和内缺如（输精管盆腔段缺如）。输精管缺如患者常伴有精囊缺如或纤维化，有的合并附睾发育不全或射精管缺如，也可有输尿管或膀胱三角区异常，但是睾丸均正常。这是由于输精管、附睾、精囊和射精管均来源于中肾管，而睾丸则来源于生殖嵴。

【诊断】

对于无精症子患者常规进行阴囊触诊，包括对睾丸体积、质地、附睾（头部、尾部、体部），以及输精管、精索静脉、前列腺和精囊等的仔细触诊。若未触及输精管，且睾丸体积、质地正常，则先天性输精管缺如的诊断可初步确立。单侧输精管缺如或闭锁多不影响生育，双侧输精管缺如或闭缩者常因不育而就诊。精液检查是确诊的重要步骤，因为双输精管缺如大都合并精囊缺如，而精囊分泌液是的主要组成部分占 60%)，呈碱性，决定精液的黏滞性。且精液中的果糖是由精囊分泌的。如果精囊缺如或纤维化，则临床精液常规检查表现为，精液少无黏滞性，pH 值低，呈酸性。对双侧输精管缺如或闭锁者进行精浆生化检测时，精浆中具有睾丸特异性的乳酸脱氢酶同工酶C4 、精浆转铁蛋白以及 附睾特异性的中性α-葡萄苷酶、左旋肉毒碱、乳酸同工酶、γ-谷氨肽酶等明显降低或为0;根据精囊的不同发育状态，精囊特异性的果糖和前列腺素正常、降低或为 0。所以，除了无精子外，这几项指标可作为临床诊断双侧输精管缺如或闭锁及是否合并精囊缺如的依据。也有人认为本病的诊断靠精液的生化检查及阴囊触诊是不够可靠的，因为:①输精管较细，与精索血管相似，输精管完全闭锁或部分缺如时，仅靠触诊不能完全确定;②精液检查有时也会因为标本问题导致一定的误差。所以对于先天性输精管缺如者，手术探查是必要的，同时可了解睾丸生精功能，为今后选择治疗方案提供可靠依据。

【治疗】

目前对本病尚无满意的治疗方法。有人试人工形成精液囊肿，然后抽取精子进行人工授精，但成功率很低。也有人采用异质人工精液贮囊，但大都在植入体内 1~6 个月出现堵塞现象。用自体大隐静脉移植的人工精液贮囊，常因移植物变性和纤维化导致梗阻而失败。有报告采用自体睾丸鞘膜作为人工精液贮囊的材料，术后 12 个月仍可获取活动精子说明附睾管开口处未闭合，囊腔也未闭合。但是采用人工精液贮囊技术治疗双侧输精管缺如所致的无精子症时，仍有许多问题，如获取的精子数量少、获取的精子活动率低，以致人工授精的妊娠率低等。近年来，有学者采用附睾管内微穿刺技术抽取发育成熟精子，体外获能后，在显微镜下直接注入卵泡内或注入卵透明带下，成功妊娠。

(二)输精管附分离

【病因和临床表现】

输精管附睾分离是中肾管衍化物缺如的表现之一。在胚胎期中肾管发育，引起其衍化物中的附睾和输精管发育不良，导致附睾与输精管不连接。一侧附睾和输精管分离常无临床症状，两侧附睾和输精管分离引起不育。

【诊断】

对不育患者，触诊是主要的诊断方法。触诊时可发现一侧或双侧附睾与输精管不连接。精浆生化检测结果与输精管缺如或闭锁类似。

【治疗】

对某些输精管无缺如或缺损较短，而远睾端输精管通畅者可行输精管附睾吻合术，恢复其输精管道的畅通。

二、其他原因引起的输精管梗阻

(一)输精管炎

输精管炎(deferentitis)是输精管的感染性疾病，好发于青少年，可单发，也可双侧同时受累。单纯输精管炎少见，常与附睾炎同时存在。可以是一般普通细菌的非特异性感染，也可以是特异性病原体感染。本病分急性输精管炎和慢性输精管炎两大类。炎症改变可导致输精管梗阻，引起继发性不育症。

【病因】

正常人输精管内可有细菌存在。输精管内存在的致病菌是泌尿生殖系统炎症中比较见的细菌，如白色酶球菌、产碱杆菌等，绝大多数为毒力较低的条件致病菌。所以输精管炎常因泌尿生殖系统炎症时，细菌侵入输精管引起；施行输精管结扎术时阴囊皮肤消毒不严或手术诱发输精管内细菌活动也可导致。对于精索受到损伤或施行输精管结扎术后的输精管炎性结节，目前认为这是一种自身免疫反应。当输精管损伤或结扎时，精子穿透或外渗到周围组织，引起自身免疫反应，出现输精管炎性结节。另有学者认为结节与术中未执行严格的无菌技术，输精管分离不清而过多结扎了周围组织包括神经组织，以及结扎力量过大或结扎线太粗、太多等有关。

【临床表现】

(1) 急性输精管炎。患侧阴囊坠胀疼痛，皮肤红肿，疼痛放射至腹部及同侧大腿根部，常致使患者弯腰捧腹。阴囊局部压痛，输精管触痛明显，输精管周围形成化脓性病灶，严重者可伴发热。

(2)慢性输精管炎。患侧阴囊坠胀疼痛，皮肤红肿，疼痛放射至腹部、大腿根部。其临床症状较急性输精管炎轻，起病缓慢，且有反复发作史。常伴发睾丸炎、附睾炎。体检可见阴囊段输精管增粗变硬，病情严重者输精管与周围粘连，提睾肌紧张，阴囊及睾丸上缩。输精管损伤或施行输精管结扎术后发生的输精管炎性结节，以结节为中心向两端发展，输精管增粗或粘连，可为痛性结节或无症状性结节。

【诊断】

诊断不困难，依据泌尿生殖系统炎症史或输精管结扎史、阴囊坠胀疼痛、皮肤红肿、腹部及大腿根部放射痛，可做出诊断。体检见阴囊段输精管增粗、变硬、触痛，提睾肌紧张，阴囊及睾丸上缩，或有痛性结节。血常规见白细胞增高。精液常规出现红细胞、白细胞，合并附睾炎、精囊炎、前列腺炎时，可有血精。根据输精管炎性狭窄的不同程度，精浆中具有睾丸特异性的乳酸脱氢酶同工酶 C4、精浆转铁蛋白以及附睾特异性的中性 α-葡糖苷酶、左旋肉毒碱、γ-谷氨酰转肽酶等明显降低或为 0，精囊特异性的果糖和前列腺素等无明显变化，但指示炎症的弹性硬蛋白酶则明显升高。

【治疗】

急性输精管炎患者应卧床休息，用阴囊托带抬高阴囊，或冷敷，并给予抗生素治疗对于有阴囊坠胀疼痛的患者，给予止痛、消肿等对症支持治疗。

急性炎症已形成脓肿者需要及时切开引流、扩创或放置橡皮片引流;绝育术后有痛性结节者，若局部注射治疗效果不好，也可予以手术切除。

慢性炎症导致炎性狭窄或闭塞者，在控制炎症前提下应行手术治疗：短段输精管梗阻者，可切除输精管梗阻部位并做输精管端端吻合术，一侧输精管长段梗阻而另一侧输精省运端通畅，且在长段输精管梗阻侧近睾丸端输精管内抽取的附睾液中含有大量精子者，可行交叉输精管端端吻合术:两侧输精管长段梗阻或缺如者，可考虑做输精管储精器术、附睾异质精液囊肿术、输精管插管取精辅助受孕。

（二）输精管肿瘤

输精管肿瘤颇为罕见，多半与附睾肿瘤同时发生，或者由附睾肿瘤蔓延浸润而成，其诊断和处理方法与附睾肿瘤相同。

（三）手术损伤

在腹股沟疝修补术、鞘膜切除或翻转术中分离周围组织时，误将贴于疝囊或鞘膜的输精管结扎或切断的情况并不少见。隐睾手术时，如有不慎亦可将输精管损伤。因此，在施行上述手术时，必须熟悉局部解剖关系，加强责任心，仔细操作，避免损伤。幼儿解剖结构细小，不易辨认，手术时尤应注意。根据病史及精浆生化检测不难诊断，精浆中具有当丸特异性的乳酸脱氢酶同工酶 C4、精浆转铁蛋白以及附特异性的中性 α-糖酶、左旋肉毒碱、γ-谷氨酰转酶等明显降低或为 ，精囊特异性的果糖和前列腺素则无明显变化。

第二节 射精管疾病与男性不育

射精管由精囊管与输精管汇合而成。射精管位于膀胱底部，贯穿前列腺，开口于尿道前列腺部精阜的前列腺小囊下方，左右各一。射精管长 1.5~2 cm，完全包埋在前列腺内近端管腔直径约 1.0mm，末端约 0.5mm，开口处仅有0.3mm，是排精管道中最短、最细的一段。各种原因引起的射精管梗阻(ejaculatory duct obstruction，EDO)或功能障碍均可导致不育。常见病因有:①先天性发育异常;②射精管梗阻，③射精管括约肌功能不全。

一、先天性发育异常

先天性发育异常是射精管疾病的主要原因。射精管来源于胚胎时期的中肾管，在胚胎 56~60d 开始发育。在胚胎早期，若中肾管停止发育或有缺陷，均可导致射精管的畸形如中肾管和中肾旁管发育异常导致的射精管闭锁、狭窄、缺如及射精管异位开口等。

射精管发育畸形罕见而诊断困难。由于精液的主要部分不能排出，因而引起精液猪留性襄肿，且常合并输精管和精囊发育畸形。诊断主要依据阴囊触诊、附属性腺的超声扫描、精液的形态观察和生化分析，精液中既缺乏精子，也缺乏果糖和左旋肉毒碱。目前尚无理想满意的治疗方法，可在精液囊肿内抽取精子后进行卵细胞浆内单精子注入术以成功妊娠。

二、射精管梗阻

射精管梗阻(EDO) 是梗阻性无精子症较为少见的病因，占男性不育的1%~5%包括完全梗阻和不完全梗阻。常见病因有:①先天发育异常，如中肾旁管囊肿或中肾管囊肿，此外还有先天性输精管缺如、射精管缺如、精囊缺如等;②继发性梗阻，如前列腺囊肿压迫、管腔钙化、结石形成、肿瘤、泌尿生殖系统感染、结核等，③医源性损伤，如长期留置导尿管、经尿道前列腺术后射精管瘢痕形成、后尿道或会阴部手术、盆腔及直肠手术、前列腺热疗等所致的医源性损伤等。

【临床表现】

EDO 缺乏特异性临床表现，不育是最常见的就诊原因，除少数患者有射精乏力、血精、射精痛、睾丸痛、腰背酸痛或排尿不适等症状外，大部分并无特殊临床不适。继发性 EDO 者常有前列腺炎、尿道炎或有经尿道操作损伤史。

【体征】

多无明显的特异性体征，有时可触及输精管增粗及附睾均匀性膨大，部分情况下可通过直肠指检触及扩张的精囊或前列腺内肿块，有时附睾或前列腺可有压痛。患者第二性征及睾丸大小多正常。

【实验室检查】

1、精液分析

EDO 具有典型的"四低"表现:①精液量低于 2 ml，梗阻越重，精液量越少，②精子浓度极低或无精子;③精浆 pH 值低,6~7;④根据病史及精浆生化检测不难诊断，精浆中具有睾丸特异性的乳酸脱氢酶同工酶 C4、精浆转铁蛋白以及附睾特异性的中性-葡糖甘酶、左旋肉毒碱、γ-谷氨酰转肽酶及精囊特异性的果糖和前列腺素等明显降低或为 0。另外，EDO 者精液呈水样，不能凝固，也没有特殊气味。

2、性交后尿沉渣分析

排除逆行性射精。

3、血清睾酮测定血清睾酮水平低、精液量少一般不是由 EDO 引起的，但在血清睾酮水平正常时，应考虑 EDO 的可能。

【辅助检查】

1、经直肠超声检查

是诊断梗阻性无精子症的首选方法，一般认为，具有以下 4 条之一即可诊断 EDO:①精囊扩张，精囊管直径>1.5cm;②精囊管扩张，直径>2.3mm；精阜内或射精管内钙化、结石，③在近精阜中线或偏离中线处有囊肿（中肾管囊肿或中肾旁管囊肿）。

2、精道造影

包括输精管造影和精囊造影，可见精囊和输精管壶腹扩张，甚至精囊管扩张呈囊状，射精管受压或拉长、闭塞或狭窄，无造影剂进入后尿道和膀胱，延迟摄片可见造影剂滞留于精囊内。精道造影是一种侵入性检查，有引起生殖管道继发性梗阻的风险，随着精浆生化检查的逐步开展，精道造影已较少应用。

3、精囊穿刺精液分析检查可在经直肠超声检查引导下经直肠或经会阴进行，若在精囊抽吸液中发现大量活动精不，则可诊断为 EDO 同时还可证明案丸生精功能正常和输精管通畅，但不能排除功能性梗阻的可能。

4、精囊镜检查

可循正常的精道解剖途径逆行检查射精管和精囊，发现病变如肿瘤、结石等可同时腔镜下处理。

其他检查包括 CT 及三维成像、MRI^{99m}Tc 硫胶体精闪烁扫描等。

【鉴别诊断】

EDO 需要与其他引起不育和精液量减少的疾病相鉴别。

1、睾丸功能低下

睾丸体积明显缩小，精囊等附性腺发育差，射精量明显减少。原发性睾丸功能低下者睾酮水平低，而 LH 水平增高，继发性睾丸功能低下者血清睾酮及 FSH、LH 水平均低下。

2、射精功能障碍包括不能射精和逆行射精，前者多有后腹膜腔手术、神经病变，以及糖尿病史，通常在性高潮时无精液射出;后者通常射精量少，射精后尿液中可见大量精子。

3、先天性双侧输精管缺如

一般通过体检即可确诊，常合并精囊缺如，如阴囊内可扪及输精管，则应考虑盆腔段输精管缺如可能。此类患者精液量少，射出的精液实际上仅为前列腺液，稀薄且不含果糖及左旋肉毒碱，无精子。

【治疗】

EDO 是少数几种可通过手术纠正的无精子症的原因之一，治疗方法主要有手术和辅助生殖技术。对无症状或症状轻微而无生育要求者，可不予处理。

1、经尿道射精管切开术(transurethral resection of the ejaculatory duct，TURED)适用于与精阜表面距离在 1.0~1.5 cm 的 EDO 病变（梗阻、钙

化、结石或肿），射精管结石或囊肿病变尤其适合采用 TURED，各种急、慢性炎症和结核未控制时属手术禁忌。并发症有直肠损伤、尿道外括约肌损伤引起的尿失禁、尿道内括约肌损伤引起的逆行射精或膀胱颈挛缩，以及附睾炎等，也有 TURED 术后继发 EDO 的报道。

2、射精管气囊扩张术

适用于射精管不完全性梗阻患者及前列腺外段梗阻患者，不会损伤直肠和外括约肌可保留正常射精管开口，防止尿液反流。射精管完全梗阻的患者，也可在切开射精管开口之后再行气囊扩张。也有经尿道内镜扩张射精管的报道。

射精管囊肿可经直肠穿刺抽吸、经尿道内镜去顶减压或穿刺抽吸、经尿道囊肿切除或开放手术，前列腺外射精管囊肿也可经腹腔镜切除。中肾管囊肿或中肾旁管囊肿也可采用上述方法或无水乙醇硬化治疗，前列腺癌所致梗阻按其治疗原则进行治疗。

三、射精管括约肌功能不全

可分为功能性和器质性两类。前者系前列腺炎和精阜炎引起射精管张力减退，射精管开口处于持续开放状态所致；后者系前列腺增生患者施行前列腺摘除术或经尿道电切术，引起射精管损伤所致，在淋病后期也可以引起类似病变。临床表现为复发性精囊炎和附睾-睾丸炎，并有经常性的滑精或精囊分泌物排出，一般不影响生育，以抗感染等保守治疗为主。

（孙邕　马林）

第十五章 精囊疾病与男性不育

精囊是男性生殖系统中重要的附属性腺，由中肾管衍化而来，位于膀胱底部、输精管壶腹部外侧，为左右各一的成对器官，呈长椭圆囊状，内部为屈曲管状结构。精囊的排泄管与输精管壶腹部末端汇合成射精管，穿过前列腺，开口于后尿道的精阜。其分泌物呈淡黄色，弱碱性，稍黏稠，约占射出精液的 60%，含多种活性成分，如果糖、前列腺素、抗坏血酸、凝固酶、蛋白质、肌醇、山梨醇、淀粉-1, 6-葡糖苷酶等，在男性生殖过程中发挥着重要作用。另外，精囊腺上皮还分泌一种能使已获能精子失去受精能力的抗受精特异性蛋白，称为去能因子 (decapacitation factor)。

精囊疾病较为少见，临床上多见的为精囊的炎症(包括一般炎症和结核)，其次为畸形，如精囊囊肿及精囊数目、大小异常等，精囊肿瘤极为罕见。精囊疾病影响生育主要是因为精液质量低、精子数减少、精子活力降低等。

第一节 精囊先天性异常与男性不育

较罕见，主要包括精囊囊肿和精囊发育异常两类。

一、精囊囊肿

精囊囊肿可分为先天性和后天性两种。在胚胎发育中，中肾管除发育成输尿管、肾盂、肾盏外，在男性胚胎中肾管残端还发育成附睾管、输精管、精囊腺和射精管，因此，先天性精囊囊肿常伴泌尿生殖系统其他畸形，如同侧肾或输尿管发育不良、输尿管异位开口、隐睾、两性畸形、尿道下裂等畸形。后天性精囊囊肿少见，主要是射精管炎症、经尿道前列腺切除术后、膀胱颈部病变、血精的凝固物质等引起的射精管狭窄或梗阻所致，亦称为滞留型囊肿。

【临床表现】

精囊囊肿好发于 20～40 岁的中青年，常见症状为血精、血尿和射精障碍。囊肿较大者可出现下腹部、腰部和会阴部不适，甚至压迫膀胱和尿道，引起排尿困难，压迫射精可导致不育;亦可合并感染，引起尿频、尿急等尿路刺激征及诱发前列腺炎、附睾炎。分患者可无明显症状。

【体征】

因精囊位置较深，所以小囊肿极难发现，较大囊肿 DRE 时可在前列腺上方们及，合并感染时可有触痛。中肾旁管来源的囊肿多接近中线，精囊来源者多偏向一侧，后天性囊肿位于直肠和膀胱之间偏外侧前列腺上方，直径 2～3 ，囊内液多为血性，含有精子这一点与先天性囊肿不同（先天性囊肿多居中，囊内无精子）。

【辅助检查】

(1)B 超：可作为首选方法，可显示一侧肾发育不良或缺如，证实精囊肿块的性质并可明确前列腺内解剖及鉴别来自精囊的囊性肿瘤。

(2) CT：典型精囊赛肿 CT 表现为精囊区薄壁囊性密度灶，边缘光滑，可单房，亦可多房，内容物一般为水样密度，但若合并感染或出血，CT 值可增高。

(3) 精囊造影：对诊断极有价值，经输精管精囊造影可显示囊腔，鉴别其来源。

(4)静脉尿路造影：可发现有无肾、输尿管先天性异常。

(5) 膀胱镜检查：较大囊肿挤压膀胱时可见膀胱颈变形，以及观察有无膀胱憩室。

【鉴别诊断 】

本病应注意与前列腺囊肿、中肾管和中肾旁管残余囊肿、包虫性囊肿、膀胱憩室、精囊癌、精囊炎、混合性脂肪肉瘤、恶性纤维组织瘤等相鉴别。

【治疗】

先天性精囊囊肿的治疗取决于囊肿的大小、临床症状和患者的年龄。年龄较小、无症状或症状轻者，囊肿较小，一般不需要治疗，但应定期随访。囊肿大于 2.5 cm 者可考虑手术治疗，包括穿刺抽吸和开放手术。穿刺抽吸可在 B 超引导下经会阴、直肠进行，或结合膀胱镜经膀胱进行，但易复发，有报道抽吸后注入无水酒精或四环素可获得满意效果有继发结石、囊肿较大、症状明显且难以治愈者，应行开放手术治疗，手术入路可经会阴、膀胱、膀胱侧、膀胱后及尾部途径，另外，精囊囊肿特别是盆腔深部囊肿也可经腹腔镜切除。

后天性精囊囊肿经尿道电切去顶是一种较为满意的手术方法，但有引起逆行射精、尿液反流、感染等并发症的危险。

二、精囊发育异常

在胚胎发育过程中，各种原因引起的中肾管不发育、发育不全或发育后主节退化，均可导致精囊不同程度的发育异常，包括精囊缺如、精囊发育不良、重复精囊(临床罕见)，常同时伴有附睾、输精管等的发育异常。合并先天性输精管缺如的患者也可能与囊性纤维化跨膜转运调节物基因突变有关。

先天性精囊缺如是一种无法重建的先天性畸形，单侧精囊缺如的发病率为 0.6%～1%，常无临床症状，双侧精囊缺如可导致不育。精囊和输精管都由中肾管分化而来，因此先天性精囊缺如均合并输精管发育不全或输精管异位开口，体检时可发现输精管发育不全或缺如。当输精管异位开口于中肾旁管囊肿且合并先天性精囊缺如时，可出现血精症状。双侧精囊缺如者精液分析可见精液量减少、精液 pH 值降低、精浆果糖低，精液呈水样，不能凝固，也没有特殊气味。超声、CT 或 MRI 可提示精囊缺如，精囊缺如本身无法治疗，可针对不育、血精等症状做相应处理。由于睾丸生精功能多正常，因此可从患者的睾丸或附睾中抽取精子进行卵细胞质内单精子注射治疗。对输精管异位开口于中肾旁管囊肿且合并先天性精囊缺如的病例，可行中肾旁管囊肿切除或开窗术。

第二节 精囊炎症与男性不育

精囊炎发病年龄多在 20～40 岁，常见致病菌有大肠杆菌、克雷白产气杆菌、变形杆菌及假单胞菌等。分为急性和慢性，慢性囊炎多为急性精囊炎病变较重或未彻底治疗演变所致，经常性兴奋或手淫过频，引起、前列腺充血，继发感染。精囊炎以血精为主，临床表现，但个体差异大，临床表现不尽相同。由于很难获得纯精囊被做分析和细菌培养，且精囊炎与前列腺炎的关系十分密切，它们在感染途径、病因和临床表现方面基本相同，因此临床诊断精囊炎很困难。

【临床表现】

(1)血精：精囊炎的常见症状为血精，表现为射精时排出的精液是粉红色、红色，或带血块。急性者血精现象更明显。

(2) 尿路刺激征、血尿：当炎症侵及后尿道时也可出现初始血尿或终末血尿，同时伴有尿频、尿急等尿道刺激症状。急性者症状明显，并可见排尿困难，严重者可伴尿猪留慢性者以尿频、尿急为主，伴排尿不适、灼热感。

(3) 疼痛：急性者可见下腹疼痛，并牵涉会阴、肛周和两侧腹股沟。慢性者则可出现骨上区隐痛，伴会阴部不适。疼痛症状在射精时明显加剧。

(4) 其他症状：急性精囊炎可有周身疼痛、畏寒发热，甚至寒战、高热、恶心、呕吐等全身症状。慢性者可表现为性欲低下、遗精、早泄等。

【体征】

直肠指诊偶尔可扪及肿大的精囊，有波动感和触痛，按压精囊区可排出咖啡样液体。

【实验室检查】

(1) 血常规检查：急性者可见血中白细胞明显增加，并出现核左移现象。

(2) 精液检查：精液量少或正常，可见大量红细胞、白细胞，以红细胞为主。精液细菌培养为阳性，但已应用抗生素治疗者可为阴性。精液量少（一般少于 1 ml），粘稠度低，精浆果糖含量降低或阴性，呈酸性，pH 值约 6.5。精液细菌培养可检出致病菌。由于很难获得"纯"精囊液，因而精液异常并不能说明精囊存在感染。

【辅助检查 】

已经证实精囊造影对精囊炎的诊断帮助不大。B 超声像图表现为精囊扩大、变形、壁、毛、回声杂乱、不均匀，发展为精囊脓肿时呈囊性和实性交错的混杂回声。CT 检查对非特异性精囊炎的诊断无帮助，精囊脓肿、结核是 CT 检查的适应证。近年来精囊镜的使用可以在直视下观察精囊，并可同时取精囊液检查及进行精冲洗。

【治疗】

精囊炎的治疗与细菌性前列腺炎基本相同。

（1）抗生素治疗：抗菌药物的选择和剂量与细菌性前列腺炎相同，如培养出细菌则应根据药物敏感试验选择用药，形成脓肿者应静脉给药，待症状完全消失后，可继续用药1～4周，以巩固疗效。

（2）精囊灌注治疗：可经双侧输精管插管或在 B 超引导下经直肠穿刺精置管，以抗生素溶液冲洗，也可利用精囊镜进行灌洗。

(3) 手术治疗：如脓肿形成，需要在 B 超引导下经直肠穿刺或切开排脓。

(4) 支持治疗：精囊炎患者应多卧床休息，保持大便通畅，忌烟酒及刺激性食物，还要避免房事过多以减少生殖系统的充血。

第三节 精囊肿瘤与男性不育

精囊肿瘤极为罕见，可分为原发性和继发性、良性和恶性。原发性少见，继发性主要是前列腺癌侵犯所致，也可见于膀胱癌、直肠癌等侵犯。

一、精囊良性肿瘤

一般好发于中年男性，常为单侧。常见原发性良性肿瘤包括乳头状腺瘤、囊腺瘤、纤维瘤、平滑肌瘤、畸胎瘤等。体积小时通常无任何症状，但必须与恶性肿瘤鉴别。通常在直肠指诊或 B 超、CT 检查时发现，如穿刺或组织病理检查证实为良性肿瘤，可密切随访观察，如肿瘤增大或引发症状，可考虑单纯精囊切除术，手术入路为经会阴途径（较小肥瘤）或经腹途径（肿瘤体积较大时）。腹腔镜手术对精囊暴露良好，具有创伤小、手术时间短、失血少、并发症少、术后恢复快等优点，可作为治疗精囊良性肿瘤的首选方法。

二、精囊恶性肿瘤

临床罕见，多是周围组织恶性肿瘤侵犯所致，精囊原发性恶性肿瘤多为腺癌，肉瘤报道极少。

由于肿瘤位置深，早期常无明显症状，因而当出现尿频、尿急、尿痛、血尿、血精排尿困难、尿猪留、直肠痛等时，已是精囊肿瘤晚期。直肠指诊时在前列腺顶端精囊部位可能触及硬性肿块，表面隆起不平，边界不清楚，通常无触痛。早期诊断主要依靠影像学检查，包括 B 超、CT、MRI 等，可显示肿瘤范围、有无淋巴结转移等。精囊造影可见精囊阻塞、变形或充盈缺损。30%患者静脉尿路造影表现为输尿管下段受压、膀胱底部不对称隆起。超声引导针吸或组织活检进行病理诊断。精囊镜检查可以直视下观察病变，并可获取组织，进行病理诊断。检查血清前列腺特异性酸性磷酸酶、前列腺特异性抗原，以与前列腺癌进行鉴别。

原发性精囊癌病例不多，所以没有规范化的治疗方案，目前治疗以手术为主，根据病变性质和范围决定手术方式，有精囊肿瘤局部切除术、耻骨后前列腺精囊切除术、膀胱前列腺精囊切除术加尿流改道和全盆腔切除术（范围包括双侧精囊、膀胱、前列腺、直肠)术后放疗及内分泌联合治疗可提高疗效，化疗一般无效。

（孙邕　马林）

第十六章 附睾疾病与男性不育

附睾既是精子进一步成熟的生殖器官，又是精子运送的通道，因此引起附睾的结构和功能发生异常的疾病，都会使精子的形态和功能受到损害，最终导致男性不育。

第一节 附睾畸形与男性不育

附睾畸形临床上较为常见。通常指在胚胎发育过程中，由于某种原因造成附睾与睾丸不连接或与睾丸附着异常，形成许多类型的附睾畸形。

【病因】

先天性附睾畸形病因尚不清楚。由于隐睾患者多合并附睾畸形，故其发生可能与胚胎发育过程中内分泌功能失调有关。因睾酮水平低下，与睾丸相邻的中肾小管及中肾管不发育或发育不全，而形成各种类型的附睾畸形。如中肾管完全不发育，则可导致先天性附睾、输精管缺如。若发生在某一部位时中止，则形成该部位闭锁。当附睾管曲折盘绕障碍时，可出现附睾明显延长、襻形附睾畸形。由于输精管是自附睾管连续的中肾管远端部发育而来的，故附睾先天性异常时常伴有输精管的先天性异常。

【病理】

附睾畸形主要表现为附睾发育障碍和与睾丸附着异常。前者包括附睾缺如，头部囊性变，体部、尾部不发育，呈纤维索状闭锁，附睾明显变长呈长襻形等。附睾缺如又可分为：①中肾管完全不发育，输精管、精囊及射精管一并缺如；②中肾管发育不全，附睾体部、尾部缺如，同时伴有输精管缺如，③中肾管未发育成附睾管，而直接衍变成输精管精套和射精管，睾丸输出管与输精管相连，④无附睾，输精管不与睾丸连接，其近端呈盲端，附睾附着异常包括附睾与睾丸完全分离和部分分离，后者指附睾头与睾丸不连接、附睾不附着于睾丸下极等。

【诊断】

附睾先天性异常者无任何不适，临床上常以隐睾或男性不育而就诊。体格检查时除附睾头囊肿外，其他畸形均无明常体征。B 超、CT 影像学检查无助于附睾畸形的诊断，检查附睾内有无精子对诊断起主作用，如附睾内无精子，则应考虑附睾与睾丸的连接处畸形。

【治疗】

单侧睾丸异常不影响生育，不必治疗。双侧附睾异常则治疗困难，通过是微外科手术连接睾丸与附睾间的生殖管道，亦可采用辅助生殖技术。

第二节 附睾炎与男性不育

一、非特异性感染

附睾炎是男性生殖系统非特异性感染中的常见疾病，是临床上急性阴囊区疼痛最常见的原因。多见于中青年，由于附睾大部分血液循环与睾丸同源，因而附睾炎常与睾丸炎同时存在,附睾炎的发病率显著高于附睾-睾丸炎和睾丸炎，而且所有的睾丸炎几乎都同时伴有附睾炎。

(一)急性附睾炎

【感染途径和病因 】

1、常见感染途径

（1）精路逆行感染:是主要的感染途径，致病菌经输精管逆行进入附睾，导致感染。

(2) 淋巴蔓延:由于输精管具有完善的抗细菌逆流机制,可常见泌尿生殖系统其他部位的感染经淋巴途径引起附睾炎。

(3)血行感染:局部感染，例如扁桃体炎、牙周炎等疾病的致病菌可经血流进入附睾，引起附睾炎，此途径较少见。

2、常见病因

(1) 继发于尿道炎、膀胱炎、前列腺炎、精囊炎等泌尿生殖系统炎症。

(2) 因长期尿道留置导尿管、尿道内器械检查和经尿道前列腺切除术等，尿液反流入射精管，随即发生急性附睾炎。

(3)无菌尿液反流进入输精管可导致化学性附睾炎。

【病理】

早期为输精管炎，蔓延至附睾尾部，呈蜂窝织炎表现，随着感染自尾部扩散到附睾头部，整个附睾肿大，切开附睾见小脓肿，有时发生脓性鞘膜积液，精索可增厚。镜下观察附睾管，见上皮水肿、脱屑，脓性分泌物充塞管腔。继之炎症经间质蔓延至附睾体部、头部，有的发展成小脓肿，晚期形成瘢痕组织，可闭塞附睾管腔。

【临床表现】

发病多较急。起初阴囊局限性疼痛，沿输精管可放射至腹股沟区、腰部或下腹部，继之疼痛加剧，患侧附睾急骤肿大，可在 3~4h 成倍肿大。全身症状也较明显，多有体温升高，可达 40°C，伴有恶寒、全身关节酸痛、头昏、头痛等不适。可合并膀胱尿道炎、前列腺炎等，并出现相关症状。

【诊断和鉴别诊断】

附睾炎多发生于一侧，双侧少见。患侧附睾明显增大、发硬，有明显触痛，早期与睾丸界限清楚，后期界限不清，精索水肿、增粗。炎症严重时可累及阴囊，出现阴囊红肿附睾脓肿形成时可触及波动感，胀肿可自行破溃，形成瘘管。腹股沟区或下腹部可有压痛,实验室检血常规，发现白细胞计数升高，可达 $(20\sim30)\times10^9$/儿， 胞核左移。尿常规有脓球，尿培养或尿道分泌物培养有细苗生长。阴囊 B 超检查有诊断价值。

急性附睾炎需要与下列疾病相鉴别。

（1）精索、睾丸扭转:多发生于青春期前的儿童，常在剧烈运动后出现。扭转早期可在睾丸前侧扪及附睾，睾丸上提，后期患侧睾丸和附睾均肿大，上抬睾丸时疼痛加剧。而急性附睾炎常见于成年男性，上抬睾丸时疼痛减轻。如不能鉴别，可考虑手术探查。

(2)睾丸损伤:往往有阴囊部的外伤史，超声检查可区分。

(3)附睾结核:病程进展缓慢，疼痛不明显，体温不升高。触诊时附睾与睾丸界限清晰，输精管可有典型串珠状结节，前列腺和同侧精索变硬。尿液中可查到抗酸杆菌，结核杆菌基因扩增检测呈阳性反应。

(4)睾丸肿瘤:常无疼痛，睾丸肿瘤与正常附睾易于区别。尿常规、前列腺液涂片正常。超声检查有诊断价值。必要时应尽早手术探查。

【治疗】

(1)一般处理:适当休息，通常卧床 3~4 d 渡过急性期。绝对禁止性生活或体力劳动。采用阴囊托抬高阴囊，以消除疼痛等不适症状，如果疼痛难忍可使用镇痛药。早期冰敷，晚期热敷或热水坐浴。急性睾丸炎若在 24 h

内被发现，采用 1%利多卡因 20ml 做精索封闭，可完全有效地阻止疼痛症状的发展，如果一次注射疗效不明显，可隔日反复注射。同时应去除留置的导尿管，利于炎症吸收。

（2）抗菌药物的应用：选择对细菌敏感的药物，一般采用静脉给药，1～2周后改用口服，维持 2～4 周， 预防转为慢性炎症。常用青霉素、头孢菌素族、喹诺酮类、红霉素和四环素类等药物。

（3）手术治疗：若以上治疗无效，并疑有睾丸缺血时，应行附睾切开减压术。如附睾形成脓肿应及时切开引流。

多数患者经及时有效治疗后，一般症状在 1～2 周消失，附睾大小、硬度在 4～6 周逐渐恢复正常。尚有少数患者迁延不愈转为慢性附睾炎。双侧附睾炎可引起不育。

（二）慢性附睾炎

【病因】

慢性附睾炎临床上较多见，多数是由急性炎症治疗不彻底转变而来，少数患者有反复急性发作史，多数患者缓慢起病，无急性发作症状。部分患者有慢性前列腺炎病史。

【病理】

病变多局限在附睾尾部，纤维组织形成使附睾变硬。显微镜下可见附睾组织内癫痕组织形成，附睾小管闭塞，淋巴细胞和浆细胞浸润。

【临床表现】

慢性附睾炎多无明显症状，临床表现及程度颇不一致。可有附睾隐痛不适、坠胀感，阴囊终痛。急性发作时。疼痛可放射至下腹部及同侧大腿内侧。

体检时见患侧附睾肿大、星硬块感，无压痛或有轻度压痛与不适感，附睾与睾丸界限清楚，精索和输精管有增粗现象，前列腺变硬。

【诊断和鉴别诊断】

根据既往急性发作时体征可做出诊断，但确诊取决于病理学诊断。双侧慢性附睾炎可造成附睾管腔狭窄，对生育有一定影响，可造成男性不育。慢性附睾炎主要应与附睾结核鉴别，两者有时极难鉴别，应详细询问有无泌尿系统结核病史，附睾结核早期局限在附睾尾部，最后可累及整个附睾，输精管呈串珠样改变，同侧精囊肿大、变硬，阴囊皮肤可与附睾相粘连或有慢性窦道。

【治疗】

（1）一般处理：急性发作时，可托起阴囊，局部热敷。

（2 应用抗菌药物治疗：单纯运用抗菌药物效果不一定理想，附睾局部可用小檗碱或新霉素等离子透入。若有慢性前列腺炎存在，必须同时进行治疗。

（3）手术治疗：多次反复发作者可做患侧附睾切除术，或利用显微技术行输精管附案吻合术。

二、特异性感染

【病因】

附睾结核是结核杆菌引起的特异性感染，多是泌尿系结核的并发症。细菌多通过逆行感染，由前列腺、精囊病变部位经输精管蔓延至附睾而致病，少数通过血行途径感染。当结核杆菌侵犯附睾后，会引起一系列结核性病理变化，形成结核结节、干酪样坏死或冷脓肿。

【病理】

附睾结核最初病变多位于附睾尾部。局部质硬，有局限性不规则的结节，继续发展可蔓延至附睾体部和头部。在病变发展过程中，如免疫力强，则形成纤维化;如敏感性较高则干酪样变和溃疡较为明显。干酪样变很快蔓延至附睾周围组织，与阴囊发生粘连，破溃后形成窦道。此外，附睾结核常伴有输精管结核，此时输精管变硬增粗，呈串珠状。一旦窦道形成，多长期不愈或多次破溃。

【临床表现 】

由于发病缓慢，病变附睾逐渐增大，因此临床表现为慢性过程，大部分患者无意中发现阴囊内有结节、阴囊部不适和坠胀感，无疼痛或隐痛。小部分患者发病突然，局部疼痛明显，阴囊皮肤红肿，常合并鞘膜积液或尾部脓疡，急性症状消退后转为慢性。触诊可发现附睾尾部或整个附睾呈硬结状，表面凸凹不平，合并感染时有触痛。约 20%患者的病变可累及睾丸，此时睾丸肿胀，与附睾无明显界限。晚期附睾干酪性病变及脓肿可累及周围组织，与阴囊皮肤粘连，破溃后形成经久不愈的窦道，发病初期大约 2/3 为一侧病变，病情迁延后可 3/4 为双侧病变。同时应做静脉尿路造影、尿结核菌检查以了解是否患有肾结核。

【诊断和鉴别诊断】

附睾结核的诊断比前列腺结核及精囊结核容易，早期病变多位于附睾尾部，逐渐波及整个附睾。触诊发现附架尾部增大、质硬、不规则，或有局限性附睾结节。结核病变累及增精管时可及申珠样改变，颇具特点，直肠指检发现约 50%附睾结构患者同时有前列腺结核。前列腺肿大变硬、表面不光滑，有结节。附睾结常为双侧病变，可发生鞘膜积液。

附睾结核需要与慢性附睾炎相鉴别，主要区别点见表 16-1

表 16-1 附睾结核与慢性附睾炎的区别

鉴别要点	附睾结核	慢性附睾炎
病原体	结核杆菌	大肠杆菌、葡萄球菌链球菌等
既往史	常有肺、肾结核史	常有急性附睾炎史
附睾硬结	质地较硬	质地中等或偏硬
输精管	串珠状	增粗
阴囊	阴囊壁粘连或窦道	无异常
全身症状	低热、盗汗、面部潮红	不明显
生育力	影响较大	有影响
药物治疗	抗结核药	抗生素

【治疗】

附睾结核的治疗如下。

（1）全身治疗:包括休息、适当营养、摄入丰富的维生素以及日光疗法等。

（2）药物治疗:严格遵守早期、规律、足量、全程的用药原则，使用抗结核药物联合治疗，一般采用二联或三联用药法，不间断连续用药 36 个月，再根据临床症状与体征决定是否继续治疗。

（3）手术治疗：当附睾结核局部病变较重，结核结节直径大于 0.5 cm，并向四周浸润，局部干酪性坏死或有脓疡窦道时，可做附睾切除术。术中同时切除窦道等受累组织。术前 2 周应用抗结核药物。术后继续用药 6 个月至 1 年。

第三节 附睾肿瘤与男性不育

附肿瘤以良性肿瘤为主，占 80%左右，常见于腺样瘤、平滑肌瘤、乳头状腺瘤，恶性瘤包括肉瘤、癌、精原细胞瘤等。此病好发于青壮年，临床上少见。

【诊断】

附睾肿大，一般无不适感觉，时有下坠感或轻微隐痛。

良性肿瘤生长缓慢，表面光滑，分界明显，无粘连，无压痛，质中度硬，直径多在 2cm 以下。

恶性肿瘤生长迅速，不规则，质地硬，表面不平，直径超过 3 cm，可转移至腹膜后淋巴结、肺、肾等器官。

【治疗】

（1）对于良性肿瘤，行单纯附睾切除术。

（2）对于恶性肿瘤，做精索高位切断的睾丸切除术，有淋巴转移时做淋巴结清扫术术后辅以放疗或化疗。

第四节 输精管附睾吻合术

男性不育患者中有 10%～15%的由梗阻性无精子症导致，梗阻部位可位于附睾、输精管或射精管口，其中附睾梗阻可高达 3%～6%。按其原因可分为先天性和获得性两大类.后者又分为感染、损伤及输精管结扎三种。40%～50%的梗阻性无精子症的病因是感染多为非特异性感染，其次为淋病和结核造成的感染。

输精管附睾显微吻合术与体外辅助生殖技术相比具有以下优势：①患者可以通过自然受孕获得后代，避免了可能存在的伦理道德问题，减小了多胎产风险;②体外受精联合胚胎移植技术/卵胞浆内单精子注射辅助技术对女性生理的干扰较大;③辅助生殖技术花费较昂贵,且成功率仍不高 (30%~40%)。因此,该治疗在男性不育中具有十分重要的地位。

传统的输精管附睾吻合术是在肉眼下切除梗阻部位(附睾管)后,将附睾被膜与输精管进行吻合,由于附睾管纤细,直径 200~400 m,管壁较薄,附睾管与输精管并非紧密吻合,容易在附睾管与输精管之间形成瘢痕性通道,吻合后精子检测阳性率和术后患者妻子怀孕率均不理想,分别约 30% 和 12%,手术成功率低下。近几年来随着显微外科技术在泌尿外科的应用,输精管附睾精密吻合成为可能,从而大大提高手术成功率。

1978 年 Silber 首次报道了应用显微外科技术行输精管附睾端端吻合术,将输精管黏膜与附睾管吻合、输精管浆肌层与附睾被膜吻合,大大提高了输精管与附睾合后的再通率,术后精子检测阳性率及患者妻子怀孕率均明显上升。随后该项技术在梗阻性无精子症治疗中得以广泛应用并不断完善成熟,近期报道术后精子检测阳性率升高到 79%~87% 患者妻子妊娠率达38%~43%。1980 年 Wagenknecht 首次报道了应用显微外科技术行输精管附睾端侧吻合术,近期报道术后通畅率是 50%~85%。1998 年 Berger 对该手术进行了创新,采用三针法套入式输精管附睾端侧吻合术,术后精子检测阳性率高达 92%。随后 2000 年 Marmar 对三针法套入式进行了改良,采用了操作更为简化的二针法横切套入式输精管附睾端侧吻合术,在应用此种改良方法后3 个月做精液检查,通畅率达 77.7%~85%。2003 年 Chan 又将二针法横切套入式改良为二针法纵切套入式,使吻合通道更为宽敞。

【适应证】

1、梗阻性无精子症

无精子症患者的睾丸活检证实,精曲小管生精功能良好,血清中 LH、FSH和睾酮水平正常,输精管造影显示除附睾管段阻塞外,输精管远端通畅。对疑为附睾梗阻性无精子症患者,应详细询同病史,尤其应了解有无附睾炎病史及是否为附睾结核。Phadke 等报告,患过天花的无精子症患者中,80% 有精道阻塞。

2、输精管结扎术后

输精管结扎术后需要再通并且输精管阻断部位在附睾尾部或近附睾尾部、

附睾尾部有梗阻或近睾端的输精管过短者。

【术前准备】

(1)注意病例的筛选,如需要排除睾丸造不良或精囊、射精管病变。

(2)对于慢性前列腺炎的患者,先抗感染治疗。

(3)做血清抗精子抗体检查,若抗体滴度高,应先用免疫抑制剂治疗。

(4)术前使用抗生素。

(5) 备皮后用肥皂水清洗会阴部.

(6)准备显微手术器械及物品。

【麻醉】

低位硬膜外麻醉或管麻醉

【体位】平卧位。

(一)输精管附睾端端合术 (Silber 法)

【手术步骤】

(1)在阴囊前正中线切口,先做一侧手术,将睾丸及附睾挤出切口外,切开睾丸鞘膜,观察并轻轻触诊输精管和附睾,如有先天性异常,有可能不能行吻合术。附睾管扩张时在输精管迂曲开始的部位切断:附睾正常时在靠近附睾处横断输精管。向输精管远端管腔内注入生理盐水 5 ml,如注水顺利且注水时患者有尿意,则表示远侧精路无梗阻。为进一步证实远侧精路通畅,亦可于一侧输精管注入稀亚甲蓝溶液并将导尿管插入膀胱,若尿液呈蓝色,则可确定远侧精路无梗阻,于另一侧输精管注入酚红,若尿液显示红色,则表明另一侧精路也无梗阻。

(2)在放大 15～25 倍的手术显微镜下,切开附睾被膜,在显微镜下小心分离附睾管,然后从横断处向附睾端注入亚甲蓝,蓝色到达部位即梗阻所在部位。一般来说梗阻远端的那睾管变细,近端的附睾管膨胀,内有精液淤滞。如蓝色可到达附睾头部,说明附睾管是通畅的,可能是附睾管粘连分解后,管腔压迫解除所致,此时不需要行吻合术。

(3)于梗阻的近端切断附管,接取附管断面流出的精液并在显微镜下检查,如未发现精子,再于较高位切断附睾管,直至发现精子。

(4)用 9 -0 无损伤尼龙线将输精管后肌层与附被合 3～4 针,然后以10-0 尼龙线将附管与输精管黏膜后壁缝合 3～4 针。

(5)用 10-0 尼龙线小心将附睾管与输精管的膜前壁合 3～4 针，最后以 9-0 无损伤尼龙线缝合输精管前肌层与附被膜前壁 3～4 针。

(6)如果精管管腔较宽，而与附睾管腔不匹配，则可先将两根附睾管做裤形台，然后再与输精管吻合。

(7)创面置橡皮片引流，缝合阴囊皮肤。

(8)同法行另一侧输精管附睾吻合术。

(二)输精管附端侧吻合术（Wagenknecht 法）

【手术步骤】

(1)手术切口选择及输精管、附睾的显露均同 Silber 法。

(2)在显微镜下如果可见到小管扩张，环形切开覆盖附睾的被膜，直径大约 5 mm 如果未发现扩张的小管，首先应切开附睾尾部的被膜。在游离和纵向切开一单个小管襻后，检查挤出的液体中有无精子，如果未发现完好的精子，照此过程逐步朝附睾头端重复切开，直至发现正常的精子。

(3)将输精管于近附睾处横断，先用 9-0 无损伤尼龙线将输精管后壁肌层与附睾被膜吻合，然后将附睾管与输精管黏膜吻合，最后将输精管前壁肌层与附睾管被膜吻合。

(三)三针法套入式输精管附睾端侧吻合术

【手术步骤】

(1)手术切口选择及输精管、附睾的显露和附被膜的切开同 Wagenknecht 法

(2)用 9-0 无损伤尼龙线将输精管后壁肌层与附睾被膜吻合。

(3)用 10-0 尼龙线以三角构型缝入附睾管，暂不要将针拔出，因为 10-0 缝线比缝针直径更小，将针拔出后针孔漏液将使附睾管塌陷，导致随后缝针及开孔困难，在三角区内切开附睾管。

(4) 检查流出液中有无精子（同 Wagenknecht 法）。

(5) 拔出三针，从内膜面向输精管横断面穿出，六点位置分别为 1、3、5、7、9、11 点处，穿出点不超过输精管肌层内 1/3 厚度。将缝线收紧，使附睾管内陷或套叠入输精管腔，然后将输精管前壁肌层与附睾管被膜吻合。

套入法不仅操作简单、手术时间明显缩短，而且精确度高，防漏性好，

术后再狭窄精子肉芽肿等并发症少。传统的端端及端侧吻合时附睾管塌陷，导致吻合的精确度降低。

（四）二针法横切套入式输精管附睾端侧吻合术

与三针法的不同点在于，以两针按垂直方向缝入附睾管且针不拔出，在两针间横行切开附睾管，深至管径的一半，证实精子存在后缝针从内膜面向输精管横断面穿出，将缝线收紧，使附睾管内陷或套叠入输精管腔。二针法比三针法操作更简单而手术效果相似，吻合口越临近附睾管上端，三针法将越困难。

（五）二针法纵切套入式输精管附睾端侧吻合术

与二针法横切套入式的区别是两针纵向缝入附睾管，在两针间做一纵向切口，然后套叠入输精管腔。纵向切口的优点是附睾管开口可以更长，吻合口更为通畅，而前者开口受到附睾管直径的限制，横向开口若超过一半，则后壁薄弱，导致漏液，缝合不安全。有研究证实横切套入式和纵切套入式术后有相似的机械再通率，而在功能再通率方面纵切套入式明显优于横切套入式，可能是因为横切套入式吻合口不足够宽，黏稠的附睾液不能通过。

【手术要点和注意事项】

（1）切开附睾时应尽可能靠近附案尾部，因为行输精管附率吻合术时，应尽可能保在附睾的功能，使附睾管有足够的长度促进精子成热。据统计，吻合位置越低，术后怀孕率越高。

（2）缝合时要耐心、轻柔，防止撕裂。黏膜对合要十分齐。

【术后处理】

（1）酌情使用广谱抗生素，使用阴囊托 7～14 d。

（2）口服己烯雌酚 3 mg，每晚 1 次，以抑制性冲动

（3）术后 24 h 拔除切口引流物，卧床休息 2～4 d。

（4）术后 4 周内避免性生活、体力劳动或剧烈运动。

（5）梗阻性无精子症手术治疗成功的标志为术后精液中发现精子。手术后 6 周和 12 周开始做精液常规检查，然后每 3 周 1 次直至第一个精子被发现，这种情况可能将持续 9～18 个月。

（6）定期随访，了解术后生育情况

【并发症及处理】

(1)术后再狭窄。Peter 对 107 例输精管附合术患者分析发现,端侧吻合术后 1 年再狭窄发生率为 40%,而端端吻合术后 1 年再狭窄率仅为 10%。建议在术后精液检查发现精子后,收集精液冷冻保存,如果患者妻子未能受精则可做人工授精。

(2)术后感染和血肿。部分由于长时间暴露。

(3) 精子肉芽肿。数周或数月后可出现,很少引起疼痛,但可干扰输精管的通畅性

(4)睾丸萎缩。少见,多由于术中意外损伤睾丸动脉。

(5)阴囊疼痛。少数情况下有,原因不明。

（马林 孙邕 ）

第十七章 睾丸疾病与男性不育

大约 15% 的夫妇不能生育，而且这个数字随着环境因素的改变有增加的趋势。一般认为婚后未采取避孕措施，一年内应该有 80% 的育龄妇女怀孕，超过一年未怀孕应考虑不孕不育症可能。通常认为，男方、女方和双方的原因各占 1/3。在导致男性不育的睾丸疾病中，以睾丸先天性疾病、炎症、肿瘤、外伤、全身性疾病及性腺毒素对睾丸的损害为主。

第一节 睾丸先天性疾病与男性不育

一、克氏综合征

Klinefelter 于 1942 年首次报道该病。克氏综合征是来自父母任一方的配子在减数分裂期染色体未发生分离，导致患者遗传特征多了一条 X 染色体。典型核型为 47，XXY 或者嵌合型 46，XY/47，XXY。

【临床表现】

典型的三联征:小而硬的睾丸、女性化的乳房、促性腺激素水平升高。第二性征常有不同程度的发育:无胡须、声音尖细、皮肤白皙、身材高、骨骼较细、四肢相对较长、上部量小于下部量、智力障碍和多种精神障碍。有些患者男性化较完全，第二性征缺失不明显，常可延误诊断，直至青春期后因不育就诊而发现。

【检查】

血 FSH 常明显升高，LH 可升高或正常。大约 60% 患者血睾酮水平下降，40% 正常，同时有生理活性的游离睾酮水平降低。血清雌激素水平升高，睾酮结合球蛋白升高。染色体核型为 47，XXY 或嵌合型 46，XY/47，XXY。精液常规检查中多数患者表现为无精子，少数嵌合型的患者精液中可发现精子。睾丸活检见精曲小管纤维化和透明样变，管腔闭塞，偶见支持细胞或精子，间质细胞增生或聚集成团。

【治疗】

治疗分 2 个方面。①男性化不足的治疗。雄激素替代治疗，十一酸睾酮 120~160 mg，口服 2~3 周后检查血睾酮水平，达正常后 40~80 mg 维持治疗;长效雄激素使用方便,注射一次可维持约 3 个月,且副作用少。②生育功能的治疗。本症常表现为无精子症,有报道对于嵌合型及部分非嵌合型的患者睾丸活检能收集到精子,可试行卵细胞质内单精子注射(intracytoplasmic sperm injection, ICSI)。

二、XX 男子综合征(性倒错综合征)

自 1946 年 Therkelson 首先报告一例不育男性(染色体核型为 46,XX),至今已有百余例病例。发病多由于以下原因:①在 Y 染色体和 X 染色体之间或 Y 染色体和常染色体之间,在减数分裂时,有染色体片段交换,使含有睾丸发育基因的 Y 染色体片段易位至 X 染色体或常染色体上;②实际上是一种嵌合体,但含 Y 的细胞系隐匿,不易检出;③常染色体基因突变,导致 H-Y 抗原(又称睾丸决定因子)的表达;④一条 X 染色体短臂上能抑制睾丸不发育的片段丢失或者失活。

【临床表现】

外生殖器表现为男性,身矮,睾丸小而硬(<2cm),1/3 患者乳房女性化,阴茎正常或较小,约 50%发生尿道下裂,仅 20%患者于青春期前就医。

【检查】

血浆 LH 和 FSH 升高,睾酮降低,雌二醇(estradiol,E2)增高。染色体核型分析为 46,XX。H-Y 抗原阳性。精液常规检查发现无精子。B 超检查发现无卵巢和中肾旁管结构,可与真两性畸形鉴别。睾丸活检见精曲小管纤维化,管腔闭塞,间质细胞增生或聚集成团。

【治疗】

由于精液常规检查中无精子,故必须借助人类精子库实现生育。男性性征的维持同克氏综合征治疗方法。治疗重点在矫正外生殖器畸形(尿道下裂和性别转换)。

三、XYY 综合征

1961 年 Sandberg 等首先报道本病。XYY 综合征又名 YY 综合征、超雄综合征。患者染色体核型为 47,XYY,是父亲的精子形成过程中第二次减数分裂时发生 Y 染色体不分离造成的。

【临床表现】

临床表现有很大不同,一部分患者在智力和体格发育上并未受影响或仅有轻微的改变，所以在婴儿期及儿童期，甚至成年期不能明确诊断。患者儿童期可能生长较快，成年后身材高大，平均高度常超过180 cm；一部分智商低于平均水平，多在60～79 间；常有攻击性性格和暴力倾向；皮肤常见脓包和痤疮，骨骼畸形，特别是尺桡骨骨性连接；患者的性腺、第二性征和正常男性一样，但睾丸功能轻度障碍。

【检查】

血促性腺激素和睾酮水平在正常范围，FSH 可升高。睾丸活检见从精子成熟障碍到胚细胞发育不全的多种异常，偶见精曲小管硬化。精液常规检查表现为少精子或者无精子。染色体核型为47，XYY，也有文献报道47，XYY/46，XY 和 48，XXYY 等各种嵌合型。

【治疗】

大多数可生育，但所生男孩有50%发病概率，不育患者可行辅助生殖技术治疗。

四、男子 Turner 综合征

本症是 Turner 综合征(XO)在男性的表现，属原发性睾丸功能减退症的一种类型，是性染色体畸变的遗传性疾病。核型为 45，XO 或者嵌合型 46，XX/45，X。

【临床表现】

典型的 Turner 综合征：身材矮小、眼距宽、蹼颈、低位耳、肘外翻、上睑下垂和心血管方面异常等。体检可发现大部分患者小阴茎、隐睾、小睾丸或者睾丸萎缩。智力常低下。

【诊断】

血睾酮分泌正常或降低，促性腺激素增高。精液常规检查见无精子或者少精子。睾丸活检见精曲小管发育不良，但间质细胞常增生。染色体核型分析常有畸变，多为嵌合型如 45，XO/46，XY；45，XO/47，XXY；45，XO/46，XY/47，XXY 等。

【治疗】

目前无有效治疗手段。轻型患者可生育，无精子症患者可借助人类精子库行辅助生殖。故治疗主要针对原发性性腺功能低下，且激素替代治疗不能起到生育作用者。如有隐睾，因无恶变趋向，故无须切除。心血管畸形可外科矫正。

五、隐睾症

睾丸在胚胎发育期间从肾下方逐渐下移,经过腹股沟管降至阴囊。包括遗传、内分泌和机械性因素在内的多种异常均可使睾丸在下降过程中停止,形成隐睾。可为单侧或双侧,尤以右侧隐睾多见。隐睾有25%位于腹腔内,70%位于腹股沟区,约5%停在阴囊上方或其他部位。

【临床表现】

隐睾症一般无症状,无雄激素缺乏表现,阴囊空虚或者不对称,隐睾位置表浅时常可见到异常的腹股沟区包块。恶变的隐睾常见临床表现包括低热、消瘦、浅表淋巴结肿大等。

【检查】

常规检查中发现阴囊空虚或者腹股沟处扪及异常包块。彩色多普勒超声能定位隐睾的位置,位置较高较深时 MR 检查可定位。血 E2 升高,睾酮水平正常或者偏低,血 FSH 越高提示睾丸功能损害越重。睾丸活检见精曲小管数目减少,睾丸生殖细胞中精原细胞数目减少。间质细胞数目减少且萎缩。隐睾的病理表现与病程和位置相关,病程越长,位置越靠上,组织学损害越严重。双侧隐睾应和无睾症、异位睾丸相鉴别。

【治疗】

治疗的目的是挽救患者的生精功能和防止睾丸恶变。1 岁以内患儿睾丸有下降到阴囊的可能且隐睾位置越低,可能性越大。徐伟珏等通过微泵模拟人体下丘脑,微量脉冲式释放促性腺素释放素以治疗隐睾,下降率83.3%。也有学者认为激素治疗可以使精曲小管内的精原细胞数量增加,改善不育。但是对于激素使用的计量、疗程、患者年龄,各家报道不一,治疗效果也差别较大。谢肖俊等对国内外的激素治疗效果使用 Meta 分析得出:激素治疗有效;肌内注射比鼻喷有效;对双侧隐睾效果比单侧更好;<4 岁和>4 岁使用激素效果无明显差别,故推荐使用激素治疗。多数学者采用 hCG 总计量 5000～10000U,分 10 次,间隔 1～3d 注射方案。如果激素治疗失败,应采取手术,将睾丸引到阴囊内加以固定。研究表明 2 岁后睾丸组织病理表现随年龄呈进行性加重,国内学者推荐在 2 岁前手术,效果较好。目前认为在 1～2 岁手术治疗者,在青春期后多数患者有生育力,此后手术效果下降。Okuyama 报告对于双侧隐睾者,手术治疗不能明显提高青春期后的生育力;对于单侧隐睾者,在青春期前手术治疗,有助于提高青春期后的生育力。腹腔内隐睾的癌变概率高,如复位失败,应予切除。

六、无睾症

又称青春期前去势综合征(prepubertal castrate syndrome)、睾丸消失综合征(vanishing testes syndrome)。单侧和双侧缺失都有发生。双侧睾丸缺失不能产生精子,导致不育。病因不清楚,睾丸退化可能由基因突变、致畸物或外伤所致。

【临床表现】

临床表现取决于睾丸退化的时间。时间不同,其临床表现亦不尽相同。如睾丸功能衰竭发生在输精管形成之后到间质细胞出现之前,患者虽核型为46,XY,但表型为女性,患者无睾丸、性幼稚,双侧无中肾旁管衍化物以及男性生殖附属器官;如睾丸功能衰竭发生在妊娠的后期,患者可能在性别指定方面出现困难。双侧无睾丸患者,如表型为男性,无中肾旁管结构和性腺,但有男性中肾管结构和外生殖器的发育。

【诊断】

染色体核型为46,XY。青春期FSH和LH明显升高,而T很低。

【治疗】

关于生育功能,目前无特殊治疗,可给雄激素治疗以促进男性化。

七、唯支持细胞综合征

唯支持细胞综合征(sertoli cell only syndrome,SCOS)是Delcastillo等在1947年首先描述的一种男性不育疾病。过去有多种称谓:Delcastillo综合征、单纯支持细胞综合征、纯睾支持细胞综合征、精子发育不全等。SCOS的发病率约3%,在无精子症患者中达到36.88%。发病原因不明,后天因素亦可致病。

【临床表现】

唯支持细胞综合征患者为正常发育男性,外生殖器仅表现为睾丸比正常人略小,第二性征发育正常。

【检查】

血FSH通常升高,LH和T正常。精液常规检查发现无精子或少精子。睾丸活检是金标准，睾丸精曲小管完全被支持细胞覆盖，大多数病例的固有膜及基膜无明显增厚，小管直径正常或稍小，间质细胞数正常。少数后天性因素所致 SCOS 且睾丸病变程度不重者，经去除病因治疗后睾丸活检可见生精细胞，精液常规检查偶可见活精子。超微结构主要表现为支持细胞旁出现肥大细胞和线粒体空泡样改变。

【治疗】

在局灶性病变以外的睾丸中偶尔可以找到发育的精子，对单次活检未发现精子的患者可多次多部位活检，以期能够找到发育正常的精子，实现患者的生育愿望。本病没有潜伏期及临床征兆，无法预防。应在青春期前后尽早确诊，不主张滥用激素及进行探索性治疗。

八、其他一些遗传学疾病

如梅干腹综合征、隐睾-侏儒-肥胖-智力低下综合征、性幼稚-色素性视网膜炎-多指(趾)畸形综合征、21 三体综合征、肌紧张性营养不良综合征也可引起精子生成障碍，导致不育。一般无特殊治疗方法，对于青春期前发病未累及睾丸的患者可收集精子冷冻保存，需要时行人工辅助生殖。

第二节 睾丸炎与男性不育

睾丸炎(orchitis)是由各种致病因素引起的睾丸炎性病变，可分为非特异性、病毒性、特异性霉菌性、螺旋体性、寄生虫性、损伤性、化学性等类型。特异性睾丸炎多由附睾结核侵犯睾丸所致，十分少见。临床上常见的是非特异性睾丸炎及腮腺炎性睾丸炎，它是男性不育症常见病因之一。睾丸炎常经血行、淋巴管和附睾逆行感染引起。

1、非特异性睾丸炎

常见致病菌为大肠杆菌、变形杆菌、葡萄球菌及绿脓杆菌等。急性起病者表现为阴囊红、肿、热、痛，睾丸肿大、触痛，全身症状如发热、乏力等。病理见结缔组织水肿及分叶核粒细胞浸润，精曲小管有炎症、出血、坏死，严重者可形成睾丸脓肿及睾丸梗死。急性睾丸炎治疗不彻底可转变为慢性。临床表现不典型，睾丸肿大、压痛或者触及包块，部分病例睾丸萎缩。病理见睾丸肿大或硬化萎缩，精曲小管的基底膜呈玻璃样变及退行性变，生精上皮细胞消失。急性睾丸炎治愈后常不影响生育。少数睾丸炎经治愈后，由于纤维化及精曲小管的损害，可引起睾丸萎缩，一侧睾丸萎缩而对侧睾丸功能正常者尚不影响生育，双侧睾丸萎缩将导致不育。

2、病毒性睾丸炎

急性腮腺炎性睾丸炎是最常见的。多见于青春期后期，一般在腮腺炎发病后 3~4 天出现，阴囊红肿，一侧或双侧睾丸增大并有高度压痛，鞘膜积液少见。组织学见睾丸间质水肿与血管扩张，大量炎症细胞浸润，精曲小管有不同程度的变性。血 FSH、LH 正常或者轻度升高，T 正常。约 20%腮腺炎患者并发睾丸炎，其中 70%为单侧，受累睾丸约 50%发生萎缩。如双侧睾丸高度萎缩，则引起男性不育。

3、特异性睾丸炎

主要指结核性睾丸炎，常与泌尿系统其他部位结核同时存在，单侧睾丸结核临床较少见。男性生殖系统结核大多数继发于泌尿系统结核。睾丸结核大多是结核杆菌经输精管逆行感染导致的。体检发现睾丸肿大，疼痛明显，质地稍硬，光滑，伴附睾结核或输精管结核时有输精管增厚、可触及的成串珠样结节、附睾包块伴压痛等。病理改变主要为结核结节、干酪样坏死、空洞形成和纤维化，钙化极少见。早期行抗结核治疗，病变较重且疗效不好时，可行手术治疗。

第三节 睾丸肿瘤与男性不育

睾丸恶性肿瘤发病率低，依组织类型可分为生精细胞瘤和非生精细胞瘤。原发肿瘤中 90%~95%的为生精细胞瘤(精原细胞瘤和非精原细胞瘤)，其次为非生精细胞瘤(睾丸间质细胞瘤、支持细胞瘤、性腺胚细胞瘤)。睾丸肿瘤单侧发病多见，右侧较左侧常见，可能与右侧隐睾的发病率高有关。1%~2%的患者表现为双侧睾丸肿瘤。睾丸肿瘤发病原因不明确，可能与先天性隐睾、妊娠期间应用外源性雌激素，以及外伤、感染引起的睾丸萎缩有关。睾丸肿瘤的治疗原则是以手术、放化疗为主的综合治疗。单侧病变睾丸切除后，放化疗会影响健侧睾丸的生精功能，故而对于以后有生育意愿的患者，建议在治疗前留取正常的精液标本冷冻保存，以备将来进行人工辅助生殖。

第四节　睾丸外伤与男性不育

睾丸位置表浅，容易受到外力伤害，如体育运动、爆炸、打架等直接暴力导致睾丸萎缩；此外，医源性损伤如腹股沟疝气手术，特别是隐睾伴斜疝手术时损伤精索血管、输精管或者误将发育不良的睾丸切除，精索静脉曲张手术时损伤睾丸动脉致睾丸萎缩，从而影响生育功能。睾丸扭转是泌尿外科的急症，表现为患侧睾丸突发疼痛，伴有阴囊红肿，常被误诊为炎症，失去手术治疗的机会，最终导致睾丸萎缩而切除睾丸。一侧睾丸切除后，患者 FSH 和 LH 有轻度升高，术后 3～6 周显著，T 于术后各时间段均较术前增高，提示睾丸扭转患者的患侧睾丸切除后，升高的 LH 刺激健侧睾丸的间质细胞，使其合成与分泌的 T 增加，以起到代偿作用。抗精子抗体在术后 3～6 周升高明显，然后随时间推移而下降。抑制素 B 在术后第 3 周时开始下降，术后第 6～12 周到低谷，此后逐渐恢复到术前水平。研究亦发现，行睾丸切除或者复位固定术后，患者精液及精子数量较正常人均减少，形态学亦发生改变。这些结果表明，单侧睾丸损伤切除后，健侧睾丸的生殖内分泌功能经历了一次损伤、修复、代偿的过程，健侧睾丸能起部分或全部代偿作用，分泌足够的性激素以维持生育力。

第五节　全身性疾病及性腺毒素与男性不育

1、肾功能衰竭

慢性肾功能衰竭对人类生殖功能影响最大。临床表现包括性欲减退、勃起功能障碍(erectile dysfunction，ED)、生精功能障碍、女性化乳房等。血睾酮水平下降，LH 和 FSH 水平上升，一部分患者血催乳素升高。下丘脑-垂体-性腺轴发生功能紊乱是不育的主要原因，逐渐导致睾丸生精障碍，精子数量逐渐减少，直到无精子，但可以在精液中查到异常形态的生精细胞。睾丸活检发现生精功能低下或阻滞及唯支持细胞等。

2、肝脏疾病

肝脏是人体最大的消化腺，具有多种内分泌和代谢功能。肝脏维持体内雌激素和雄激素的动态平衡对人类的生殖具有重要的意义。慢性肝炎、肝硬化时，肝脏因为不能被灭活雌激素以及雄激素在外周向雌激素的转化使雌激素水平上升，雄激素水平则下降，通过负反馈机制，抑制了垂体的促性腺激素和促肾上腺皮质激素的分泌，进而抑制睾酮的产生，雄激素分泌减少。临床表现包括性欲减退、毛发脱落、男子乳房发育、睾丸逐渐萎缩、生精功能减退、精子功能下降，从而影响了生育功能。

3、性腺毒素

凡是干扰细胞分裂的物理和化学因素都会损伤生精上皮，精子的发育和成熟离不开雄激素的作用，故干扰雄激素产生和作用的物质也会影响生精功能。一些药物和食物也可损伤生精功能，1957年我国学者刘宝善发现食用棉籽油中的棉酚是引起不育的主要成分。吸烟、吸食毒品、饮用咖啡等都可以损害生精功能。含铅和砷的药物、西咪替丁、磺胺类药物及抗阿米巴药物也会损害生精功能。

许多化疗药物会损害生精功能。处于细线期的精母细胞和精原细胞最容易受到外界的干扰。药物的搭配、剂量和患者年龄决定了药物对性腺的特异性作用。化疗过程中，患者血 FSH 升高意味着生精功能的损害。射线亦可损害生精功能。精母细胞和精原细胞对射线也很敏感。损害的程度和射线的强度成正比。辐射量越大，损害越重，恢复期也越长。间质细胞对射线的耐受很强。受辐射后，血睾酮多保持正常。

对于有生育要求又必须接受放化疗的患者，可在治疗进行前留取正常的精液冷冻保存，为以后进行人工辅助生殖做准备。

（孙邕 马林）

第十八章 精索静脉曲张与男性不育

精索静脉曲张是指精索蔓状静脉丛的异常扩张、迂曲和伸长。精索静脉曲张是男性不育症的一个重要原因，也是男性不育症中最宜手术矫正的病因。大多数发生在左侧，也可发生在右侧或双侧，常伴有睾丸的缩小、变软和组织学改变以及精液检查异常等。精索静脉曲张常在青春期发病，极少见于 10 岁以下儿童。左侧精索静脉曲张在正常男性人群中发病率约为 15%，而在不育症患者中发病率约为 40%。双侧精索静脉曲张在正常男性人群中发病率小于 10%，但在不育症患者中发病率可达 20%。

第一节　精索静脉的解剖

精索静脉由精索内静脉、精索外静脉和输精管静脉组成。睾丸、附睾的血液回流形成的蔓状静脉丛，在腹股沟内环处汇合成 3～4 支，进入腹膜后间隙后形成 1~2 支精索内静脉，在腹膜后间隙继续上行。左侧精索内静脉呈直角汇入左肾静脉，右侧精索内经脉中 90%~95% 的在右肾静脉下方约 5cm 处汇入下腔静脉，5%～10% 的呈直角汇入右肾静脉。输精管静脉常与输精管伴行，于腹股沟管进入盆腔，回流至膀胱上静脉及髂内静脉，其静脉较少，且与精索静脉曲张关系不大。精索外静脉由提睾肌静脉组成，行走到腹股沟外环处离开精索静脉丛，汇入腹壁下深静脉、腹壁下浅静脉、腹壁上静脉、阴部深静脉、阴部浅静脉和旋股内侧静脉等，最后汇入髂外静脉。三组静脉之间有广泛的交通支相连，因此，当精索内静脉高位结扎后，睾丸和附睾的血液就通过精索静脉丛的吻合回流入精索外静脉和输精管静脉。

第二节　精索静脉曲张的原因

精索静脉曲张的原因主要有先天性解剖因素和后天性因素两种。

1.先天性解剖因素

①精索内静脉瓣膜异常或缺乏:精索内静脉有多个静脉瓣，虽然肾静脉压在腹压增高情况下，可以高于精索内静脉压，但正常情况下静脉瓣起着阻止

静脉血液回流作用。如静脉瓣发育不良、受损或闭锁不全及静脉壁的平滑肌或弹力纤维薄弱等原因、可造成其内压增加，血液回流受阻。尸检发现，人类左侧精索内静脉近肾静脉处静脉瓣缺乏率约为40%，右侧约为3%。这种解剖特点容易导致左肾静脉血液向左精索内静脉回流，一旦发生回流，造成精索内静脉扩张，影响静脉瓣的关闭功能，久而久之回流加重而成为恶性循环，形成精索静脉曲张。精索内静脉高位结扎阻止了静脉回流，原来曲张的精索静脉也会力收缩而恢复正常，进一步证明了精索内静脉的血液回流是导致精索静脉曲张的主要因素。②左精索内静脉呈直角与左肾静脉连接：由于左肾静脉压力高，人体的直立位使得该静脉回流阻力加大。还有人认为左精索内静脉血液进入左肾静脉后，压力变化引起涡流，更增加了回流阻力，因此易形成精索静脉曲张。而右精索内静脉与下腔静脉是以斜角相连的，血流较通畅，而且下腔静脉压比左肾静脉压低，因此，左侧精索静脉曲张比右侧多见。③左侧精索内静脉较长：左侧精索内静脉比右侧长8～10cm，因此左侧精索内静脉压大于右侧，回流阻力也增加。④近端钳夹现象：左肾静脉要横过脊柱入下腔静脉，行程较长，且位于肠系膜上动脉和腹主动脉之间，因而左肾静脉压力高从而使左侧精索内静脉压力也高。⑤远端钳夹现象：右髂总动脉可压迫左髂总静脉，使左精索静脉压升高。⑥胸腹腔的压力对精索静脉压的影响：当屏气或增加腹内压时，随着下腔静脉压、肾静脉压的增高，精索静脉腔内阻力增高。胀满的乙状结肠亦可压迫左精索静脉使其压力升高。⑦精索静脉丛本身病变：睾提肌发育不良、精索筋膜松弛、静脉退行性变等，使精索静脉张力降低，从而引起曲张。

2. 后天性因素

腹腔内或腹膜后肿瘤、肾积水或迷走血管压迫精索内静脉、癌栓或其他原因引起肾静脉或下腔静脉梗阻时，使精索静脉回流受阻，引起单侧或双侧精索静脉曲张，称之为继发性精索静脉曲张。

第三节　精索静脉曲张引起生殖障碍的病理改变

众所周知，精索静脉曲张的不良影响是生精功能的损害。由于精曲小管和生精组织占睾丸体积的98%，因此，目前睾丸的大小是反映男性生育功能的重要指标之一，并与精液质量和生育力密切相关。同时，精子分析极少在青春期进行，所以在研究青少年精索静脉曲张对睾丸产生的影响时，这种方法受到限制。因而睾丸体积测量这种更简单的方法被用于指导治疗。20世纪70年代以前，只有少量报道称精索静脉曲张导致单侧和双侧睾丸缩小、变软。70年代后期，随着各种客观测量睾丸大小方法的应用，客观地证实了精索静脉曲张能导致睾丸大小改变。Lyon和Marshall发现精索静脉曲张的患者中77%有同侧睾丸体积缩小，Steeno也证实了这一点，他发现2级精索静脉曲张的患者中34.4%有同侧睾丸体积缩小，3级者中有81.2%出现睾丸体积缩小。一般来说，左侧精索静脉曲张伴有不育者和双侧精索静脉曲张者双侧睾丸显著缩小。有报道认为对只有左侧睾丸明显缩小而精液无明显异常改变的左侧精索静脉曲张者，行精索静脉高位结扎术后，缩小的睾丸可比术前明显增大。

精索静脉曲张所致睾丸病变常为双侧性的。成熟障碍、精曲小管壁增厚、间质细胞退行性变、纤维化、萎缩或增生、生精能力下降是精索静脉曲张导致的睾丸病变的主要表现。精索静脉曲张所致的睾丸病变表现为"斑点样"，即病变精曲小管与正常精曲小管交错存在，这可能与睾丸微循环血流异常分布有关，一些精曲小管血供正常，而另一些的血供减少。睾丸超微结构变化研究显示，睾丸支持细胞内质扩张呈空泡样变性，精子细胞可有核膜破裂、顶体畸形等表现，睾丸内毛细血管皮增厚，动脉痉挛，动脉内皮细胞微丝增多及血睾屏障受损等。并有附睾柱状上皮结构异常，纤维紊乱、核稀少等。Hadziselimov-c对有单侧精索静脉曲张的青少年进行双侧睾丸穿刺活检，发现精曲小管的损害包括生精能力的下降和不同程度的支持细胞退行性改变，而且，支持细胞的改变是不可逆的。存在间质的萎缩，如其发生增生，则提示支持细胞有不可逆改变。

第四节　精索静脉曲张引起男性不育的机制

虽然精索静脉曲张与男性不育关系密切，但精索静脉曲张所致男性不育的机制仍不十分清楚。近40%男性不育者有精索静脉曲张，其中约半数以上患者行手术治疗后，精液检查结果有所改善。虽然没找到一种能解释清楚精索静脉曲张所致男性不育的理论，但以下几种致病因素可能与精索静脉曲张所致男性不育有关。①睾丸温度增高。精索静脉曲张时，血流淤滞，使睾丸局部温度增高，生精小管变性从而影响精子的发生。②反流血中存在有损睾丸功能的毒性物质。静脉中含有肾脏和肾上腺分泌的代谢物质，如类固醇、儿茶酚胺、5-羟色胺以及其他毒性代谢产物等。类固醇可抑制精子产生，儿茶酚胺可使睾丸发生慢性中毒，5-羟色胺可使睾丸动脉收缩而使其血供减少，从而造成精子成熟障碍。这些毒性物质还可损害睾丸间质细胞、支持细胞的功能，导致其激素的分泌异常。这种激素的分泌异常通过反馈机制进一步影响 LH 和 FSH 等激素的分泌，从而影响睾丸生精作用的内分泌环境，最终使生育力下降。③睾丸血流动力学改变致血气平衡失调。精索静脉曲张时，血流淤滞，内压增高，可诱发脊髓交感神经反射，使睾丸小动脉、微动脉收缩，也可直接刺激微动脉及毛细血管前括约肌，使其收缩，因此血流阻力增大，影响睾丸血供，引起血氧降低、CO, 集聚，从而影响精子的产生。④左侧精索静脉曲张影响右侧睾丸功能。因双侧睾丸静脉血管间有丰富的交通支，左侧精索静脉中的毒素可影响右侧睾丸的精子发生。⑤其他。精索静脉曲张可致睾丸、附睾的免疫屏障损害，使精子抗原暴露而致抗精子抗体增高，造成免疫性不育。精索静脉对附睾功能有严重的影响是因为附睾的大部分血液循环与睾丸同源。附睾是精子进一步成熟的场所，也是运送精子的通道。精素对附睾功能的影响表现为精子活力降低和精子受孕能力降低。在精索静脉曲张时由于精索静脉内血流减慢，提高了各种因子、代谢物对 NO 合成酶的有效刺激，使 NO 合成酶活性增加，NO 合成增加，而过量的 NO 通过抑制精子活动的原动力 ATP 的生成，改变精子所处的局部性激素内环境，产生突变效应并作用于间质细胞、支持细胞，与精子膜流动性降低、精子脂质过氧化等变化共同导致男性不育。

第五节 精索静脉曲张的临床表现、诊断与鉴别

【临床表现】

精索静脉曲张的患者大多数无明显症状，一些人可出现阴囊下坠或无痛性阴囊包块(需要与腹股沟疝、交通性鞘膜积液、网膜疝、精索鞘膜积液、附

睾囊肿和阴囊囊肿鉴别），有时可出现少见的痛性精索静脉曲张，这种疼痛表现在腹股沟管或阴囊，仰卧位时可减轻。大部分患者因不育就诊而发现精索静脉曲张。体检应在温暖的环境中进行，分别取仰卧位和站立位，做或不做瓦尔萨尔瓦动作(Valsalva 动作)。大多数精索静脉曲张是无痛的，表现为睾丸上方可压缩的团块(密集的静脉)，仰卧位时减轻。WHO 根据精索静脉曲张的严重程度，将精索静脉曲张分为如下 4 级。I 级:体检小，仅行 Valsalva 动作时，才能摸到扩张的精索蔓状静脉丛，但需要注意触诊时切勿将扩张的静脉与附睾混淆。Il 级:体检中等大，精索静脉曲张不进行 Valsalva 动作时可以摸到，但不能看见。IlI 级:体检大，在阴囊皮肤表面看到扩张迂曲的静脉突出于阴囊皮肤，定为重度。IV 级:阴囊内无扩张的蔓状静脉丛，但用阴囊热像仪或超声检查可发现异常。

WHO 关于精索静脉曲张所致男性不育的定义为:临床检查有精索静脉曲张，同时伴有精液分析异常。若男性有精索静脉曲张而精液分析正常，则不能归入精索静脉曲张所致的男性不育。许多报告表明，精索静脉曲张的严重程度和生育力改变不成正比。近十年来，由于大量资料表明精索静脉曲张损害生精的作用常为进行性的，因此早期诊断精索静脉曲张，特别是亚临床型精索静脉曲张有十分重要的意义。研究表明，精索静脉曲张的程度与睾丸大小和手术治疗的结果高度相关，即精索静脉曲张越严重，该侧睾丸缩小越明显，术后恢复和改善越困难。因为睾丸的大小和质地是反映生育力和评价手术效果的指标，所以，在对精索静脉曲张的检查中，必须注意睾丸的大小和质地。

【诊断】

症状和体征明显的患者容易诊断。原发性精索静脉曲张在仰卧后消失，若不消失应怀疑为继发性精索静脉曲张。此时应怀疑有腹膜后肿瘤或肾肿瘤压迫的可能，应做同侧腰腹部 B 超、静脉尿路造影、CT 或 MRI 检查。关于亚临床型精索静脉曲张的诊断标准尚未统一，一般以超声检查精索内静脉管径超过 2 mm 为亚临床型精索静脉曲张，超过 5 mm 为临床型精索静脉曲张。其他辅助检查:如多普勒超声听诊法、红外线接触式阴囊温度记录法、精索静脉造影法、放射性同位素检查及精液检查等。多普勒超声听诊法主要是了解精索内静脉有无反流存在，适用于亚临床型精索静脉曲张的诊断。通过了解立位平静呼吸时精索静脉有无反流，结合 Valsalva 动作可将精索静脉曲张按血液反流情况分为 3 级。I 级:表示精索静脉内血液淤滞，但无自发性静脉反流，在做 Valsalva 动作时出现明显静脉反流。II 级:精索内静脉发生间歇性反流。III 级:精索内静脉发生持续性反流。但这种方法主观依赖性较强，对仪器的应用和结果的解释都需要一定的经验。红外线接触式阴囊温度记录法是利用塑料鞘包埋的热敏晶体记录仪，将其置于阴囊处，因温度变化而发生色变，通过照相机记录而获得连续图片。正常男性的阴囊皮肤温度呈均匀分布且不超过 33，若阴囊皮肤温度分布不均，且温度增高，应怀疑有亚临床型精索静脉曲张存在。但测量皮肤的温度受到很多外界因素的影响，因此只能作为参考。精索静脉造影法是一种可靠的诊断方法，可以通过 3 种途径:经股静脉造影、经阴囊静脉造影和术中直视下造影，一般以经股静脉插管入肾静脉或精索内静脉造影最常用。造影结果分类如下。轻度:造影剂在精索内静脉反流超过 5cm。中度:造影剂在精索内静脉反流达 $L_4 \sim L_5$ 水平。重度:造影剂反流至阴囊内。但该方法毕竟为介入性诊断方法，非临床必须，一般不采用。放射性同位素检查是将放射性同位素静脉注射后行阴囊区的血池显像，可以了解睾丸动脉的血供，显示左右阴囊的对称性。明显不对称者为阳性，对称者为阴性。但结果常因睾丸炎、附睾炎、睾丸扭转、肿瘤等引起的血流改变而受到影响。精液检查对精索静脉曲张者十分必要，不仅可以估计其生育力，而且也可以了解手术前后的变化。精索静脉曲张引起的精液改变主要表现为不成熟精子增多、精子活力降低以及精子数量减少，其中最主要的是不成熟精子增多。这也被认为是精索静脉曲张的特征性表现，并反映了睾丸的状态。

【鉴别诊断】

(1)丝虫性精索炎:有丝虫病流行区生活史，常急性发作，阴囊剧痛并向下腹及腰部放射，也可有钝痛。触诊可发现精索下端及输精管周围硬结，有触痛。病理检查可发现虫体及嗜酸性粒细胞、淋巴细胞浸润的肉芽肿。

(2)输精管附睾结核:表现为阴囊部坠胀不适，输精管增粗呈串珠状，附睾不规则肿大、质硬并有结节，常与阴囊壁发生粘连。

第六节 精索静脉曲张的治疗及对生育力的改善

精索静脉曲张治疗方案主要包括非手术治疗及手术治疗。非手术治疗如阴囊拖带、局部冷敷及避免会阴部和盆腔过度充血，主要建议无症状或症状轻者采用。主要建议症状严重已影响日常生活或经非手术治疗症状无缓解者采用手术治疗。精索静脉曲张明显而伴有精液异常或男性不育者，亦是手术适应证。临床上有多种方法可供选择，这取决于医生的临床经验、患者的年龄、体型、精索静脉曲张的特点等。常用的几种方法如下：①腹膜后及腹腔镜下精索静脉结扎术，高位结扎可避免结扎精索外静脉、输精管静脉及精索动脉可能引起的睾丸萎缩。同时，腹腔镜技术的应用，使手术创伤小，恢复快，尤其适用于双侧精索静脉结扎。虽然住院时间缩短了，但常因器械的使用及手术时间的延长，而使手术费用比开放手术多。②腹股沟精索静脉结扎术，虽容易暴露精索静脉，但损伤睾丸动脉的风险增加，术中可借助多普勒超声寻找并保护睾丸动脉，同时还需要注意尽可能不损伤淋巴管。③其他，如精索内静脉-腹壁下静脉转流术、精索内静脉-髂外静脉吻合术、精索静脉-旋髂浅静脉转流术、精索内静脉-大隐静脉转流术、显微双分流术等各种转流手术，因需要重新建立侧支循环，有发生吻合口漏、血栓形成及吻合口堵塞等并发症的风险，且技术要求高，不为临床所用。尽管目前对精索静脉曲张的发生及其导致不育的机制的研究尚未取得实质性进展，但关于治疗已积累了大量的经验，大量的临床资料表明，手术治疗精索静脉曲张后，50%~80%患者的精液质量改善，30%~50%的可恢复生育力。因此手术治疗是精索静脉曲张不育患者的主要治疗方法之一。

（孙邕 马林 牛鑫）

第十九章 勃起功能障碍与男性不育

勃起功能碍（erectile dysfunetion，ED）是指阴茎持续（至少6个月）不能达到维持充分的勃起以获得满意的性生活。勃起功能正常是生育的基本前提，阴茎勃起不坚无法维持勃起或完全无法勃起将不能够完成性交的全过程，精液不能正常射入阴道，从而导致男性不育。ED不仅是一种较为常见的男性性功能障碍疾病，而且是男性不育的常见原因之一。5%~20%的成年男性患有不同程度的ED，40岁以上男性ED的患病率为24.9%~59.5%，近年来呈明显上升趋势。

第一节 勃起功能障碍的危险因素

现已充分明确年龄、缺乏运动、肥胖、吸烟、高胆固醇血症、代谢综合征等心血管和代谢相关疾病的危险因素同时是ED的危险因素。此外，许多慢性疾病、药物、手术、不良生活习惯、精神心理因素等都与ED的发生有较大关系。

1、年龄因素

年龄与ED的发病密切相关，ED的患病率随着年龄的增长明显增加。研究表明，人体的各种功能随着年龄的增加进行性衰退，各种功能的衰退和无法避免的心理问题直接或间接影响勃起功能，最终导致ED的发生。

2、慢性疾病

ED的发生与许多慢性疾病显著相关，如糖尿病、心血管疾病、前列腺疾病、外周血管疾病、高血压、高脂血症、抑郁症、内分泌疾病患者发生ED的危险性明显升高。其中，糖尿病患者群发生ED的危险性较正常人群高4倍以上，50%以上的糖尿病患者往往伴发ED，其中完全不能勃起者近30%。心血管疾病与ED的关系较为明确，研究证实ED是全身血管疾病的最初征象之一。

3、外伤及医源性因素

导致阴茎及其血管、神经损伤的外伤及手术，如骨盆骨折合并尿道损伤、骑跨伤、脊髓损伤或手术、直肠或乙状结肠癌根治术、前列腺癌根治术、大血管手术等;抗高血压药、抗抑郁药、激素类等药物,如受体阻滞剂、嘌嗪类利尿剂、5-羟色胺再摄取抑制剂、糖皮质激素、雌激素等均可导致 ED。

4、不健康的生活方式

吸烟、长期酗酒与吸食毒品、经常不洁性行为与 ED 的发生关系密切。吸烟不仅是心管疾病的危险因素之一,亦是 ED 主要的独立危险因子,吸烟者 ED 的患病率达 40%。另外国内统计结果显示,长期吸食毒品者 ED 的发生率为 32.2%,其发生率显著高于一般人群。

5、其他如阴茎硬结症、尿道下裂、尿道上裂、严重包茎、镰状细胞性贫血、阴茎异常勃起阴茎弯曲畸形、阴茎头炎等也可导致 ED。

第二节 勃起功能障碍的病因及分类

ED 的病因为多因素,随着勃起机制、ED 病理生理学研究所取得的巨大突破,按其病因可分为心理性 ED、器质性 ED 和混合性 ED 三类。目前认为器质性 ED 患者约占 50%,大部分器质性因素的患者同时合并不同程度的心理性因素。

(1)心理性 ED。心理性因素对于 ED 的发生起着促进和维持作用。夫妻间日常关系不和谐、性知识缺乏、不良性经历、不适当或不充分的性刺激、焦虑、抑郁等均可对勃起产生抑制效应,进而引起 ED。(2) 器质性 ED。阴茎到达和维持勃起需要血管和神经两方面的正常功能,而两者受激素和外在因素的调节,与勃起相关的神经、血管、内分泌系统疾病以及阴茎损伤或阴茎自身疾病均可导致器质性 ED。根据病因,器质性 ED 又可分为血管性 ED、神经性 ED、内分泌性 ED 等不同类型。

(3) 混合性 ED。绝大部分 ED 由心理性因素和器质性因素两方面共同引起,国外统计数据表明,混合性 ED 占 ED 总人数的 78%。此外,心理性因素和器质性因素可相互作用并相互转化,形成恶性循环,从而加重 ED 程度。

第三节 勃起功能障碍的诊断

ED 的诊断应包括详尽的病史询问、全面的体格检查、有关的实验室检查及必要的特殊检查，而详尽的病史询问和全面的体格检查是诊断勃起功能障碍最重要的基本原则。

详细地询问病史对于 ED 诊断最为重要。询问病史时应首先了解 ED 发生、进展情况及严重程度。其次，需要仔细询问是否有性欲减退、早泄、射精异常、性高潮障碍等其他性功能障碍。最后，询问有无心血管系统疾病、外伤或手术史、糖尿病史、精神系统疾病、泌尿生殖系统疾病等其他慢性疾病，是否服用可能引起 ED 的药物，有无吸烟、酗酒、吸毒等不良生活习惯，了解婚姻状况、与配偶的感情、性生活史、人际关系。

1.病史

此外，可通过使用国际勃起功能评分表（IIEF-5）对患者的起功能进行初步评估等等。（表 19-1），患者可根据自身 6 个月以来的情况填写 IEF-5，并根据 IEF-5 得分将 ED 分为正常(>22 分)、轻度(12~21 分)中度(811 分)和重度(5~7 分)。

表 19-1 国际勃起功能评分表

问题	0 分	1 分	2 分	3 分	4 分	5 分
对获得勃起和维持勃起的自信程度如何	无	很低	低	中等	高	很高
受到性刺激而有阴茎勃起，有多少次能够插人阴道？	无性活动	几乎没有或完全没有	少数几次（远少于一半的时候）	有时（约一半时候）	大多数时候(远多于一半的时候)	几乎总是或总是
性交时，有多少次能在进人阴道后维持勃起状态？	没有尝试性交	几乎没有或完全没有	少数几次（远少于一半的时候）	有时（约一半时候）	大多数时候(远多于一半的时候)	几乎总是或总是

性交时，维持阴茎勃起直至性交完成，有多大困难？	没有尝试性交	困难极大	困难极大	困难	有点困难	不困难
性交时，有多少次感到满足？	没有尝试性交	几乎没有或完全没有	少数几次（远少于一半的时候）	有时（约一半时候）	大多数时候（远多于一半的时候）	几乎总是或总是

2、体格检查

系统全面的体格检查可发现与 ED 相关的心血管系统、神经系统、泌尿生殖系统等基础病因。检查中重点注意患者的体型、第二性征及乳房发育情况、下肢及会阴部的感觉等。外生殖器检查时应注意阴茎的发育情况及形态，睾丸的大小、质地和位置等。对于 40 岁以上的 ED 患者应检查前列腺情况。

3、实验室检查

初次就诊的 ED 患者应行血尿常规、血糖、血脂、肝肾功能检查以除外糖尿病、代谢综合征和慢性肝肾疾病等引起的 ED。ED 患者不需要常规行激素水平测定，只有当患者有明确性腺功能减退症相关症状和体征时，才进一步选择睾酮、黄体生成素、卵泡刺激素催乳素等激素测定。

4、特殊检查

对于常规无创治疗无效的 ED 患者，需要选择性行某些项目的特殊检查，以进一步明确 ED 的发病原因以及制定下一步治疗方案。特殊检查主要适用于以下情况:①原发 ED 患者;③有望通过血管外科手术治愈的骨盆或会阴部损伤的年轻患者，③阴茎畸形(如阴茎硬结症、先天性弯曲畸形)需要外科矫治患者，④伴有复杂精神疾病或严重性心理障碍患者;⑤复杂内分泌疾病患者，⑥患者或其伴侣要求做特殊检查，⑦法医学目的(如阴茎假体植入、性虐待等)。

特殊检查主要包括夜间阴茎勃起试验、血管功能检查（阴茎海绵体内注射血管活性药、海绵体双功能多普勒超声检查、海绵体造影、阴部内动脉造影）、勃起神经检测（球海绵体内反射潜伏期测定、神经传导研究）、内分泌检查、心理诊断评估等五个项目。

1）夜间阴茎勃起试验(noctumal penile tumesence，NPT)通过硬度测量仪测定阴茎夜间肿胀度和硬度，该法是目前国际公认的唯一能用于鉴别诊断器质性 ED 和心理性 ED 的无创性检查。

2）血管功能检查(1)海绵体内注射血管活性药物（intracavemous injection，ICI）。大量临床观察显示 ICI 是诊断和治疗 ED 的有效方法，其具有操作简便、创伤性小、受外界干扰小、结果重复性好、出结果迅速等优点，因此，ICI 已成为初步诊断 ED 的筛查试验。ICI 两次以上阴性者，需要行血管功能检测，如海绵体双功能多普勒超声检查、海绵体造影、阴部内动脉造影。

(2)海绵体双功能多普勒超声检查。不仅可观察阴茎血流、动脉管腔内径、血流速度等，了解阴茎海绵体有无病理改变，同时结合 ICI 可用于血管性 ED 的诊断。

(3)阴茎海绵体造影（cavemosography）。凡 ICI 两次以上阴性，而阴茎动脉供血良好可疑静脉性 ED 者，应做阴茎海绵体造影，以确诊异常静脉漏的存在，了解静脉漏的部位及程度，从而为手术修复静脉漏选择最恰当的手术方式和途径。

(4)阴部内动脉造影。阴部内动脉造影用于动脉性 ED 的诊断，是对阴茎动脉异常定性和定位的主要方法，只有拟行血管重建术前才必须做此项检查。

3）其他特殊检查

必要时可根据患者情况选择地行勃起神经检测、内分泌检查、心理诊断评估等特殊检查。

第四节　勃起功能障碍的治疗

对于勃起功能障碍导致的男性不育，治疗重点在于 ED 的治疗。对于不愿治疗或难以获得满意治疗效果的 ED 患者，可采用以生育为目的的对症治疗方法，如通过手淫取精阴茎振动刺激取精、电刺激取精、睾丸或附睾穿刺取精等方式取得精子后行宫腔内人工授精(intrauterus insemination，IUI)、体外受精（invitro fertilization，IVF）、卵细胞质内单精子注射（ICSI）等辅助生殖技术，具体内容参照相关章节。目前 ED 的治疗方法较多，图 19-1 为欧洲泌尿外科学会(European Association ofUrology，EAU) 发布的《男性功能障碍:ED 和 PE 诊指南(2010 年版)》中的 ED 规范治疗流程。ED 的治疗具有特殊性，要提高 ED 的治疗效果，应于治疗前尽可能确定精因，在ED 治疗前或治疗同时积极治疗基础疾病以去除或控制导致 ED 的可逆危险因素如治疗糖尿病、中断服用可能导致 ED 的药物、纠正不良的生活习惯等，根据不同病因和患者及其配偶的具体情况和要求制定个体化治疗方案，方能有效防治 ED 导致的男性不育。

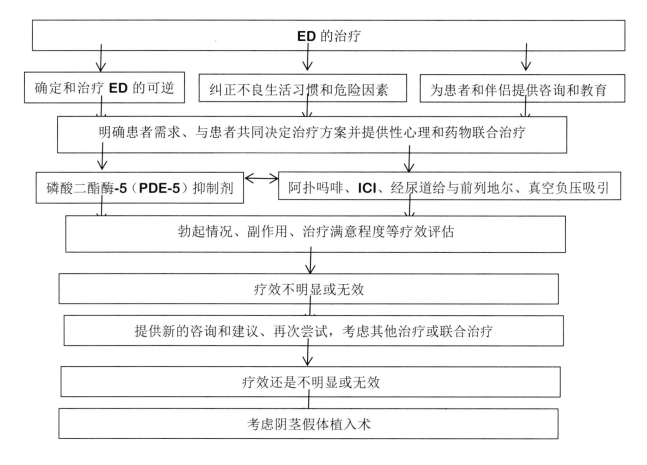

1、性心理行为治疗

性心理行为治疗，旨在帮助患者和伴侣重获自然满意的性生活的自信。医生首先告知患者和伴侣，无论何种类型 ED 都可完全治愈，以助患者缓解心理压力和树立治疗信心应着眼于性知识教育和心理咨询、认识自身疾病、协调配偶关系、解除心理紧张和压力，也可进行松弛训练、性敏感集中训练等行为疗法。

2、一线治疗

(1) 口服药物治疗。PDE-5 抑制剂是首选的一线治疗药物。目前 PDE-5 抑制剂类药物主要有：西地那非、他达拉非、伐地那非以及韩国新型 PDE-5 抑制剂乌地那非，其中西地那非、他达拉非、伐地那非是美国食品药品监督管理局（Food and Drug Administration，FDA）批准的治疗 ED 的三种药物。PDE-5 抑制剂在性刺激存在前提下，通过特异性抑制阴茎海绵体平滑肌细胞内的 GMP 降解，提高细胞内 GMP 水平，使海绵体内平滑肌松弛，从而达到治疗 ED 的目的，其 ED 治疗总体有效率为 80%左右。PDE-5 抑制剂的主要不良反应包括一过性轻度头痛、头、颜面潮红、消化不良、视觉异常等，发生率为 15%左右，一般不需要处理。

为避免心血管危险性，以下情况绝对禁用 PDE-5 抑制剂：①服用硝酸类制剂，②在最近 90 d 内发生过心肌梗死、不稳定型心绞痛的患者或在性交过程中发生过心绞痛的患者；③在过去 6 个月内达到纽约心脏病协会诊断标准 2 级或超过 2 级的心力竭患者，④难治性心律失常、低血压（<90/50 mmHg）或难治性高血压患者，⑤最近 6 个月内发生过脑卒中的患者；⑥已知对 PDE-5 抑制剂及其处方中的成分过敏者。以下情况慎用 PDE-5 抑制剂：①服用 α 受体阻滞剂的患者；②色素视网炎或其他视网膜畸形的患者(因少数患者可能有视网膜磷酸二酶的遗传性基因异常)；③低血压或高血压、心力衰竭、缺血性心脏病患者，④出血性疾病或处于消化性溃疡活动期的患者；可引起阴茎异常勃起的疾病(如镰形细胞性贫血、多发性骨髓瘤、白血病)；⑤阴茎解剖畸形者(如阴茎弯曲、阴茎海绵体纤维变性或硬结)。

表 19-2 西地非那、他达拉非、伐地那非三者作用特点比较

项目	药物		
	西地那非	他达拉非	伐地那非
达峰浓度时间（h）	0.8	2	0.7~0.9
起效时间(min)	30	30	25
半衰期（h）	3~5	17.5	4~5
持续时间（h）	8~12	36	8~12
蛋白结合率(%)	96	97	91
起始剂量（mg）	50	10	10
临床总有效率（%）	84	81	80
常见不良反应	头痛、颜面潮红、视觉异常等	头痛、颜面潮红、视觉异常等	头痛、颜面潮红、视觉异常等
硝酸酯类制剂	绝对禁用	绝对禁用	绝对禁用
α受体阻滞剂	慎用	禁用（坦索罗辛除外）	慎用

西地那非是美国 FDA 批准的第一个治疗勃起功能障碍的药品。西地那非推荐起始剂α受体阻滞剂量为 50 mg，一般服用 30 min 后开始生效，性交前 30~60 min 服用，也可在性交前 30 min~4 h 内服用。患者可根据疗效和副作用将药物剂量增加至 100 mg（最大推荐剂量)或降低至 25 mg，每日最多服用 1 次。主要副作用包括头痛、颜面潮红、鼻塞、消化不良等，偶见轻度的一过性视觉异常。服用 α 受体阻滞剂 4h 之内，不能服用 25 mg 以上剂量的西地那非。

他达拉非是唯一疗效可长达 36h 的 PDE-5 抑制剂。他达拉非推荐剂量为 10 mg，至少在性交前 30 min 服用，且疗效不受进食的影响，最佳疗效

在用药后 136 h。如服 10 mg 疗效不显著，可服用 20 mg，由于尚未确定长期服用的安全性，故最好不连续每日服用推荐剂量，但长期每日服用 2.5 mg 或 5 mg 他达拉非可显著改 ED 患者的勃起功能。服用 α 受体阻滞剂(坦索罗辛除外)的患者禁止服用他达拉非以避免发生低血压。其不反应主要为头痛和消化不良，面部潮红少见，而肌痛与背痛为他达拉非特有的不良事件。伐地那非是起效最快的一种 PDE-5 抑制剂，大多数患者服用 25 min 内起效。地那非与高脂食物(脂含量>57%)同时摄入时，其吸收率降低。推荐开始剂量为 10 mg，在性交前 25～60 min 服用。根据药效和耐受性，剂量可以增加到 20 mg（最大推荐剂量）减少到 5 mg，最大推荐剂量的使用频率为每日一次。常见的不良反应包括一过性的头痛.颜面潮红、黏膜水肿、鼻炎、鼻溢、消化不良、眩晕等。服用硝酸盐类或一氧化氮供体治疗的患者避免同时使用伐地那非。

(2)真空负压吸引。真空负压吸引装置 (vacuum constriction devices, VCD) 具有无创性、并发症少、费用低廉、使用可接受性高 (各类型 ED 甚至手术治疗失败假体取出者也可使用)等优点，VCD 助勃被美国泌尿外科学会 (American Urological Association;AUA)临床指导小组推荐为 ED 的一线治疗方法。VCD 主要适用于不愿药物治疗或有药物治疗禁忌的患者，其临床有效率为 60%左右。约 30%患者出现阴茎疼痛、麻木、青紫射精困难等不良反应，出血性疾病和正接受抗凝治疗患者禁用 VCD 疗法。

3、二线治疗

(1)海绵体内血管活性药物注射。ICI 已成为口服药物治疗无效或有并发症的 ED 患者的二线治疗方法。目前临床上常用的药物有罂粟碱、酚妥拉明和前列腺素 E_1，为增加疗效和减少副作用，常三者联合应用，临床有效率可达 90%。ICI 主要不良反应为局部并发症，包括局部疼痛、异常勃起、海绵体纤维化、局部血肿、尿道出血等，其中异常勃起是 ICI 最严重的并发症。因此，ICI 后应告知患者如阴茎勃起持续超过 4 h，应紧急处理以免发生严重并发症。

(2)经尿道给药。前列地尔是目前经尿道途径治疗 ED 的主要药物，是一种合成的前列腺素 E_1。经尿道给药的临床有效率低于 ICI，然而患者满意率达 70%左右。常见的不良反应有局部疼痛 (29%～41%)、眩晕 (1.9%～14%)、低血压（3.3%）、尿道出血(5%)。随着更有效的口服药物的出现，其使用常受到限制。

4、三线治疗

阴假体植入术（penile prosthesis implantation)被 AUA 视为治疗 ED 的标准方法是 ED 的三线治疗方法，其适用于重度器质性 ED 患者或其他方法治疗无效且自愿接受治疗的 ED 患者。目前应用的阴茎假体主要有可曲性假体和可膨胀性假体两种。据统计，假体植入术后患者及其配偶满意度较高，满意率分别为 90%和 80%，并发症主要包括感来(2%～3%)、机械性并发症3.6%)等。美国的研究组对接受假体植人术的大样本人群进行了长达 7 年的随访，结果证实可膨胀性假体经抗生素(米诺环素、利福平)泡可著降低阴茎假体植入术后感染发生率。

5、其他治疗

除 PDE-5 抑制剂外，治疗 ED 的口服药物尚有阿扑吗啡、曲酮等，但临床有效率低和不良事件发生率高等缺点限制了其应用。对性腺功能低下导致 ED 的患者，应给予促性腺激素释放激素、促性腺激素以及雄激素替代或联合治疗。

通过病史、体格检查、ICI、海绵体双功能多普勒超声检查、阴茎海绵体造影等明确诊断为血管性 ED 且有手术适应证的 ED 患者可考虑血管手术，但远期效果有待提高。目前 ED 基因治疗研究有了较大突破，但其应用于临床的相关技术性问题尚未完全解决，ED 基因治疗的进一步深入研究将为 ED 的治疗带来新的希望，也将解决 ED 导致的男性不育问题。

（马林 孙邕 刘诗雅）

第二十章 射精功能障碍与男性不育

射精功能障碍是引起男性不育的重要原因之一，但是关于射精功能障碍的分类目前尚无统一的意见。欧洲泌尿外科学会（EAU）2004 年的《射精功能障碍诊疗指南》将射精功能障碍分为早泄(premature ejaculation)、射精延迟 (retarded ejaculation)、不射精症(anejaculation，AE)、逆行射精(retrograde ejaculation)、无高潮 (anorgasm)、射精痛 (painful ejaculation)，其中与男性不育关系最为密切的是不射精症与逆行射精。

第一节 射精的生理

射精的生理过程可分为精液泄入后尿道、膀胱颈关闭及后尿道的精液向体外射出三个过程，是由神经系统、内分泌系统和生殖系统共同参与的复杂的生理反射过程,其中交感神经的兴奋性起着主导作用。在性交时性器官（主要是阴茎头部）感受性冲动，冲动通过传入神经如阴茎背神经、阴部神经和神经传入到脊髓胸腰段泄精中枢和射精中枢，再通过传出神经如腹下神经丛及膀胱丛支配效应器(附睾、输精管、精囊、膀胱颈及前列腺)，使其平滑肌收缩。精子及精液流入并贮存在后尿道，神经反射使尿道周围及会阴部肌群收缩而射精并伴随性快感。同时这种射精反射功能受大脑的控制，视、听觉性刺激可直接激活大脑的射精中枢，并通过脊髓外侧索下传到泄精中枢和射精中枢，经传出神经支配射精器官，诱发射精。射精通路任一环节存在功能性或器质性障碍，均可导致射精障碍。本章重点论述不射精症和逆行射精对男性不育的影响。

第二节 不射精症

不射精症是指阴茎虽能正常勃起和性交，但是达不到性高潮和获得性快感，不能射出精液，或指在其他情况下可射出精液，而在阴道内不射精。不射精症常导致男子不育症约占性功能障碍所致不育的 72%。性生活过频、精液量少致不射精及高龄者射精无力不属于此范畴。由于这种病主要见于青壮年，因而处理不当会影响夫妻感情，甚至导致家庭破裂，给患者带来精神上的苦恼。根据患者平时有无遗精和(或)通过手淫刺激能否射精将不射精症分为功能性不射精和器质性不射精。

(一)功能性不射精

功能性不射精约占 AE 的 90%，分为原发性和继发性两种，前者是指在清醒状态下从未有过射精，也从来没有达到过性高潮；后者是指曾有过射精，后因各种原因导致不射精。其主要原因如下。

（1）性无知。在中国为常见原因，夫妻双方完全缺乏性知识，甚至对性有恐惧心理.如女方害怕妊娠或畏惧疼痛而限制男方大幅度、快速的抽动，导致男方不能达到射精的阈值。

(2)精神及情感因素。如对配偶不满意、结婚负债多、思想压力大、夫妻关系不协调、性欲减退、性生活环境不佳等，导致对性生活采取克制态度，长期抑制形成不射精条件反射。

(3)性疲劳。性交过频容易造成脊髓射精中枢功能紊乱，引发不射精。此外，一方面，长期手淫者由于使射精中枢习惯于手淫的强烈刺激，性交时反而达不到射精阈值：另一方面，手淫者通常有负罪感和羞耻感，也对射精起抑制作用。

(二)器质性不射精

器质性不射精约占 AE 的 10%，主要表现为阴茎勃起坚硬、性交时间很长，但达不到性高潮和快感，不能在阴道内射精，是由于神经系统的病变使性刺激的传导减弱或不能将性刺激冲动传导至射精中枢，或射精中枢本身的病变导致射精冲动发放失败，或射精反射中的效应器官收缩无力，无法将精液排出。常见原因如下。

(1) 脊髓损伤。是器质性不射精最常见的原因，主要包括 T_{10} 以下的脊髓段损伤及髓段损伤。

(2) 大脑侧叶手术或病变。性欲虽正常，但性交不能射精。

(3)传导神经障碍。胸腰交感神经切除术、腹膜后淋巴结清扫术、盆腔手术如前列腺癌、直肠癌根治术等都可能损伤胸腰交感神经干 (T~L)以及下神经，引起不射精。

（4）局部病变。严重包茎、包皮阴茎头炎、精阜肥大、阴茎外伤、硬结、严重尿道下裂等。

（5）内分泌功能异常。垂体、性腺、甲状腺功能低下及糖尿病引起的周围神经损伤、多发性硬化累及周围神经、肢端肥大症等也可引起射精障碍。

（6）药物影响。如镇静安定药物、α 受体阻滞剂、抗雄激索药物、长期应用某些抗高血压药等，但停药后多可逆转。

（7）毒物因素。如慢性酒精中毒、尼古丁中毒以及吗啡、可卡因、可待因中毒等。

【临床表现】

性活动时的"三有"和"三无"现象，即有性兴奋、有阴茎勃起、有充足的性交时长，但是无性高潮、无射精动作、无精液排出。

【诊断】

采集病史。AE 的诊断主要依据患者的病史，放在同病史时应详细询问患者性交时勃起状态，有无高潮感，射精感，有无遗精史，既往的性生活经验、手术史、服药史，有无其他系统疾病如糖尿病、神经系统疾病等，同时应该注意观察患者的性心理状态。

（2）体格检查。重点检查患者的第二性征、睾丸、附睾、输精管、前列腺、精囊等有无异常情况。为了发现可能存在的病变，应对内分泌系统疾病、神经系统疾病和心血管系统疾病的常见体征进行有针对性的重点检查。

（3）特殊检查。包括性心理评估、内分泌激素测定、射精后尿液分析、尿流动力学检查以及神经电生理学检查（包括阴茎震动感觉阈值测定或阴茎背神经体感诱发电位测定）. 必要时可行经直肠超声、膀胱镜以及 CT 检查等。

【鉴别诊断】

由于不射精症、逆行射精及无精子症的患者在性交时都没有精液排出，容易造成临床医生误诊。因此必须予以鉴别诊断。通过询问患者的性交时间、性交过程中有无性高潮是否有梦遗以及性交后行尿液精子检查等，可明确诊断。

（1）逆行射精。与不射精的共同点是性交时没有精液从尿道外口射出，但逆行射精者性交中有性高潮也有射精动作，而且在性交后第一次排尿时尿内有黏液或白色絮状物，离心后可检出大量精子及果糖。

（1）精液量少的无精子症。性交时有性欲高潮出现，也可有射精动作，但精液量往往<1 ml，而且精液中往往无精子，性生活后的尿液检查也查找不出精子细胞。

（2）射精管阻塞。性交时有性高潮出现，也可有射精动作，但无精液排出，亦无遗精史。

（4）射精无力。主要由于射精时输精管、精囊、前列腺、尿道等处肌肉收缩无力，性交时自觉阴茎抽动无力，精液缓慢流出而非射出。

（5）射精不完全。多与精神心理因素有关，每次性交射精时进入后尿道的精液未能完全排出，而致射精不完全。

【治疗】

由于 90%左右的 AE 属功能性，因此预防要比治疗更为重要，大力开展婚前性教育普及性知识，消除不良心理影响及错误观念并辅以性行为指导，将有助于防止在青年人中出现各种不应有的功能性 AE。

临床治疗 AE 主要分为心理及性教育治疗、性行为治疗、药物治疗、振动刺激诱发射精 （penile vibratory stimulation， PVS）、电刺激诱发射精（electroejaculation,EEJ)以及中医治疗等方法。对于有明确病因引起的 AE 患者，及时地治疗原发病是治疗 AE 的首要因素。

1、心理及性教育治疗

多数 AE 属于功能性，是由心理压力过大及对性知识的匮乏所引起的。因此在治疗这一类患者时应向患者夫妇同时传授性器官解剖、生理常识和性反应知识，并注意性交姿势、方法，消除错误的思想观念，协调夫妻关系，使妻子配合丈夫，帮助丈夫消除性焦虑，使丈夫在充分放松和充满激情的心理状态下性交，加强刺激强度，使阴茎能接受更多的性刺激，从而达到治疗的目的。

2、性行为治疗

是由 Master 和 Johnson 等首次提出的一种心理行为疗法,主要是通过性感集中训练"高患者对性反应的自身感觉，减轻对性交的焦虑和恐惧。主要包括四个过程，非生殖器性感集中训练、生殖器性感集中训练、阴道容纳、活动等，使患者逐渐适应、熟悉性交过程,充分享受性交的快感，达到治疗 AE 的目的。并且为了加强对阴茎的刺激，可以通过手淫、调整性交频率或时间以及改变体位，如女上位、蹲位，女方主动上下活动用力摩擦阴茎，来诱导射精。在 Master 的实验中，通过性行为治疗，不射精症治愈率达到 74.1%是一种行之有效的性功能障碍治疗方法。

3、药物治疗

用于治疗 AE 的口服药物种类较少，并且药物治疗不射精症的疗效在国际上尚存在争议，Kamischke 等报道药物治疗不射精症成功率不高。左旋多巴可以通过激活脑内多巴系统、抑制 5-羟色胺系统来提高射精中枢的兴奋性，用于治疗高位射精中枢异常;麻黄素于性交前半小时服用，能增强输精管道平滑肌收缩，有促进射精作用，但高血压、冠心病、甲亢患者禁用。米多君作为一种 α_1 受体激动剂，其生物利用度高，安全性、耐受性好，国外广泛用于治疗直立性低血压、晕厥、尿失禁等。早在 20 世纪 80 年代，就有学者研究发现米多君能显著改善射精功能和性器官的感受，并且在精子转运障碍症的诊断和治疗中也有较大的价值。Soler 等最新研究发现因脊髓损伤导致的不射精症患者口服米多君 30～ 120 min 后，再进行 PVS 可提高取精成功率。而 Safarinejad 通过让功能性不射精症患者口服米多君，从每天 7.5 mg 逐步增加至 15 mg，发现超过 50%的患者可出现射精。

4、振动刺激诱发射精振动刺激诱发射精 (PVS) 最早于 1965 年应用于临床，适用于存在完整的射精反射弧(T_{10}水平以上)的射精障碍，通过振动阴茎背神经，刺激位于脊髓胸腰段的射精反射狐，诱导射精，有报道称其有效率高达 80%。有学者发现对于由不同脊髓平面损伤导致的不射精患者，用 PVS 治疗效果并不一样，颈椎损伤患者有效率为 90.9%，胸椎损伤患者为67.5%，腰椎损伤患者为 22.2%。Kafetsoulis 等通过腹壁激联合 PVS，发现能显著提高取精成功率，并且对于一个振荡器取精失败的患者，可给予 2 个或多个振荡器同时使用。PVS 使用非常简单、无创，而且与 EEJ 相比不需要麻醉，因此 PVS 被推荐作为射精障碍患者的首选。

5、电激诱发射精

电激诱发射精 (EEJ) 适用于任何影响中神经（或）周围神系统机制的射精障碍患者，由 Horne 在 1948 年首次应用于人体以治疗不射精症。目前临床上常用的射精仪是由 Searer 等发明的一种手携式直肠探头电射精仪，其原理是从肛门插入电极朝激精囊、前列腺，诱发射精。Sonksen 等研究发现对于损伤导致 AE 的患者脊髓损伤伤的水平和完整性对是否成功诱导射没有显著性意义。Melhiney 等通过实验发现对于 AE 患者尤其是心因性和脊髓损伤的导致的是行之有效的办法。此外，许多学者对通过 EEJ 采集的精液是否存在精液质量的变化以及是否对妊娠有影响进行了大的实验，Hovan 等对非神经系统病变导致 AE 的患者采用 EEJ 取精，发现用 EEJ 前后的两次精液质量并无显著性差异。Komlya 等在一项为期 8 年的研究中，对 16 例不射精症患者用 EEJ 取精，其中 10 对夫妻成功怀孕 14 次，显示出较高的成功率。大量的动物及人体验证明，由 EEJ 采集的精子联合辅助生殖技术可成功妊娠，平均妊娠率为 25%，并且一步实验发现，用 EEJ 采集的精子经过冷冻、溶解后虽然存在精子活性的下降，但完全应用于辅助生殖技术，避免了 EEJ 的重复进行。由此可见，EEJ 联合辅助生殖技术是治不射精症患者不育的有效方法，并且显示出良好的应用前景。但由于 EEJ 可能显著引起部分患者不适感，因此治疗前需要进行麻醉。另外相对于 PVS，EEJ 取精有较高的逆行射精率，有报道称采用断续电流刺激可提高顺行射精率。

6、中医治疗

中医对 AE 早有描述，称其为精淤症，认为其主要是由阴虚火旺、心肾不交、肝经郁火、精关失灵、脾肾两虚、气滞血瘀、精道淤阻等病因引起的，并主张对其行辨证施治但目前临床上多将中医治疗作为一种辅助手段，或采用中西医结合的方式治疗 AE。

Chen 等采用针刺疗法治疗 AE 患者，发现其有效率为 82.3%，显著高于药物治疗组的 58.3%，说明针刺治疗 AE 有一定的效用，但是仍需要进一步的研究。

7、辅助生殖技术的应用

由于不射精患者大多是以不育症就诊的，因此对于通过上述治疗未获得自然射精者可以采用辅助生殖技术帮助受孕，如体外受精（IVF）和卵细胞质内单精子注射(ICSI) 等。

第三节　逆行射精

逆行射精是指男性患者性欲正常、阴茎能够正常勃起并能插入阴道进行性交，有射精动作和性高潮却无精液排出，精液逆行进入膀胱，性交后尿液中可发现大量精子和果糖因精液没有射入阴道内，因此可以造成不育，中国男性的发病率为 1%～4%，是男性不育症的常见病因。

正常情况下，性生活射精时，膀胱颈部在神经系统控制下，会在一瞬间紧密闭合，目的有两个：一个是为了防止精液逆行进入膀胱；另一个是增加后尿道部位的压力，使尿道内产生一个高压，这样有助于精液喷射出尿道外。逆行射精的关键问题是膀胱颈部关闭能力的障碍，可以是有关神经支配的问题，也可以是膀胱颈部与后尿道部位的肌肉功能失调，射精时无法紧密闭合，导致精液逆行进入膀胱。主要原因有以下 5 个方面。

（1）先天性因素。先天性宽膀胱颈、先天性脊柱裂等可导致膀胱颈关闭不全。

（2）机械性梗阻。后尿道瓣膜、精阜肥大、尿道结石、外伤性及炎症性尿道狭窄使尿道阻力增加，导致射精时精液受阻。另外，长期排尿困难亦可使膀胱颈部张力下降，导致关闭无力。

（3）神经肌肉损伤。盆腔内淋巴结清扫术、直肠癌切除术、腹主动脉瘤切除术、胸腰部交感神经切除术、脊髓损伤及糖尿病造成的神经损伤等，使交感神经受损，患者在射精反射过程中，关闭膀胱颈的神经冲动不能很好地到达膀胱颈环形平滑肌，导致不能同步收紧关闭不全而精液逆流。前列腺增生手术、根治性前列腺切除术、外伤性骨盆惜都常可引起后尿道损伤，导致狭窄，同时又可破坏膀胱颈部的结构，导致膀胱预关闭功能不良，造成逆行射精。

（4）药物影响。服用抗高血压、抗精神病等药物都可引起膀胱颈环形平滑肌的收缩无力，导致逆行射精。

（5）特发性。部分逆行射精的病因不明。

另外，中医认为本病与脾肾虚弱及经络受伤有关。如久病体弱、脾胃受损，或劳损过度，而致脾肾双虚，脾虚运化失司，固摄失调，肾虚膀胱不约，因而导致精液逆流。

【临床表现】

阴茎有足够的勃起能力，性交持续时间正常，有射精动作及性快感、性高潮，无精液射出，射精后排出的尿液一般混浊、多泡沫、有大量精子和果糖。逆行射精可表现为原发性、渐进性或有明确诱因（如手术、药物等），部分患者是因为不育来院就诊的。因为性高潮与性快感依然存在，男女双方仍可得到性满足，因此逆行射精并不会严重干扰性生活的质量。

【诊断】

详细询问患者的病史，尤其是手术史和用药史。从来都没有注意到的逆行射精或在青春期以前就开始发生的逆行射精，可能是特发性逆行射精。渐进性者多为神经系统病变所造成，如糖尿病性周围神经病变。其他的则能够指出一个确切的发病时间，如良性前列腺增生手术治疗后或广泛的腹膜后淋巴结清扫术后。

诊断逆行射精最简单的方法是化验患者射精后的尿液。应当注意的是，患者在射精前需要彻底排空膀胱，射精后收集所有成分。

血液学检查（包括血常规、肝肾功能、激素水平等）、尿流动力学检查、神经系统检查等有助于明确逆行射精的病因。

【治疗】

当站立并且膀胱适当充盈时，膀胱颈张力大于仰卧位的，有利于膀胱颈关闭，故男方采用立位性交常可恢复顺行射精，如体位调节无效常采用以下方法治疗。

1、药物治疗

(1) α 受体激动剂:通过刺激膀胱颈部 α 肾上腺素能受体，增加膀胱颈部的收缩关闭能力，来达到防止精液逆向射入膀胱。常用药物有以下几种:麻黄素 50 mg，性交前 30~60min 口服，硫酸麻黄素 10-15 mg，每日 4 次;苯丙醇胺每日 30 mg 口服;甲氧福林5mg,每日3次口服或单次静脉注射 5~50 mg;对羟福林 6 0 mg，性交前 1h 静脉注射。

(2)抗胆碱能药物：降低副交感神经兴奋及相对增加膀胱颈张力，如马来酸溴苯那敏 8mg，每日 2 次。

(3)三环类抗抑郁药物:丙咪嗪 25 mg，每日 3 次，或 50 mg 性交前 6h 口服;去甲丙咪嗪 50mg，隔日 1 次。

由糖尿病引起的应首先治疗糖尿病，与炎症有关时应行抗感染治疗。

2、手术治疗

(1) 经尿道精阜切除。适用于精阜增生造成机械性梗阻患者，但有可能因术后瘢痕致射精管闭锁。

(2) 膀胱颈成形术。适用于膀胱颈松弛、扩大者，经尿道前列腺切除术后、膀胱颈梗阻切开术后患者。禁用于糖尿病及尿道狭窄患者。该术式经膀胱切除围绕膀胱颈的黏膜，重建内括约肌并折叠膀胱颈肌群以缩小其口径，达到治疗目的。

(3)尿道扩张术。定期尿道扩张术对尿道狭窄者有效，它能轻轻按摩精阜，疏通射精通道等处的轻微梗阻，确保其通畅，从而使一部分逆行射精患者的症状得到缓解。膀胱尿道镜检查也可起到这种尿道扩张作用。

3、辅助生殖

对于恢复顺行射精失败或只要求生育者，可以从射精后尿液中回收精子来行辅助生殖。由于尿液的高渗透压、低 pH 值及氨的含量对精子有损害，故应减少精子与尿液接触时间、调整尿液渗透压和 pH 值（理想的 pH 值为 7.5~8.5） 及减少尿液中氨的含量，可于辅助生殖前一周开始低蛋白饮食，于辅助生殖前一晚及当日晨口服碳酸氢钠 1g,取精前 1h 大量饮水 （1000~1200 ml），然后两次排空膀胱，射精后立即排尿于盛有培养液的无菌收集器中并立即离心。根据从尿中收集的精子质量确定行宫腔内人工授精 （IUI)或卵细胞质内单精子注射(ICSI)。亦可从输精管液中取精或睾丸穿刺取精，行 ICSI。

4、注射疗法

其治疗原理是将一个和注射器相连的微小硅胶球囊 （0.20～0.90 cm）通过穿刺针置入膀胱颈黏膜下，用水凝胶填充球囊，保持球囊停留在注射部位，达到治疗目的。这种操作简单易行，可重复性强。此外还有应用人胶原、交联透明质酸、基磷灰石钙、自体耳软骨组织、肌源性干细胞体外培养扩增物等作为充填材料

5、中医疗法

有一定优势，但需辨证论治方有良好效果，如补肾益精、滋阴降火、疏通精关等。

（孙邕 马林 徐晨晨）

第二十一章　精液异常与男性不育

人类精液主要由精子和精浆两部分组成，精浆是主体，占95%以上，精浆中有许多特殊成分直接影响精子的发生、成熟、运动和受精。这些成分包括去能因子、获能因子、顶体素、纤溶酶原激活因子、类胰蛋白酶、胰岛素生长因子及蛋白酶抑制因子。此外精浆中还富含果糖、锌离子、一定量的酸性磷酸酶、柠檬酸、肉毒碱和部分常量元素、微量元素。占精液成分极少数的精子是男性生殖的主体。精子在睾丸中产生，在附睾中成熟，排出体外进入到女性生殖道后保持受精能力大约 48h，精子的数量、质量直接影响受孕。精液异常主要包括以下方面。

(1)精子数量异常。正常生育年龄男子禁欲 2～ 7d，一次射精的精子浓度应该$\geq 15 \times 10^6$/ml。当至少 2 次精液常规分析提示精液中虽然有精子，但一次射精的精子总数<39×10^6个(或精子浓度<15×10^6/ml)，而精液体积、精子活力、精子正常形态率等正常，即可诊断为少精子症。当一次射精的精子浓度$\leq 5 \times 10^6$/ml 时称为严重少精子症。当 3 次及以上精液常规分析查不出精子时即可诊断为无精子症。一次射精中的精子浓度>250×10^6/ml 时称为多精子症。少精子症和多精子症都可以导致男性生育力下降，除梗阻性无精子症可借助辅助生殖技术生育外，原发性无精子症患者已完全丧失生育力。

(2)精子质量异常。精子质量的优劣直接影响精子的运动和受精，临床最简易和常见的质量评价方法是采用 CASA 和巴氏染色对精子的运动强弱、精子的形态进行客观评价。精子进入女性阴道后必须迅速离开酸性环境，做前向运动，到达输卵管壶腹部才有可能受精。

(3)精液液化异常。精液的液化与凝固主要由前列腺和精囊腺分泌的液化因子和凝固因子这一对因子来平衡调节。精液排出体外后呈凝固态与精囊腺分泌的凝固因子相关，5～15 min 后精液开始液化，这主要是前列腺液中蛋白水解酶等液化因子起了作用，与液化有关的酶有 α -淀粉酶、糜蛋白酶、尿激酶、氨基肽酶和透明质酸酶等。当排出体外的精液超过 60 min 仍然未液化或液化不完全时可视为精液液化异常。

(4)精液体积异常。精液量的多少与禁欲时间的长短有关系，正常男子每次射出的精液量为 2～6ml，当少于 1ml 或大于 8ml 时可视为精液体积异常。

第一节 无精子症

无精子症(azoospermia)是指连续、间断取精 3 次及以上，将射出的精液经离心沉淀后显微镜检查，均未发现精子，称为无精子症。在男性不育症的病因中占 15%~20%。

【病因】

无精子症的病因很多，概括起来分为两大类。一种是睾丸生精功能障碍，称为原发性无精子症或非梗阻性无精子症(nonobstructive azoospermia,NOA)；另一种是睾丸生精功能正常，但因输精管道阻塞，使精子无法排出体外，称为梗阻性无精子症(obstructiveazoospermia, OA)

(一)睾丸生精功能障碍

睾丸生精功能障碍(spermatogenic arrest)可能因先天或后天因素而表现出无精子排出。

1、继发性因素

(1)化疗。烷化剂如苯丁酸氮芥、环磷酰胺等对精原细胞有抗有丝分裂和类放射的作用。其他抗癌药物如长春新碱、长春碱能在细胞分裂中期中止细胞分裂。无精子症的产生取决于化疗药物的种类、数量、剂量、用药持续时间以及治疗前患者的生育状态。许多疾病本身已经引起生精功能障碍，患霍奇金淋巴瘤的男性化疗前 20%～40%的有原发性少精子症，70%精子活力不足。经氮芥、硫酸长春新碱、丙卡巴肼、泼尼松治疗后，无精子症的发病率是77%~100%。有些抗菌药物，如呋喃妥因、庆大霉素、尼立达唑等能引起可复性精母细胞水平的生精阻滞(病理切片上生精细胞停滞于精母细胞阶段，而无进一步成熟的生精细胞)。

(2)放疗。放疗可引起暂时性无精子症，这取决于睾丸受照射量。如少于100rads.则 9～18 个月恢复;200～300rads，30 个月恢复;400～600rads，则大于或等于 5 年才能恢复。有报道单照射区 1 次照射 600～800rads 可引起永久性不育。

(3)营养。鼠维生素 A 缺乏及人缺锌都可妨碍精子发生。维生素 A 缺乏可使鼠睾丸的精子发生停滞于细线前期精母细胞水平。对于酒精性肝硬化患者，维生素 A 和锌缺乏是性腺功能减退的原因之一。睾酮水平过低，加上酒精的直接细胞毒性作用，可引起生精功能低下。乙醇能抑制维生素 A 转变为具有生物活性的视黄醛。因乙醇与维生素 A 氧化需要同一种脱氢酶。同时，乙醇氧化代谢还需要锌的参与。肾功能不全者，常发生初级精母细胞或其前期水平的生精阻滞，其原因仍认为是缺锌。严重营养不良常影响睾丸生精功能而出现无精子症。

(4)热量。热(如桑拿浴、体温升高、长期高温作业等)可导致少精子症，重者出现无精子症。将睾丸暴露于 43°C，15 min 即可选择性地破坏对高温最敏感的初级精母细胞。对 18 例正常男性的阴囊加热至 43～47°C，每天 30min，连续 12d，5～7 周后出现精子计数减少，加热结束 23～65d 后睾丸生精停滞于精母细胞阶段。

(5)内分泌因素。促性腺激素不足能引起不同阶段的生精阻滞。肾上腺生殖器综合征、高催乳素血症、男性假两性畸形、1H 链异常等都能引起初级精母细胞阶段的生精阻滞。

(6)睾丸因素。精索静脉曲张可引起睾丸生精障碍。McFadden 报告 101 例精索静脉曲张病例中，初级精母细胞水平生精阻滞的发生率为 8%。Spera 报告的 42 例中，24%的发生精子细胞水平生精阻滞。该病主要累及睾丸间质细胞的功能，使睾酮产生减少。进一步研究表明，睾酮合成障碍发生于其合成的最后阶段，即 17-羟孕酮转变为睾酮，这一过程需 17-醛缩酶的参与，和其他酶一样，17-醛缩酶的活性有温度依赖性。精索静脉曲张时，睾丸局部温度增高抑制了该酶的活性。睾丸鞘膜积液患者的鞘膜内压力增高、睾丸被水肿、睾丸体内微循环减少是导致生精障碍的原因。一组 120 个鞘膜积液患者中不同程度睾丸生精障碍占 18%。隐睾或睾丸扭转引起睾丸内微环境改变，都可影响其生精功能。

(7)环境因素。与数十年前相比，人类精子有数量日益减少、质量逐渐下降的趋势，已引起人们的注意，说明睾丸生精功能在减退，这不能不使人考虑生殖毒性物质和环境因素对生精功能的影响。尽管已被证实的毒性物质与精子浓度下降的关系是有限的，但这可能是因为缺少设计严谨的研究而不是对精子浓度没影响。环境污染、食物添加剂、有机溶剂、除草剂及农药等类雌激素物质对生精功能的远期影响还不清楚，更重要的是人们还没有弄清各种毒性物质在越来越多的遗传性疾病中的潜在作用，也不能确定儿童在其个体发育中的不同阶段对这些物质的敏感性。在 Carlsen 的一份报告中，他调查了过去 50 年中人类精子的变化后发现，人类精子浓度以每年 0.25% 的速度减少，且精子质量逐渐下降，他推测，照此发展下去，再过三代人，精子数量将下降 25%，男性不育的发生率将大大增加。

2、原发性或先天性因素

(1)体细胞染色体异常。据报道，染色体异常在不育男性中占 4%~5%，而在正常人群中只占 0.5%～0.7%。11.9%～15% 的无精子症和 4.4% 的少精子症是染色体异常引起的，其中性染色体异常(主要是 47，XXY，如克氏综合征)最常见。21 三体综合征、8 三体综合征及 XYY 综合征都会出现不同程度的睾丸生精障碍。Y 染色体长臂在精子发生中起重要作用。因 Yq11(Y 染色体长臂 1 区 1 带)缺失总是表现为无精子症或严重少精子症，所以认为 Yq11 为精子发生的基因位点。Yq11 突变率在原发性不育患者中为 5%～20%。突变后阻滞了精子发生的基因表达，从而引起无精子症。因此，有人把 Yq11 称为无精子症基因(azoospermia factor，AZF)。目前已能够用分子生物学的方法测定 AZF 突变引起的基因缺失，并证明 Yq11 有许多亚区。另外，Patrizo 用 PCR 法测定了 36 例严重少精子症者的外周血白细胞 Y 染色体中 100 多个 DNA 位点，发现两例 Y 染色体中段有与 AZF 相似的基因缺失，位置在 AZF 位点或其附近。说明严重少精子症也与 Y 染色体长臂基因缺失有关，同时也为进一步研究 Y 染色体在精子发生中的作用提供了条件。

常染色体与性染色体发生易位、第一次减数分裂期间性染色体稳定性被破坏等，都会影响精子发生。

(2)生精细胞染色体异常。在核型正常者中，大多数初级精母细胞阶段生精阻滞是由第一次减数分裂出现异常引起的。在第一次减数分裂过程中，同源染色体要进行联会、交叉和交换等一系列变化，此过程发生差错如不联会(asynapsis)、同源染色体异常配对、异常联会丝复合物(synaptonemal complex)、配对染色体解联会(desynapsis)、染色体交叉和二价染色体数量异常，以及环状染色体等均能对减数分裂和精子发生造成严重影响。

(3)双侧隐睾未能及时治疗、先天性无睾症等均能出现无精子症。

(二)输精管道阻塞

1、先天性因素

输精管道先天性阻塞可以发生于从输精管到射精管的任何部位。主要有以下几种：

①先天性双侧输精管缺如或闭锁；②先天性附睾发育不良或附睾与睾丸不连接；③先天性精囊或射精管缺如。

2、后天性因素

(1)感染。是最常见的继发性因素之一。附睾结核常由逆行感染所致，结核杆菌沿输精管侵及附睾，引起输精管壁增厚变硬，呈串珠样改变以及附睾出现结节等。淋病奈瑟球菌破坏附睾尾部、丝虫病感染累及附睾及输精管也可造成阻塞。精囊及前列腺的炎症可造成射精管阻塞。

(2)创伤。主要是医源性损伤。如精索静脉曲张手术、隐睾固定术、前列腺手术、睾丸鞘膜翻转术以及疝修补术等都有可能损伤输精管、附睾本身或其血管及神经。如为双侧性损伤，则出现无精子症。

(3)肿瘤。精索、精囊、附睾、睾丸以及前列腺的肿瘤，可压迫或破坏输精管道，引起无精子症。

(4)其他。局部放疗可引起附睾或输精管粘连、纤维化等。

【诊断】

无精子症的诊断不难，难在病因诊断，精液经离心后镜检未发现精子，虽能诊断为无精子症，但并不能明确其病因，从而不能确立治疗方案。

【病史】

对于无精子症患者，要了解其工作和生活环境。询问有无长期高温作业、有无接受过放疗或化疗及服用对生精功能有影响的药物、有无经常接触毒性物质、是否经常食用粗制棉籽油、有无癌瘤病史。如曾患腮腺炎则应询问有无同时并发睾丸炎等。

【体检】

了解患者的第二性征及生殖器外观是否正常。检查有无隐睾、鞘膜积液及精索静脉曲张。了解双侧输精管是否存在、直径及硬度如何，附睾有无肿块、硬结，睾丸大小、质地以及有无肿瘤等。

(三)实验室检查

1、精液常规分析

禁欲 3～7d，手淫取精，待精液液化后进行精液手工或 CASA 方法分析，光镜下如未发现精子，可离心精液后取沉淀物再检查，对疑有无精子症患者应该有 3 次精液检测结果才能证实。

2、精浆果糖检查

果糖产生于精囊，当双侧精囊缺如或双侧输精管完全性缺如时，果糖测定为阴性。而精囊以上输精管及附睾病变时，则果糖阳性。精囊炎时果糖减少或消失。

3、精浆肉毒碱和 1，4α-葡糖苷酶检查

这两种成分均由附睾分泌，与精子在附睾内发育成熟及受精等过程密切相关，是附睾的标志物。附睾以后输精管道阻塞，其含量极低。

4、内分泌激素检查

以往内分泌激素检查主要检测血清中 FSH、LH、T 及 PRL，以确定睾丸功能是否有损害及损害程度。近十年来男科大夫开始重视男性血清中雌激素、游离睾酮和抑制素 B 的水平，个别实验室开展抗米勒管激素(anti-Mullerian hormone，AMH)的检测，根据检测的结果来判断是否有必要进行睾丸穿刺或睾丸活检，进而判断睾丸生精功能障碍是原发性或继发性(病变部位在垂体)的。由于激素分泌是脉冲式的，所以采血时间不同测得结果相差很大。如所得结果与临床表现相距甚远时，可重复检查。有些激素(如 T、PRL、肾上腺素等)的血浓度在一天中有节律性的变化，对这类激素可统一采晨血或 8-11AM 的血。有不少文献报道血清抑制素 B 的水平在非梗阻性无精子症诊断中有极其重要的意义，甚至可以取代睾丸活检。抑制素最初是在人卵泡液中提取的，20 世纪 80 年代抑制素分离纯化成功。抑制素由睾丸的支持细胞和卵巢的颗粒细胞合成，分子量为 18000～20000，有两个亚单位—a 和 β 亚单位，对 FSH 分泌起负反馈调节作用，在精原细胞、初级精母细胞和早期精母细胞膜上有抑制素 A 的受体。测定血清中抑制素的水平可以了解非梗阻性无精子症患者睾丸中精子存在与否。Brugo-Olmedo 等报道对 78 例 NOA、15 例 OA 和 10 例有生育力的志愿者进行血清中抑制素 B 和 FSH 比较，同时进行了睾丸切开活检术(TESE)、附睾穿刺活检(PESA)和精液分析，了解睾丸、附睾中的精子状况，结果发现:非梗阻性无精子症患者血清 FSH 较高，抑制

素 B 水平明显低下。对于 NOA 者，TESE 提示有精子存在的患者其血清中抑制素 B 的平均水平较那些睾丸中没有精子的 NOA 者明显升高[(89.31 ± 73.24)pg/mlvs. (19.23 ± 22.34)pg/ml]，而 FSH 的水平分别为[(21.37 ± 12.92)IU/ml vs. (19.27±10.28)IU/ml]。因此，血清抑制素 B 的水平较 FSH 更能准确反映 NOA 患者睾丸精子的情况，可以作为一种无创伤性的标志性检查。最近几年生殖男科开始关注血清抑制素 B、AMH、FSH 的测定，以联合评估精子发生功能，便于进行诊断、治疗及疗效的评价。无精子症患者内分泌激素检查结果评价如下。

(1)血清 T 降低，FSH、LH 增高。这种情况说明原发性睾丸功能损伤，包括间质细胞(产生 T)和生精细胞。促性腺激素，特别是 FSH 增高，说明睾丸本身受损而非下丘脑、垂体病变，应进一步做核型检查，证实有无克氏综合征或其变型。睾丸本身的病变也会出现这一表型。

(2)T、LH 正常，FSH 增高。见于原发性生精功能受损而未累及睾丸间质细胞者 FSH 增高的原因一般认为是精曲小管中的支持细胞受损后分泌抑制素减少。(3)T、LH、FSH 都降低。这种情况仅占不育男性的 1%，见于先天性或获得性促性腺激素低下型性腺功能减退症(hypogonadotropic hypogonadism)。嗅觉丧失症患者常出现先天性 LH、FSH 缺乏。对这类患者还应检查其他垂体激素(TSH、促肾上腺皮质激素等)。血清催乳素(PRL)在患垂体肿瘤时升高，做头颅垂体窝影像学检查，可发现垂体肿瘤。PRL 增高的另一常见原因是服用抗多巴胺类药物。

(4)T、LH、FSH 都正常。见于遗精、逆行射精、输精管道阻塞等。逆行射精患者常有自主神经病变，常见于糖尿病患者。精液量少、酸性、果糖阴性说明先天性输精管如。无精子症患者 FSH 正常，当精液果糖浓度正常时，2/3 病例为射精管近端输精管道阻塞，1/3 病例为隐匿性精曲小管功能障碍。

5、精浆游离核酸检测

游离核酸(cell-free nucleic acids)是指存在于细胞之外的核酸，包括 DNA 和 RNA 又称为胞外核酸(extracellular nucleic acids)，在自然界中普遍存在。在人类，游离核酸目前已在多种体液中被检测到，其应用价值在于可以作为疾病研究、临床诊断及法医鉴定的标志物。

近年来，精浆游离核酸的分离、特点及与男性不育相关性研究陆续被报道。综合目前这些研究结果，精浆游离核酸具有以下特点和优势：①浓度高，大部分男性每毫升精浆中 DNA 和 RNA 的量在 1μg 以上，足够用于目前多种常用的分子生物学实验技术；②稳定性好，即使是 RNA 也有很好的稳定性，这些 RNA 主要存在于微小体中或与其他分子结合形成复合体而逃避 RNA 酶的降解；③代表性好，对于无梗阻或发育异常的男性，精浆主要来源于双侧睾丸、附睾、精囊及前列腺等的分泌，所以，精浆游离核酸对这些器官的一些基因的表达有比较全面的代表性，这也是比穿刺和活检更有优势的一个方面；④无创性优势。

精浆游离 RNA 可用于无精子症的分类诊断，例如，利用生精细胞特性表达基因 DDX4、精囊腺特异性表达基因 SEMG1、前列腺特异性表达基因 TGM4，通过提取 RNA，进行 RT-PCR 和电泳，检测其精浆游离 RNA 是否存在，能鉴别诊断梗阻性无精子症和非梗阻性无精子症，以及诊断完全性唯支持细胞综合征。精浆游离 RNA 不仅有无创的优势，该方法可能比睾丸活检更加准确和敏感：对于睾丸病理诊断有生精细胞的非梗阻性无精子症患者，本方法 100%吻合；而对于睾丸病理诊断唯支持细胞综合征患者，经本方法诊断超过一半(56%)DDX4 阳性，由于采用的 DDX4 是生精细胞特异性表达基因，其阳性表明睾丸肯定有生精细胞，并非唯支持细胞综合征。主要原因还是精子发生的异质性，睾丸活检仅能代表取材区域的精子发生状态，而精浆游离 RNA 可以代表双侧睾丸所有区域的 RNA 信息，加上基于 PCR 的分子生物技术对低拷贝 RNA 检测高灵敏度，使得这种方法有严格、准确、灵敏的优势 。

6、染色体检查

对于睾丸体积小、第二性征不明显，或怀疑两性畸形以及有遗传病史的无精子症患者，可做染色体检查、无精子症基因(AZF)检查。如前所述，Y 染色体长臂上有决定精子发生的基因位点，位于 Yq11。对于无精子症患者可用 PCR 方法检查 AZF 是否缺失。研究 AZF 的重要意义还在于了解该基因缺失是否能遗传给下一代。即从这类患者睾丸组织中获得的精子或精子细胞通过显微受精后所出生的后代是否还是无精子症患者或 AZF 携带者。

(四)影像学检查

输精管造影可诊断梗阻性无精子症；垂体的 CT 或 MR 检查有助于诊断垂体肿瘤。

（五）睾丸活检

从 20 世纪 50 年代到 70 年代，睾丸活检是评价不育男性睾丸功能的常规方法。而后人们发现血清 FSH 可间接反映睾丸的生精状况，从而在很大程度上取代了睾丸活检，使活检的指征局限于睾丸大小正常、FSH 正常或轻度增高的无精子症患者。20 世纪 90 年代以来，随着活检技术的改进，如细针抽吸(fine-needle aspiration，FNA)活检、针穿刺活检和活检枪等，以及男性不育治疗水平的提高，要求对睾丸生精功能有更准确、更全面的评价，其中细针抽吸活检颇具特点。传统的附睾切开或睾丸活检取精由于手术创伤大、并发症多，已逐渐被 Turek 等首创的睾丸细针抽吸(FNA)活检所取代。FNA 的临床意义在于诊断 OA 和 NOA 患者、ICSI 和冷冻保存。FNA 操作和传统取精方法比较并不复杂，方法如下：常规消毒阴囊皮肤，1%利多卡因精索阻滞麻醉后，助手将睾丸固定在示指与拇指之间，术者将穿刺针缓慢轻柔地穿过皮肤和睾丸白膜，进入睾丸内部，取出穿刺针内芯，连接 10ml 注射器，加负压后，多个方向穿刺抽吸睾丸组织，保持负压状态，拔出穿刺针，将组织进行细胞学涂片(酒精固定、巴氏染色)，或将组织打入人输卵管培养液中，进一步分离睾丸组织。与传统取精方法比较，FNA 具有简单、有效、创伤较小、副作用少、术后无感染和血肿出现等优点，术后睾丸多普勒超声检查正常，取精率同样可达 100%。随着活检的指征逐渐放宽，事实上，目前睾丸活检既是一种诊断手段，又是一种治疗方法。从活检组织中分离出的精子或精子细胞，可通过显微受精注射到卵细胞中，经受精、卵裂，最终成功妊娠。

1、睾丸活检的方法

(1)开放性睾丸活检。已越来越少用，除非与睾丸手术同时进行。所取组织标本大，能满足任何临床及科研之需要。

(2)细针抽吸细胞学检查。用 21～23G 细长针吸取睾丸细胞，涂片染色镜检。优点是迅速、简便、痛苦小，常在 2～3h 内出结果。缺点是需要由有经验的细胞病理专家做出诊断。也可将标本制成单细胞悬液，做流式细胞仪定量分析。细胞学标本不能反映精曲小管的结构、基底膜病变及生精细胞排列等情况。

(3)针穿刺活检或活检枪活检。原理相同，穿刺针直径 18G，可获得睾丸组织块(长条)。能达开放手术所获标本的要求，是目前常用的诊断方法。

2、睾丸活检的病理类型

(1)梗阻性无精子症。病理切片示睾丸精曲小管及生精上皮与正常成人标本一致。

(2)生精阻滞。是生精细胞从精原细胞发育成熟为精子细胞最终形成精子这一连续过程的中断。切片上精子发生停于某一生精细胞阶段，没有进一步成熟的生精细胞。常见的是初级精母细胞阶段生精阻滞。

(3)基底膜纤维化。精曲小管基底膜增厚，透明样变。生精上皮退化、管腔变小。

(4)唯支持细胞综合征。精曲小管内生精上皮中只有支持细胞，无生精细胞，管腔小，基底膜增厚，间质细胞增生。

(5)精曲小管发育不良(或克氏综合征)。部分精曲小管退化，代之以增生的纤维组织及灶状分布的间质细胞。残存精曲小管常直径小，基底膜增厚，生精上皮中无生精细胞等。

(6)生精上皮脱落。精曲小管内生精细胞排列紊乱，脱落的生精细胞阻塞管腔。见于糖尿病、甲状腺功能低下等。原发性无精子症也可出现。本症应与标本处理过程中的人为现象相区别。

【治疗】

(一)内科治疗

由内分泌疾病引起的无精子症，可用内分泌激素治疗。如促性腺激素低下型性腺功能减退症，可给予 hCG1500U，每周 3 次，连用 6～12 个月。如果精子计数仍不正常可改用人类绝经期促性腺激素 (human menopausal gonadotropin, hMG)(LH 与 FSH 复合制剂)75U，每周 3 次，一般 1 年左右即可见效。文献报道对这类患者，LH 只能使其精子发生恢复到次级精母细胞水平，同时应用 LH 和 FSH 才能使精子发生恢复到精子水平。hMG 皮下注射后 (5.3±3.9) 个月出现次级精母细胞，(18.1±9.8) 个月出现精子。对高催乳素血症特发性者用溴隐亭治疗，对服用抗多巴胺类药物引起者应停药并结合其他内科治疗。

需要指出的是，对许多先天性或遗传性无精子症(如克氏综合征、唯支持细胞综合征、两性畸形等)的治疗，不是以生育为目的的，而是通过内科治疗来维持其性征和功能。对许多由下丘脑或垂体肿瘤引起的无精子症，可通过对原发病的放疗或手术而获得改善。

(二)手术治疗

对精索静脉曲张、鞘膜积液、隐睾及睾丸扭转等引起的无精子症,原则上都可经手术治疗。其疗效取决于睾丸受损的程度和术后生精功能的恢复情况。LiMing 报告的 39 例精者静脉曲张中,经精索静脉高位结扎后精于浓度从 $(34 \pm 6) \times 10/m$ 川增不 $(45 \pm 7) \times 20/ml$. 活动度从 $34\% \pm 2$ 增至 $39\% \pm 2\%$,血酮浓度从 $(319 \pm 12)ng/$增 $(409 \pm 23)g/d$。他认为、术后生精功能的改善是睾丸内静脉压、温度、组织间液容积睾酮变化等多项因素的综合效应,而非单纯睾酮变化的结果。对双侧隐睾一般主张 2 岁前手术,如成年后已发生无精子症时再手术,对睾丸生精功能无改善,手术的目的是防止思变,对梗阻性无精子症可采用输精管端端吻合、附睾睾丸吻合等手术以恢复排精通道。人工精子池、附睾显微穿刺抽取精子行 IVF 或显微受精,也有许多报道。

(三)显微受精技术

正常生殖需要精子具备一定的数量、活动度和形态功能。事实上,各种治疗因睾丸本身固有的变化,很难使生精功能恢复到理想水平,因而成功率都较低。即使是宫腔内人工授精(IUD、体外受精胚胎移植(IVF-ET)、输卵管内配子移植等助孕技术,也因为要求精于的许多参数在正常范围内而限制了治疗的成功率。20 世纪 90 年代以来,显微受精技术,尤其是卵细胞质内单精子注射(ICS)的开展,使男性不育的治疗有了突破性进展。它使受精所需精子数在理论上减少到 1 个,且 1 个治疗周期中受精率高达 $60\%\sim80\%$,卵裂率为 80%,受精卵移植成功率有 65%,妊娠率(听到胎心)为 $22\%\sim32\%$。许多研究表明,ICSI 的成功率不受精子参数和来源的影响。顶体不完整的精子、顶体反应未发生的精子、不活动的精子、有头无尾的精子以及附睾穿刺抽吸获得的精子,甚至睾丸活检组织中分离出的精子,都有可能通过 ICSI 而使卵子受精。由此可见,对严重少精子症和梗阻性无精子症患者,可经显微受精而获得生育。这一技术在发达国家已成为常规治疗方法。

21 世纪初该项技术在我国实行准入制,现国内已有不少医院开展这项工作,已成为辅助生殖技术的常规治疗方法。

ICSI 需要睾丸至少能产生精子,对于因睾丸生精障碍而致的非梗阻性无精子症似乎无能为力。然而精子参数与受精率的非相关性,也使人们意识到完整精子对于受精并非完全必要。Palemo 将去掉颈、尾部的精子头部注入人卵细胞质中，结果 13 个卵中 10 个出现了雌、雄性原核(已受精)，受精率与 ICSI 相似。因正常人的精卵融合后有丝分裂的第一个纺锤体是由位于精子颈部远侧的中心体形成的，因此他认为精子头部注射后受精卵能否正常发育尚需要进一步研究。但这种担忧很快被 Sofikitis 排除了，Sofikitis 将完全性睾丸生精阻滞(精子细胞水平)患者的睾丸活检组织研碎，分离取得精子细胞，而后提取其细胞核，并将其注射到相应配偶的卵子中，结果受精率为 31%，并有两例妊娠，提示用生精细胞核基因提取物治疗睾丸生精障碍引起的无精子症是有可能实现的。应当指出，显微受精只是解决了无精子症(或少精子症)患者的生育问题，并没有从根本上改变睾丸的生精状况，该技术是否会引起无精子症的遗传倾向有待进一步研究。

第二节 少精子症

少精子症(oligospermia)是指射出体外的精液中精子的数目低于正常生育男性的一种病症，少精子症可以导致男性不育。第 5 版《WHO 人类精液检查与处理实验室手册》提供的正常精液参考值较第 4 版有较大幅度降低，精子浓度 $\geqslant 15 \times 10^6/ml$ 为正常。因此精子浓度低于 $15 \times 10^6/ml$ 可视为少精子症。由于近 50 多年来人类生殖健康不断受环境、雌激素类物质和其他因素的影响，精液的质量呈下降趋势，精子浓度从 20 世纪 80 年代的 $(20 \sim 200) \times 10^6/ml$ 下降到今天的 $15 \times 10^6/ml$，而且还有进一步下降趋势。临床上少精子症常常与精子活力低下、前向运动能力差及精子畸形率高同时存在，此时称为少弱精子症或少弱畸精子症。少精子症临床较常见。

【病因】

睾丸可以分为 2 个腔室，一个是间质腔，含间质细胞，主要产生睾酮，是睾丸产生雄激素的部位；另一个是精曲小管腔，含支持细胞，主要功能是支持和营养发育中的干细胞直至分化形成精子。睾丸总体积的 90%是由精曲小管组成的，睾丸体积显著变小可以反映出精子发生减退的改变。精子在睾丸内产生，在睾丸的精曲小管内经历精原细胞、初级精母细胞、次级精母细胞、精子细胞，最后形成成熟的精子，并释放到精曲小管内，这是一个持续的过程。一般将这一持续过程分为 3 个阶段，即精原细胞增殖阶段、精母细胞成熟分裂阶段、精子形成阶段。从人的精原细胞到成熟的精子大约在精曲小管内要经历 64d。每天人睾丸能产生 120×10^6/ml 个精子。一次射出的精子总数 $\geq 39 \times 10^6$ 个。在精子形成的整个过程中都受到内分泌激素的调节，任何影响生精功能的因素均将导致精子数目减少。

1、内分泌因素

正常睾丸功能受促性腺激素 LH 和 FSH 的调控，他们两者受下丘脑分泌的肽类激素促性腺激素释放激素(GnRH)的调控，下丘脑又受中枢神经系统兴奋性神经递质和抑制性神经递质的调节，这些中枢神经递质包括去甲肾上腺素、多巴胺、5-羟色胺等，此外，睾丸负反馈信号也参与调节。LH 刺激间质细胞产生睾酮，睾酮主要直接作用在支持细胞而不是生精细胞。睾丸内高浓度的睾酮在启动和维持精子发生中发挥着重要作用。激活素和抑制素由支持细胞分泌，是重要的信号分子，通过自分泌和旁分泌促进 FSH 释放。FSH 刺激支持细胞产生精曲小管液和分泌许多蛋白质(如雄激素结合蛋白、转铁蛋白、抑制素、纤溶酶原激活因子)，调节支持细胞的功能。多胺、乳酸被认为能调节精原细胞的增殖分化和成熟过程。在青春期睾丸精子的发生需要 LH 和 FSH 两种激素的刺激才能启动。对动物而言，LH 刺激睾酮分泌，后者诱导精原细胞完成减数分裂，FSH 则促进精子细胞形成精子。促性腺激素在人类精子发生中的准确作用部位仍不十分清楚。人体内分泌紊乱，特别是下丘脑-垂体-睾丸性腺轴系统功能紊乱，常导致睾丸生精功能障碍，表现为少精子甚至无精子。

(1)原发性促性腺激素低下型性腺功能减退症:表现为促性腺激素和睾酮低下，第二性征发育不全，小睾丸，这类患者多表现为无精子。

(2)继发性促性腺激素低下型性腺功能减退症:第二性征正常，睾酮和促性腺激素低于正常值，但较原发性患者轻，重者睾丸萎缩，有勃起功能障碍表现。

(3)高 FSH 少精子症:LH 和睾酮正常，FSH 高于正常范围，精子数目少。由于 FSH 不受睾酮的负反馈调节，推测可能是睾丸受到某种损害，生精功能部分抑制，同时抑制素也产生障碍，不能对 FSH 产生负反馈效应，因而出现血中 FSH 升高。

(4)高催乳素血症:血清 PRL 增高,少精子同时伴勃起功能障碍。

(5)肾皮质增生症:表现为青春期早熟、少精子、血浆可的松下降,尿 17-酮类固醇、黄体酮增加,尿 17-羟类固醇低于正常值。

(6)慢性肾上腺皮质功能减退症:可出现少精子症。

(7)甲状腺疾病和糖尿病等可导致少精子症。

2、感染因素

生殖系统的特异性和非特异性感染均可以影响精子的发生,如急慢性附睾炎、附睾结核、慢性前列腺炎、精囊炎可导致精液成分发生改变,导致精子数目减少、畸形精子增多等。细菌性附睾-睾丸炎可导致生精功能下降或生精停滞。含菌的精液可引起精子分解、精子中毒、精子凝集、死精子。病毒感染,如青春期腮腺炎病毒感染引起继发性睾丸炎后,睾丸组织受到程度不同的破坏,5%的患者双侧睾丸萎缩,生精功能低下,出现少精子或无精子。

3、精索静脉曲张

精索静脉曲张占男性不育患者 23%~39%,它对生精功能的影响主要通过:①肾静脉血向精索内反流,使睾丸局部温度升高,温度升高作为凋亡刺激信号之一引起生精细胞凋亡。②在肾静脉血反流至睾丸的同时,肾上腺和肾脏所产生的毒性代谢产物和部分激素(如 5-羟色胺)对睾丸也产生毒性作用。③睾丸内及周围静脉瘀血,造成局部 CO_2 潴留、乳酸堆积、氧分压降低、缺氧、pH 值下降、微循环障碍,影响生精细胞的新陈代谢。④肾静脉血反流致血液淤积,间质细胞受损,下丘脑-垂体-睾丸性腺轴功能紊乱。⑤引起精浆中转铁蛋白下降,可能导致精子发生障碍。⑥血液淤滞,血睾屏障被破坏,产生抗精子抗体。⑦高浓度的脂质过氧化物(lipid peroxide,LPO)可直接损伤睾丸生精细胞及亚细胞膜,导致生精功能障碍。8精索静脉曲张可致附睾功能病理改变,表现为精子成熟障碍,动物实验可见上皮细胞排列紊乱、微绒毛稀疏。⑨精索静脉曲张时局部抵抗力低,容易导致解脲支原体反复感染,不易治愈。

4、遗传因素

体细胞核型异常中有 5%~6%表现为少精子症,15%表现为无精子症。近年来发现 Y 染色体微缺失是精子发生障碍的常见原因之一,Y 染色体微缺失的发生率在原发性无精子症患者中为 15%~20%、在严重原发性少精子症患者中为 7%～10%。林经安等报道在 65 例无精子症和严重少精子症患者中，5 例患者有 AZFc 的微缺失，缺失率为 7.7%。其中 43 例无精子症患者中，4 例患者有 AZFc 的微缺失，缺失率为 9.3%。在 22 例严重少精子症患者中，1 例有 AZFc 的微缺失，缺失率为 4.5%，未发现有 AZFa 和 AZFb 的微缺失。在 36 例正常生育男性中均未见 AZFa、AZFb 的微缺失。我们对 143 例严重少精子症患者检查 Y 染色体发现，有 14.4% 的患者有微缺失，其中主要是 AZFc 的微缺失，占 93.3%，AZFb 的微缺失占 6.7%。

5、免疫因素

抗精子抗体阳性的男性不育者中 20%~50% 的表现出少精子。

6、隐睾

根据组织学研究，1 岁内未降睾丸与正常睾丸没有多大区别，然而 2 岁以后未降睾丸的生精细胞数目比正常睾丸明显减少。隐睾如不早期手术可出现少精子或无精子。单侧隐青春期后接受手术，术后仍有 83% 的患者精子浓度低于正常人。在青春期前进行睾丸固定术治疗的不同年龄段患者中，约有 75% 的双侧隐睾患者和 50% 的单侧隐睾患者，术后精子数目低于正常人。

7、鞘膜积液

无论原发性还是继发性鞘膜积液均可因睾丸局部温度升高而致生精障碍，可出现少精子。

8、营养因素

生精所需营养物质氨基酸（如精氨酸）、维生素 A、维生素 E、叶酸及微量元素（如锌）等缺乏，都可致生精功能低下，表现为少精子，重者可出现无精子。

9、环境因素

长期接触高温（如厨师、锅炉工）、放射性物质、化学毒物等，均可以导致生精功能低下、少精子甚至无精子。

10、药物

某些药物可能暂时性或永久性损害精子的生成，如大剂量皮质类固醇、雄激素、雄激素拮抗剂、促性腺激素释放激素、西咪替丁、柳氮磺胺吡啶、秋水仙素、呋喃类药物、部分抗生素，以及肿瘤化疗药物中一些烷基化合物，均可能导致生殖功能可逆或不可逆的损害。

11、其他

嗜好烟酒、常穿紧身裤和常洗桑拿浴等，都有可能造成少精子。

【诊断】

(1)禁欲 2～7d，精液常规分析 2 次或以上提示精子浓度<15X10^6/ml，即可诊断为少精子症，如需连续 2 次以上采集标本，要注意每次采集标本禁欲的天数应尽可能一致。对查不出任何病因者，可诊断为特发性少精子症。当精子浓度≤5X10^6/ml 时，可诊断为严重少精子症。

(2)通过询问病史、体格检查及其他实验室辅助检查(遗传学检查、免疫学检查、内分泌激素测定、微生物学检查、微量元素测定、精子染色质结构分析等)，大多能发现少精子症的病因。精液分析发现精子浓度<15X10^6/ml并同时伴有引起少精子症的病因时，可诊断为继发性少精子症。精液过多症是指一次排精的量过多，大于6ml，由于精浆的稀释作用，可能出现精子浓度降低，表现为少精子现象。同时还要注意取精时精液是否有前一部分丢失，由于前一部分精液中精子浓度较高，丢失后可能造成精子浓度偏低或假性少精。

【治疗】

1、病因治疗及原则

对内分泌因素引起的少精子症，根据内分泌激素检测结果给药。原发性促性腺激素低下型性腺功能减退症者的病变部位主要在下丘脑，可给予促性腺激素释放素(LHRH)及其类似物、hCG 和 hMG 等一种进行替代治疗。对继发性促性腺激素低下型性腺功能减退症者，主要针对病因，也可给予 LHRH、hCG和 hMG 中的一种进行治疗。对原发性高催乳素血症者可给予溴隐停;对继发垂体瘤者进行手术治疗;对先天性肾上腺增生症者，给于泼尼松或地塞米松治疗;对抗精子抗体阳性者，在使用免疫抑制剂泼尼松或地塞米松治疗的同时，注意抗感染治疗，因为大多数患者可能同时伴有生殖系统的慢性感染，对有急慢性感染者给予抗生素治疗;对隐睾需手术治疗者，青春期后进行手术，提高精子数目的希望较小，可以采用辅助生殖技术;对鞘膜积液者以外科手术治疗为宜，特别是大量积液者;对营养缺乏者，给予适量的微量元素、氨基酸和维生素;长期从事高温作业、接触放射和化学毒物的人员，除注意防范对生殖系统影响外，最好更换岗位;药物因素引起者，停药或改用不影响生殖功能的药物;有不利于生精功能的不良生活习惯者，应尽量纠正不良生活习惯。

2、氯米芬

自从 Teoh1964 年报道使用氯米芬治疗不育男性获得成功后,目前已把氯米芬作为治疗少精子症的常用药物,但各家报道的疗效不一,颇有争议,尽管如此，人们还是广泛采用。

(1)作用部位:下丘脑、垂体。

(2)作用机制:氯米芬主要通过竞争下丘脑的雌二醇受体,抑制负反馈效应，导致 GnRH 分泌增加，再通过后者刺激内源性 LH 和 FSH 分泌增加，激发睾丸的生精功能。

(3)选择病例标准:①3 次精液分析精子数目$<2 \times 10^{6}$/ml;②FSH 在正常值范围内;③精索静脉曲张者，1 年前已手术纠正;④以前未接受促性腺激素和雄激素治疗者;⑤年龄在 28 岁以下效果较好。

(4)用药方法及剂量:①每次 50mg，连服 25d，停药 5d，连续服用 3 个月；②每次 50mg，连续服用 15d，停 1 周，连续用药 3 个月。如果剂量过大(每日 200~400mg)可能抑制精子的发生，低剂量(每日 25~50 mg)有利于精液参数的改变。

(5)不良反应和禁忌证:服用氯米芬，一般无不良反应，个别男性服用后有头痛、脱发等不良反应。在持续服用一段时间后，大多数不良反应可能消失。严重肝肾功能不足者和血中 FSH 水平增高者应禁用。

3、他莫西芬

一种抗雌激素药物，对特发性少精子症有一定效果，但也有争议。每次 20mg，每日 1 次。连续用 3～5 个月。

4、激素疗法

(1)GnRH:通常认为血清中单项 FSH 升高的少精子症患者的生精上皮有严重损害，这类患者的预后较差，且 GnRH 的脉冲减少。短期给予生理剂量的 GnRH(每 90~120min 给予 5～20ug)，可以使血清中 FSH 水平降至正常水平。对部分无精子症和单项 FSH 升高的严重少精子者使用 6 个月的 GnRH，能够使 FSH 下降、睾酮水平升高和精子浓度增加，这类患者的生精上皮损伤略轻。

(2)促性腺激素:采用 hCG 和 hMG 替代治疗继发于下丘脑-垂体功能减退的少精子症患者有较好的效果。对这类诊断明确的患者可试用 hCG2500IU,

每周 2 次，肌内注射;hMG150IU，每周 3 次，肌内注射，连续 3 个月。

(3)雄激素:每周给予庚酸睾酮，连续 3～4 个月，可使 60%的正常男性无精子。大剂量、长时间使用雄激素，使 FSH 和 LH 的分泌受到抑制而不利于生精，但可利用睾酮的负反馈调节机制治疗无精子症和少精子症。十一酸睾酮有两种用法:①每次 250mg，15d1 次，肌内注射，直至精液分析无精子时停止给药，停药后 2～4 个月精子浓度较治疗前明显增加。②每次 250 mg，30d1 次，肌内注射，连续 3 个月。

5、芳香酶抑制剂

过多使用雌激素对生精上皮有直接损害作用，还能使睾酮的生物合成降低。使用芳香酶抑制剂能明显改善精子的发生和生育力。睾内酯每日 1～2g 可以增加精子的计数和妊娠率。有资料表明睾内酯可以增加 FSH、LH、游离睾酮和性激素结合球蛋白水平。

6、溴隐停

每次 2.5mg，口服，每日 2 次，主要用于高催乳素血症者。

7、抗感染治疗

详见弱精子症一节。

8、营养疗法

(1)维生素 E:每次 100 mg，口服，每日 1 次。

(2)维生素 A:每次 1 片，口服，每日 1 次。

(3)多维元素片:每次 1 片，口服，每日 1 次。

此外，还可以选用左卡尼汀、精氨酸、抗氧化剂、维生素 C、谷胱甘肽、硒、辅酶 Q10、维生素 B_{12}、叶酸和复方氨基酸等辅助治疗。注意脂溶性维生素的使用不要超过 30d。

9、辅助生殖技术

可选用精子优化技术或分次冷冻保存以便行自体人工授精，对行该手术的患者注意查。

10、中医治疗

麒麟丸，每次 6g，每日 3 次，连续治疗 3 个月，能显著提高精子浓度和改善精液质量，包括精子的活动力和前向运动能力。该药方组成中菟丝子、枸杞子等益肾添精补髓;锁阳、淫羊藿温肾壮阳，强筋补虚;首乌补益肝肾，养血敛精;白芍、桑葚子等入肝肾经,有滋肾益精、养血调经之用。现代药理学研究表明,该方中多种成分如淫羊藿苷等有兴奋性功能、促进精子发生和精液分泌的作用。

第三节　弱精子症

弱精子症(asthenospermia)是指精液参数中前向运动的精子<32%,其他参数值在正常范围,又称精子活力低下。精子运动功能的强弱直接关系到人类的生殖,只有正常做前向运动才能确保精子抵达输卵管壶腹部与卵子结合,形成受精卵。正常离体后的精子,在精液液化前,活动受限制,一旦精液液化,即刻表现出良好的运动功能,如果某种因素影响精子的运动功能,特别是影响前向运动,这将使精子在最佳时间内无法游到卵子所在位置,受精亦不可能发生。此外,如果精子在阴道的时间太长,其酸性环境将使精子的存活时间缩短。据国内文献报道,因精子活力低下而导致的男性不育约占30%。

【精子的运动生理】

精子运动功能的实现与精子结构紧密相关,只有结构正常的精子才具有良好的运动功能和受精能力。在光镜下,精子的结构大体分为头、尾两部分。精子的核位于头部,由染色质高度浓缩而成,内含遗传物质。精子尾部是精子的运动装置,决定精子的运动功能。正常成熟的精子均具有正常的尾部结构,大致分为4部分,自精子头部至精子尾部末端将尾部分为颈段、中段、主段和末段,每一段均有特殊的细胞器存在。精子运动时沿精子尾部长轴波形传播,人精子在培养液中做前向运动的速度高达 $75\sim100\mu m/s$,精子尾部摆动的频率为 $14\sim16$ 次/s。而精子在女性生殖道的运行速度为 $0.1\tilde{}3mm/s$。精子尾部由几种严格按几何图形装备而成的不同细胞器组成,精子运动的实现与这些尾部结构有关。9+2 的轴丝结构已有大量研究,精子尾部微管由一条分子量为110kDa 的结构蛋白组成,通过变性聚丙烯酰胺凝胶电泳发现这条分子量为110 kDa 的蛋白质是由两条 55 kDa 的亚单位组成的。在氨基酸组成上有不同的两条基本亚单位,分别为α微管蛋白和β微管蛋白。α微管蛋白和β微管蛋白数量上相等。一条α微管蛋白单体和另一条β微管蛋白单体结合形成一条 110 kDa 的二聚体。中央微管及双微管的 A 型亚微管和 B

型亚微管在稳定性上不同，溶解特性也明显不同。从不同的微管蛋白上获取到的 α 微管蛋白的氨基酸组成稍有差异，9+2 的轴丝至少含有 3 种不同的微管类型。微丝中的微管实际上起各种辅助蛋白附着的支架作用，这些辅助蛋白在微丝运动中起作用。附着在每对微管的亚微管上的动力蛋白臂是一种能将 ATP 的化学能转变成机械能的蛋白质，称为动力蛋白，是镁依赖型三磷酸腺苷酶。非均一性的动力蛋白可以迅速溶解成至少 3 条分子量在 400～500kDa 的多肽，两排动力蛋白臂形态各异，溶解度也不一样，精子运动需要有 ATP 和镁离子存在，以及适宜的离子强度和 pH 值等。如果将动力蛋白臂完全从双微管的 A 型亚微管上去掉，精子再度运动已不可能。然而保留两排中一排动力蛋白臂，这些精子的尾部仍可产生正常的弯曲波，尾部摆动的频率只是两排动力蛋白臂存在时摆动频率的一半，提示精子的运动需要 ATP 酶动力蛋白。亚微管上的两个动力蛋白臂突向邻近双微管的 B 型亚微管，动力蛋白臂能跨越邻近两个双微管间的间距与 B 型亚微管发生连接。性交射出的精液进入女性阴道后，由凝固状态转为液化状态，精子可以离开精浆做前向运动，由于阴道是一个微酸环境，不利于精子久留，好在精浆呈碱性，可以缓冲偏酸的阴道环境。据观察射精 1.5h 后阴道无尾精子数目增加，一般精子只能在阴道内维持几个小时。精子离开阴道向输卵管方向运行必须首先通过子宫颈，精子在射精后 1.5~3min 到达宫颈外口，2~11 min 通过宫颈管。然而宫颈黏液可能成为精子向子宫方向运行的屏障，只有活动力强的精子才能穿透宫颈黏液进人子宫。宫颈黏液的理化性质随月经周期不同而不同，它受卵巢激素的调控，在月经前后，宫颈黏液较黏稠，不利于精子穿透，而在月经的排卵期宫颈口开大，变松变软，宫颈黏液稀薄，精子较易通过子宫颈。精子进入宫腔后继续向输卵管方向运行，在射精后 15~45 min，输卵管内精子数目达到 300~500 个。精子从阴道运行至输卵管除自身运动外，还有外力的作用，首先，子宫和输卵管平滑肌的收缩与舒张造成腔内负压，将精子吸入宫腔内，输卵管壁肌层与子宫肌层相连，收缩的方式较子宫复杂，有的是局部性蠕动，有的则是节段性收缩，均能促进精子在输卵管内运行。其次，子宫内膜液和输卵管液除了为精子提供营养和能量外，输卵管液的主流方向是从子宫与输卵管交界处到腹腔，有利于精子从子宫进入输卵管，并推动精子在输卵管中的运行。此外精液中的前列腺素刺激阴道、子宫，引起收缩，亦有利于精子的上行。

【病因】

引起精子活力低下的病因较多。归纳起来主要有以下几类。

1、感染

附睾、输精管、精囊和前列腺等生殖道或生殖腺体的急慢性炎症都可降低精子的运动能力。感染对精子活力的影响可以是多方面的。微生物对精子的直接作用，如支原体可以吸附于精子的头部、中段及尾部，使精子做前向运动时，流体动力学阻力加大，运动速度减慢，影响精子活力及穿透卵细胞的能力。此外，支原体可造成部分精子膜缺损甚至膜结构破坏，影响精子的受精能力。大肠杆菌可通过自身的受体与精子发生结合，降低精子活力。微生物对精子的间接作用主要通过产生或释放毒性物质，如支原体在生长过程中的产物对精子有直接毒性作用。大肠杆菌可产生精子制动因子。感染造成精子活力下降的原因还包括改变精浆 pH 值，当 pH 值低于 7 或高于 9 时，精子活力下降明显。急性附属性腺炎或附睾炎患者的精浆多偏碱性，而慢性附属性腺炎可使 pH 值低于 7 以下。此外，炎症引起精液中白细胞增多，可以通过直接和间接的原因导致精子活力下降。前列腺炎引起精子活力不足可能是多种因素综合的结果。除微生物、白细胞、pH 值等因素外，还可能与锌的障碍有关。

2、精液液化异常

精液不液化或黏稠度高是引起男性不育的病因之一，很可能是通过影响精子的运动能力而导致不育。精液不液化的精浆中可见到细长并相互间网织的纤维蛋白，使精子活动的空间减少，精子被牵制，同时还见到粗纤维被许多的细纤维连接成网络，这些可能是机械性限制精子前向运动的原因。作者曾在对不液化精液标本体外单独使用尿激酶型纤溶酶原激活物（urokinase-type plasminogen activator，uPA）时发现，当精液由不液化变为液化状态时，精子的存活率和前向运动能力明显提高，用糜蛋白酶也获得相同效果。我们进一步发现精液液化异常男子精浆和精子中 uPA 的含量及酶活性较正常男子低。

3、免疫因素

抗精子抗体（ASA）可以从几个不同途径影响精子的受精功能。对精子的活力影响可能是 ASA 与精子的尾部结合，使精子的活力受到妨碍，运动能力下降，穿透能力也差，这已通过精子尾部存在抗精子抗体时，穿透宫颈黏液的能力明显下降而得到了证实。有学者用 ASA 阳性血清和人精子接触，观察到一种所谓精子的"颤动现象"（shaking phenomenon），主要是精子的头部和整个尾部结合了抗精子抗体，精子的前向运动受抑制，但存活率无明显变化。

4、内分泌激素

内分泌激素除了对精子的发生和成熟有作用外，还影响精子的运动能力。Gonzales 等发现精浆中催乳素与精子活动呈线性关系，它通过提高精子对氧的摄取或 cAMP 系统影响精子活力。血清中 E 水平升高时，精子的活力降低。精浆中睾酮过高可能抑制精子的运动。

5、Kartagener 综合征

20 世纪 30 年代初期卡氏最早发现一种病症，后来被其他学者证实是一种先天性纤毛结构缺乏，表现为体内的各纤毛细胞的纤毛不能运动，主要是外周微管的纤毛动力蛋白臂缺如。有这一综合征的患者除了精子不能运动外，还可能从病史中追问到慢性呼吸道感染的疾患。

6、染色体异常

常染色体和性染色体畸变除影响精子数目外，还影响到精子的存活率和前向运动能力。已知与精子运动有关的超微结构装置可以因遗传因素而出现精子尾部结构异常，例如：缺乏内支臂或外支臂或二臂均无，也可能缺乏中央连接和中央复合结构。因为中央微管与放射辐间的相互作用可以调节外侧微管的滑行，当这一结构异常时，精子会出现运动障碍。

7、精索静脉曲张

精索静脉曲张可通过多种途径导致男性不育，它不仅仅对精子的发生造成影响，还会造成精子活力下降。其机制可能是曲张静脉的血液滞留、微循环障碍、营养供应缺乏、氧分压降低、能量生成不足和内分泌功能障碍。此外，也可能是因为精索静脉曲张导致自身免疫如抗精子抗体的产生和支原体的感染，间接引起精子活力下降。

8、离子通道病

精子运动与精子中离子通道的关系近年来受到学者关注，离子通道在配子信号传导中发挥关键作用，它参与精子的运动、获能和受精。精子中离子通道有阳离子通道和阴离子通道，对阳离子通道中钙离子通道研究较多，当精子中离子通道因先天或后天因素而出现功能障碍时，精子运动功能和受精能力下降。CatSper1(cation channel of sperm)精子特异性阳离子通道，是特异性表达于睾丸和精子中的钙离子通道，主要分布在精子尾部。李红钢等发现抗 CatSper1IgG 对精子前向运动有抑制作用，在同一份精液标本中高低活力精子 CatSper1 蛋白的表达差异显著，提示 CatSper1 与精子前向运动有关。Avidan 等偶然发现 1 例先天性红细胞生成不良性贫血的法国患者，家庭中兄弟三人均伴发弱畸精子症(asthenoteratozoospermia)，研究发现患者的表型是由于先天性红细胞生成不良性贫血基因和与之相邻的 CatSper2 基因共同缺失。这些研究表明精子中 CatSper 家族成员表达的异常可能是一种离子通道病。除钙离子通道外，精子中 EnaC(epithelial Na+channel)上皮细胞钠离子通道也参与精子运动，EnaC 广泛分布于肾脏、结肠、肺脏、大脑、卵巢、睾丸和胰腺等组织，其生理功能就是跨越紧密连接上皮从而单向转运钠离子。构成 EnaC 的亚基有 α、β、γ 和 δ，其中 α 和 δ 直接参与通道空隙的形成，而 α2βγ 是广泛分布的 EnaC 组成方式。孔祥斌等发现 EnaC-α 亚基分布于精子尾部中段，推测 EnaC-α 亚基构成的 EnaC 很可能参与精子活力的调节，关于 EnaC 家族在精子发生和活力调控中所起的作用，目前所知甚少。孔祥斌等使用 EnaC 特异抑制剂 EIPA，间接观测 EnaC 活性对精子活力的影响。发现在获能的孵育环境下，EnaC 抑制剂 EIPA 可以提高精子的活力。无论正常精子组还是弱精子组，实验组精子活力均高于对照组。因此 EnaC 的异常亦影响精子的运动。

9、其他因素

(1)微量元素:精浆中锌、铜、镁与精液质量有关，精浆锌含量是血浆含量的 100 倍以上，精子活力低下患者的精浆中锌、铁、镁的含量显著低于健康男子的。锌可延缓细胞膜的脂质氧化，维持细胞结构的稳定性和通透性，从而确保精子良好活动力。微量元素镉含量高时，可导致精子活动度降低，镉可直接抑制精子的氧化酶及运动器官，不育男子的精液中镉含量明显高于生育男子的。

(2)与精子运动有关的酶类缺乏或酶(例如尿激酶、磷酸肌酸激酶等):活性降低;维生素类缺乏，例如辅酶 Q10 缺乏等;从事高温、放射职业和接触化学毒物都可引起精子活力降低。

(3)吸烟、饮酒以及药物因素:烟草中的尼古丁等通过直接和间接损伤精子而影响精子活力，长期饮酒可以直接和间接影响精子的运动能力，此外某些药物例如抗癌药、抗风湿药等影响精子活力。还有一些查不出病因的精子活力低下，称为特发性弱精子症。

【诊断】

主要根据精液常规分析和病史询问做出诊断。要求禁欲 3-7d 后手淫取精、连续 3 次以上的精液中精子前向运动小于 32%，其他参数正常或基本正常者可诊断为弱精子症。

【治疗】

1、西医治疗

1)一般治疗

禁烟、酒及少吃刺激性食物，不要过度疲劳。

(1)多维元素片:含多种微量元素，特别是锌、硒。每次 1 片，每日 1 次即可。

(2)ATP: ATP 参与精子的新陈代谢，为精子的运动直接提供能量。可选用口服制剂，每片 20mg，每次 2 片，每日 3 次。

(3)维生素 E:0.1g，每次 1 片，每日 1 次。

(4)钙制剂。

(5)复方氨基酸。

(6)辅酶 Q10

2)病因治疗

(1)抗菌消炎药:精液分析时,白细胞>1 个/HPF 提示可能存在生殖道感染，应该给予抗生素治疗，消除精液中的白细胞。有条件者可根据细菌培养和药敏试验选用抗菌消炎药。支原体或衣原体感染者可选用以下一种抗生素，如米诺环素、四环素、阿奇霉素、多西环素或红霉素，淋球菌感染者可选用头孢曲松钠等先锋类抗生素。支原体和衣原体感染时,用药时间以 10~14d 为宜，要求夫妻俩同时服药。生殖道或生殖腺慢性炎症时，使用复方新诺明合并喹诺酮类抗菌药，连续用药 2 周后精液分析，精子的存活率和前向运动能力常有明显提高。由于某些抗生素在杀菌的同时，对精子活力也造成影响。特别剂量较大、联合用药、疗程较长地使用抗生素，停药后较短时间内，精子活力并不见增加，有时较用药前差，此外精子畸形也增加。

下列抗生素可供选择:米诺环素，每次 0.1g 或 0.2g，每日 2 次。四环素，每次 0.5g，每日 3~4 次。红霉素，每次 0.5g，每日 3~4 次。多西环素，每次 0.1g，每日 2 次。头孢拉定，每次 0.5g，每日 3 次。复方磺胺甲恶唑，每次 0.5g，每日 2 次。加替沙星，每次 0.2g，每日 2 次。

(2)伴有精液液化不良者可用大剂量维生素 C，每次 0.6~1g，一日 3 次，连续用药 2 周;糜蛋白酶 5mg，每日 1 次，肌内注射，连续用 2 周;同时服用知柏地黄丸。

(3)抗精子抗体阳性者，使用免疫抑制剂，如地塞米松或泼尼松，用递减法给药，可加服还精煎。

3)激素疗法

(1)hCG，每次 2000U，每周 3 次，肌内注射，连续用 1~2 个月。

(2)十一酸睾酮，每次 250mg，每月 1~2 次，肌内注射，连续用 1~3 个月。

4)辅助生殖技术

(1)精子优化。采用上游或梯度离心法，挑选出运动能力好的精子，做宫腔内人工授精(IUI)或供其他助孕技术用,在女方排卵期,采用 B 超监测排卵,在卵泡>1.8cm 时注射 hCG 1 万 IU，36h 后进行 IUI。

(2)IUI。将优化处理过的精子，用导管吸取 0.2~0.3ml，通过宫颈，将精子推入宫腔内。操作时避免损伤子宫内膜。手术后，要求患者抬高臀部，平卧 1h，同时用 3d 消炎药。可用 7d 黄体酮注射液，也可用 hCG1000~1500IU，隔日肌内注射，直至尿 hCG 阳性。

(3)体外人工授精-胚胎移植(IVF-ET)。对精子的存活率在 30%以上的不育男子，可考虑做 IVF，如果患者条件好，可以首选，也可以在上述治疗无效时选用。

(4)卵细胞质内单精子注射(ICS)。对于精子活力极差的不育男子，若经常规 IVFET 治疗仍未解决生育问题时，可选用该法。这是治疗精液质量极差的弱精子症患者较好的手段。

5)尿激酶(uPA)

每次 1 万 U，每日 1 次，静脉注射，连续用药 10~14d 为一个疗程，部分弱精子症患者对疗效满意。

2、中医治疗

(1)命门火衰型:右归丸加味,中成药可选用龟龄集。

(2)肾精亏损型:五子衍宗丸加味,中成药可选用神力补。

(3)气血两虚型:十全大补汤加味,中成药可选用补中益气丸或龟鹿补肾丸。

(4)阴虚火旺型:知柏地黄丸。

(5)湿热下注型:龙胆泻肝汤,中成药可选用八正合剂。

第四节 畸形精子症

生育年龄的男性连续 2 次以上精液分析中精子浓度$\geq$15X10^6/ml,头部正常形态的精子$\geq$4%,可诊断为畸形精子症。精子的形态与精子的运动以及精子的受精能力紧密相关。正常形态的精子越多,受精率越高,反之越低。因此,畸形精子症是男性不育的常见原因之一。畸形精子常常与少精子和弱精子同时存在,当 3 者同时并存时又称少弱畸精子症或少弱畸综合征。

【精子的正常形态】

1.一般形态结构

精子形似蝌蚪,全长 60 μm,分头和尾两部分。

(1)头部。头部正面观呈卵圆形,侧面观呈梨形。头长 4~5 μm,宽 2.5~3.5μm。细胞核位于精子的头部,核内染色质高度浓缩,核内常有不规则和大小不等的透明区。在精子头部,即核前 2/3 有一帽状的特殊结构--顶体将其覆盖。

(2)尾部。精子的尾部是精子的运动装置,又称为鞭毛,长约 55um,从头到尾可分为颈段、中段、主段和末段四个节段,其中主段是精子尾部中最长的一段,长约 45μm,是精子尾部的主要部分。

2.超微结构

(1)头部。电镜下核内染色质呈不规则的纤维颗粒状,染色质中可见核泡。核的表面是核膜,厚 7~10um,为类脂双层结构。顶体由顶体外膜、内膜和顶体腔三部分组成。外膜与细胞膜之间有薄层的细胞质,内膜和核膜之间有一间隙,称为顶体下间隙。顶体又分为顶体前区和赤道部两部分。

（2）尾部。尾部主要由轴丝、线粒体鞘、外致密纤维和纤维鞘等组成。

轴丝由周围的 9 对双联微管和中央的 2 条微管组成，周围的双联微管是由 A 型亚微管和 B 型亚微管构成的，微管是由 a 微管蛋白和 β 微管蛋白组成的。每个 A 型亚微管向邻近的 B 型亚微管伸出 2 个短臂，称为动力蛋白臂，这两个臂分别称为内侧支臂和外侧支臂。

【病因】

1、感染原因

生殖道和生殖腺体的病原微生物感染均可造成精子畸形率高，特别是近 10 年来支原体和衣原体感染逐年上升，在男性生殖系统中这两种病原微生物感染尿道、前列腺和附睾较为多见。解脲支原体感染后对精子的影响已有许多临床及实验研究报告，解脲支原体感染与男性不育有关。1991 年以色列 Bartoov 等检查 1 250 例不育男性精液，其中有 692 例感染微生物，以支原体感染最高（29.1%）。1992 年国内徐晨等首次用免疫电镜证实解脲支原体吸附于不育男性精子表面，并可造成部分精子膜缺损甚至膜结构严重破坏。支原体吸附在精子表面后，在局部膜上立即摄取宿主细胞内的营养物，进行代谢和蓄积毒性产物。解脲支原体产生的毒物能够直接破坏精子细胞膜。此外解脲支原体膜上的磷脂酶A和磷脂酶C均可作用于精子细胞膜上的类脂成分，利用膜内的胆固醇，耗竭精子细胞膜的主要成分。解脲支原体膜上的磷脂酶 A1、磷脂酶 A2 水解精子细胞膜的磷脂，产生溶血磷脂和游离脂肪酸，而磷脂酶 C 作为脂酰水解酶，水解膜上的磷脂成分，产生 1，2 甘油二酯及磷酸酯，这些是造成精子细胞膜破坏的主要病理机制。精子细胞膜具有极其重要的生理功能：构成精子特异性抗原决定簇、参与精子的获能及与卵子的识别过程，是受精的结构基础。因此，解脲支原体对精子细胞膜的破坏，将影响到精子的受精能力。商学军等报道，解脲支原体感染的不育患者，其精子头部、中段及尾部大量附着解脲支原体，使精子由流线型变得"臃肿"，造成精子前进时的流体动力学阻力增大，精子运动速度减慢，运动方式呈锯齿形。此外，解脲支原体培养阳性的精子尾部可严重卷曲，或精子头尾折角，使精子尾部的自由摆动受到限制，出现原地转圈的运动方式。实验证明，人工感染 24 h 的精子，爬高试验几乎处于原地摆动，而对照组仍有（54 ± 1.9）mm。解脲支原体感染后通过直接和间接的方式对精子的形态、运动和受精功能等造成影响，导致男性不育。

2、精索静脉曲张

精索静脉曲张除了影响精子的发生和运动功能外还可造成非成熟状态精子以及圆头精子数目增加、畸形精子率增高。这主要是睾丸的血液循环异常改变所引起的，血液滞留、局部温度升高、供氧和必需营养物质缺乏、代谢产物的淤积使精曲小管中的精子发生、发育受影响以及数目减少，精子在附睾成熟过程中出现异常变化。

3、环境因素

生活环境中化学物质随处可见，人们无时不与这些化学物质直接接触，这些化学物质主要包括金属、杀虫剂等，前者有镉、铬、铅、锰、汞等，这都是已明确的具有生殖毒性且能导致精子数目减少和精子畸形率增加的几种元素。后者有苯氧羟酸类农药、有机汞农药、有机磷农药，已知这些农药均可引起精子畸形率增加、数目减少、活力下降。除了上述化学物质外，木尘、苯乙烯、丁乙烯、氧化乙烯、环氧氯丙烷都可以引起生殖系统的损伤。职业环境不同，接触化学毒物的机会不同，专门从事生产上述化学物质的男性，接触的浓度要比一般人群高出许多，因此损伤的程度也要严重得多。

4、遗传因素

对那些病因不明而精液中畸形精子异常高的不育男性应考虑有遗传性疾病的可能。由于对精子的评估多采用染色法，镜下观察精子的大体外观形态，而不能对精子的超微结构和染色体进行评估，因而容易使一些染色体病漏诊。目前已发现有些疾病如纤毛不动综合征、Y 染色体微缺失、常染色体结构畸变、易位或臂间倒位以及数目畸变，这类患者可能表现出无精子、少精子、弱精子、畸形精子或后三者同时存在，有的患者精子中丹宁臂缺如，只有做透射电镜时才能发现，而镜下精子形态正常，现在人们更加关注遗传因素的问题。

5、药物因素

长期应用或大剂量使用皮质类固醇、雄激素、雌激素、促性腺激素、烷化剂(如环磷酰胺)、抗代谢类药物(如阿糖胞苷和植物生物碱类)、某些抗生素等可造成精子数目减少和畸形率增加。

6、高温、放射等物理因素

现在对生殖系统有影响的物理因素有辐射、电离、温度、超声、电流和激光，这些物理因素通过直接和间接两种途径作用于睾丸和附睾，导致精子数目减少、活动下降、畸形率增加。

7、其他因素

吸烟者的畸形精子明显高于不吸烟者的，人和动物研究证实，酒精对精子数目、活动力、形态和受精能力有明显损害。此外微量元素、氨基酸和维生素缺乏也可导致畸形精子增加。但 Kwenang A 等分析了患有严重畸形精子症的男性与正常健康男性大学生这两组人的精液标本，发现精浆中的铁、铁蛋白和铜离子的水平两组间无显著性差异。

【诊断】

畸形精子症的诊断主要依靠实验室的检查。人类精子的形态在生理情况下有许多异，活精子形态各式各样，给精子的形态评估带来较大困难。染色是分析精子形态的主要手段，正常生理和病理范围内变异的精子可通过染色来加以鉴别。染色后精子头部较原精液中活性精子头部略小，但难以觉察，染色后的正常形态精子头部、中段和尾部都正常，头部形状为椭圆形，头部长 $4.0\sim5.0\mu m$，宽为 $2.5\sim3.5\mu m$，长宽之比为 $1.50\sim1.75$。WHO 将染色后的畸形精子分为：①头部缺陷；②颈部和中段缺陷；③尾部缺陷；④泡浆小滴异常。头部畸形又可分为：锥形、梨形、圆形、无定型、有空泡、小顶体区六种。颈部和中段缺陷分为：颈部弯曲、非对称性插人、粗、细。尾部缺陷分为：短、弯曲、卷曲。泡浆小滴异常>1/3头部。共 4 大类畸形 14 种形状。除了通过一般染色的方法诊断外，也可以采用电镜的方法对精子超微结构有异常的不育男性做出诊断。对严重畸形精子症患者不应忽视染色体异常的因素，常染色体核型分析和性染色体检查也是必要的。一般来说畸形精子症不难诊断，当生育年龄的男性连续 2 次以上精液分析中精子浓度≥$15 \times 10^6/ml$、头部正常形态的精子≥4%，即可诊断为畸形精子症。但进一步查明畸形精子症的病因有一定的难度，然而查明病因对指导畸形精子症的治疗有重要的意义。

【治疗】

1、一般治疗

对患有畸形精子症的男子应劝其戒烟、戒酒，对从事放射、高温和接触化学有毒物品的职业者劝其更换岗位。停服某些导致畸形精子的药物。防止睾丸高温，不要穿紧身裤和洗桑拿。

2、对因治疗

对因生殖道和生殖腺体的病原微生物感染而造成精子畸形率高的患者可选用抗生素治疗，可在有条件的医院或专科做药物敏感试验，为正确选用抗生素提供依据。尽量选用广谱抗生素，治疗周期不宜过长，可以考虑抗生素的联合应用以缩短治疗周期。长期服用某些抗生素可能导致精子畸形或加重畸形。对精索静脉曲张引起的畸形精子比率增高可采用精索静脉高位结扎手术治疗，手术后 6 个月精液质量将逐步改善。

3、抗氧化治疗

过氧化物或氧自由基常常是导致精子畸形的直接损伤因子，因此对绝大多数的畸形精子症使用抗氧化治疗能收到较好的疗效。常用的抗氧化剂有维生素 E、维生素 C 和谷胱甘肽、硒。硒是人体必需的营养物质，构成谷胱甘肽过氧化物酶，催化还原型谷胱甘肽成为氧化型，使有毒的过氧化物还原为无毒的羟基化物。硒的推荐摄入量为每日 50 μg。推荐摄入维生素 C 每日 1000～3000 mg，维生素 E 每日 0.1～0.3g。

4、营养性治疗给予复方精氨酸或精氨酸每日 4g;锌每日 30～60 mg;辅酶 Q10 每次 10 mg，每日 3 次;维生素 B2 每日 1500～6000 μg;维生素 A 每次 3500U，每日 1 次。进行营养性治疗不能少于 3 个月。

5、辅助生殖技术

(1)精子优化:采用非连续 Percoll 梯度离心法，挑选出形态正常的精子做宫腔内人工授精(IUD)或供其他助孕技术用，在女方排卵期，采用 B 超监测排卵，在卵泡>1.8cm 时注射 hCG1 万 U，注射后 36 h 将丈夫的已优化处理过的精子行宫腔内人工授精。

(2)卵细胞质内单精子注射(ICSI):对于以圆头精子为主的畸形精子，常规 IVF-ET 治疗通常难以使卵子受精，可选用该法。

6、中医治疗

(1)肾阴亏虚型:采用滋阴清热的方法，可选用知柏地黄丸。

(2)肾气不足型:采用补肾固精的方法，可选用无比山药丸。

第五节　精液液化异常

正常情况下，精液排出体外很快凝固，一般在 5~15 min 开始液化，如果射精后超过 60 min 仍不能液化或未能完全液化，称为精液液化异常，包括不液化和液化迟缓，它是引起男性不育的常见病因之一。

【病因】

精液的液化与凝固主要由前列腺和精囊腺分泌的液化因子和凝固因子这一对因子来平衡调节。精液排出体外后呈凝固态与精囊腺分泌的凝固因子相关，5~15 min 精液开始液化，是前列腺液中蛋白水解酶等液化因子起了作用，已知与液化有关的酶有 a-淀粉酶、糜蛋白酶、尿激酶、氨基肽酶和透明质酸酶等。当前列腺炎或生殖道感染时，前列腺液中蛋白水解酶的含量下降和酶的活性受到不同程度影响，不能水解精液中纤维蛋白，导致精液不液化。从扫描电镜中可以发现不液化的精浆中细长的纤维蛋白相互间网织使精子的活动空间减少，精子被牵制，同时还见到粗纤维被许多细纤维连接成网络。

【诊断】

精液液化异常不难诊断，精液排出体外后，将精液放置在 37℃水浴箱或温箱内，当超过 1h 精液仍呈胶冻状或块状，有时可能表现为黏稠度极高，均可以诊断为精液液化异常。

【治疗】

1、病因治疗

精液液化异常者多伴有生殖道感染，因此要进行抗感染治疗，根据感染的部位和感染不同微生物选用不同的抗菌药物，伴有慢性前列腺炎的患者注意要选用脂溶性好的抗菌药物，例如米诺环素和喹诺酮类药物。

2、药物治疗

(1)糜蛋白酶。每次 5mg，每日 1 次，深部肌内注射，连续 15～20d。

(2)透明质酸酶。每次 1500U，每日 1 次，肌内注射，连续 15～20d。

(3)阴道局部用药。将 a-淀粉酶 5%混悬液于性交前阴道冲洗，或用阴道栓剂，将 a 淀粉酶 50mg 与可可脂制成阴道栓剂，在性交后立即将 1 枚药栓塞入阴道，帮助精液液化。

(4)维生素 C。每次 0.6～1.0g，每日 3 次。

(5)尿激酶。每次 1 万 U，生理盐水稀释，静脉注射，每日 1 次，连续 20d

为 1 个疗程。

3、辅助生殖

(1)将精液在体外先进行预处理,然后行夫精人工授精(artificial insemination by husband,AIH)。这种预处理可以是物理方法,用 18 或 19 号针头加压将稠度高的精液注入玻璃容器内,反复 5~6 次,直至精液呈液态而又不损伤精子,再行 ATH;另外一种方法可以是在不液化精液中加人糜蛋白酶或透明质酸酶,混均,置 37℃水浴箱中 5~10 min 液化,再行 AIH。

(2)体外受精。不液化精液经上述方法处理后,再按上游法处理精液,行 IVF-ET。

4、中医治疗

中医中药对精液液化异常的治疗常常能收到很好的疗效。肾阴虚型,可选用知柏地黄汤;肾阳不足型,选用右归丸加减;湿热蕴结,选用萆薢分清饮加减;痰湿阻滞,选用导痰汤加减。中成药可选用六味地黄丸、金匮肾气丸、龙胆泻肝丸等。

(孙邕 马林 牛鑫)

第二十二章 下丘脑、垂体疾病与男性不育

下丘脑-垂体-睾丸性腺轴是男性生殖系统的关键调控通路，通过负反馈机制调节男性第二性征的发育、维持精子发生及性功能等重要生理功能。下丘脑是该性腺轴的调控中枢，通过分泌促性腺激素释放激素（GnRH）刺激垂体前叶的促性腺细胞分泌黄体生成素(LH) 与卵泡刺激素（FSH）。LH 的分可刺激睾丸间质细胞合成体激素;FSH 可在睾丸细精管内激活支持细胞功能，参与精子发生。而睾丸间质细胞与支持细胞分泌的留体激素与抑制素同时可负反馈抑制 LH 与 FSH 的分。通过这一负反馈调控机制，下丘脑垂体-睾丸性腺轴维持男性的正常生殖内分泌水平，而下丘脑、垂体疾病使该性腺轴功能受损，患者常表现为促性腺激素低下型性腺功能减退症（HH），LH 与 FSH 合成分泌缺陷导致睾丸睾酮分泌及精子发生功能严重受损，从而导致男性不育发生。

第一节 下丘脑疾病与男性不育

下丘脑疾病导致的男性不育常具有家族遗传倾向，发病多与基因缺陷有关，包括性幼稚-嗅觉丧失综合征、性幼稚-多指畸形综合征及性幼稚-肌张力低下综合征等染色体异常性疾病。

1、性幼稚-嗅觉丧失综合征(Kallmann syndrome)

本病为典型的特发性促性腺激素低下型性腺功能减退症（IHH），发病率为活产男婴的 1/10 000~1/8 000，表现为特发性的下丘脑 GnRH 分泌缺陷，同时可伴觉丧失或减退、面部中线畸形等。本病由西班牙病理学家 San Juan 于 1856 年首先报道，1944 年 Kallmann 等报告 3 个家族（62 名亲属）中有 9 男性发生性腺发育不全伴有觉障碍嗅觉障碍主要是两侧嗅球及嗅束发育不良。早期多认为此病为性连锁遗传病，但后来也有常染色体显性或隐性遗传的家系病例发现。由于给予外源性的促性腺激素释放激素(GnRH) 脉冲治疗，常可使垂体释放黄体生成素 （LH） 和卵泡刺激素 （FSH），因此认为此病是下丘脑 GnRH 脉冲式释放功能障碍所致的，属于一种功能性促性腺激素低下型性腺功能减退症，其病理原因可能与 GnRH 神经元胚胎期由嗅板迁移至

下丘脑的障碍有关。目前其致病的基因缺陷仍未完全明确，约 30%的患者存在 KAL1、FGFR1、PROK2.PROKR2 和/或 FGF8 等基因突变。由于本病涉及的基因遗传学机制较为复杂，因而临床表现差异极大，主要表现为:①性腺和性器官发育障碍。阴茎小，睾丸小，或同时合并隐睾，睾丸间质细胞数目减少或缺如，精曲小管不形成精子，第二性征发育不良，阴毛及腋毛分布稀疏或呈女性分布，皮肤细腻，可呈女性体型;促性腺激素及睾酮降低。②嗅觉完全或不完全丧失。③可合并其他畸形，如唇裂、腭裂、色盲、眼球运动异常、神经性耳聋、隐性椎裂和先天性孤立肾等。本病受累者身材相对较高，但智力一般正常。临床上常采用促性腺激素和雄激素替代治疗，根据患者不同的临床表现，治疗效果差异较大。

2、性幼稚-多指畸形综合征(Laurence Moon Biedl syndrome)本病较少见，发病率约为 1/50000，系常染色体隐性遗传病，由 Laurence 与 Moon 于 1866 年首先报道。与本病发病相关的基因缺陷较多，目前仍未完全明确，已确认的基因缺陷多达 14 种。研究认为可能是某些基因缺陷影响间脑外胚叶的发育，波及下丘脑、漏斗、视交叉、视网膜，使之发生异常;而某些影响中胚层的基因缺陷可能引起骨骼异常本病受累器官涉及人体众多系统，典型的临床表现为肥胖、色素性视网膜炎、智力低下多指畸形、性器官发育不全及肾衰竭等。下丘脑的先天性缺陷引起促性腺激素分泌不足，至青春期第二性征不出现、睾丸小或下降不全等。此外还可有其他畸形，如头颅畸形、矮小畸形、颜面瘫痪、眼睑下垂、眼球震颤、白内障和幼年性青光眼等。临床检查多见尿 17-类固醇低于正常及促性腺激素降低，睾丸活检见精曲小管无发育不良，但无成熟精子。本病性腺功能低下的相关症状可用促性腺激素和雄激素替代治疗。

3、性幼稚-肌张力低下综合征(Prader Willi syndrome)

本病亦较少见，发病率为 1/25 000~1/10 000，1956 年出现首例报道。其病因目前尚不清楚,可能与染色体 15q11.2-q13 区域缺失或部分缺失有关。患者的间脑或视丘下部发育障碍。临床表现:患者自幼肌张力低、肥胖、智力低下、性腺和性器官发育不全、阴茎短小，常有一侧或双侧隐睾，第二性征出现晚或缺如，多数患者不能生育。一般在 10 岁以后出现糖尿病。另外，还可合并其他异常，如斜视、蓝色眼球、耳畸形、领小畸形齿缺如、手指畸形等。尿中性激素和促性腺激素偏低。本病主要采用对症治疗，青春期采用性激素替代疗法可维持第二性征发育，改善性腺功能低下的相关症状。

第二节 垂体疾病与男性不育

垂体是下丘脑调控的重要靶器官，垂体前叶可合成分泌多种重要激素，包括 LH、FSH、促甲状腺素（thyroid stimulating hormone，TSH）、促肾上腺皮质激素（adrenocorticotropic hormone，ATCH）、催乳素（PRL）及生长激素（growth hormone，GH）等，通过调控下位效应腺体对男性生殖内分泌产生重要作用。垂体的结构或功能受损常是男性不育的重要原因，包括垂体肿瘤、炎症性疾病、脑血管意外及外伤等等。

1、单纯性 LH 缺乏症（isolated LH deficiency）

本病主要表现为单纯的 LH 合成分泌碍，而血清 FSHI 水平可正常。由于睾丸间质细胞缺乏足够的 LH 刺激，因而合成体激索功能受损，机体雄性化过程障碍，患者可出现乳房发育等雄微素不足相关症状，由于 FSH 分泌正常，因此睾丸精子发生功能可能保留，患者睾丸大小正常或较小，精液中精子数目正常或较低。患者可有生育力。鉴于患者察合成不足而生育力可保留的特点，本病又称为生育无综合征（fertile eunuech syndrome）。在临床检验上，患者血清生殖激素主要表现为 LH 及 T 水平低下，而 FSH 正常，但氯米芬试验不能使 FSH 增高。应用促性腺激素后可促进第二性征的明显发育。治疗上患者需要促性腺激素及雄激素终身替代。

2、单纯性 FSH 缺乏症（isolated FSH deficiency）

本病较为罕见，患者血清 LH 和 T 水平正常，但 FSH 水平低。临床表现上患者具有正常的男性性征，睾丸大小正常，精液检查表现为无精子或精子数$<5 \times 10^6/ml$、活动减弱、不成熟型增加；睾丸组织检查见生精细胞不发育，精子产生少和成熟受阻，而间质细胞均正常。经 GnRH 刺激后，患者血清 LH 值迅速升高，但 FSH 无反应。给予人绝经期促性腺激素（hMG）和氯米芬可改善患者生精功能，提高生育力。

3、颅咽管瘤

本病是常见的先天性颅内良性肿瘤，来源于胚胎期颅咽管的残余组织。肿瘤生长缓慢，多呈囊性，定位于垂体柄，侵犯蝶鞍区，压迫视交叉，导致一系列脑垂体功能紊乱及视力受损的症候群，主要表现为促性腺激素分泌受阻、催乳素抑制因子分泌减少导致的高催乳素血症、视力及视野障碍、尿崩症及颅内压增高等，成人可以出现典型的精子发生功能受损及勃起功能障碍等。临床诊断多依赖于颅部影像学资料，治疗主要以手术处理为主。

4、垂体肿瘤

垂体肿瘤为较常见的颅内肿瘤，约占颅内肿瘤的 15%，考虑到部分微小垂体瘤可能诊断困难，垂体肿瘤在颅内肿瘤中的比例可能更高。根据肿瘤的激素分泌活性，垂体肿瘤可分为：①促肾上腺皮质激素腺瘤，可引起库欣综合征；②促甲状腺激素腺瘤，多不引起明显临床症状，少数表现为甲状腺功能亢进；③促生长激素腺瘤，表现为巨人症及肢端肥大等；④裸细胞腺瘤，肿瘤细胞无激素分泌活性；⑤促性腺激素腺瘤，肿瘤细胞可分泌 LH 或 FSH，临床症状常不明显，部分产 FSH 腺瘤可见于中年男性，表现为逐渐出现的视力受损、勃起功能障碍及少精子症；⑥催乳素腺瘤，最常见，肿瘤细胞具有催乳素分泌活性，患者多以垂体巨大腺瘤占位及高催乳素血症就诊，临床症状包括男性乳房发育甚至泌乳、性腺功能低下、勃起功能障碍等。部分非催乳素腺瘤也可能导致轻度的高催乳素血症，其原因可能是肿瘤阻断了多巴胺释放进人垂体门脉系统的神经元通路，导致催乳素抑制效应受损，此类肿瘤也可通过压迫垂体促性腺细胞干扰 LH 与 FSH 的合成分泌。临床治疗可分为药物与手术治疗，药物治疗主要采用多巴胺受体激动剂，如溴隐亭、卡麦角林及喹高利特等，药物治疗无效或无法耐受者需要进行手术处理，手术效果与术前肿瘤体积及血清催乳素水平相关，且 20%～50%的患者术后 5 年内可能复发。

5、垂体浸润性疾病

垂体非肿瘤性浸润性疾病同样可以导致垂体功能亲乱，导致不育发生，主要包括组织胞增症 (histiocytosis X)、淀粉样性病 (amyloidosis)、结节病 (sarcoidosis)及染性肉芽肿病 (infectious ranulomatous diseases)等。另外，血色素沉着病 (hemorhromatosis)、镰形细胞性贫血与地中海血等需要长血治疗的病可导致循环内铁离子增多而沉积于垂体，导致促性腺激素低下型性腺功能减退症发生。

6、脑血管意外及脑外伤

垂体出血或缺血性梗死均可能导致不可逆性的垂体功能障碍，累及脑基底部的外伤可能导致垂体激素的分泌障碍。

7、其他

严重疾病及慢性病均可能导致下丘脑-垂体功能紊乱,从而导致生育功能受损,如严重心肌梗死、烧伤、艾滋病及其他慢性消耗疾病等。外源性雄激素的滥用可通过下丘脑垂体-性腺轴的负反馈调节机制抑制垂体促性腺激素的合成分泌,也是致垂体功能紊乱的重要原因。

（马林 孙邕 刘诗雅）

第二十三章 内分泌疾病与男性不育

男性的正常生殖功能依赖于生殖内分泌系统的调控，下丘脑-垂体-睾丸性腺轴的任何异常均可能导致不育发生，除下丘脑-垂体等中枢系统疾病对生育的影响外，外周循环系统雄激素通路异常、外周效应腺体功能异常对中枢的负反馈调控也可能是导致男性不育的原因。

第一节 雄激素合成转化异常与男性不育

天然雄激素是一类由 19 个碳原子组成的甾体激素，主要包括雄烯二酮(androstened-ione)、脱氢表雄酮(dehydroisoandrosterone)、雄酮(androsterone)、本胆烷醇酮(etiochol-anolone，ETIO)、睾酮(T)及其转化产物双氢睾酮(dihydrotestosterone，DHT)等，由于雄激素受体(androgen receptor，AR)的配基为睾酮和 DHT，因此其他雄激素必须在靶细胞内转化为生物学活性更高的睾酮或 DHT 后才能发挥其生理作用。睾酮对机体的生理调控主要分为合成代谢效应与雄性化效应，前者包括肌肉质量和力量增长、骨矿化及脂肪代谢等，而后者涉及男性性分化、性成熟及第二性征维持等各个方面，是精子发生成熟过程的核心调控因子，因此对男性生殖系统功能至关重要。

1、雄激素合成酶缺陷

雄激素是由胆固醇经一系列酶的催化作用转化而来的，主要包括类固醇激素合成急性调节蛋白(StAR)、碳链裂解酶 P450(P450scc)、17α-羟化酶 P450(P450C17)、3β-类固醇脱氢酶、17β-羟类固醇脱氢酶及 17，20-裂解酶等。鉴于雄激素在胚胎期性分化过程中的重要作用，雄激素合成酶的缺陷可导致男性胚胎在发育过程中男性化不全，出现程度不等的性分化障碍。由于上述雄激素合成酶中，前四种酶还参与肾上腺皮质激素合成，因此该系列合成酶缺陷不仅导致男性假两性畸形，还引起先天性肾上腺皮质增生，临床症状以糖皮质激素、盐皮质激素合成障碍为主，其中 StAR 缺乏常引起严重的肾上腺危象，导致新生儿死亡，因此以不育为临床主诉的病例极少。17β-羟类固醇脱氢酶和 17，20-裂解酶为雄激素合成途径所特有，两者缺乏只导致男性假两性畸形,一般无明显肾上腺皮质增生相关症状。因为雄激素是雌激素的前体,所以除终末性酶缺陷(7β-羟氧化还原酶缺陷)外,所有患者的雌激素合成也降低。

(1)P450scc缺陷。P450scc存在于线粒体中,由521个氨基酸组成,具有使胆固醇223羟化、胆固醇20α羟化和碳20、22裂解形成孕烯醇酮的作用。P450scc基因位于第15号染色体(15q23q24)。结构基因突变尚未鉴定。P450scc基因缺陷使胆固醇转变为孕烯醇酮受阻,因而糖皮质激素、盐皮质激素和性激素等所有的肾上腺皮质类固醇激素均不能合成。P450scc缺陷较少见。遗传性别不管是男或女,出生时外生殖器均为女性或近乎女性,男性患者睾丸在腹股沟或腹腔内。出生后立即出现肾上腺皮质功能减退及其危象,表现为明显厌食、恶心、呕吐、腹泻、脱水、体重减轻、皮肤色素沉着以及尿17-羟皮质类固醇和17-酮类固醇低下。几乎所有的患者都死于婴儿期。尸检见肾上腺增大,切面黄色,泡沫状,细胞内充满类脂质,所以又称为类脂性肾上腺增生。应注意早期诊断和强有力的类固醇替代治疗。

(2)P450C17缺陷。P450C17 DNA已从人的睾丸和肾上腺中分离而得,含有508个氨基酸,分子量为57000。P450C17系单个复制基因,位于第10号染色体(10q24q25)。基因有8个外显子和7个内含子,系常染色体隐性遗传。P450C17可同时促使17α羟化反应和17,20裂解反应,但17α羟化反应较17,20裂解反应快。P450C17同时促使两个反应的机制尚未阐明。同胞兄弟同一基因缺陷可有不同临床表现,这可能是合成酶数量上差异,或这些激素的代谢率或清除率不同所致的。①17α-羟化酶缺陷:主要生化改变是盐皮质激素过多,性激素缺乏。17α-羟化酶缺乏使孕烯醇酮和黄体酮不能转变为17-孕烯醇酮和17-羟孕酮,脱氧皮质醇和皮质醇减少或缺乏,因而ACTH分泌增加。高浓度ACTH可兴奋17-脱氧类固醇合成黄体酮、11-脱氧皮质酮、皮质酮、18-羟脱氧皮质酮和18-羟皮质酮,特别是皮质酮和11-脱氧皮质酮有强大的潴钠排钾作用,致使低血钾、碱中毒、高血容量和高血压。肾素分泌受到抑制,醛固酮分泌降低,但也有正常或增高。皮质酮可高达正常60倍。另外,脱氢异雄酮、雄烯二酮和T合成降低。雄激素是雌激素前体,因此雌激素亦减少。此型患者罕见,男多于女,多数患者因青春期原发性闭经或青春期延迟而就诊。男性胎儿的外生殖器分化需要少量雄激素,由于缺乏雄激素，出生时表型为女性，但因仍有中肾旁管抑制因子，所以子宫、输卵管退化，阴道呈盲端。睾丸位于腹股沟或腹腔内，体积小，精曲小管萎缩，无生精。少数患者有男性乳房发育，往往作女孩抚养。少数男性患者可有正常男性外生殖器。多数患者在青春期往往有不同程度高血压，有的在7~8岁时即出现高血压，个别的有严重的高血压，一般的抗高血压药物难以奏效。低血钾多见，患者常伴夜尿、无力、疲劳，甚至麻痹。骨骺融合延迟，停留在青春期。无肾上腺皮质功能减退表现，因被极高的皮质酮所代偿。首选地塞米松治疗，以抑制过多盐皮质激素，替代糖皮质激素不足。②单纯的 17，20-裂解酶缺陷:现已见两种类型 17，20-裂解酶缺陷。一种是$\triangle^4$和$\triangle^5$通路均有部分缺陷，另一种是仅$\triangle^4$通路缺陷。后者尿孕三醇酮和血脱氢异雄酮正常。此型患者更为罕见，仅表现为性激素合成缺陷，由于酶活性丧失程度不等，临床上见完全或不完全性腺功能低下，表型可波动于女性、两性、性分化不良男性之间。尿孕三醇酮增加，而皮质醇、11-脱氧皮质酮正常，无高血压。患者对 hCG 的刺激反应是 17α-羟孕酮大量升高，而几乎没有 19C 甾体技术的升高。治疗应根据社会性别决定。

(3)3β-羟类固醇脱氢酶缺陷。3β-羟类固醇脱氢酶存在于内质网，不依赖于 P450 酶系。至少有两种异构酶:一种在肾上腺和性腺内，另一种在肝脏。3β-羟类固醇脱氢酶基因位于第 1 号染色体(1p13)。

3β-羟类固醇脱氢酶缺陷使得 3β-羟$\triangle^5$类固醇转变成 3β-羟$\triangle^4$类固醇受阻，因此雄激素和雌激素合成均减少;$\triangle^5$孕烯醇酮、17-羟$\triangle^5$孕烯醇酮和脱氢异雄酮高于正常，而盐皮质激素和糖皮质激素明显减少。3β-羟$\triangle^5$胆固醇/3β-羟$\triangle^4$类固醇比值高为本症特点。该酶缺陷时累及肾上腺和性腺。男性胚胎因不能分泌足够的睾酮，出生时男性化不完全，有尿道下裂、隐睾，甚至男性假两性畸形。婴儿皮肤黑，出生后即出现肾上腺皮质功能不足的表现，如厌食、恶心、呕吐、脱水及循环衰竭等，即使及时诊断和治疗，多数患儿难以存活。未经治疗而长期存活仅见于酶部分缺陷者。患病男性除有明显的女性乳房外，可有正常的男性青春期。这是由于脱氢异雄酮在周围组织转变成睾酮，男性至青春期有足够男性化表现。ACTH 分泌增加使 17-羟$\triangle^5$孕烯醇酮、脱氢异雄酮明显增加，17-羟$\triangle^5$孕烯醇酮/17-羟孕酮、17-羟$\triangle^5$孕烯醇酮/皮质醇比值高于正常，据此可确诊。以糖皮质激素、盐皮质激素替代治疗。即使及早诊断和治疗，多数患儿仍难免夭折，少数轻型病例可以存活。因为糖皮质激素对儿童生长有明显的抑制作用，所以对轻型儿童的治疗必须十分谨慎，必须做全面内分泌检查后才能决定。

(4)17β-羟类固醇脱氢酶缺陷。17β-羟类固醇脱氢酶属于微粒体酶，广泛分布于肾上腺、性腺、胎盘、皮肤以及红细胞内，主要功能是使△^{4}雄烯二酮(△^{4A})转变成 T、脱氢异雄酮转变成△^{5}雄烯二醇、雌酮转变成 E_2。17β-羟类固醇脱氢酶缺陷，在我国甚为罕见，系常染色体隐性遗传，为染色体 9q22 编码 17β-羟类固醇脱氢酶的基因突变所致。由于酶缺乏，胎儿期睾酮合成受阻。染色体为 46,XY 者，出生时呈男性假两性畸形，无明显男性外生殖器，表型为女性，但子宫和输卵管缺如(因睾丸能分泌中肾旁管抑制因子)，睾丸分化良好，常位于大阴唇、腹股沟或腹腔内。由于高 LH 分泌，兴奋间质细胞，产生大量雌激素，因此有些患者伴有乳房发育。实验室检查显示:青春期△^{4A} 明显增高，睾酮、双氢睾酮亦较前增高，可促使青春期一定程度男性化。但 △^{4A}/T 比值增高，提示该酶缺陷。E_2 正常，甚至高于正常，但 E_1 /E_2 比值高。实验证实睾酮的 90%来自周围组织转换，这是由于周围组织广泛存在 17β-羟类固醇脱氢酶缺陷，部分原因是长期高 LH 激活了睾丸内 17β-羟类固醇脱氢酶缺陷。17-羟孕酮和脱氢异雄酮正常，提示 17,20-裂解酶和 3β-羟类固醇脱氢酶正常。hCG 兴奋试验:E_1、△^{4A} 明显增高，而 T、E_2 增高不明显，△^{4A}/T 比值>3。治疗方法取决于诊断年龄和外生殖器异常程度，如出生时社会属性为男性，予以睾酮治疗，同时做外生殖器矫形。如为女性，则应切除睾丸，继以雌激素替代治疗，促使女性特征发育。

2、雄激素转化酶缺乏

即 5α-还原酶缺陷症，又称家族性不完全男性假两性畸形型，是位于 2p23 的 SRD5AII 基因突变所致的，为常染色体隐性遗传病。核型为 46，XY，患者 5α-还原酶严重缺乏或者无功能，睾酮不能在靶器官转化为活性更高的 DHT。在胚胎发育期，由胎儿睾丸分泌的睾酮促使中肾管向附睾、输精管和精囊分化，而 DHT 调节尿生殖窦和外生殖器的男性化。男性胚胎 DHT 合成缺陷导致尿生殖窦和外生殖器的男性化缺陷，但男性中肾管衍化物正常，患者具有正常性腺及内生殖器。因为睾酮本身调节 LH 的分泌，血浆 LH 正常或稍高，这样 T 和雌激素产生的速率与正常人相同，故不易发生男性女乳征，hCG 刺激试验有反应,酮明显升高,但 DHT 无变化。临床上有如下特征:①严重的会阴阴囊型尿道下裂,阴蒂样阴茎,②开口于尿生殖窦或尿道的不同大小的盲端性阴道浅窝:③有正常附睾、输精管、精囊和睾丸,射精管终止于盲端阴道内;④女性体型,没有女性乳房发育,有正常腋毛和阴毛;⑤无女性内生殖器;⑥血浆 T 正常或稍高,DHT 低于正常,T/DHT 比值升高(正常人 10:1~14:1,本病患者可达 40:1),FSH 和 LH 高;⑦青春期不同程度的男性化。

第二节　雄激素受体异常与男性不育

雄激素受体是类固醇/甲状腺受体家族中的典型成员,其编码基因位于 X 染色体的长臂上。患者染色体核型为 46,XY,H-Y 抗原呈阳性,属 X 连锁染色体隐性遗传。雄激素受体编码基因的部分缺失、点突变或受体的 mRNA 转录过程受损,导致雄激素受体功能的不同损害,因此使男性表型分化和(或)男性化异常。

1、完全性雄激素不敏感综合征(CAIS)

本病又称为完全性睾丸女性化,为完全男性假两性畸形。由 Morris 于 1953 年首先命名。本病可能由于 X 染色体 Xq13~Xp11 间控制雄激素受体形成的基因位点发生突变,使雄激素受体形成障碍,生殖系统靶器官对雄激素完全不敏感,以致雄激素不能发挥正常的生理效应。本病具有遗传性异质性,单纯受体数目减少或缺如仅是原因之一,目前已知尚有两种特殊突变类型,一种是受体数目和结合情况都正常,但受体-配体复合物解离速度明显增加,导致受体后的功能缺乏;另一种是受体表现为热不稳定性,在 37℃时受体数比正常少一半,而在 42°C 时进一步减少。本病于男性新生儿中的发生率为 1:62000~1:2000。临床表现为:在儿童期表型完全为女性。在青春发育期呈女性体型,出现女性青春期第二性征。外生殖器为女性,阴道为盲端而且浅。内生殖器无中肾旁管结构(子宫、输卵管及阴道上部)。乳房女性化,1/3 患者无阴毛和腋毛。性腺为睾丸,可位于腹腔、腹股沟或阴唇内,多位于腹股沟内。睾丸的精曲小管细小,无精子生成,间质细胞正常或增生。睾丸未降的主要并发症是发生恶性变,但在青春期前很少发生。血浆 FSH、LH 升高,T 在男性正常范围内或升高,雌激素为正常女性低限。治疗主要是切除睾丸、外生殖器整形和女性激素治疗以维持女性发育。

2、部分雄激素不敏感综合征(PAIS)

又称为不完全性睾丸女性化,约为 CAIS 的 1/10,发病原因与 CAIS 完全一致,只是睾酮靶组织由于某些目前尚不明确的原因对雄激素仍有一定反应,因此患者外生殖器有轻度男性化(阴唇、阴囊皱褶部分融合和某种程度的阴蒂肥大),正常阴毛。青春期不仅有女性化,还有部分男性化,阴道短,终于盲端,但与 CAIS 相比,中肾管衍化物可部分发育。性激素水平与 CAIS 患者相似。临床上存在多种不完全性男性假两性畸形,最初是以一组人名来命名的,诸如:Rei 让 enstein 综合征、Dosewater 综合征、Lubs 综合征、Gilbert-Dreyfus 综合征等,早期曾认为这些综合征是彼此不同的独立病症,但现在已有研究证实,这些综合征均为 AR 突变所致,为 PAIS 的不同表型,由不同程度的睾酮作用缺失,导致表现不一的性分化异常综合征,完全性睾丸女性化与不完全性睾丸女性化的治疗不同。因为不完全性睾丸女性化患者在青春期出现部分男性化,因此对所有青春期前有阴蒂肥大或阴后后方融合的患者左青春期前都应行性腺切除术。

第三节　其他内分泌疾病与男性不育

1、高催乳素血症

催乳素(PRL)与促性腺激素间的关系较为复杂,高催乳素血症可使下丘脑-垂体-睾丸轴的功能降低,也可使下丘脑释放的 GnRH 脉冲信号减弱,因而造成患者血 T 水平下降,垂体 LH 和 FSH 分泌减少,导致生殖功能和性功能障碍。最常见的病因是垂体瘤。临床典型症状为性欲低下、阳痿、乳房增生、溢乳、少精子或无精子。垂体瘤患者还可有头痛和视野缺损。

2、甲状腺疾病

Litzenberg 于 1926 年首次报告有 45% 的基础代谢率异常的患者不育。甲状腺素异常可改变下丘脑-垂体-睾丸轴功能。甲亢患者性欲增强但生育力明显受损,患者血清总睾酮水平上升,但生物可利用的睾酮水平明显下降;而且甲亢既可导致 E_2 生成速率增加,又可使其代谢清除率降低,从而导致血清 E_2 水平升高,使约 10% 甲亢男性出现乳房发育。另外,血清 LH 的基础值升高,对 hCG 反应迟钝,提示发生了部分睾丸间质细胞功能衰竭,这可能是间

质细胞受高浓度 E_2 和循环中抗甲状腺刺激素抗体的抑制所致的。甲状腺功能减退患者的 T 分泌减少，并且 T 代谢向苯胆烷醇酮方面转化，而不是转化为雄酮。由于促甲状腺激素释放激素的作用，患者 PRL 水平亦升高，临床表现为性欲下降、勃起功能障碍及少精子症等

3、肾上腺疾病

引起不育的肾上腺疾病主要有先天性肾上腺皮质增生和库欣综合征。前述的部分雄激素合成酶缺乏不仅导致男性假两性畸形，而且还引起先天性肾上腺皮质增生。另外，引起先天性肾上腺皮质增生的最常见酶缺陷——21-羟化酶 P450 缺陷中，部分单纯男性化型男性患者没有正常青春期，睾丸体积小，无精子而不育。部分库欣综合征患者因体内激素水平异常亦可出现不育。Smals 等报告 4 例库欣综合征患者的血 LH 正常，而 T 降低，推测这是由于患者存在的高血清糖皮质激素水平降低了间质细胞的反应性。Soffer 等报告 2 例库欣综合征患者的死后睾丸活检，发现他们缺乏间质细胞。Gabrilove 等报告 4 例未治疗的库欣综合征患者的睾丸活检，发现精子生成减少、精曲小管增厚以及精曲小管上皮结构破坏。Milcou 等对 50 例男性库欣综合征中无阳痿的 24 例患者的精液进行分析，发现 33% 的患者为严重的少精子症。另外，库欣综合征患者因血 T 降低，常有性欲低下和阳痿。高皮质激素状态经适当治疗后，阳痿可以纠正，睾丸生精情况可改善。

4、糖尿病

患糖尿病 7 年或 7 年以上者中约有 50% 不育。糖尿病主要是通过影响下丘脑-垂体-睾丸轴功能、精液质量，引起勃起功能障碍和逆行射精而干扰男性生殖过程。糖尿病患者的糖代谢紊乱可使精子的能量代谢紊乱，影响精子活动率。组织学上，糖尿病患者的睾丸精曲小管萎缩和基底膜增厚，精子生成常受到影响，支持细胞相对增多，而间质细胞数目无变化。但也有学者报告睾丸组织学无变化。

（孙邕　马林　徐晨晨）

第二十四章 免疫性疾病与男性不育

正常生理状况下男性睾丸是免疫豁免器官，因为精子发生在男性青春期后才开始启动。精子对于男性而言为自身抗原，在成年后得到精细的免疫调节，任何破坏免疫调节平衡的因素都可能导致抗精子的自身免疫。在正常生理情况下，睾丸免疫调节机制包括①解剖屏障，即血睾屏障，由相邻的支持细胞紧密连接形成，限制睾丸间质中的其他物质进入睾丸精曲小管的基底室；②生理屏障，支持细胞基底面的细胞膜和顶膜分布着特殊的转运蛋白，犹如一个开关，调控着腔室的物质交换；③免疫屏障，睾丸间质中的免疫细胞和细胞因子调控睾丸对自身抗原的免疫耐受。在一些病理情况下，睾丸的免疫稳态被打破，机体产生抗精子抗体等，对男性生殖造成不良影响。

第一节 男性生殖系统的免疫细胞和细胞因子

（一）男性生殖系统的免疫细胞

1、T淋巴细胞

在正常生育男性的生殖系统中主要以T淋巴细胞为主，其中CD8+T细胞主要分布在睾丸、睾丸网、输精管、前列腺和精囊腺组织的上皮和固有层；CD4+T细胞主要分布在上述组织的间质内。这种免疫细胞形成的免疫屏障可以有效地制止自身体液免疫和细胞免变形成的抗精子免疫反应。

睾丸中有血睾屏障。在睾丸网上皮处可观察到CD8+T淋巴细胞，它可阻止自身免疫反应的发生，有效填补了此处血睾屏障薄弱的缺陷。附睾中储存着大量的精子及精子碎片，可引起内源性免疫刺激，可导致免疫反应的产生，但在正常情况下其并没有引起自身免变反应的产生，这得益于附睾内CD8+T淋巴细胞所形成的免疫屏障。

2、巨细胞

睾丸间质内可见丰富的巨噬细胞，多项研究显示睾丸巨噬细胞具有器官特异性，在睾九不同环境中的巨噬细胞具有不同的特性。在睾丸间质，巨噬细胞与间质细胞形成特殊的以状凸起，在体外巨噬细胞与间质细胞共养可刺激间质细胞分泌类固醇，而腹膜的巨噬细胞幽则无此功能。另外在睾丸中存在居留型巨噬细胞和循环型巨噬细胞。研究者关注巨噬细胞和间质细胞之间的细胞通讯，也关注巨细胞与精曲小管的作用。睾丸免细胞具有免疫抑制的作用，居留型巨噬细胞产生具有免抑制的 IL-10，并且不刺激 T 细胞的增殖，提示其可能具有免新免的功能。而 CD68$^+$巨噬细胞主要是循环型巨噬细胞，在小鼠中有 20%，这类细胞表达 IL-1β、TNF-α、IL-6 等。

3、树突状细胞和肥大细胞

睾丸树突状细胞存在于睾丸间质，在生理条件下不成熟。在自身免疫性睾丸炎小鼠模型中，树突状细胞数量显著增加，表达成熟标记物，表明树突状细胞在睾丸自身免疫中起着重要作用。在生理条件下，树突状细胞通过耐受 T 细胞自身抗原使自身免疫反应最小化。其作用于睾丸的机制需要进一步研究。在生理条件下，睾丸肥大细胞的数量很少，但炎症时肥大细胞分化严重。研究表明，睾丸免疫抑制性 T 细胞的成熟需要肥大细胞的协助。

4、睾丸间质细胞

间质细胞主要通过产生睾酮和胰岛素样因子 3 调节男性的性别分化和生育力。研究发现大鼠间质细胞具有先天性抗病毒感染功能，其具有一种抑制机制，可通过激活 AMPK 快速降低激素诱导的类固醇产生，而 AMPK 是由间质细胞中的高 Amp 水平活的。此外，睾酮抑制对自身抗原的全身免疫反应，雄激素受体缺乏的小鼠睾酮免疫豁免损伤。睾丸间质细胞在睾丸先天免疫防御中也起着重要作用。在微生物入侵中，TLR、RIGIMDA5 和 Sting 对间质细胞的表达增加，从而产生大量的 IFN-1 和促炎细胞因子。此外外源性 DNA 病毒/细菌的入侵可诱导内质网中 Sting 的激活，激活下游 IRF3，并最终合成和释放抗病毒因子，如 TNF-α 和 IFN-α，或抗感染因子，如 IL-6 和 IL-I β。

5、睾丸支持细胞

作为血睾屏障的成员，支持细胞对睾丸的免疫豁免非常重要。支持细胞突变小鼠的细胞紧密连接处的超微结构破坏，血睾屏障功能减弱，精子细胞分化严重改变，伴随着大量的生殖细胞丢失，这表明血睾屏障有效地阻止了正常睾丸对晚期生殖细胞的体液免疫反应。支持细胞也有 toll 样受体的表达，其激活也导致大量的 IFN-1 和其他促炎细胞因子的释放。另外支持细胞吞噬凋亡生殖细胞的能力，在睾丸免疫中起重要作用。

（二）　男性生殖系统的细胞因子细胞因子是一类由免疫细胞(淋巴细胞、单核巨噬细胞)产生的具有调节功能的高性、多功能蛋白质多肽，在生殖系统内各种不同细胞间的局部调节中起重要作用，直接或间接调节免疫平衡。常见的细胞因子主要有 1L-2、IL-4、IL-6、L-10、TNF-α、TGF-β 等。IL-2主由化的工细胞产生，是一种细胞因子，能促进个细胞、自然杀伤细胞的增殖与分化，它导的免疫细胞增殖反应是整个免应答强程度的关键，TH-6 和TNF-α 则为在整个辅助性制性 T 细胞(Th)免疫失衡中起重要作用的角色。IH-4 和 IH-10 主要有 Th2 细胞产生，抑制 Th1 细胞因子的产生，即 IH-4IH-10可抑制巨噬细胞功能及多种促炎细胞因子的产生间接抑制自然杀伤细胞的活性，在细胞因子网络中属于正常调节。虽然间质细胞也影产生 TGF-β，但它们主要由支持细胞产生。TGF-β 是一种 Th3 细胞因子，具有免疫抑活性。激活素 A 在结构上与 TGF-β 相似，在生殖细胞中表达，具有相似的免疫作用支持细胞也表达大量的激活素 A 和激活素 B。激活素 A 抑制促炎细胞因子(包括 IL1 和 IL6 的表达，从而抑制睾丸炎症 。

第二节　抗精子抗体对男性生殖的作用

当男性的免疫平衡被破坏时，精子、精浆对于机体来说是一种自身抗原，则有可能产生一种复杂的病理产物一抗精子抗体 (antisperm antibody, ASA)

（一）精子抗体的产生引起睾丸免疫稳态破坏的因素很多，常见的有睾丸外伤、手术、感染、精索静脉曲张、隐睾等。睾丸外伤或睾丸手术时，睾丸的解剖屏障被破坏，精子抗原暴露于间质中的免疫系统，免疫细胞在攻击的过程中释放大量炎性因子，可以诱导 ASA 的产生。感染是另一个可以改变睾丸免疫微环境的因素，有学者认为感染时宿主免疫反应造成的损伤甚于病毒的直接损伤，病原体可以诱导炎症反应并且改变睾丸免疫耐受环境和血睾屏障的通透性。此外，微生物和精子抗原之间相似的分子模式与生殖道感染导致的抗精子免疫也密切相关，比如，沙眼衣原体、解脲支原体的 UreG 和精子的细胞核自身精子蛋白 NASP 都有相似的表位，也能诱发 ASA 的产生。

（二）抗精子抗体的种类

　　ASA 按照免疫球蛋白的种类可以分为 IgG、IgM 和 IgA 三个亚型，而根据这些亚型在机体中的分布情况，又可以分为循环型 ASA 以及生殖道局部 ASA。

　　(1) IgG 型 ASA：IgG 能够分泌至男性及女性的生殖道中，但由于其分子量较大，不能轻易地穿透黏膜，因此精液和宫颈黏液中的 IgG 滴度远远小于血清中的 IgG 滴度，仅由 IgG 的单独效应不足以引起精子凝集。

　　(2) IgM 型 ASA：IgM 分子量大于 IgG，因此生殖道体液中基本难以找到 IgM，它主要存在于外周循环中。当免疫系统攻击自身抗原时，最先产生的抗体为 IgM，而 IgG 一般在免疫细胞接触到自身抗原两周后才产生，但相较于 IgM，IgG 可以在外周循环中维持较长的时间。

　　(3) IgA 型 ASA：分泌性的双体 IgA 主要存在于人类精液、宫颈黏液或泡液中与黏膜免疫密切相关。精液以及宫颈黏液中的 IgA 能够释放分泌性的物质并吸附宫颈黏液中的糖蛋白，引起精子凝集，导致精子发生"震颤现象"，从而影响精子对宫颈黏液的穿透力。在辅助生殖中，当与 IgA 型 ASA 相作用的精子数>68%时，受精率将显著降低。

　　(三)抗精子抗体对男性生育力影响

　　ASA 可直接作用于精子而影响受精前和受精后的生殖过程。ASA 能够影响精子的运易、精子的活力和运动、配子的接触、早期胚胎的发育和移植、胎儿的发育，凝集的精子无法前向运动以及穿透子宫颈黏液的能力减弱。

　　1、抗精子抗体影响精子的运动

　　精子运动能力降低是许多患者不育的主要原因，这是由于精子无法顺利与卵子相遇并之合。ASA 能够吸附精子膜表面的抗原，但子细胞内部的亚细胞结构无法接触到 ASA。有学者推测，ASA 吸附在精子细胞膜表面后，其细胞上的跨膜蛋白功能将发生改变，从而影响细胞内代谢，降低精子活力。另一种解释为，精子活力的降低是由于 ASA 通过补体介导了精子细胞膜的破坏，从而改变了精子细胞的内部环境。IgG 型 ASA 通过激活补体，形成复合体，插入细胞膜的双磷脂层，导致仅有水和申解质通过，由于渗透压的巨大差异，水分子大量进入细胞，导致细胞破裂。在体外实验中，可以观察到大多数精子头部的顶体区域黏附于中性粒细胞，精子的活动能力降低了 43%~87%，这是由于沉积于精子表面的补体的 C3 片段能够募集其他终末成分来攻击细胞，影响了细胞膜的完整性，最终改变细胞形态，导致精子的裂解。

2、ASA 影响精子穿透宫颈黏液

精子顶体部分和尾部主段的表面抗原可以被引起精子制动和凝集的抗体所识别。ASA 能够通过影响精子活力和在宫颈黏液中引起精子发生"震颤现象"从而降低精子穿透官颈黏液的能力。宫颈黏液中，一种 15 kDa 的蛋白的氨基端可以看作一种分泌性白细胞蛋白酶的抑制剂，可以作为 ASA Fc 段的受体并与之结合，从而抑制精子的穿透。因此，官颈黏液如同一个免疫过滤器，将被 ASA 包被的精子阻挡在外，筛选出能够进入女性生殖道的精子，继续后续的受精过程。

精子表面的免疫球蛋白激活补体的级联反应，最终导致细胞裂解以及活化吞噬细胞的吞噬功能。不同亚型的 ASA 激活补体的能力不同，IgG 型 ASA 能够很好地激活补体，而 IgA 型 ASA 基本上无法与补体早期片段相互作用。当宫颈黏液中存在着 ASA 时，就为精子与补体发生作用创造了有利的条件。相较于循环中的补体而言，宫颈黏液中的补体活性大约为前者的 12%，因此在此处精子制动也需要更长的时间。

3、ASA 影响顶体反应 ASA 可以连接于精子的顶体从而影响顶体反应。有学者将正常生育男性的精子分别与不育患者的含有 ASA 的血清和正常生育人群不含 ASA 的血清共同育，发现与 ASA 阳性血清共同孵育的精子，其顶体反应率显著低于与不含 ASA 血清共同孵育的。但另一个研究团队用正常生育男性的精子分别与不育患者的含有 ASA 的精液和正常生育人群不含 ASA 的精液共同孵育，则得到了相反的结果，即含 ASA 的精液促进精子发生顶体反应。

4、ASA 对免疫细胞的作用

将正常生育或不育人群中 ASA 阴性的精液和免疫性不育患者的精液相比较，发现颗粒淋巴细胞的比率显著升高。颗粒淋巴细胞主要参与了抗体依赖细胞介导的细胞毒作用(ADCC)。ADCC 通过清除结合了抗体的抗原而发挥免疫调节作用，因此，精液中的 ASA 能够使颗粒淋巴细胞增殖和活化，从而使产生抗体的 B 淋巴细胞的比率降低。对于连接了 ASA 的精子而言，颗粒淋巴细胞通过 ADCC 作用可以杀伤黏附了 ASA 的精子。

第三节 系统性自身免疫性疾病与男性不育

系统性自身免疫性疾病，如系统性红斑狼疮、强直性脊柱炎等造成全身免疫功能的亢进，引起睾丸局部的免疫失衡，造成男性生育力的损伤，并且使用免疫抑制剂、细胞毒性药(如烷化剂)治疗系统性自身免性可能会导致严重的，甚至是不可恢复的案丸生精功能损害。

1.系统性红斑狼疮

系统性红斑狼疮 (systemic lupus erythematosus，SLE) 是一种累及多脏器的自身免意性炎症性结缔组织病，在多种因素相互作用下，T 淋巴细胞数量减少、功能降低，过度增生的 B 淋巴细胞诱发大量自身抗体，与体内自身抗原结合并形成免疫复合物，沉积在皮肤、关节、小血管、肾小球等部位，诱发全身多器官疾病。

近年来，SLE 对泌尿生殖系统的影响也得到了关注，SLE 男性患者所产生的抗原-抗体复合物亦可出现在男性泌尿生殖系统中。在超过半数的 SLE 患者中，抗核抗体检测显示为阳性，在 42%的 SLE 患者中抗双链 DNA 抗体为阳性，这些抗体的阳性检出率与抗精子抗体呈正相关性，并与病情的活动有关。间质性膀胱炎虽然并不常见，但却是 SLE 非常重要的临床表现，这可能源于免疫复合物所介导的膀胱血管炎。抗原抗体复合物也沉积于睾丸血管中，临床上可表现为睾丸血管炎。

研究者们根据美国风湿病学会的标准对 35 名 SLE 男性患者进行前瞻性评估，与对照组相比，SLE 患者的中位睾丸体积减小，精子总数降低，精子活动率及平均精子体积均显著下降。SLE 患者的精子异常发生率高，这与睾丸损伤密切相关。导致睾丸损伤的主要原因除了前面提到的在疾病活动期中，抗原抗体复合物沉积于睾丸血管之外，SLE 所导致的下丘脑-垂体-性腺轴功能障碍(促性腺激素水平升高) 和低雄激素血症也可能对生精上皮造成损伤。此外，高剂量静脉注射环磷酰胺治疗 SLE 可导致睾丸支持细胞功能障碍、睾丸萎缩及卵泡刺激素水平升高,这些改变会对原始精子细胞造成持久的损害，从而导致严重精液异常。

SLE 在疾病活动过程及治疗过程中均有可能对睾丸造成损伤，而这些损伤极有可能是不可扭转的，加之随之而来的激素紊乱对男性 SLE 患者的性腺功能造成严重影响，这些负性影响导致了精子质量的下降，最终导致不育。

考虑到这种疾病主要发生在生育年龄,多学科方法对于确定不育症的潜在风险因素并为这些患者提供预防措施至关重要。目前,有学者提出应在疾病过程的早期进行精子冷冻保存,以保持狼疮患者的最佳生育力。

2、强直性脊柱炎

强直性脊柱炎最常见的肾脏病变是继发淀粉样变性,文献报道长期活动性的强直性脊柱炎患者继发淀粉样变性的发生率在1%～3%,通常患者的典型表现是蛋白尿,并且有可能进展到肾功能不全。一但发生肾衰,预后就非常差。Gratacos 等报道 137 例强直性脊柱炎患者中有 10 例(占 13.7%)在肾活检中发现了淀粉样变性的阳性病变,然而随访 2～10 年, 仅仅有 5 例(占 6.9%)患者出现了临床症状。

强直性脊柱炎患者的另外一种肾脏病表现是 gA 肾病。gA 肾病的常见表现是血尿"蛋白尿,通常伴或不伴轻度肾功能损害,文献报道,这些患者中大约有 93%血清中 IEA 水平升高,27%肾功能不全。土耳其的一项小样本研究(21例土耳其患者和 25 例对照者发现男性强直性脊柱炎患者精索静脉曲张的发生率增加,该研究通过体验和超声检查发现:大多数强直性脊柱炎患者有单侧或双侧的精索静脉曲张, 这可能影响到患者的生育功能。另一项研究评价了65 例男性强直性脊柱炎患者的性功能勃起障碍情况,结果发现这些强直性脊柱炎患者的性勃起、性高潮功能、性交满意度和国际性勃起功能评分均显著下降。

早在 1926 年 Maric 等提出泌尿生殖系统的淋球菌感染与强直性脊柱炎有关,不少学者提出了非淋球菌感染性泌尿道炎症与强直性脊柱炎的关系更密切, 常见的病原体有沙眼衣原体、解脲支原体和克雷白杆菌属等。有学者认为,泌尿生殖系统感染是强直性脊柱炎重要的诱发因素,感染通过淋巴系统从前列腺、精囊等扩散到骶关节,再经脊柱静脉从播散到脊柱;感染还可以通过体循环引起系统性症状。另一方面, 免疫学机制也是强直性脊柱炎合并前列腺炎的可能发病原因。经由前列腺的病原体通过和 HLA-B27 分子发生免疫交叉反应而导致强直性脊柱炎的发生。此外, 有学者还在男性强直性脊柱炎患者的血清中检测到抗前列腺自身抗体, 认为自身免疫反应也可能导致强直性脊柱炎。

3、免疫性甲状腺疾病

甲状腺是人体重要内分泌腺，其分泌到血液中具有生物活性的甲状腺激素有四碘甲腺原氨酸(3，5，3，5-tetraiodothyronone，T4) 及三碘甲腺原氨酸(3，5，3-triiodothyronine，T3)，它们广泛参与机体的生长发育调节、三大物质代谢等多种生理活动。近年来，大量实验研究及临床资料证实:甲状腺功能对维持下丘脑-垂体-性腺轴的稳定起重要作用。甲状腺可通过对睾丸间质细胞、支持细胞、精子的影响而诱发男性不育 T3 能减少支持细胞中芳香化酶基因的表达，从而干扰生殖激素之间的正常转化，影响生殖激素的合成。T3 能影响间质细胞上 LH 受体基因启动子区域进而调控 mRNA 的表达从而影响 LH 受体蛋白合成。甲状腺激素通过影响生殖细胞骨架结构而改变精子正常形态，并且能提高钠钾 ATP 酶活性、增加线粒体基因表达而增加氧耗。甲状腺激素可通过影响精子的数量、形态、活力而导致男性生育障碍。

（孙邕　马林 ）

第二十五章 离子通道性疾病与男性不育

在精子与周边环境及卵子间的信息交换中，离子通道作为其中一个重要环节，参与精子活力、获能、趋化和顶体反应的调控。各种离子通道在精子上有各自的分布特点，其中些离子通道是精子所特有的。对于参与精子生理功能调控的离子通道，如果其结构或活性发生变异，将影响患病个体的生育力。囊性纤维化（cystic fibrosis，CF）患者的病因是囊性纤维化膜转导调节因子(cystic fibrosis transmembrane conductance regulatorCFTR) 发生了突变，该疾病呈常染色体隐性遗传。除了长期反复的肺部感染所导致的呼吸困难，绝大部分 CF 男性患者丧失了生育力。精子特有的电压依赖钙离子通道基因 CATSPER1 的插入突变可导致男性不育，且该突变所致不育以常染色体隐性遗传的方式传递。Hv1 和 CatSper 通道位于相同的亚细胞结构域，Hv1 和 CatSper 通道在人类精子中的联合作用为诱导雌性生殖道中精子活化所需的细胞内 pH 值和 Ca^{2+} 升高。Hv1 在精子活化中的重要性使其成为控制男性生育力的重要目标。迄今为止，人类不育与 Hv1 之间的唯一相关性是一些不孕症患者的精子 HVCN1 mRNA 水平较低。瞬时受体电位离子通道(transient receptor potential channel，TRP) 超家族由 28 个成员组成，其中 TRPP 亚家族基因缺陷与人类的多囊肾病（polycystic kidney disease，PKD)相关，它受常染色体显性基因的影响。PKD 患者具有死精子、不动精子以及精囊囊肿、射精管囊肿，导致男性不育。随着生殖医学基础研究和男性不育诊断技术的进步，相信会有更多影响男性生育的离子通道或跨膜转运载体病变被发现，本章节仅就其中的一部分离子通道做简单的介绍。

第一节 CFTR 功能障碍与男性不育

CFTR 基因位于人类的第 7 号染色体上 (7q31.2)，该基因的表达产物 CFTR 是一种 CAMP 激活的阴离子通道，能同时传导 Cl^- 和 HCO_3^- 的通道蛋白。CFTR 数据库中列出了大约 1500 个突变。最常见的突变是 F508、R117H 和

W1282X，其频率和其他突变的存在大度上取决于患者的种族。CFTR 功能障碍最温和的表现是先天性双侧输精管缺如，严重者则是囊肿性纤维化(CF)。如果仅一个 CF 等位基因突变，作为 CF 基因杂合子的患者可能出现先天性双侧输精管缺如而没有经典 CF 的肺、胰腺病变等临床表现；如果 2 个等位基因均出现突，并严重降低 CFTR 功能储备，则患者可能表现出完整的 CF 症状。CF 是 CFTR 突变导致的致死性常染色体隐性传病，在欧美地区是常见的严重遗传性疾病。CF 率无性别差异，但在在种族差异，白人的患病率约为 1：2 50 黑人为 1：15 00，亚洲人为 1：35 000，美洲原住民为 1：10 900。

男性胚胎发育过程中，中肾管衍生出输出小管、附睾管、输精管、精和射精管。有文献报道 CFTR 功能障碍可以影响射精管、精赛、输精管和附睾远 2/3 的形成，甚至可能与单侧肾发育不全有关。大约 80%的先天性双侧输精管缺如男性患有至少一种 CFTR 突变，随着更多突变的发现和鉴定，几乎所有患有先天性双侧输精管缺如的男性都可能被发现有突变。另外有研究报道称精子质量下降的健康男性中 CFTR 突变率较高。与一般人群相比，不育个体的 CFTR 杂合基因携带率要高 2 倍。然而，CFTR 在这方面的确切作用机制仍然有待研究。

【临床表现】

CFTR 功能障碍可累及全身多个系统，如呼吸系统、消化系统和生殖系统。相应的症状包括发育迟缓、反复的肺部感染、消化吸收障碍和生育困难。症状的出现次序和轻重受 CFTR 变异性质、年龄、脏器被累及的程度、既往治疗情况和其他疾病的影响。新生儿首发症状多为胎粪肠梗阻或消化吸收障碍导致的发育迟缓，其他症状可能随着年龄增加而陆续出现。

1、对呼吸系统的影响

出生时双肺正常，但黏稠的支气管分泌物最终会阻塞小气道，并成为细菌繁殖的场所。早期症状有持续的咳嗽、咳痰以及运动量下降。随病情进展，支气管壁增厚，气道内充满感染性分泌物。反复的感染使肺组织出现纤维化以及淋巴结肿大，肺脏气体交换功能下降，出现呼吸困难。患者胸廓成桶状，出现杵状指和皮肤发绀。后期并发症包括咯血气管扩张、肺动脉高压、肺功能衰竭和心力衰竭。死亡的主要原因为肺部病变所致的呼吸衰竭和心力衰竭。

由于长期的炎症刺激，鼻腔可见息肉。鼻窦内亦充满黏稠分泌物，鼻窦的炎症可引起面部疼痛、头痛和发烧。

2、对消化系统的影响

胎粪为新生儿排出的第 1 次类便，呈墨绿色黏稠状。如果患儿的胎粪过于黏稠，即可阻塞肠道，形成胎粪肠梗阻。CF 患儿发生胎类肠梗阻的概率为 10%~20%，此类患儿都将出现 CF 的其他症状。85%~90%的患儿存在胰液和胆汁分泌不足，消化脂肪和蛋白质的能力下降，出现消化不良的症状。即使食欲正常或亢进，患儿仍出现营养不良和发育迟缓。由于不能从食物中获取足够的脂溶性维生素 A、维生素 D、维生素 E 和维生素 K，可导致夜盲、拘楼病、贫血和出血性疾病。由于消化和吸收食物中营养成分的能力下降，青少年常出现营养不良和青春期延迟。患儿常有胃酸反流、肠套叠以及便秘。

胰脏内淤积的消化液会引发胰腺炎，长期的炎症作用导致胰腺纤维化。因为胰腺产生胰岛素的能力下降，所以 2%~3%的患者会发生胰岛素依赖型糖尿病。胆管内淤积的胆汁同样会引发肝脏炎症，长期的炎症可损害肝脏功能甚至形成肝硬化。肝脏的损伤导致清除血液中毒素以及制造凝血因子等重要蛋白质的能力下降。

3、对生育的影响

在精囊缺失的情况下，由于缺乏对前列腺酸性分泌物的缓冲，精液分析结果将是低容量(通常<0.5 ml)和酸性的无精子症。虽然经直肠前列腺超声可确认精异常，但先天性双侧精管缺如的诊断通常根据临床和液结果。97% CF 男性患者有先天性双侧输精管缺如，临床表现为梗阻性无精子症。另外，不育男性中 CFTR 杂合子的出现频率要比正会人群高出 2 倍，说明 CFTR 变异可以通过输精管缺如以外的方式影响生育。后来证实 CFTR 在精子上表达并参与了精子的能，这可以部分解释为 CFTR 变异会导致精液质量下降。

【诊断】

对有 CF 症状或家族史的患者，汗液盐分含量增高可确定诊断。

（1）血中免疫反应性胰蛋白酶原检测。婴儿出生后即可进行此项检测，患儿血液中胰蛋白酶原水平升高。虽然该法是新生儿的筛选项目，但它不属于 CF 的确诊性试验。

(2)汗液氯化物检测。又称汗水电解质测试或毛果芸香碱离子导人汗液测试，用于测量汗液中氯化物(盐的一种成分) 的量。在测试中将无色无味化学物质(毛果芸香碱)和少量电刺激施加到手臂或腿部的小区域以促使汗腺产生汗液。足月婴儿通常在 2 周龄时产生足够的汗液。对于胰蛋白酶原或产前基因检测阳性的婴儿，应尽快在 10 d 内进行检测，最迟为 4 周龄。

(3)基因诊断。抽取血样本、含有胎儿细胞的羊水或绒毛膜进行基因分析，可以确定有无 CFTR 基因突变。至少双亲中有一个这样的病变基因，他们的孩子才会有患病的可能。如果双亲都是 CFTR 杂合子，分别带有一个病变基因，其子代患病的概率为 25%。如果双亲一方或双方是高危人群，应在怀孕后行产前诊断，或对其生育的子代进行检测。

(4) 其他辅助检测手段。通过大便样本检测胰蛋白酶、糜蛋白酶以及粪便中的脂肪含量。抽取血样检测肝脏功能、血糖水平以及维生素含量。肺功能检查可显示呼吸功能受损情况。胸部 X 线或 CT 检查可发现肺部组织破坏或感染情况。

【治疗】

由于该病目前无法治愈,因而治疗的目的是延迟症状的出现和对症治疗,以提高患者生存质量。囊性纤维化可影响多数器官,应当依据患者情况制定一个全面的治疗计划。整个治疗过程需要医生、营养学家、物理治疗师和呼吸治疗师的共同参与。年幼患者的大部分护理和治疗则由其父母承担。

显然,所有先天性双侧输精管缺如的患者在进行生育治疗前都应该进行彻底的遗传咨询。由于精子发生在这些患者中通常是正常的,因此通过经皮或开放手术从附睾或睾丸获取精子的取出技术通常可以成功地为 ICSI 提取优质精子,且妊娠率与新鲜标本观察到的相似。

【预后】

预后受 CFTR 变异性质、患者年龄、脏器被累及程度、既往治疗情况和其他疾病的影响,主要取决于肺脏受累的程度,通常在肺功能受损后数年死于呼吸衰竭。少数患者死于肝脏疾病、出血进入气道或外科并发症。多因素改善可以提高 CF 患者的生存率:早期诊断、基因型-表型检测、营养支持、更有效的肺干预、多学科专业监测、CF 治疗中心的建立以及最近发展的精确医学。受到完善医学照顾的 CF 患者大部分可以活到四十多岁,而不发达国家和地区(例如非洲) 的患者寿命在二三十岁。

第二节 CatSper 功能障碍与男性不育

完整的离子通道通常由成构成通道的蛋白和一个或多个辅助亚基组成。目前已知精相关钙离子通道 CatSper 蛋白复合物由七个亚基构成:具有 4 个成员的 α 亚基(CatSper1CatSper2、CatSper3 和 CatSper4) 构成离子通道,以及作为辅助亚基的 CatSper β、CatSper γ 和 CatSper δ。该家族基因 CATSPER1 位于人类染色体 11q12.1,CATSPER2 位于 15g15.3,CATSPER3 位于 5q31.1,CATSPER4 位于 1p35.3。4 种 CatSpera 亚基在 TM 区域具有高度同源性但序列同一性相对较低,范围为 16%~22%。Northern 印迹分析显示 CatSper1、CatSper2、CatSper3 和 CatSper4 的 mRNA 仅存在于小鼠和人睾丸中使用原位杂交技术发现 CatSper2 转录在精子发生早期 (粗线期精母细胞)开始,而 CatSper1、CatSper3 和 CatSper4 仅在晚期 (精子细胞) 转录。CatSper1 的表达仅限于成熟精子尾部主段纤维鞘上方的质膜,CatSper 基因的表达模式表明它们在精子生理学和生育力中的关键作用。弱电压依赖性而 pH 值敏感性的 CatSper 是小鼠和人类精子中存在的唯一一组成型活性 Ca^{2+} 通道,使用全细胞膜片钳技术发现通过 CatSper 的 Ca^{2+} 流入会引发精子超活化运动。CatSper 也是控制精子趋化性的理想位置,因为引导精子朝向卵子的"趋化性转向"取决于 Ca^{2+} 流人鞭毛引发的不对称鞭毛运动。细胞内环境碱化可激活 CatSper,通过 CatSper 流入鞭毛的 Ca^{2+} 可能激活位于精子颈部的细胞内钙库,随后钙库释放 Ca^{2+} 促成顶体反应。

CatSper 基因敲除实验证明离子通道蛋白或辅助亚基的缺失都将导致雄性小鼠丧失生育力,尽管它们具有正常的精子数量和活力,但在获能培养液中不能获得超活化运动。上述表明功能性 CatSper 蛋白是获能期间精子超活化所必需的。有趣的是,CatSperpβ、CatSper γ、CatSper δ、CatSper2、CatSper3 和 CatSper4 在 CatSper1 基因敲除精子质膜上均无法检测到,这表明所有 CatSper 亚基都是正确通道组装所必需的,缺少单个亚基可能导致剩余的 CatSper 蛋白质降解。

CatSper 功能障碍与男性不育的研究报道较少。2003 年在 15q15.1-15.3 的先天性红细胞生成性贫血Ⅰ型(CDAI)基因的定位克隆过程中,研究者发现先证者还患有弱畸精子症和非综合征性耳聋,他的两个兄弟也有类似的表型。三个兄弟都是 CDA1 突变的纯合携带者以及染色体 15q15 上有长约 70 kb 的缺失，该缺失涉及 4 个基因(CATSPER2 最后 2 个外显子，STRC、CKMT1 和 KIAA0377 前 24 个外显子)。纤毛蛋白基因 STRC 和 CATSPER2 基因缺失可以解释观察到的耳聋和男性不育表型。另外 3 个表现为耳聋-不育综合征(DIS)的伊朗家族在 15q15.3 检测到的 90～100 kb 的缺失，包括基因组水平上 STRC 和 CATSPER2 的完全丧失。2009 年 Avenarius 报道从两个近亲的伊朗家族分离出常染色体隐性遗传性男性不育症。在两个家族中均证实了染色体 11g13.1 上 11cM 区域的血缘同源性，该区域含有人 CATSPER1 基因。变性高效液相色谱和受影响家族成员 CATSPER1 的双向序列分析揭示了两个独立的插入突变 (c.539-540insT 和 c.948949insATGGC)，预计会导致移码和过早终止密码子。基于动物基因敲除实验结果，可能七种已知 CatSper 亚基中任何一种的功能丧失性突变都会导致男性不育。

【临床表现】

1、对生育的影响

CATSPER1 的突变与非综合征性男性不育症有关,患者表现为精液指标异常:包括精子活动率低于正常阈值或未见活动精子、精子数量减少、形态异常精子增加和精液量减少在 DIS 患者中，对法国家族三兄弟中的两个兄弟进行常规精液分析,发现精液量和 H 值正常,但存在精子数量降低(其中一个患者)、精子活力降低、前进精子百分比低于正常值以及异常形态精子增多 (主要的异常精子形态是盘绕和成角度的鞭毛)。在伊朗家族的受影响男性中观察到非常相似的临床表现，其中包括畸形精子、短而卷曲的鞭毛和精子活力降低。包括 CATSPER2 在内的连续缺失 DIS 患者中形精子明显增多，提示 CATSPER2 除了在超活化运动中起作用外可能对精子的正常发育也很重要。

2、其他临床症状

在 DIS 患者中，STRC 的突变导致非综合征性听力损失，这种听力损失是语前和非进展性的，患者前庭功能是正常的。在所有报告的受影响男性中，所有频率 (0.25~8 kHz)的听力损失程度为中度至重度。

【诊断】

临床上，目前对 CatSper 功能障碍患者尚无推荐的特异性检查方法。对于疑似CATSPER2 相关男性不育的患者，由于连续基因缺失也包括 STRC，而

STRC 的突变或缺失与听力损失有关，所以应完成耳科检查和听力学评估。从理论上讲，在没有听力损失的情况下 CATSPER2 中的点突变也可能与不育有关，实际上，由于仅鉴定了与 CATSPER 相关的少量突变，因此与这些疾病的基因型表型有相关性的知识是有限的对于怀疑与 CATSPER 相关的男性不育症患者，建议进行分子遗传学检测以确定致病基因。

【治疗】

没有推荐的方法用于逆转 CATSPER 相关的形态学或运动性缺陷。对于寻求生育自己后代的 CatSper 功能障碍患者，从生殖技术层面可以进行辅助生殖技术助孕，植入前遗传学诊断可能很快就可以用于帮助患者生育健康后代。在进行生育治疗前，都应该进行彻底的遗传咨询，尤其是 DIS 患者。如果父母各携带一个 CATSPER 突变，子代有 25%的概率继承 2 个突变而发病，50%的概率成为携带者。

第三节　瞬时受体电位多囊蛋白离子通道功能障碍与男性不育

瞬时受体电位多囊蛋白（transient receptor potential polycystin，TRPP）是瞬时受体电位通道(TRP)家族中的一个亚家族。TRPP 亚家族与人类中的多肾病 (PKD)相关，属于常染色体显性遗传基因，因此该病又称作常染色体显性多肾病 (autosomaldominant polycystic kidney disease，ADPKD)。该通道由 2 种蛋白质组成，即 PKD-1 和 PKD-2。PKD-1 位于 16 号染色体(16p13.3)，被重新命名为 TRPP1，表达的蛋白质在离子通道充当受体。而 PKD-2 位于 4 号染色体 (4q22.1)，被重新命名为 TRPP2，表达的蛋白质为阳离子通道。PKD2 还有两种同源蛋--PKD-2L1 (10q24.31)和 PKD-2L2 (5q31.2)别重新命名为 TRPP3 和 TRPP5。在人类精子上可以检测到 TRPP1、TRPP2、TRPP3 和 TRPP5 蛋白的存在。

多囊蛋白家族卵胶受体(polycystin family receptor for egg jelly，PKDREJ)基因位于人类的 22 号染色体，在哺乳动物睾丸中有特异性表达。通过原位杂交技术检测，发现它仅表达于生精谱系并最终定位在成熟精子头部。这种无内含子基因编码的蛋白质属于多囊蛋白家族，具有 11 个跨膜结构域。虽然推测这种蛋白质可能在人类生殖中发挥重要作用，并已经检测到表达产物的多种剪接变体，但尚未确定它们的生物学性质。

ADPKD 是一种常见的遗传性疾病，根据国外文献，约 800 例活产婴儿中可出现 1 个患者。1 型 ADPKD 由 PKD1 基因突变引起，占 85%～90%，而 2 型 ADPKD 由 PKD2 基因突变引起，占 10%～15%。

虽然 ADPKD 是一种多系统疾病，但治疗的重点是肾脏。至于围绕 ADPKD 的许多生育问题，目前主要是病例报告和小型研究，并不足以得出确切的结论来改变临床实践。

【临床表现】

1、对生育的影响

患有 ADPKD 的男性在生育方面会面临一些困难，临床上可以表现为死精子症、重度弱精子症、精囊囊肿和射精管囊肿。

ADPKD 男性患有死精子症或伴有高死亡精子比例的精子活力低下，然而在脊髓损伤患者中也经常发现死精子症。2003 年 Fang 等对包含 4 108 名不育男性的数据库进行了死精子症评估，发现 29 名男性患有与脊髓损伤无关的死精子症，其中有 6 名 20.7%)患有 ADPKD 精子的尾部包含其运动装置，由 2 个中央微管和将其包围其中的 9 个双体微管组成这种 9+2 结构称为轴丝。一项研究调查 ADPKD 患者的精子，发现由于鞭毛出现了 9+0 超微结构缺陷而精子完全不能运动。在这项研究中，1 956 名不育男性中有 16 名以不活动精子为突出表现，其中 4 例诊断为遗传自母系的 ADPKD 并且发现有轴丝 9+0 缺陷。

有研究显示，通过超声检查，ADPKD 患者精囊囊肿患病率为 39%～60%。对 6 名精囊囊肿和 ADPKD 的患者注射造影剂后进行射线造影研究，发现囊肿是由正常曲折的囊泡病理性扩张引起的。在 X 线检查时没有发现阻塞迹象，因为造影剂可以自由流动并且在囊泡抽吸液中可以找到精子。所以精囊囊肿引发的生育问题归因于精囊内容物的排出动力障碍，而不是机械阻塞。

2、其他临床症状

ADPKD 通常导致终末期肾衰竭，这是血液透析和肾移植的主要原因。ADPKD 患者的表现包括肾脏囊肿增大以及其他器官（包括肝脏和胰腺）的囊肿，血管异常如颅内动脉瘤、主动脉夹层和主动脉根扩张，可能危及生命。

【治疗】

手术治疗。有一位精囊囊肿和射精管囊肿的 ADPKD 患者接受尿道射精管切开治疗。手术后患者的精液参数有所改善，其女性伴侣随后怀孕。然而，在另一项研究中，4 例患者的经尿道射精管切除治疗中仅 1 例患者改善。

在一篇报道中有 4 名患者接受了体外受精/卵细胞胞质内单精子注射治疗，其中 3 名完全无活动精子且均未成功使女方受孕，第 4 名患者有少量 9+2 轴丝结构的活动精子并在助孕后生育了一名男婴。这表明中央微管可能在胎儿发育中起作用，缺乏中央微管的精子无法正常受精。

【预后】

ADPKD 通常导致终末期肾衰竭。2 型疾病的患者终末期肾衰竭发作较晚，平均 69.1 岁需要肾脏替代治疗，而 1 型患者平均 53 岁就需要肾脏替代治疗 。

（马林　孙邕 ）

第二十六章 环境、物理、化学因素与男性不育

随着社会经济全球化、科学技术飞速发展、工业化的扩张，现在的社会环境呈现出纷繁复杂的局面，不可避免的是自然环境也发生了巨大的变化。20 世纪中叶，最初的环场污染是空气和水的污染，出现了许多公共卫生事件，警示人类生活环境的变化，可能给人类带来危害。据统计，在过去的 50 年间，男性精子数目几乎减少了一半，并且还以每年 2.1% 的速度在减少。据统计，20 世纪 40 年代，男性平均每毫升精液中含精子 1.3 亿个，现在减少到 6600 万个。1960 年，每毫升精液中精子少于 2000 万个的男性占 5%，到了 90 年代这个比率增加到 15%。国内谷翊群教授团队，通过对 1980 一 2005 年间，覆盖全国 14 省共计 5834 名有生育力男性精液的 11 个研究课题分析，得出结论，1980-2005 年中国有生育力男性精液参数中精子浓度和精子总数呈现下降趋势。精子浓度、活力在悄然衰退的同时，畸形精子的比例在增多，其活力、穿透力、致孕率在下降。同时，环境问题的变化使得睾丸肿瘤的发病率也不断上升，尤以北欧国家最为显著，在过去的 40 年，睾丸肿瘤的发病率从 3.2/10 万上升到 4/10 万。美国白人中睾丸肿瘤的发病率从 2.0/10 万上升至 3.7/10 万，仅 2017 年美国新发病例 8850，而 2016 年为 8720，呈现缓慢增长态势。而且，许多研究证明，近些年隐睾、尿道下裂的发生增加也与环境的变化有关。

越来越多的证据证明现代人类的许多疾病与环境因素有关，人类生殖功能异常及生殖能力下降，都与环境中接触的广泛分布的化学物质有关，越来越多具有生殖毒性的物理和化学因素，被人们认识。因此也可以认为，许多男性不育的发生其实就是环境因素与生物因素，甚至社会因素相互交织在一起的结果。在男性不育发病率日益上升的现代工业化社会，环境因素、物理因素、化学因素与男性生殖健康的关系，将是关系到人类繁衍的重大问题。

第一节 环境内分泌干扰物与男性不育

1、环境内分泌干扰物

环境化学物对人类健康和生态环境的影响一直是人们关注的焦点，研究

的最多、结果最明确的就是环境内分泌干扰物。这些化学物干扰机体内自然激素的合成、分泌、转运结合、消除等过程，改变内分泌系统与生殖系统的正常功能，故称为环境内分泌干扰物(environmental endocrine-disrupting chemicals, EDCs)。EDCs 广泛存在于自然界，通过工业生产、垃圾和塑料制品的焚烧、日常生活中洗涤剂的使用、农药的残留等途径污染水源、土壤、空气。由于不易降解，EDCs 可通过生物链的层层聚集浓缩，最终经过人体的消化道、呼吸道或皮肤进入体内，引起人体包括生殖系统在内的多系统功能的改变。EDCs 甚至还可在母体脂肪中残留，通过胎盘传递给胎儿。

环境雌激素是环境内分泌干扰因素中种类最多、对男性生殖影响最大、目前研究较多的物质。根据其来源、化学结构，分为：人工合成的雌激素如己烯雌酚(DES)；植物真菌性雌激素，如异黄酮、玉米赤霉烯酮等；环境化学污染物，如烷基酚类(壬基酚、辛基酚)、多氯联苯类(PCBs)、二恶英类(PCDD)、有机氯农药(DDT)等，世界环保组织列出的 EDCs 已有 70 余种。其中，多氯联苯(PCBs)就是一类持久的环境污染物，广泛存在于 20 世纪中叶。许多研究都证实了，多氯联苯与男性生殖功能的损害存在很大关系，损害包括精子的数量、活力、形态，精子 DNA 的完整性和生殖激素的平衡。研究发现，在有些不明原因不育的男性精液中，可以检测到 PCBs 的存在，且精子总数与精液中 PCBs 浓度呈反比。对台湾 1979 年孕期食用 PCBs 污染油的母亲所生的男婴进行了队列研究，1998 年随访检测结果显示，暴露组异常形态的精子增多，精子活力和精子穿透能力明显下降。动物实验表明，

邻苯二甲酸染毒期间，大鼠睾丸和附睾严重萎缩，附睾尾精子数量显著减少，精子死亡率和畸形率显著升高。已确证杀虫剂二溴丙烷(DBCP)与人类不育有关，1999 年轰动一时的公共卫生事件中，美国一家 DBCP 加工厂有 25 名男性接触 DBCP，其中 9 名发生无精子症。长期小剂量接触有机磷农药也使精子浓度明显下降。农药与精子质量 Logisitic 回归分析发现，长期接触农药对精子浓度、精子存活率、快速前向运动率及精子正常形态率均有负面作用。

2、环境内分泌干扰物对男性生殖系统的作用机制

(1)通过受体途径干扰体内激素平衡：EDCs 与雌激素受体(ER)结合并诱导 ER 的二聚体化，在反式作用雌激素反应元件(ERE)控制下特异性地与细胞

核内 DNA 结合域结合，诱导或抑制有关细胞生长和发育的基因转录，启动一系列激素依赖性生理生化过程。EDCs 还可与雄激素受体(AR)结合并充当拮抗剂，通过不稳定的受体构象而在蛋白质的作用下降解 AR 或不释放受体关联蛋白，影响 AR 与 DNA 结合，干扰 AR 的二聚化，即与雄激素结合的同时作为配体和 AR 结合并形成不与雄激素反应元件(ARE)结合的混合二聚体，抑制雄激素反应基因的转录激活，导致一系列生殖功能的紊乱。

(2)直接调节细胞信号途径，产生应答，阻断氨基丁酸(GABA)调控氯离子通道。EDCs 导致隐睾发生的机制与胰岛素样生长因子及其受体基因突变有关。胰岛素样生长因子以雌激素依赖方式促进睾丸引带始基的生长和分化，影响睾丸下降。血胰岛素样生长因子水平下降及受体基因突变，可能与隐睾的发生存在关联。

(3)调节凋亡途径:Fas 与靶细胞表面 Fas 受体结合后，与含死亡结构域的 Fas 相关蛋白结合，是细胞凋亡的重要环节。细胞凋亡在睾丸发育过程中扮演重要角色。EDCs 结合 ER 或 AR 后可能干扰睾丸 Fas 的表达，但最终能否影响睾丸的发育和功能，需要进一步的证据证明。

(4)其他途径:壬基酚、辛基酚等 EDCs 能够破坏细胞内稳态，通过抑制钙 ATP 酶,影响细胞间 Ca^{2+} 的流动性，从而阻碍细胞对钙的吸收。有些 EDCs 还能直接作用于睾丸细胞，通过抑制睾丸间质细胞激素酶的表达，抑制睾酮的生物合成，使睾丸发育停顿或延迟，并影响其下降。

第二节　金属元素与男性不育

自然界含有各种金属元素，现在的研究发现，其中一部分能对生殖系统造成危害，研究比较明确的如下。

(1)铅:铅是最早被研究的职业接触影响生殖功能的物质。近 20 年来，很多横断面的研究都证明了铅接触能对男性精子计数产生不利影响，还能导致其他参数异常。进一步的研究发现，体内的铅还可以通过与锌竞争在鱼精蛋白的结合位点，进而影响精子 DNA 的重组与包装，影响精子头部遗传物质的稳定性，因此有极强的生殖毒性和胚胎毒性，夫妇双方只要有一方从事接触铅的作业，就有可能发生流产、早产。但是常规的精液分析一般不能早期发现精子的这种异常变化。

(2)锰:是炼钢工业、化学工业等的职业接触物，也是汽油添加剂。二氧化锰可以使人丧失生殖能力，长期接触能导致男子性欲低下或勃起功能障碍。但是锰也必不可少，被睾丸吸收后，参与精子的生成，缺乏时可以阻止精子的发生。

(3)镉:职业吸入镉尘或镉烟雾，主要损害男子睾丸精曲小管的生精上皮细胞和间质细胞，使睾丸发生退行性改变，甚至导致睾丸、附睾出血坏死，睾酮生成减少;还可以抑制精子运动。

(4)汞:接触有机汞可以导致精子生成障碍和受孕率降低。职业接触无机汞的男子性欲低下、勃起功能障碍，甚至精子生成障碍。长期接触汞有明显的致畸效应。

(5)铭:对其研究不多，实验观察发现它能影响精曲小管内精子细胞生成。

(6)铜:糖酵解和氧化代谢是精子运动的能量来源，铜可以明显降低精子的糖酵解水平，同时还能抑制其氧化反应，此外可以直接杀死精子。目前认为铜是对精子最有害的金属元素。

(7)银:可以引起睾丸退行性改变，还能抑制精曲小管内精子的发生。

第三节　电离辐射与男性不育

生殖细胞比一般体细胞对辐射敏感得多。研究射线对生殖细胞的损伤效应有着重要的意义，而且，敢射线也是物理因素中对男性生有力影响较大的危害。研究发现 1 次小剂量电离辐射(200GY~300GY)即可查成生精损害，而较大剂量(600cGY~800CY)则可使生精功能完全丧失(注:1 次常规胸透的射线量为 0.3cGY)。辐射引起人类体细胞有一丝分裂时染色体畸变已有很多的报告，但是，射线诱发人生殖细胞减数分裂时染色体畸变的报告却还很少。因此从事工程技术、金融分析、电脑管理的男性要比从事其他职业的男性更有可能发生不育。

机体吸收辐射能量以后，首先发生分子水平的变化，特别是生物大分子的损伤。损伤作用机制包括直接作用和间接作用。直接作用是指辐射直接作用于具有生物活性的大分子，如核酸、蛋白质(包括酶类)等，使其发生激发、电离或化学键的断裂而造成分子结构和性质的改变，从而导致组织细胞发生一系列的生理功能障碍，进而导致机体正常功能与代谢作用的障碍。间接作用是指辐射作用于体液中的水分子，引起水分子的电离与激发，形成化学性质非常活泼的一系列产物，如自由基和水化电子，然后再通过这些产物的间接作用造成生物分子损伤。自由基及水化电子具有很强的氧化还原能力。上述两种作用机制，可以使生物大分子发生多种改变，如分子构型发生变化或某一基团被破坏等。对酶分子来说，可能导致分子构型变化，或破坏某一氨基酸的残基，或使巯基氧化，或使酶的活性中心被破坏；对 DNA 分子来说，可能引起单链或双链断裂、交联，或破坏某种碱基。

DNA 的分子损伤和代谢障碍可以导致细胞分裂延迟、染色体变化和结构的破坏。在生物大分子损伤的基础上，细胞代谢发生变化，细胞功能及其基本结构遭到破坏，从而引起亚细胞及细胞水平的损伤效应，并且损伤的程度与辐射剂量和持续时间相关。当辐射剂量达到 25 cGy 时，最敏感的增殖性精原细胞开始受损，精子数量开始减少，当达到 75 cGy 时，出现少精子症。当辐射剂量再升高时，随剂量增加康复时间也延长，当辐射剂量超过 400cGy 时，康复时间延长至 5 年，甚至引起生精干细胞受损，导致不可逆性损害。对遭受原子弹爆炸、职业性射线暴露和放射治疗患者的研究使我们得到了很多的证据。在损伤修复后，在生物大分子 DNA 中还可能存在突变的基因，可能出现远期效应，如致癌效应或遗传效应等。

第四节　高温与男性不育

在 1941 年，McLeod 和 Hotchkiss 首次发现温度升高对精子发生有有害影响。动物实验研究发现，雄性动物置于 38.5°C，5min 后，其交配及生育力下降。如果将睾丸移植于腹腔一段时间，则精子生成就会停止。每天给睾丸局部加温 30 min，15~20d，即可以对生精过程产生不利影响，包括精子浓度、形态、活力等参数。超过 38℃的高温能抑制精子的生成达 6 个月之久，在减数分裂后起较为明显的损伤作用，影响的程度取决于高温的程度和高温持续的时间。有报道认为，高温还能损伤精子的 DNA，使精子 DNA 的完整性遭到破坏。

第五节　微波及电磁场与男性不育

1、微波与男性不育

微波是一种频谱在300~30 000MHz 的电磁辐射，它不仅用于通信，也同时用于橡胶及塑料制造业、制陶业和皮革加工业。研究长期暴露于微波中的技术员，发现70%的一究对象存在性欲变化，74%的存在轻度的精子浓度和活动力下降，但形态正常。在终止是露3个月后，精液指标有所改善。

雷达微波辐射能导致精子出现异常变化，对雄性生殖能力有明显的伤害作用。关于波对精子的影响，首先，在精子生成前后干扰细胞DNA的复制及染色体的正常分配。可能最终导致形成的异常染色质结构与精子细胞的比例和异常程度均明显升高;其次、干扰精子生成时细胞质的正常分裂;再次，还能影响精子细胞的生化代谢，研究发现睾丸中5-核苷酸酶、ATP酶、碱性磷酸酶、琥珀酸脱氢酶等活性下降;最后，微波辐射还可以干扰精子在附睾的成熟及贮存。在对雷达作业人员的研究中已经发现，雷达作业人员精子活力低、精子浓度下降、精子细胞 DNA 链损伤的比例增高，而且与非微波接触男性相比精液中双头精子、颈部和中段缺陷精子、无定形头精子、大头精子等的比率及总畸形率著增高。大头精子和双头精子会因为头部重量过大而向前运动的速度受影响，颈部和中缺陷或有其他缺陷的精子由于尾部摆动能力降低或消失，而运动能力降低或无法运动手机通话是通过高频电磁波将电讯号发射出去的，发射天线周围存在微波辐封(300MHz~300GHz)，微波的发射是从高到低的，依次向天线部→听筒部→键盘部→活筒部发射。少量的微波辐射对身体影响不大，当微波超过一定限度或长时间的蓄积时、可能危害健康。约有40%的微波被人体吸收到体内深层，导致器官发热，而人体本身并无感觉，可使精子数量减少、精子活力下降等。故育龄男子使用手机时要注意自我保护、减少或不用大功率手机，避免长时间使用，以减少微波对人体的辐射次数和时间。必要时、多食用一些富含优质蛋白、磷脂以及B族维生素的食品，以增强抗辐射的能力、保护生殖器官的功能。

2、电磁场与男性不育

电磁场来源主要有无线电、电视、磁共振影像设备、输电线、电热毯及电热水床等磁场通常由家用或工业电子设备产生，频率、强度、波长均不同。磁场强度用期。

(T)来衡量，与电流大小和距离有关。低频、高强度磁场(>10mT、50~60Hz)对人有害。正常环境极低频率暴露常常低于 0.3mT。目前比较一致的观点是放低率日精子发生无影响。高频、中等强度的磁场能影响实验动物各种生精细胞的比例。无线电全业员工与其他行业的员工相比精子浓度下降的比例更高、但也有一些研究不能证实这关系。

第六节　化学因素与男性不育

在化学因素中，导致男性不育的因素包括有机溶剂、农药和洗洁精等、最近的资料表明，一些普遍在工厂车间使用的化学物质和药品对男女生殖功能都可能造成损害、例如，男工接触化学烷基汞、麻醉剂气体和合成的雌激素、可致精子发育不正常、雌激套过表症、阳痿、不育或因精子的质量问题造成妻子流产，塑料制品使食物和空气被乙烯氯化物和磷苯二甲酸酯污染，影响生殖功能。化妆品中异分子聚合物、P-氰苯、环氯乙烷环四聚物可引起睾丸的不可逆性损害。农业应用的除草剂、杀真菌剂环乙烯亚胺、杀螨剂四氯联苯和硫化物都可影响睾丸生精功能。

1、有机溶剂

在工业的许多领域都要使用有机溶剂，尤其其中有些具有高度的挥发性，使从业的个人不知不觉接触到高水平的有机溶剂。有许多生殖方面的损害时有报道，如自发性流产。先天性畸形、青少年肿瘤的发生。对于这方面的评估还很少，因为从事这类工作的人员众多，这种职业的暴露有时是不可避免的，而且职业接触的往往还是多种有机溶剂，研究单一成分的影响是非常困难的。

(1)乙二醇醚:重要的有机溶剂，分布广泛，是涂料、黏合剂、染料、稀释剂、印刷油墨的主要成分，一般认为较为安全，因为它的挥发性不强。研究发现油漆工、化工厂工人、金属铸造工人、半导体工厂工人精子质量下降。接触有机溶剂的不育男性与不接触有机溶剂的不育男性相比，虽然精子质量相差不大，但倾向出现更多的不育。而且，接触有机溶剂的男性较健康男性，尿中能探测出乙氧基乙酸。因此欧盟认定乙二醇醚为生殖毒性物质，禁止接触皮肤。

(2)二硫化碳:主要被用于粘胶人造丝纤维加工过程，及四氯化碳的生产和化学分析中。研究认为，二硫化碳虽然没有导致血清生殖激素的异常变化，但长期接触能影响男性的性欲，造成勃起功能障碍。在高浓度的环境下，还会影响精子的质量。

（3）丙酮：常被用在制造胶水、橡胶黏合剂、牙科用腔洞填充料中。暴露于苯乙烯和丙酮的强力塑料生产后，精子的形态和活力均较没有接触史的不育男性明显异常。单独分析每一种接触物的影响是很困难的，因为几乎无法选择到对照组。

其他研究的较为清楚的还有三氯乙烯、四氯乙烯，它们常被用在去污剂中，研究证明能影响男性精子的活力与形态，并且能明显延长男性的受孕时间。另外，二溴丙烷能降低精子的质量；制造爆炸物的三硝基甲苯能影响精子的活力与形态。

2、农药

关于职业暴露的生殖健康问题，最早的研究对象是农民和制造杀虫剂的工人，发现他们长期接触的二溴三氯丙烷能损害生精上皮，影响基因的表达，降低生育力，增加女方自然流产的风险。

其后，通过对其他农药研究，发现许多其他农药成分也能损害人的生殖功能。二溴乙烯是许多农药的成分，能够预防果木的病虫害，同时，也能影响精子浓度、活力、形态。伐菌唑灵具有抗雄激素活性，导致长期接触的工人血清卵泡刺激素水平增加。十氯酮是具有雌激紧活性的杀虫剂，长期接触能导致精子的活力下降。有人研究发现，在精子质量较差的人体内除草剂甲草胺和阿特拉嗪、杀虫剂敌匹硫磷有较高的检出率。还有人做了个有趣的研究，发现果农或在温室工作的人员在喷洒农药的季节，使异性受孕的时间明显延长，而且，在温室工作人员的精子浓度和活力下降与在温室工作的时间有一定关系。

许多杀虫剂，例如十氯酮，能持续存在环境中和（或）生物蓄积在食物链中，除了对体内内分泌产生影响，可能对人类的生殖影响还很深远。一些近来的研究表明，持续的有机氯污染，包括多氯联苯，也能影响精子的活力和精子 DNA 的完整性。

3、洗洁精

是由烷基苯磺酸钠、脂肪醇聚乙烯等各种化学成分合成的，从理论上讲无毒，但有些有害物质的单体可经过皮肤、消化系统进入体内，被人体吸收。医学研究发现，如育龄夫妇过多使用或接触洗洁精，其中的有害成分会损害精细胞和卵细胞。

（孙邑 马林 ）

第二十七章　不良生活方式与男性不育

随着现代化的进展，人类的生活更加舒适、方便。但是，现代的生活也使许多人养成了许多不良生活方式，比如吸烟、酗酒、过度节食、偏食、长期服药、久坐、长时间骑车或开车、很少参加或不参加体育锻炼等。这些不良生活方式会对男性的生殖健康产生不利的影响。近年来，男性不育的患者，出现逐渐增多的趋势。我国农村男子患不育症的占 4%~5%，城镇男子稍高，在 7%左右，在工业发达、人口稠密的城市，男子不育患者则高达 10%左右。很多研究证明，如果能改变不良生活方式，很多男性的生育状况都会得到改善。

第一节　药物与男性不育

药物能治疗疾病，但某些药物也可以影响人类的生殖功能。药物对于男性生殖影响的强弱，不仅与本身药理作用有关，还与个体敏感性和个人体质有很大关系，并非所有的服用者都会性欲低下或不育。

1、违禁药品

许多违禁药品对男性的生育有很大的损害，应该避免使用，尤其是男性在准备生育的情况下。大麻能抑制精子的生成、浓度、活力，使畸形率增加。高剂量的阿片类药物能导致性欲下降、勃起功能障碍。阿片类能抑制 LH 和黄体激素释放因子，导致睾酮生成下降;阿片类物质能直接抑制垂体功能。高剂量的可卡因能导致勃起功能障碍，高剂量的苯丙胺类影响性欲。

2、抗高血压药

高血压的药物治疗是非常重要的，但是有些药物会对睾丸的功能产生很大的影响。准备生育的男性，应该使用对睾丸功能影响小的抗高血压药物。

大部分的抗高血压药物通过影响性功能，对生育产生不良的影响。高血压的发生人群多为老年男性，老年男性也是勃起功能障碍的高发人群。对于本已经血管功能不佳的男性,抗高血压药物会使流向生殖器的血液更为减少。

噻嗪类利尿剂通过减少血管阻力，导致流向阴茎的血液减少。普萘洛尔能降低性欲和导致勃起功能障碍。阿替洛尔和美托洛尔能降低性欲。血管扩张剂自身不会影响性功能,因为它不干扰交感神经的反射。但是 β 受体阻滞剂与利尿剂连用,往往会影响男性性欲和世潜能,可以考虑把 β 受体阻滞剂换成血管紧张素转换酶抑制剂。

螺内醋能影响下丘脑-垂体-性腺轴,因此对生育也会产生影响,而且应避免与双氢睾酮连用,否则将影响睾酮的产生,导致性欲下降、勃起功能障碍,显著影响精子发生。

钙内流是精子顶体反应的前提,钙通道阻滞剂被认为潜在地影响精子正常受精。大多停药后能够逆转这种改变,恢复精子的受精能力。因此,需要生育的男性要谨慎使用。血管紧张素转换酶抑制剂包括卡托普利、依那普利,一般不影响男性的性功能和生育,没有直接的血管扩张作用。

3、α 肾上腺素受体阻滞剂

这类药物包括阿夫唑嗪、坦洛新、特拉唑嗪、多沙唑嗪,最常用于治疗良性前列腺增生、男性尿路症状。它能阻滞前列腺上交感肾上腺能神经,减少尿道的压力。不同药物的作用差异,在于其与受体亚型的结合。α 肾上腺素受体阻滞剂对膀胱颈部平滑肌产生作用,能导致男性的逆行射精。甲基多巴、胍乙啶等神经节阻滞剂,对于男性的性功能也有相似的作用,极少被用在男科临床。

4、精神类治疗药物

对男性的性功能和性欲产生影响,是精神类治疗药物的最主要的副作用之一,因此精神类治疗药物也会影响男性的生育。

(1)抗精神病药。绝大部分的抗精神病药,通过阻滞中枢神经系统多巴胺,导致下丘脑-垂体-性腺轴的抑制,降低性欲。一些抗精神病药具有 α 肾上腺素受体阻滞剂效应,阻断内生殖器的神经支配。另外,一些具有血管扩张剂活性的药物,能分流阴茎局部的而流,造成勃起功能障碍。

(2)三环类抗抑郁剂。三环类抗抑郁剂或选择性 5-色胺再摄取抑制剂通过抗胆碱作用和镇静作用,能导致勃起功能障碍和性欲减退,还能影响射精功能。因为这类药物能造成延迟射精,因此三环类抗抑郁剂还能用来治疗早泄。

(3)其他精神类治疗药物。吩噻嗪类也像三环类抗抑郁药,能导致高催乳素血症,对男性的生育产生不良影响,治疗也是相似的。单胺氧化酶抑制剂,是另一种重要的抗抑郁药，它能导致勃起功能障碍或射精异常。碳酸锂也能降低中枢神经系统多巴胺的活性，造成性欲下降。

5、化疗药物

对于许多青少年男性的恶性疾病，包括霍奇金病、睾丸癌、急性淋巴细胞白血病，化疗是非常重要的。化疗药物能损害生精细胞及支持细胞，能导致少精子症，甚至无精子症。间质细胞虽然没有像支持细胞那么敏感，但化疗药物还能在一定程度上造成功能障碍，导致 LH 增高、睾酮水平降低。对性腺影响最大的药物包括烷化剂（环磷酰胺、苯丁酸氮芥）、抗代谢药（阿糖胞苷）、长春花生物碱类(长春碱) 及其他(顺铂、丙卡巴肼、氮芥)。几乎所有的男性化疗后，精子被损害。化疗药物对生殖功能的破坏，取决于所用药物的种类、剂量、用药的时间、个体的差异性。显然，生精干细胞的损害，能造成永久性的无精子症。临床上常采用联合治疗、个体化的方案以减少化疗敏感细胞的损害。化疗后生精状况极少能完全恢复，一般会建议治疗前先行精子冷冻，以后可以借助于辅助生殖的办法解决生育问题。

6、激素

一些激素类药物也能影响男性的生育，包括蛋白同化甾类、睾酮等.

(1)蛋白同化甾类:不仅用于促进身体的发育，也被各年龄阶段的运动员使用。但是,这类药物能影响男性的生殖。蛋白同化甾类物质能通过负反馈影响下丘脑-垂体-性腺第,很显著地影响 FSH 和 LH 的产生,造成性功能低下,通过影响内源性的酮产生而影响勃起。高剂量的蛋白同化类药物，还能影响精子的密度、活力、形态。此类物质的停止使用，能使精子的生成逐渐恢复。至少需要一个生精周期精子才能恢复到基线水平，无精子的患者停药一年,可能会有精子出现。这时也可以用药(如 hCG 等)促进精子产生。

(2)睾酮:随着睾酮替代治疗安全性、良好的耐受性被逐渐接受，睾酮在临床上的使用是非常普遍的。然而，外源性的睾酮能影响下丘脑-垂体-性腺轴进而对精子的生成造成损害，而且，外周脂肪细胞通过芳香化酶能使睾酮转化为雌激素，增加下丘脑-垂体-性腺轴的负反馈效应。

7、抗菌药物

只有一小部分的抗菌药物会对男性的精子质量产生影响。如大剂量呋喃妥因可以抑制精子的成熟，红霉素能影响精子浓度和活力，四环素能与成熟精子结合而影响精子活力，庆大霉素和新霉素能直接影响精子的生成。

8、H 受体阻断剂

西咪替丁具有较强的抗雄性效应，长期服用可以引起阳痿和精子减少。

第二节　吸烟与男性不育

众所周知，吸烟能增加肺癌、脑卒中、心肌梗死等危险，其实，吸烟对男性生殖功能的影响也非常大。据世界卫生组织调查，大于 15 岁的人中约有 1/3 的人吸烟。据统计美国约有 2800 万男性和 2300 万女性主动吸烟，美国从 1940 年到 1980 年吸烟消费增加了 3～4 倍。包括儿童在内的 60% 不吸烟者每天都能接触到烟雾。在烟雾的 4 000 种化学成分中至少有 43 种致癌物（或致诱变剂）和 300 多种多环芳烃化合物，而且，许多物质都能通过血睾屏障，对快速分裂的细胞影响尤其大。长期每天吸烟超过 20 支，精子存活率会受到明显影响，生育下一代的畸形发生率也可能较高。中国的烟民为 3.01 亿，在我们周围约有 3/4 的人暴露在被动吸烟的环境中。吸烟已经不是单纯的个人习惯问题了，而是一最常见的公共卫生问题，它对生殖健康的影响，已经大大超过咖啡和酒精。吸烟可以干扰下丘脑-垂体-性腺轴的功能，降低精液质量，导致少精子症和弱精子症，甚至还可能诱发精索静脉曲张，影响生育力。

（1）长期吸烟能影响精子计数、活力、形态。研究发现吸烟者与不吸烟者相比，吸烟者的精子数量异常多 1.2 倍，活力异常多 1 倍。吸烟导致精子活力下降明显，平均下降 20%。烟草中的尼古丁和多环芳烃化合物能造成多种试验动物睾丸萎缩、精子发生中断，精子形态的改变，具有量效关系和时效关系。研究发现，吸烟 10 年以上与吸烟时间较短看相比，精液会有显著差异，主要是数目减少和活力下降，精子的活力及前向运动能力均降低。发现吸烟 1 年以上的男性异常精子的比率与每天吸烟量有关，每天吸 30 支以上者产生形态异常精子的危险性几乎成倍地增加，精子形态上的异常可能是吸烟诱变的结里遗传学的研究证明，1000 个基因的突变才可能发生精子形态上的改变。（2）吸烟扰生殖内分泌轴。烟草中的尼古丁，对人类的下丘脑-垂体-性腺轴有急或慢性的于扰作用。一项研究表明，每天吸烟超过 20 支的男子与不吸烟的男子比较，烟者血浆 FSH、皮质类固醇、尿雌三醇、17-酮皮质类固醇平均水平较不吸烟者明显上升血浆睾酮、尿 17-酮皮质类固醇水平明显下降，而血浆 LH、尿雌二醇水平与不吸烟者比较无明显下降，表明吸烟对睾丸间质细胞的性激素合成有直接或间接的抑制作用。

（3）吸烟可能诱发精索静脉曲张，导致生殖力下降。吸烟者的精索静脉曲张发生率是不吸烟者的 2 倍以上。吸烟的精索静脉曲张患者中，少精子症者占 50%，而且，吸烟的精索静脉曲张患者的少精子症发生率比不吸烟的精索静脉曲张患者高 10 倍，比无精索静曲张的吸烟者高 5 倍。吸烟可以刺激肾上腺髓质分泌更多的儿茶酚胺，而精索静脉曲张患者肾上腺髓质分析的儿茶酚胺会逆流入曲张的精索静脉，通过双侧蔓状精索静脉交通支导致双侧睾丸内精小管上皮受损，影响精子的生成，造成不育。

（4）吸烟与勃起功能障碍。吸烟是勃起功能障碍发生的一个独立危险因素。马萨诸塞男性增龄研究的调查结果显示，吸烟者和不吸烟者的 ED 发生率分别为 11% 和 9%，而目戒烟一年以上者 ED 的发生率才逐渐降低到与不吸烟者相当的水平。另有调查显示，在 ED 患者中，81% 有吸烟史，只有 19% 从未吸烟。吸烟对勃起功能既有急性的影响又有慢性的危害，动物实验结果表明，被动吸烟立即刺激其海绵体神经，不能诱发充分的阴茎勃起。而且，长期吸烟可以导致阴部内动脉和海绵体动脉发生硬化性狭窄，导致勃起时海绵体灌流不足而影响勃起功能。

（5）吸烟者精浆中的活性氧（ROS）含量明显增加，造成氧化、抗氧化的失衡，产生氧化应激，使富含脂质的精子膜发生脂质过氧化反应，破坏精子膜功能，影响精子细胞的内部信号传导，造成精子 DNA 的完整性被破坏，使男性的受孕时间明显延长，可能也与女方妊娠后的胎儿发育异常有关。

第三节　酗酒与男性不育

1、酒对男性生殖功能的影响

性功能障碍是长期酗酒的最常见并发症。已婚长期酗酒的男性，性功能障碍发生率为 63%，主要为性欲低下。有人报道，酗酒与不酗酒的肝病患者其 ED 发生率分别为 70% 和 25%。研究提示，大量酒精可对中枢神经系统产生广泛的抑制作用，也包括勃起中枢在内，同时，酒精还可以抑制垂体分泌促性腺激素，减少睾酮的合成，并加速睾酮的清除从而导致血睾酮水平下降。

乙醇能影响性腺功能，包括睾丸结构的变化、减少睾丸的体积、分泌的睾酮减少，乙醇及其代谢产物还能抑制 LH 与间质细胞的结合。乙醇对间质细胞有直接的毒性作用。而且，酒精也可导致焦虑、紧张的情绪从而导致勃起失败。研究发现，男性饮酒后的精液中有 70%的精子发育不健全或活动力不强。

2、酒精诱发睾丸损伤的机制

(1)阿片类物质：在睾丸内产生，具有与吗啡相似的信使分子，能抑制睾酮的合成其中，有一种阿片类物质叫β内啡肽，大量饮酒或长期饮酒能使它的产生增加。它与睾丸的β损伤有关，能抑制睾丸内睾酮产生和释放，同样的下丘脑产生的　内啡肽能降低黄体激素释放激素水平，另外，它还能增加细胞的凋亡。

(2)一氧化氮：一种很常见的气体，它能扩张血管，能使睾酮水平下降。酗酒能导致氧化氮的产生增加。

(3)氧化作用：乙醇代谢过程中产生的副产品一-氧化物，能导致细胞的损害。氧化与抗氧化失衡，能产生氧化应激，这个状态能加重细胞的损伤。长期酗酒造成毒性复合物自由基的产生增加或降低了抗氧化物的水平，从而诱发氧化损伤。乙醇和乙醇的代谢物乙醛，都会产生高毒性的活性氧簇，乙醛还能影响睾酮合成中的关键酶蛋白激酶 C，从而影响睾酮的产生。

(4) 细胞损伤：睾丸细胞大多含脂肪酸，易导致氧化损伤，酒精摄人过多会发生脂质过氧化反应，造成性腺功能障碍，一些抗氧化剂能减弱这种损伤。

第四节 肥胖与男性不育

近二三十年来，超重或肥胖的人逐渐增多，在工业化国家尤为明显，在英国超重或肥胖的男性在 2002 年占 62.5%，在 2010 年达到 678%。这一现象不仅在西方国家，而且在发展中国家也同样普遍。肥胖与很多疾病都存在很大关系，如高血压、缺血性心脏病、慢性血管性疾病、胰岛素抵抗和糖尿病，与肥胖同步出现的是男性生育力下降，肥胖应当被视为男性不育的病因之一。男性的 BMI 与精子质量尤其是活动精子的总数有负相关的关系。男性的 BMI 增高与体内性激素的失衡有很大关系。

肥胖导致男性不育的机制如下。

1、精子 DNA 的完整性

研究表明，超重或肥胖的男性精液中 DNA 损伤的精子所占比例较高，精子 DNA 的完整性对男性的正常生育非常重要，有人认为精液中精子 DNA 碎片化指数高于 30%，男性的生殖就会受到影响。超重或肥胖的男性就有较高 DNA 碎片化指数水平。

2、氧化应激

氧化应激是氧化、抗氧化失衡的结果，研究发现，肥胖与代谢综合征都与脂质过氧化所带来的氧化应激有关。除了 DNA 的氧化损伤，精子膜的脂质过氧化能影响精子的运动，甚至影响精卵的结合。

3、激素失衡

许多的研究都证明，超重或肥胖能明显改变体内性激素的水平，一般情况下，肥胖的男性睾酮、性激素结合蛋白、抑制素 B 水平下降，雌激素水平增高，导致雄激素与雌激素的比例失衡，这种改变能影响下丘脑-垂体-性腺轴，影响男性的精子质量与性功能。

4、改变阴囊的温度

耻骨上和大腿周围的脂肪能导致阴囊局部的温度增高，能导致精子质量的下降。研究发现阴囊脂肪分布异常的男性发生不育的机会远大于阴囊脂肪分布正常的男性。对阴囊脂肪分布不正常的男性行脂肪切除术，明显改善了其生育力。

5、性功能障碍

高 BMI 的男性更易出现勃起功能障碍，研究发现，勃起功能障碍往往是肥胖导致心血管疾病的前兆。超重或肥胖的男性出现的性的问题也会影响其生育。

第五节 心理应激与男性不育

研究发现职业应激，如筋疲力尽感，与男性不育患者的精子质量下降有关。病例对照研究发现男性不育患者较有生育力的男性，有较高的心理应激水平。但是这之间是否存在必然的因果关系，还需要进一步确定。一般认为，有生殖障碍的男性，本身就比较容易出现抑郁状态，对于不良心境的抵抗力也较差。社会中的一些极端事件显示，强大的应激事件，比如战争中，被围困的城市中的男性，其生育力普遍下降。还有各种地震、海啸等自然灾害事件发生后，研究发现男性的精子活力下降，尤其是在事件中被严重影响的人，改变得更为明显。

近年发现，紧张情绪也是不育的一个重要因素。长期或重度的紧张对生殖的影响表现在精液量的减少以及精子数和精子活力的降低。生理学提供的资料表明，紧张是通过对神经内分泌系统的作用而影响生殖的。由于神经内分泌系统在生殖过程中起着重要的作用因此对神经内分泌平衡的任何干扰都可能对生殖功能产生不利影响。

（马林　孙邕 ）

第二十八章　超声影像在男性不育诊断中的应用

男性不育症不是一种独立的疾病，而是某一种或很多种疾病与因素造成的结果。男性不育症已经成为临床常见的男科疾病，其发病率在我国呈逐年上升趋势。根据干扰或影响生殖环节的不同，分为睾丸前因素、睾丸性因素和睾丸后因素三种，但是仍有 60%～75%的患者找不到原因(临床称为特发性男性不育)。

(一)睾丸前因素

(1)丘脑疾病:Kallmann 综合征、选择性 LH 缺乏症、选择性 FSH 缺乏症、先天性低促性腺激素综合征。

(2)垂体疾病:垂体功能不全、高催乳素血症。

(3)内源性或外源性激素异常:雌激素/雄激素过多、糖皮质激素过多、甲状腺功能亢进或减退。

(二)睾丸性因素

(1)先天性异常:Klinefelter 综合征、Y 染色体缺陷、纤毛不动综合征、隐睾等。

(2)生殖腺毒素:常见的有射线、药物、食物、生活和工作环境因素等。

(3)全身性疾病:肾功能衰竭、尿毒症、肝硬化、肝功能不全等。

(4)感染:睾丸炎。

(5)睾丸创伤和手术。

(6)血管性因素:精索静脉曲张、睾丸扭转。

(7)免疫性因素:如抗精子抗体阳性

(三)睾丸后因素

(1)输精管道梗阻:先天性梗阻、获得性梗阻、功能性梗阻。

(2)精子功能或运动障碍。

(3)免疫性不育。

(4)感染。

(5)性交或射精功能障碍。

(四)特发性病因

男性特发性不育是指男性不育症找不到确切病因，可能涉及睾丸前、睾丸、睾丸后的一个或几个环节。随着超声影像技术的发展，目前，经直肠超声检查已成为诊断前列腺、精囊腺及射精管和远段输精管疾病的主要检查手段之一。经阴囊高频超声检查可以清晰地显示男性生殖系统的细微结构的改变，为诊断睾丸、附睾及精索静脉、近段输精管疾病提供了平台。超声医学的发展为男性不育症的诊断提供了确切的诊断依据，已成为男性不育症无创性影像学检查的首选手段。

第一节　男性生殖系统的正常超声声像图

男性生殖系统分为内生殖器和外生殖器，内生殖器包括睾丸、输精管道（附睾、输精管、射精管）以及附属腺体（前列腺、精囊、尿道球腺）。外生殖器包括阴囊和阴茎。

1. 睾丸

正常睾丸为卵圆形，呈低至中等回声，长 3.5～5.0cm，宽 2.5～3.5cm，前后径 1.5～2.5cm。白膜回声清晰，为一条细狭整齐连续的环状高回声，有时可以见到白膜，成两层回声。睾丸内部为细小、密集点状回声，分布均匀，亮度中等。在睾丸门处可探测到睾丸纵隔，纵切呈条状高回声，横切呈边界不整齐的点状高回声。少数人的睾丸纵隔可表现为不均质的多个细管状暗区，这属正常变异。有时在睾丸内可见条状低回声自睾丸纵隔向周边作扇形展开，为睾丸小隔回声。高频超声可见睾丸动脉自睾丸门进入睾丸，作放射形分布。彩色多普勒超声可见睾丸周围及睾丸内有星点状及条状血流，并可测及动脉频谱。

2. 附睾

在睾丸后上方的附睾头回声呈半圆形或新月形，与睾丸贴近，内部回声略低于睾丸回声，其大小约 1cm。正常附睾尾位于睾丸下极的下方，呈新月形，包围睾丸下极，内部呈中等回声，约 0.5cm 大小。附睾体薄，用 7.5MHz或以上的高频超声可以显示附睾体，位于睾丸内侧后方，呈薄条状，上连附睾头，下接附睾尾，厚度 0.2～0.5cm。附睾虽然也有血液供应，但是正常状态下，只有附睾尾部可见点状血流信号，头、体部无明显血流信号。一旦有血流信号显示，常提示附睾发生炎症等。

3. 前列腺

经直肠超声检查，前列腺矢状切面呈慈姑形，横切面呈栗子形，包膜回声完整，边缘整齐，光点分布均匀，左、右叶对称。内腺回声略低，呈椭圆形，位于前部，外腺包绕两侧和后方，内外腺前后径比例为1:1。彩色多普勒超声显示前列腺内部有较多的动脉或静脉血流信号，自后向前略呈放射形。

4. 精囊

精囊位于前列腺后上方，膀胱底部与直肠之间，左右各一，两侧形态基本对称，呈条索状低回声区，边缘清晰，精囊壁光滑，完整，长3.5~4.0cm，宽1.2~1.6cm，前后径<1.5cm。

第二节　男性不育的超声声像图

能够借助超声成像技术进行诊断的男性不育如下。

(一)睾丸源性病变

1、先天性隐睾症

临床表现及对男性不育的影响前文已述。隐睾较正常睾丸稍小，形态与正常侧睾丸相似,70%~80%的位于阴茎根部及腹股沟管内,其他位于膀胱周围、髂血管周围。隐睾随睾丸所在的位置不同，声像图表现也有不同。腹股沟型隐睾主要表现为在患侧阴囊内未见睾丸图像，而在腹股沟管或其内外环处可见一椭圆的低回声区，边界清楚，边缘光滑，内部回声均匀，加压时有酸痛感 。腹腔型隐睾由于位置较深，易受气体干扰，检查时应充盈膀胱，在其周围尤其膀胱上角后方处扫查以显示隐睾，在肾脏下方、腰大肌前方等处也要仔细扫查，隐睾为一低回声区，边界尚清，内部回声均匀，不活动，图像稳定存在。彩色多普勒超声表现为睾丸内部血流信号稀少。恶变时，睾丸可明显增大，外形不规则，实质回声不均匀，此时彩色多普勒超声表现为睾丸内部血流信号明显增多。

2、先天性睾丸缺如

【临床表现】

先天性睾丸缺如的单侧发病率为1:5 000，双侧发病率为1:20 000。主要表现为一侧或双侧阴囊空虚，无睾丸。

【对男性不育的影响】

取决于单侧或双侧病变，单侧缺如对侧代偿，精子可以正常或少精子症，精子活动低下。双侧缺如常导致无精子症。

【超声声像图表现】

单侧睾丸缺如，健侧睾丸往往体积偏大，内部结构可以正常或失常。如在外环、腹股沟管内、内环和腹腔内等部位未探及睾丸图像，不能轻易做出睾丸缺如的诊断，有些隐睾的睾丸体积较小，特别是位于腹膜后时更易漏诊，应结合其他诊断方法进一步确诊。

3、先天性睾丸发育不全或睾丸萎缩

【临床表现】

先天性睾丸发育不全是由于阴囊内睾丸先天性体积偏小，可伴有或不伴有形态结构的异常。睾丸萎缩是由于原先形态结构正常的睾丸，在某种致病因素的作用下，发生退行性改变。

【对男性不育的影响】

患者睾丸的精曲小管和生殖细胞均有不同程度的发育不全，故导致少精子症，精子活力下降。睾丸间质细胞的发育不全，导致雄激素等分泌不足。

【超声声像图表现】

阴囊内可探及睾丸，睾丸体积明显缩小，内部回声明显降低，呈均匀低回声。

4、睾丸外伤性损伤

临床表现及对男性不育的影响前文已述。

【超声声像图表现】

根据损伤程度的不同，表现各异。通常有5种类型。

(1)挫伤型:患侧睾丸增大，内部回声不均匀，但包膜完整，形态无异常，睾丸周围仅可见少量液性暗区。

(2)血肿型:患侧睾丸明显增大，内部回声不均匀，内可见不规则的液性暗区或低回声区，边界不整 。暗区内可见细小光点回声或絮状强回声，振动探头后可见絮状漂动或摆动。睾丸周围可见较大液性暗区。彩色多普勒超声在暗区内无血流信号显示，正常睾丸组织及挫伤边缘血流信号稍有增多。

（3）部分裂伤型：患侧睾丸增大，内部回声不均匀，可有无回声区，裂口处的包膜线样回声突然中断，形态失常，裂口周围或下方可见不规则高回声区和液性暗区。

(4)严重裂伤型：患侧睾丸明显增大，内部回声极不均匀，可见无回声区或高回声区。睾丸包膜不完整，形态失常，裂口处的包膜线样回声中断，裂口距离可大于 2.5cm,沿裂口周围可见大片液性暗区或不规则高回声区。

(5)破裂型：患侧睾丸增大，形态严重失常，包膜不完整。睾丸周围可见大量液性暗区。

5、睾丸炎

临床表现及对男性不育的影响前文已述。

【超声声像图表现】

常可表现为睾丸弥漫性增大，内部回声不均匀，内可见灶性或弥漫性低回声区，边界清楚，边缘常不规则，后方有增强效应。严重时，睾丸内可见大片低回声区，若有脓肿形成则可见局限性液性暗区，常有鞘膜积液和阴囊壁增厚。慢性炎症时睾丸体积可变小，内部回声欠均匀，可见繁星样钙斑。睾丸炎的彩色多普勒超声变化常早于灰阶声像图的改变。彩色多普勒超声的表现为睾丸内血流信号丰富，彩色血流明亮，以动脉血流为主，血管扩张、走行尚规则。对于少见的急重症睾丸炎，彩色多普勒超声显示睾丸内部血流信号不增多甚至减少，此病可引起睾丸内部坏死明显，原因是睾丸内部张力明显增高而影响睾丸动静脉血流。

6、睾丸扭转及梗阻

临床表现及对男性不育的影响前文已述。

【超声声像图表现】

超声声像图表现为睾丸肿大，后期可睾丸缩小，内部回声增强、不均匀、光点粗大,睾丸周边可见睾丸扭转形成的蒂的回声，呈线团征，睾丸周边可见少量无回声区。彩色多普勒超声显示睾丸内血流信号消失或减少。早期或轻度扭转时也可首先表现为静脉回流受阻，而动脉轻度受挤压时血流信号减少，以后就出现睾丸内部动脉血流信号消失。

7、睾丸肿瘤

临床表现及对男性不育的影响前文已述。

【超声声像图表现】

(1)精原细胞瘤:精原细胞瘤的声像图示睾丸增大,边界规则或不规则,睾丸内部肿块可以呈局限性病变或弥漫性病变,前者睾丸内可见局限性低回声或等回声区结节,边界欠规则,光点分布欠均,周围还可见尚正常的睾丸组织回声;后者睾丸体积增大,内部回声强弱不均,光点粗大,彩色多普勒超声见睾丸内肿块周边及内部血流信号丰富,可以呈斑点状或短线状也可呈分枝状,血管分支多、粗细不均。频谱多普勒超声显示肿块周边及内部丰富的血流信号,绝大多数为动脉血流频谱,血流速度快。生殖细胞性睾丸恶性肿瘤容易出现腹膜后转移性肿块,呈边界不规则的中等回声的实质性病变。

(2)胚胎癌:胚胎癌的声像图示睾丸形态失常,呈不规则增大或呈分叶状,表面不平,内部回声不均匀,低回声和稍强回声混合存在。彩色多普勒超声显示肿块内部血流信号丰富,呈动脉频谱。

(3)畸胎瘤:畸胎瘤的声像图示睾丸内部回声强弱不均,有不规则强光团,后伴声影,内部由骨骼、牙齿、毛发混合而成,其周边还可见不规则无回声区。

(4)畸胎癌:畸胎癌的声像图示睾丸内部实质性肿块,回声强弱不均,并可侵犯周围阴囊壁。

(5)绒毛膜上皮癌:绒毛膜上皮癌的声像图示睾丸内部弥漫分布的点状回声,与残存的睾丸实质或周围组织回声分界不清。彩色多普勒超声显示血流信号丰富。

8、睾丸微小结石症

【临床表现】

是临床上一种较少见的睾丸疾病。睾丸微小结石是精曲小管内的钙盐沉积,一般无明显临床症状,多因其他疾患就医或健康体检偶然发现。可并发于多种疾病,包括隐睾、男性不育症、精索静脉曲张、睾丸扭转、克氏综合征、睾丸肿瘤等。尚有文献报道,其合并睾丸肿瘤的发病率为29%~40%,随访6年后均出现睾丸恶变。因此,发现睾丸微小结石者,应行超声定期随访。

【超声声像图表现】

声像图示睾丸实质内可见稀疏、散在或密集分布的强光点,直径在0.1cm左右,不伴有声影打开线现

(二)输精管道异常

1、先天性附睾发育异常

【临床表现】

附睾畸形是一种常见的先天性畸形，常伴输精管畸形，约50%的隐睾有该畸形。类型有:附睾缺如、附睾发育不全、附睾囊肿等。

【对男性不育的影响】

约有5%的男性不育因附睾畸形所致。其影响精子的活力和获能，常可导致精子活力下降，也可有无精。若不伴有不育，无须治疗，伴有不育者可借助手术恢复连接。

【超声声像图表现】

附睾形态异常，可以整个附睾缺如，也可一段异常。附睾发育不全者常伴隐睾及睾丸发育不全。附睾囊肿者，可有囊性无回声。

2、慢性附睾炎

临床表现及对男性不育的影响前文已述。

9、附睾头囊肿

【超声声像图表现】

单侧或双侧附睾体积增大，呈长条状，以尾部肿大为主，边缘不光滑，内部回声不均匀，回声降低。若脓肿形成则局部可见一无回声区，形态不规则，边缘不光滑，内部有细小光点回声。阴囊壁常增厚，回声降低。合并鞘膜积液时无回声区围绕在睾丸、附睾周围。彩色多普勒超声显示附睾周边及内部有较多的点状或短线状血流信号，以动脉血流信号为主，血流速度加快。附睾脓肿的彩色多普勒超声显示在脓肿周围可见一环形的彩色血流，而无血流信号进人脓肿区内。

10、附睾结核

临床表现及对男性不育的影响前文已述。

【超声声像图表现】

附睾体积增大，尾部较明显，形态欠规则，内部回声强弱不均，呈边缘不规则的局限性结节，当干酪样坏死及钙质沉积时声像图可出现混合回声及斑片状、团块状强回声，后方可伴有弱声影。

(三)男性附属腺体病变

1、精囊腺炎

临床表现及对男性不育的影响前文已述，

【超声声像图表现】

(1)急性精囊炎:精囊轮廓增大较明显，前后径>1.5cm，左右叶及双叶均可增大。精囊张力增加，可近似椭圆形。表面盘曲部分伸直如蚯蚓状。囊壁毛糙或模糊不清，回声增强。囊内回声降低，囊泡样结构明显，其间有散在的点状回声。精囊血供明显增多，血流速度增高，阻力指数降低。

(2)慢性精囊炎:精囊增大的程度较急性期轻，多正常大小。呈梭形，其远端可呈椭圆形。原有的盘曲状表面不明显或消失，囊壁僵直、增厚。黏膜皱壁回声增强、粗糙，呈断续状、精液内点状强回声增多且粗亮、混浊，有斑点状或条状强回声散在分布，透声减弱。精囊内及左右边缘可见散在的斑点状彩色血流信号，多为动脉频谱。

2、精囊囊肿

临床表现及对男性不育的影响前文已述。

【超声声像图表现】

在精囊内出现圆形或椭圆形无回声区，后方回声增强 。囊肿占据精囊的一部分或全部，使其失去原有的形态结构特点。

3、前列腺炎

临床表现及对男性不育的影响前文已述。

【超声声像图表现】

前列腺形态基本正常，体积可无变化、稍大、稍小。包膜清晰、完整，回声增强或不光滑。内部回声分布不均，光点回声增粗、增强，常可见大小不一的斑片状强回声。前列腺结石多分布在内外腺之间，病程长者前列腺缩小时主要表现为内部回声增强;病程反复发作者，内部回声甚至呈结节状，但边界清楚。慢性前列腺炎合并前列腺增生者较单纯炎症的体积增大明显。

4、前列腺囊肿

临床表现及对男性不育的影响前文已述。

【超声声像图表现】

在前列腺内出现圆形或椭圆形无回声区，后方回声增强，即为囊肿表现。囊肿可局限在前列腺内，或凸人膀胱腔内。囊肿一般较小，1~2cm甚至以下，可单发或多发，一般边界整齐、界清。小到 0.2~0.3 cm 时，形态不规则，有的可呈条状，为管腔结构的扩张，系炎症、结石、增生等病变致使腺管发生阻滞形成的滞留性囊肿。

(四)血管性病变

1、精索静脉曲张

临床表现及对男性不育的影响前文已述。

【超声声像图表现】

正常精索静脉的声像图表现为:精索静脉内径<1.2cm,沿精索走行,较平直,彩色多普勒超声可以显示蓝色、红色血流或显示不清晰,Valsalva 动作时无反流出现,频谱多普勒超声示持续低平充填式频谱。

当有精索静脉曲张时表现为附睾上方可见多个迂回曲折的无回声管道和多个大小不等的圆形或椭圆形的无回声暗区,呈蚯蚓状或蛇头状,扩张的静脉管径通常在 0.25~0.4cm。此外尚可见位于静脉丛后方、走向平直的扩张精索外静脉(内径>0.18cm),精索外静脉扩张的发生率与静脉曲张的程度成正比,侧支循环形成的另一表现是阴囊纵隔增厚,内可见多条弯曲的管状结构,这为纵隔静脉扩张所致。

典型的精索静脉曲张彩色多普勒超声表现为持续红、蓝色交替出现的双向血流,且血流颜色变亮,反流持续时间延长 ,用频谱多普勒超声检测时,反流的持续时间常大于 1s。彩色多普勒超声根据静脉反流与 Valsalva 动作的关系,可将精索静脉曲张分为 3 级:Ⅰ级:平静呼吸时无彩色血流信号,Valsalva 动作时静脉内出现红色或蓝色血流束。Ⅱ级:平静呼吸时静脉内间断出现红色或蓝色血流束,Valsalva 动作时颜色变亮,持续时间变长。Ⅲ级:平静呼吸时静脉持续出现红色或蓝色血流束,Valsalva 动作时颜色变亮,流束变宽。

2、血管性阳痿

【临床表现】

阳痿是指阴茎不勃起或勃起不坚,不能进行性生活。其发病率随年龄增长而增高,常见的病因有心理性、动脉性(供血不足)和静脉性(关闭不全),后两者为血流动力学异常所致, 占 50%~90%。

目前血管性阳痿的检查方法较多, 其中动脉造影曾被认为是诊断阳痿的金标准。近年来，由于药物性阴茎双功能超声广泛用于血管性阳痿的诊断，且其能较容易地区别出血管性阳痿与非血管性阳痿，以及能做出动脉性阳痿、静脉性阳痿或混合性血管性阳痿的诊断，因此，目前超声已成为一种有效的检查方法。

【超声声像图表现】

血管性阳痿的声像图表现主要以多普勒血流的检测指标改变为主。动脉性阳痿诊断的主要指标为阴茎深动脉的收缩期最大血流速度(PSV)减慢，而静脉性阳痿则以舒张末期最低血流速度(EDV)加快为主。

(1)动脉性阳痿:目前一般认为 PSV<35 cm/s 可诊断动脉性阳痿,通常 PSV 在 25~34 cm/s 时，为中度病变，而 PSV<25 cm/s 可能为重度病变。

尽管 PSV 是诊断动脉性阳痿一个较好的指标，但在一些血管解剖异常的情况下，该指标的准确性是不可靠的。因此对于 PSV 低于临界值、阴茎勃起良好的患者，不要轻易地诊断动脉性阳痿，应想到有生理性解剖异常的可能。而对阴茎勃起较差、PSV 正常的患者，不要单凭 PSV 来轻易地否定动脉性阳痿，应仔细扫查阴茎深动脉，以明确超声取样点是否在动脉的狭窄处。

(2)静脉性阳痿:目前一般认为正常勃起情况下，EDV 应<5 cm/s，阻力指数(RI)的平均值为 0.99。当 EDV>5cm/s、RI 值<0.8 时，应考虑阴茎静脉关闭不全，有静脉漏存在，此时阴茎虽有勃起，但勃起不硬或不能持久。

(3)混合性血管性阳痿:混合性血管性阳痿是指同时具有动脉和静脉血流异常的血管性阳痿，既有动脉性阳痿又有静脉性阳痿的超声表现，即 PSV 减慢的同时伴有 EDV 加快及 RI 值降低。

（孙邕　马林　）

第二十九章 腔镜和显微外科技术在男性不育治疗中的应用

第一节　腹腔镜技术治疗精索静脉曲张

精索静脉曲张是男性不育最常见的原因,尽管男性精索静脉曲张的发生率只有 15%.但大约 1/3 的男性不育是由精索静脉曲张引起的。精索静脉曲张引起男性不育的机制已在前面章节详述。本节重点介绍治疗腹腔镜精索静脉曲张高位结扎术,其优点包括:类似显微手术的放大,能够清晰地辨别血管、淋巴管甚至精索内动脉,适合既往有腹股沟手术史的病例;于腹股沟管上方操作,保障高位结扎;对双侧精索静脉曲张的患者无须增加切口。腹腔镜精索静脉曲张高位结扎术的操作技术相对简单,是泌尿外科腹腔镜的入门手术之一。

一、腹腔镜精索静脉曲张高位结扎术、

1、适应证

阴囊明显触及曲张团块或两侧睾丸大小不一致、持续的或反复发作的阴囊疼痛或坠胀感、生育力降低。

2、准备

术前晚灌肠,术前留置尿管。

3、手术器械

10mm 及 5 mm 套管针、气腹针、30°腹腔镜、分离钳、剪刀、夹钳及夹或 Li-gaSureTM、超声仪。

4、患者体位

仰卧位或轻微的头低脚高位。

5、Trocar 部位

在脐下缘置入 10 mm 套管针,两侧麦氏点分别置 5 mm 套管针

6、手术步骤

(1)识别内环口:如识别困难可通过从阴囊牵拉睾丸来判别。

(2)打开腹膜:在距内环口约 5 cm 处沿精索血管走向开腹膜。一般左手

用分离钳将精索血管侧的腹膜提起，右手用剪刀沿精索血管旁剪开腹膜，注意避免损伤精索血管。

（3）解剖静脉：般在内环口可见一两支较粗的曲张静脉，左手用分离钳将靠前的脉提起，右手用另外一把分离钳将周围的组织包括淋巴管和其他血管轻轻推开，游离该脉约 1cm。

（4）结扎静脉，可用铁夹夹曲张静脉的两端，然后离断曲张静脉，或直接用 LgaSure™ 电灼并离断曲张静脉。

（5）同法结扎其他曲张静脉，注意避免伤精索内动肤。动脉在腹腔镜下如未遭到明显干扰，可见博动，一般动脉明显较曲张静脉细，管管壁较，色泽较红，游离后可拱起拱桥状。必要时腹腔镜下多普勒有助于识别。

7、术后护理

术后一般抬高阴囊，术后 24 h 可出院。

8、并发症

（1）出血：多为手术操作过程中误撕裂静脉导致，可于近睾端再次用分离钳闭合曲张静脉，术中采用纱布或吸引器使视野清晰后，再分离静脉并结扎。在少许情形下不易止血或视野不清时，也可集束结扎精索血管。

（2）阴囊气肿：为术中气腹通过内环口进入阴囊，可在术闭关闭气腹后，通过挤压阴囊，使气肿消除。少量的 CO_2 气体可以吸收，自然消肿。

（3）阴囊水肿或鞘膜积液：多为术中过多结扎淋巴管导致，为避免这一并发症，应尽量贴着曲张静脉钝性分离，保留淋巴管。有文献报道在阴囊鞘膜中术前注入亚甲蓝，可在术中看到蓝染的淋巴管。

二、腹腔镜治疗精索静脉曲张相关的技术问题

（1）对于非曲张的静脉是否结扎？在进行腹腔镜精索静脉曲张高位结扎术的过程中有时除了曲张的静脉外可能还存在两三支非曲张的静脉，是否要结扎这些静脉目前存在争议。有人认为结扎这些非曲张静脉可减少复发的概率，同时未发现保留这些非曲张静脉会增加复发率。

（2）是否保留精索内动脉也存在争议。Zampieri 等报道保留精索内动脉后精液质量得到了更好的改善；而 Feber 和 Kass 报道无论保不保留精索内动脉，精液质量没有明显的差别。

（3）腹腔镜术后阴囊内团块不消除也是许多患者术后抱怨的问题。腹腔镜

精索静脉曲张高位结扎术主要是单纯的高位结扎而对过多的曲张静脉未加以切除。对于阴囊内有明显张静脉团块的病例，我们主张尽量多地游离曲张静脉并切除。如存在 2 支甚至更多的曲张静脉，可先将所有的静脉都分离出来，类似开放手术方式保留一支静脉剪开，将阴囊内迂曲静脉中的积血放空后再结扎。

(4)随着单孔腹腔镜的发展，腹腔镜精索静脉曲张高位结扎术已开始在单孔下完成，这样手术后患者可获得更美观的效果。

第二节　精索静脉曲张的显微外科手术

传统经后腹腔精索静脉曲张高位结扎术是早年由 Palomo 提出的，它的优点是此处的静脉一般只有一两支，而且动脉未分支，容易分离，它的缺点是位置较深，对淋巴管的保护及对次要回流静脉（如精索外静脉）的处理存在困难，因而复发率较高（15%~25%）。腹腔镜手术可有效地保护淋巴管，但对处理精索外静脉无能为力，复发率仍较高，达 5%~15%.腹股沟管下部位应该是最适合手术的部位，主要的睾丸静脉回流系统如精索内静脉精索外静脉和输精管静脉在此部位容易探查。但此部位血管分支多且复杂，肉眼下想在成功结扎、切除静脉同时保留动脉、淋巴管和神经非常困难。

精索静脉曲张的显微外科手术是在 20 世纪 90 年代初由 Cornell 医学中心的 Goldstein 最先开展起来的。显微外科的优势在于能可靠地识别和保护所有的睾丸动脉、提睾肌动脉和淋巴管;能可靠地识别由睾丸发出的静脉，包括精索内静脉、精索外静脉和引带静脉.结扎这些静脉后，睾丸的静脉回流主要通过输精管静脉、阴部内静脉，而阴部内静脉通常有完整的瓣膜，这样明显降低了精索静脉曲张的复发率，复发率只有 6%。同时因手术解剖十分细致，术后的并发症发生率也较其他手术方式低。2008 年一项比较开放术式、腹腔镜术式和显微外科术式的单中心研究发现，显微外科手术后复发率、并发症发生率和精液质量的改善均优于其他手术方式。

显微外科精索静脉曲张切除术

1、适应证

同精索静脉曲张的其他手术方式。对既往有腹股沟手术史的病例不宜采用该手术方式。

2、手术器械

6-25X 的手术显微镜、显微手术器械、微探头的血管超声仪。

3、手术步骤

(1) 手术切口:临床上开放手术治疗精索静脉曲张的手术部位分为 3 类:腹膜后入路、经腹股沟管入路和腹股沟管下入路。显微外科精索静脉曲张切除术一般采用经腹股沟管下入路 。切口的大小主要根据睾丸的大小,一般为 2.5~3.5 m。

(2) 分离精索:逐层切开至皮下,用示指钝性分离皮下脂肪组织,并通过阴囊牵拉精索,辅助游离精索,在皮肤拉钩和手指的辅助下,用环钳钳住精索 。

(3)从腹股沟管下切口拖出睾丸,显露精索和引带。将睾丸拖出有助于识别精索外静脉 。

(4) 结扎并离断精索外静脉:用外科夹或 2-0 丝线结扎精索外静脉并离断。如引带处看到明显的静脉也应一并结扎。

(5) 解剖精索:将睾丸复位于阴囊内,用 Penrose 引流管从精索下方穿过,将精索垫于切口表面。镜下用两把显微镊将精索外膜提起,沿精索走向纵行将外膜剪开 。

(6) 精索筋膜一般分为两层:外层为提睾肌筋膜,其内含提睾肌组织;内层为精索内筋膜,打开后可见精索血管、淋巴管和输精管。

(7)将精索内筋膜内容物钝性分开并用另外一根 Penrose 引流管垫起,同时将输精管置于内外筋膜之间。识别精索内动脉和淋巴管,用 2-0 丝线穿过并牵至一边保护。剩余部分用外科钦夹或 4-0 丝线结扎并离断 。一般在分离过程中不小心损伤淋巴管不会造成较大影响,只需要保留几根淋巴管就行了。但如不小心损伤动脉血管,则需要用 8-0 尼龙线进行再吻合。术中保持血压在 100 mmHg 以上对识别精索内动脉有帮助,有时对精索内动脉不确定时,必须采用微探头血管超声仪来辅助判定 。处理完精索内筋膜内容物后,再同法处理精索内筋膜外的组织结构,注意保护好精索外动脉和输精管。

5、术后护理

术中彻底止血,术后一般不需要放置引流。术后需要镇痛、冰敷及阴囊抬高。一般抗生素使用 5~7d。

第三节　腔镜技术治疗射精管梗阻

因射精管梗阻(EDO)引起的男性不育临床上较为少见，大约占 1%。大多数输精管梗阻为双侧并位于两侧射精管的开口。输精管梗阻分为先天性和获得性两种情况。先天性的射精管梗阻主要与 CFTR 基因突变相关。后天性的射精管梗阻与前列腺结节增生及浓缩的前列腺液在射精管形成结石有关。射精管旁的前列腺囊肿压迫也可导致射精管梗阻。射精管梗阻引发不育的主要症状和体征是精液量减少、射精无力、血精、射精时疼痛或不适、排尿困难等。直肠指检有时可触及肿胀的精囊或团块，前列腺和附睾张力偏高，常规体检及激素检查正常。精液常规检查和精浆生化检查主要表现为"四低"特点：①精液量少；②少精子症或无精子症；③精液的 pH 值降低；④精果糖水平下降。影像学经直肠超声符合以下任意一种情况即可确诊 EDO：①精扩张（横径 >15 mm）；②射精管扩张（直径 >2.3 mm）；③在射精管或精阜内可见结石或化；④精阜附近的中线肿或偏心性囊肿。

一、经尿道射精管口切开术

经尿道射精管口切开术(TURED) 是在精囊镜出现前治疗 EDO 唯一的腔镜手段。通常在经直肠超声发现精囊和射精管的扩张或前列腺囊肿时，在超声引导下抽吸 2～3 ml 液体以观察是否存在精子，并可注入亚甲蓝以观察射精管是否通畅。只要抽吸液中发现精子，说明输精管近端应该不存在梗阻，通常不需要再做输精管造影，即可采取经尿道射精膏口切开术。电切的过程中可以通过预先注射的亚甲蓝作为引导了解切开后的射精管是否已通畅，一旦解除梗阻。精赛内的压力减轻，亚甲蓝染色过的精液会突然大量涌出。如果通吸液中没有发现精子，应进一步做输精管造影了以解输精管近端梗阻的部位，进而选择是否行输精管输精管吻合或输精管附睾吻合。手术方法，一般采用 24Fr 电切镜，电切的过程中助手示指伸入直肠将前列腺后叶向前顶起，这样有助于更好地对暴露精阜。射精管位于膀胱预和精阜之间，一般从精阜的方进入。在该区城切时应注意避免损伤近端的膀胱预和远端的尿道括约肌及后方的直肠，一旦有亚甲蓝涌出即可终止 。术中避免过多电凝，以免术后瘢痕狭窄。术后通常第二天拔除导尿管，抗生素一般使用 5~7d。

二、经尿道精囊镜技术

尽管最早在 2002 年就开始报道经尿道精囊镜技术，但真正在国内广泛应用却是在 2015 年以后。精囊镜是指可用于检查或治疗远段精道内疾病的内窥镜。目前常用的精囊镜是口径为 F4.5~F7.5 的成人或小儿输尿管镜或特制的专用精囊镜。精囊镜技术是指借助直径纤细的精囊镜及其相关辅助器械设备，经尿道沿自然腔道逆行进入射精管及精囊内以实现对射精管、精囊、输精管壶腹部整个精道及其周围结构的直接观察，并可进行包括冲洗、切开、烧灼、止血、活检、引流、清除结石、解除梗阻等操作或治疗的一整套临床技术。经尿道精囊镜技术的出现使得经尿道射精管口切开术的临床应用变得很少。

精囊镜技术给射精管道的解剖带来了更深刻的认识。一般而言，精道远端是指输精管壶腹、精囊及射精管。输精管进入盆内段后，其远端在精囊内下方的梭形膨大部分即为输精管壶腹。精囊为一对长椭圆形的囊性腺体，左右各一，位于前列腺底的后上方，精囊主要由迂曲的小管构成，表面凹凸不平，其上端为精囊腺底，下端为精囊腺的排泄管，精装排泄管与输精管壶腹开口汇合而成射精管，射精管长 3~4 cm，斜形穿过前列腺，沿前腺小囊两侧走行，最后开口于精阜两侧。腔镜下正常生理情况下。射精管开口通常位于列腺小囊开口两侧约 2.mm 都位，与前列小开口形成正三角形。倒三角形或呈直线列关系。极少数情况下，射精管开口于前列腺小囊内。

手术方法:进入尿道腹部后，在腔镜下观察精阜的射精管开口。若辨认射精管开口难，则可采取经肛门双侧囊的方法，正常情况下。精囊按摩时可观察到同侧射管开口有明显的灰白色胶冻样精液溢出，而在存在射精管完全或不完全视阻时，则可能到完全无精液溢出或精囊液溢出困难。射精管表面正常情况下有一层很薄的单向开口的膜，在脉冲式加压注水和精囊按摩时会出现相对薄弱处的来回运动。但在大多数射精管梗阻的病例中看不到这样的情况。精囊镜进镜一般有两种方式，①经射精管自然通道逆行进镜，结合精按摩确认射精管开口位置后，将精囊镜（如 4.5/6F 小儿输尿管)前端植入阜区域，直视下沿射精管开口插入斑马导丝，助手加压注水或应用压力泵灌注以扩张射精管开口起始部，引导进镜，推镜动作宜缓慢而轻柔。一般进镜通过射精管口后，即可观察到射精管管腔，而一旦进入射精管，多可顺利进入精囊 。②经前列腺小囊内异常开口或开窗进镜，这种异常开口产生的原因可能是由于精道解剖异常或反复感染射精管破溃于小囊内，此时可经精阜顶端的前列腺小囊开口置入斑马导丝，助手加压注水或应用压力泵灌注下，精囊镜沿导丝进入前列腺小囊内，有时在前列腺小囊侧后壁 4-5 点及 7-8 点方位可见到射精管的异常开口。如观察到前列腺小囊内并没有射精管的异常开口，在前列腺小囊侧后方 4-5 点、7-8 点方位常常可观察到一个明显的局限性半透明膜状区域，该区域为射精管走行与前列腺小囊最为邻近的区域，可采用导丝将薄弱处戳开一小孔，或使用铁激光将薄弱处汽化，形成一 1~2 mm 大小的异常短路开口，然后精囊镜可沿该开口在导丝引导下插入精囊内 。在精囊镜进镜失败后，为了进一步处理精囊内的情况，也有结合 TURED 进镜的文献报道。精囊镜进镜成功后首先对狭窄的精道进行扩张或重新开窗，对引起梗阻相关的结石或者囊肿进行碎石或切开内引流等处理。

术后常规留置导尿管及精囊内支架管 3~4 d，拔除支架管至少 1d 后再拔除尿管。常规预防性应用全身抗感染治疗 1~3 d，同时连续 3d 经精囊支架管灌注庆大霉素以进行局部抗感染治疗，如术前有明显生殖道感染病史，可适当延长抗生素的应用时间。嘱咐患者于术后 4 周开始排精，每周 2 次，以保证精囊前列腺液的通畅引流，可减少术后射精管开口发生粘连和狭窄、再发精道梗阻的机会。术后患者应多饮水，禁忌憋尿，保持会阴部清洁、卫生。

第四节　梗阻性无精子症的显微外科治疗

显微外科应用于梗阻性无精子症的治疗主要在输精管输精管吻合和输精管附睾吻合方面。自从 20 世纪末精确微点定位技术和套叠吻合技术的出现，这两项技术的成功率大大提高。

一、显微外科输精管输精管吻合术

早在 1975 年 ilber 就在人体上完成了首例显微输精管输精管合术，Silber 当时推行双层吻合，尤其是近华端输精管往往充盈导致近远端输精管直径的差异，双层合可隐黏破的有效对合，防止吻合口的漏。Siber 等通过组织学和电检测发现采用传就显微镜下的输精管吻合失败的主要原因是输精管黏膜对合不良截有组织嵌入、吻合口狭窄并导致慢性输精管梗阻引起的生精抑制。事实上近年的研究发现吻合口渗漏引起的精子肉芽肿是导致吻合失败的重要原因。20 世纪 90 年代 Coldstein 采用了精确微定位的多层吻合方式，复通的成功率达到了 99.5%。本节重点介绍该项显微外科技术。

1、适应证

既往曾行输精管结扎术要求复通及腹股沟手术引起输精管梗阻的病例。

2、术前准备

术前可进行输精管造影以了解远睾端输精管是否存在梗阻，但临床上可能存在如腹股为区域的高位梗阻或附睾梗阻需要行输精管附睾吻合的情形，因而常常是在术中通过置管注射亚甲蓝的方式了解远睾端是否通畅。术前体检并根据既往手术瘢痕初步判断梗阻部位十分重要。

3、手术器械

16-40X 手术显微镜、显微外科器械、带槽的神经把持钳 、微端合拢夹，双针单丝尼龙线。10-0 尼龙线主要用于输精管吻合或输精管附睾吻合时黏膜的对合，9-0 尼龙线主要用于浆肌层的缝合。手术医生的手术椅安有特殊的手架以托住术者的前臂，保障术中手的稳定性。另外需要准备倒置相差显微镜，用于观察输精管或附睾管流出液中是否存在精子。

4.手术步骤

(1)患者一般为仰卧位，两腿稍稍外展，舒适的体外对患者和医生都十分重要。术野周边可用防水贴膜，以防止术中冲水时打湿患者，腹股沟区也应消毒以备术中需增加该区域的切口。一般将阴茎牵引到下腹，避免干扰术野。取阴囊纵隔正中切口，这样可以通个口探查两侧的输精管和附睾，如考虑梗阻部位在腹股沟则需要取股股沟切口。为显露阴囊一般用回形针和橡皮筋自制的弹性拉钩。

(2)解剖输精管：首先用环扣住近端输管及其外膜，将输精管周边组织向下牵拉分离，小弯组织剪从输精管后方穿过，助手同时用蚊钳率引周边组织，将输精管外膜仔解剖出来。注意保护好精管周围的血供。用 5-0 的铬制肠线在预期横断处下方 1~2cm 输精管外膜上缝扎。注意尽量不用电凝，如果需要，最好使用微细尖端的双极电凝。

(3)切断输精管：将一个直径相当的 23 mm 的带槽神经把持钳放到横断部位，并用锋利的手术刀片或刮胡刀片沿卡槽将输精管切断。对于中间部分的输精管残段可用 4 丝线结扎或切除。采用双极电凝控制出血，注意尽量不接触输精管。

(4)输精管插管:在输精管管腔插入血管导管或硬膜外导管并注入生理盐水或亚甲溶液。注入受阻并反流、导尿管无蓝色引流提示远端梗阻。

(5)如远端通畅,这时应注意近睾端输精管流出的液体。通常液体会自动流出,如出不畅可轻柔地挤压附睾和输精管迂曲部。用 25F 的血管导管接 3 ml 的注射器抽吸流出液,必要时可用显微镊轻轻扩张输精管口以利于抽吸。抽出的液体在 400X 显微镜下检查根据 Lee 等报道,输精管末端流出的液体形态分为以下几种 ,这对确定输精管复通的手术方式十分重要。此时如果观察到活动的精子,并且患者期望术中保存精子,可进一步轻柔挤压附睾管和输精管迂曲部,并搜集流出液做冷冻保存。

(6)输精管断端靠拢:不同的手术医生靠拢输精管的方法惯不一,有的习惯用吻合夹将输精管靠拢,有的先将输精管外膜固定靠拢。在缝合时应注意两侧断端的张力是否对称。不论采取何种方式保证输精管吻合时无张力是最重要的。另外需要注意吻合口两端口径是否相当,如口径不一致可先采用显微镊扩张后吻合。

(7)输精管吻合:首先用微点标记两侧输精管的 6 点位 ,采用 9-0 的尼线在 5 点、6 点和 7 点处断缝合输精管外膜和浆肌层固定 。然后用 10-0 尼龙线缝合 6 点位的黏层及少量的黏下肌层 ,滴一滴亚甲蓝于输管断端表面可更容易观察到输精管管腔和黏膜。在 6 点位两侧进一步维合两针并打结。另外继续缝合 3~5 针待全完成后再打结 。然后在 12 点位用 9-0 的尼龙线合浆肌层,使输精管对合良好。进而用 9-0 尼龙线沿吻合口环形缝合,完成最后的吻合

5、术后护理

当手术完成后可将阴囊托起并轻微加压包扎。术后 24h 冰敷败。阴囊托和紧身内裤推荐使用 2 周。术后 3 周只建议轻微体力活动。一般禁欲 2 周以上。口服镇痛药物镇痛。术后 6 周和每 3 个月复在精液分析直至 1 年。对于术中发现严重少精或弱精的病例可给予短期 30d 的非甾体消炎药或其他促进生精的药物。输精管吻合术后的并发症一般较为少见。大的并发症为阴囊血肿,一般可通过解剖分离过程中仔细止血而避免。同时术后可放置橡皮片引流。

二、显微外科输精管附睾吻合术

在近睾端输精管流出液条件不能满足行输精管输精管吻合时，就应当进行输精管附吻合术。这时需要打开鞘膜，显露睾丸和输精管，通常用拇指和示指将附睾抓起，在显镜下仔细观察可发现明显的界限，梗阻部位近端的附睾管明显扩张。附睾管的梗阻往往输精管结扎术后压力增高造成的。输精管附睾吻合的部位应尽量靠近附睾尾，这样精子更容易成熟和具有活力。当然最近也有报道，吻合部位较高时短期内虽然精子成熟和活力均较差，但只要输精管附睾吻合通畅，随时间的延长，附睾的功能状态也会发生变化，精子的成熟和活力均会改善。

靠近附睾尾部的附睾管往往由附睾头部几根附睾管逐渐汇集成，管径也较头部粗。镜下观察后应选择乳白色的附睾管作为吻合位点，靠近梗阻部位的扩张附睾管可能有黄色内容物，提示该处死精子较多或可能合并感染。

做吻合之前，先用显微镊将吻合处的附睾白膜提起，用显微剪刀剪一直径约 0.5cm 与输精管外径相当的圆形开口，这时较容易识别扩张的附睾管并可将附睾管从周围组织中游离出来。如存在出血影响视野可用微细尖端的双极电凝止血。局部滴注亚甲蓝或靛胭紫可更利于看清小管和组织层次。

一旦确定应吻合的小管，用 10-0 双针线沿附睾管走行方向分别于 2 点和 10 点位纵行缝合两针，缝合的距离与输精管内腔的直径相当暂不将缝线引出，便于该处不适合吻合时退针。然后用 V 形尖刀在两针预缝线之间切开约 0.5mm 。用 22G 血管导管接注射器抽吸附睾管流出液，并在显微镜下检查是否存在精子，如果患者期望保存精子，则需要将附睾液中活动的精子冷冻保存;如发现精子但无活动精子，可于吻合完后经睾丸的 TESE 技术取精保存。只要在附睾液中发现精子，无论活动与否都可进行吻合。如果未发现精子则需要进一步向附睾近端切开白膜，重新寻找并重复上述工作。

腹侧输精管一般通过鞘膜隧道到达与附睾吻合的高位。同时为了减少张力，切口可能需要向腹股沟处延伸以更好地暴露输精管。在游离输精管过程中应尽量保留输精管外鞘和血供。用 5-0 可吸收线缝合输精外膜并将输精管从鞘膜隧道中拉出 ，当输精管切缘与附睾白膜开口边缘对齐时，5-0 可吸收线针对相应附睾白膜部位缝合并打结固定，还可用 7-0 非吸收线进一步缝合固定。进而用 9-0 尼龙线将输精管外壁浆肌层与附睾白膜一侧边缘固定 3

针，以保障吻合时无张力。然后用 10-0 的双针尼龙线采取近端对近端（4
点和 8 点）、远端对远端（2 点和 10 点），以输精管管腔内向外出针的方式将
附睾管开口套叠入输精管管腔内 。在将附管套入时，可先打一个松的外科结，
助手用显微镊将输精管推向附睾后再将结打紧，以避免套入时缝线切割附睾
管壁而撕脱。用 9-0 尼龙线将输精管外壁与附睾白膜缝合。最后用 3-0 铬制
肠线连续缝合以关闭鞘膜。术后护理与输精管输精管吻合术的相似，只是术
后禁欲时间要求更长，通常 3 周以上。

三、相关技术研究进展

（1）生物带包裹输精管吻合术更加易于操作和缩短手术时间。Schif 等尝
试在全层缝合针城除吻合张力的基础上，使用以脱水的人（动物）羊膜同种移
植膜为材料制作的生物带包输精管吻合口，术后结果证实，较标准多层缝合
方法而言，具有简化手术程序、缩短手术时间（42.7 min vs. 102.5 min）、
提高合质、预防合、降低精于肉芽肿发生率 65% 、70.0%）、控制炎症、促进
合口合和减少痕形成等方面显著的优点。

（2）单针输精管附纵向套叠吻合术。2007 年 Monoski 等首先报道了纵向
单针输精管附睾套叠吻合术，可以采用相对容易获得、价格实惠的 10-0 单
针缝线进行操作。他们首先通过动物实验证明单针缝线显微外科吻合可获得
双针缝线显微外科吻合相似的成功率，并且具有安全性好、经济、方便的特
点。术中单针缝线以"外进内出"方式穿过输精管进针 。

2013 年 Zhao 等报道改进单针 LIVE 技术，"外进内出"方式的进针点
变为原先的输精管断端 a2 和 b2 位置，目前记为 a1 和 b1 位置 ，从而
降低"外进内出"方式误缝输精管对侧黏膜和缝线交叉的风险。后期随访
1.5~12 个月，术后再通率 61.5%（24/39），自然妊娠率 38.5%（15/39）。

（3） 保留输精管动脉的输精管附睾吻合术。有学者提出在进行输精管附
睾吻合术时保留输精管动脉不被结扎离断。传统的输精管附睾吻合术结扎离
断输精管动脉的目的是让输精管有充分的游离度，保障无张力吻合。Zhang 等
报道 1 例既往有双侧精索静脉曲张高位结扎术病史的炎症后 OA 患者尝试
行保留输精管动脉的输精管附睾吻合术。由于既往手术可能没有保留睾丸动
脉，进行输精管附睾吻合术时结扎输精管动脉存在造成睾丸萎缩的风险。这
篇文献中很重要地保护了腹腔段输精管断端的血供，输精管的游离度较常规

输精管附睾吻合术而言明显不够，因而采用的是横向双针输精管附睾套叠吻合术。术后 3 个月精液中出现精子，术后 9 个月精子浓度为 $15.7 \times 10^6/\text{ml}$。国内有许多学者都在做相关的保留输精管动脉的输精管附睾吻合术的临床研究，但现在我们缺乏足以让人信服的统计数据证明保留输精管动脉的输精管附睾吻合术后再通率和怀孕率的任何优势。从手术原理上最重要一点，如果既保留输精管动脉又要充分的游离度，输精管腹侧断端的血供会很容易出现问题，这必然导致吻合部位的狭窄和纤维化。因而笔者认为只推荐既往有精索静脉曲张高位结扎病史的患者采用这种技术，手术过程也应当十分谨慎。

(4) 两针输精管附睾端端套叠吻合术。纵向两针输精管附睾套叠吻合术尾部 (100%) 和体部 (78.5%) 吻合复通率要高于附睾头部 (38.5%)。这一原因主要是附睾头部的附睾管较细，当附睾管口径与输精管内径相差较大时，由于吻合的牵拉，附睾管开口为楠圆形，牵拉的程度越大，开口越扁平。根据相同周长圆面积最大的原理，当附睾管直径显著小于输精管直径时，套叠后开口被拉伸成椭圆形，且远侧附睾管内陷压迫造成附睾管一定程度的梗阻。随着梗阻时间的延长，附睾管的进一步扩张，导致相对狭窄程度进一步加大，精子淤积在吻合口部位，即便不发生外漏，也可能导致局部重新阻塞。当附睾管口径偏小，端侧套叠技术会将附睾管腔牵拉扁平，成椭圆形，而且远端的管腔套入后会对近端的附睾管出口产生一定的压迫，针对此情况，笔者设计了两针输精管附睾端端套叠吻合术，在动物实验上初步获得成功。

(5) 机器人辅助显微手术的应用。2004 年康奈尔大学的 Schi 和李石华等首先完成了动物模型上的机器人辅助的阴囊部位显微外科输精管吻合术和输精管附睾吻合术，对照试验表明，机器人辅助组手术时间明显缩短了 45%～50% (68.5 min vs. 102.5 min)，精子肉芽肿发生率减少 60%～70% (27% vs. 70%)，证实机器人辅助显微外科吻合术可消除手震颤、缩短手术时间、降低精子肉芽肿发生率提高术后再通率等。此后国内外的相关研究都支持机器人辅助技术在降低手术难度和减少手术时间方面的优势。由于明显增加了经济成本，对术后复通率和自然妊娠率并没有明显的优势，因而尚未得到普及和广泛的认同，对于腹股沟疝术后医源性的输精管梗阻尚有部分患者输精管缺损较多，无法采用传统方法进行精道重建。在机器人腹腔镜下可以充分游离盆腔段输精管，并通过腹股沟内环口进人腹股沟管，然后可行输精管输精管吻台术。刘继红等报道 1 例幼年双侧术后输精管损伤的梗阻性无精子症患者，经机器人辅输精管输精管吻合术后 1 月精子浓度正常。

（孙邕　马林　）

第三十章 辅助生殖技术在男性不育治疗中的应用

男性不育本身不是一种独立的疾病，它是多种疾病和因素造成的结果。因此，男性不育的诊断应该包括个方面的内容：疾病诊断、病理诊断和病因分类。相应地，男性不育治疗应从病因入手，尽量做到个体化。概括起来，男性不育的治疗方法有药物治疗、手术治疗、辅助生殖治疗。对于病因明确或比较明确的，如生殖道感染，采用药物治疗，常可以取得满意的疗效，其目的为改善精液质量、提高自然妊娠机会或提高通过辅助生殖技术治疗成功的机会。对于器质性病变，且无法通过药物治疗的，应选择针对性的手术治疗。

成功的手术治疗与辅助生殖治疗相比，既节省治疗费用，又能够避免辅助生殖治疗相关的风险。如上述治疗均无效果，采用辅助生殖技术治疗。

辅助生殖技术(assisted reproductive techniques, ART)是指通过对卵子、精子、受精卵、胚胎、基因物质进行体内外系统的操作处理，最终达到治疗不孕不育的系列技术主要分为人工授精和体外受精-胚胎移植(in vitro fertilization and embryo transfer. IVFET)及衍生技术。目前随着各项辅助生殖技术的日益成熟及应用的普遍化，研究者们又将目光投向各项技术效果评价及安全性方面。

第一节 常用体外精液处理技术

体外精液处理技术就是通过人工方法对精液进行处理，去除精浆及其所含的有害物质，选择形态正常、活力强的精子，并使精子在体外获能。目前，体外精液处理已成为各项辅助生殖技术治疗中的常规步骤。选择精液处理方法时，不仅要考虑精液的质量问题，还要考虑处理过程可能对精液产生的影响。如去除精浆的同时会造成精子的氧化应激损伤，增加 DNA 断裂率。

（一）体外精液处理技术的基本要求

①操作简易、快捷，费用低；②能够获得较多活动精子；③不对精子造成损伤或对分离出的精子产生非生理性改变；④尽可能去除死精子和其他细胞，包括白细胞和可能的细菌；⑤去除有毒的或其他生物活性物质，如活性氧(ROS)

类物质;⑥同时能够处理较多体积的精液，

（二）常用优选精子的体外精液处理技术

1、上游法

本方法主要利用活动精子的游动能力，即能游过液体界面进入不同的培养液，从而与死精子、活动力差的精子、凝集精子、畸形精子、体细胞及其他有害成分和杂质分离。通过物理作用而使精子重新分布，理论上不影响精子的生物学特性。但因为依赖于活动精子的运动能力，所以主要用于质量较好或相对正常的精液。该方法的不足是运动精子回收低，而回收精子的数量与体外受精率及妊娠率有很大关系。回收率依赖于精子细胞团表面积和精子活力。由于细胞团有多层细胞，有潜在运动能力的精子可能处在细胞团内部，不能到达与培养基接触的界面;而且，细胞团内精子彼此紧密接触，及精子与细胞碎片或白细胞紧密接触，后者产生高水平 ROS，可导致精子质膜发生脂质过氧化反应，降低精子能。技术方面的缺陷促使更温和的精子分离技术发展，如为克服离心沉淀使 ROS 增多可直接使液化的精子上游（直接上游法）;为提高回收率，也可采用少量多管直接上游，以增加精液与培养基的接触面积。目前主张对精液正常者应用上游法，而对精液严重异常者使用密度梯度离心法能取得更好的效果。

2、密度梯度离心法

可用于质量相对较差的精液。在 ART 中，Percoll 是较早应用的梯度介质。由于可能存在内毒素污染、胞膜改变和用 Percoll 污染的精子受精导致炎症反应的危险，目前 Percoll 主要用于实验研究，临床应用方面，已为 IxaPrep、PureSperm 和 Isolate 等产品所替代。与上游法相比，密度梯度离心法能回收更多的形态正常的精子，并明显增加精子的活力和体外生存能力。尤其在精液严重异常（少精子症、弱精子症及畸形精子症等）时，更能体现其较高回收率的优越性。在 ART 中，目前密度梯度离心法常与上游法结合使用，即先进行密度梯度离心法，对得到的精子沉淀再行上游法，以获取最佳质量的精子。

3、玻璃纤维过滤法

利用精子的自身运动和玻璃纤维的过滤作用，使活动精子与不动精子分离，可获得高比例的顶体完整的精子。且用该法处理的精子作用去透明带的金黄地鼠卵及结合人卵透明带的数目均高于 Percoll 处理的精子。在收集到的精液中，虽然损失了相当多的精子，特别是质量较差的精子，但几乎保留了所有活动精子。因此，显著提高了活动精子、前向活动精子及有完整功能性膜的精子的百分率，尤其对质量较差的精液分离效果较好，可除去大约 90% 的白细胞。这种方法可显著减少精液中的氧自由基，对保护精子功能极为重要。精液处理效果与选用的玻璃纤维种类、规格等直接相关。对精子的破坏及过滤过程中玻璃纤维破碎的潜在危险，则主要取决于所用玻璃纤维的种类和过滤时冲洗的强度。也有研究发现，虽然玻璃纤维过滤法对活动精子的回收率较好，但获得的精子的直线运动低于上游法获得的，可能与其引起精子的超微结构损害有关，因此该法在临床上应用少。

(三)特殊精液的处理

1、完全不动的精子(包括附睾精子、睾丸精子)

ICSI 成功的关键是注射有生育力的精子，从完全不动的精液样本中筛选出活精子用于 ICSI，反映了精液处理和改善精液功能的重要性。能运动的精子是活的，可通过精子的运动特性来区分。对于完全不动的精子，这种可区分的标志不再适用。因此，需要一种无的方法从完全不动的精液中识别出适用于 ICSI 的活的精子，且这种方法不损害精子。目前有 2 种方法:①使用刺激物(己酮可可碱)激发精子活力,已成功用于区分活的睾丸精子和附睾精子,并有婴儿出生的记录。②通过低渗肿胀试验(hypo-osmotic swellingtest, HOS)测试精子膜完整性是临床常用方法。目前该技术经简化改进，明显提高了受精率和妊娠率。另外，精子无存活或无活力可见于慢性前列腺炎，此时抗生素治疗可恢复精子活性;生殖道的运输延迟可使精子衰老,表现为无活力,此时增加射精次数可恢复精子活性。

2、逆行射精的精液

射精后从尿液中回收到一定数量的精子并恢复和保持其活力是成功妊娠的关键。由于精子生存的最佳环境是中性偏碱，而正常人的尿液呈弱酸性，因此收集精液前应碱化尿液。

3、冻融精液的优选处理

随着冷冻技术的不断成熟，越来越多的冷冻精液用于 ART。由于冷冻精液的人工授精能预防性传播疾病，国内外已相继立法禁止使用新鲜精液人工授精，从而使冷冻精液成为供精人工授精的唯一选择。精液冷冻复苏后，精子活力和其他运动参数均比冷冻前有所降低，且精子处于渗透压高于自身的冷冻保护剂中。在去除冷冻保护剂的同时，最大限度地保护精子质量是面临的重大问题。Somfai 等报道与上游法相比，Percoll 梯度离心处理冻融牛精子，得到的精子具有较高的活力和完整的顶体。Rho 等通过比较 Percoll、上游法、玻璃纤维过滤法处理山羊冻融精液并用于体外受精，认为受精后 12h，Percoll 处理的精液雄原核的形成率优于其他两组，其后的卵裂率、囊胚形成率和平均细胞数也均高于其他两组。

第二节　人工授精技术

人工授精是用人工办法将精液注入女性体内以取代性交途径使母体妊娠的办法。人工受精是人类生殖工程领域中实施较早的技术之一。早在 2 世纪 Falmud 已提出人工授精的可能性。1770 年伦敦的 JohnHunter 为严重尿道下裂患者的妻子实行人工授精并成功妊娠。1844 年 WilliamPancoast 报道首例供精人工授精成功。1953 年美国阿肯色大学医学中心的 Sherman 等利用液氮蒸汽法超低温长期冻贮精液成功。1954 年 Bunge 等报道首例应用冷冻精子人工授精，并成功妊娠。精液冷冻保存的成功为男性生育功能的保存以及捐赠精液的贮存提供了技术条件，使得供精人工授精得以大规模的应用。

人工授精技术根据精子来源分为夫精人工授精(artificial insemination with husband's semen，AIH)和供精人工授精技术(artificial insemination with donor's semen，AID)，者采用丈夫的精子，后者采用供精者的精子。根据精液贮存方法分为新鲜精液人工授精(限干夫精人工授精)和冷冻精液人工授精。根据授精部位分为直接阴道内人工授精(diCctintravaginal insemination，IVI)、宫颈内人工授精(intracervical insemination，IC)、宫内人工授精(intrauterine insemination，IU)、直接腹腔内人工授精(direct intraper-itonal insemination，DIP)、输卵管内人工授精(intratubal insemination，ITI)等。

一、人工授精适应证和禁忌证

(一)夫精人工授精

1、适应证

(1)男性因少精、弱精、液化异常、性功能障碍、生殖器畸形等不育。

(2)宫颈因素不育。

(3)生殖道畸形及心理因素导致性交不能等不育。

(4)免疫性不育。

(5)原因不明。

2、禁忌证

(1)男女一方患有生殖泌尿系统急性感染或性传播疾病。

(2)一方患有严重的遗传、躯体疾病或精神心理疾患。

(3)一方接触致畸量的射线、毒物、药品并处于作用期。

(4)一方有吸毒等严重不良嗜好。

(二)供精人工授精

1、适应证

(1)不可逆的无精子症、严重的少精子症、弱精子症和畸形精子症。

(2)输精管复通失败。

(3)射精障碍。

上述3条中,除不可逆的无精子症外,对其他需行供精人工授精的患者,医务人员必须向其交代清楚:通过 ICSI 也能使其有自己血亲关系的后代,如果患者本人仍坚持放弃通过 ICSI 助孕,则必须与其签署知情同意书,方可采用供精人工授精技术助孕。

(4)男方和(或)家族有不宜生育的严重遗传性疾病。

(5)因母儿血型不合不能存活的新生儿。

2、禁忌证

(1)女方患有生殖泌尿系统急性感染或性传播疾病。

(2)女方患有严重的遗传、躯体疾病或精神疾患。

(3)女方接触致畸量的射线、毒物、药品并处于作用期。

(4)女方有吸毒等不良嗜好。

二、人工授精技术

1、直接阴道内人工授精

该技术是将精液直接导入阴道深部,主要用于各种原因不能性交者,如畸形体位不能性交、严重早泄、勃起功能障碍及阴道狭窄、痉挛等。

2、宫颈内人工授精

直接将精液注入宫颈管内，也可以同时在宫颈外口及宫颈周围涂抹精液或置部分精液后穹隆。主要适用于性交困难或性交时不能射精，也适用于精液液化不良需要体外处理疲化或宫腔内人工授精困难者。

3、宫腔内人工授精

指将洗涤处理后的精子悬液经导管直接注入宫腔内。该方法中，处理筛选出的高活力质精子被送至离受精部位较近的宫腔，避了不良的宫颈因素对精子游动的影响，缩短了精子游动的距离，使精卵更容易结合，提高了人工授精的成功率。此方法精子直接跨过宫颈这一对某些患者来讲是路障的结构，故适用于：①少精子症、弱精子症、畸形精子症；②免疫性不孕；③原因不明性不孕；④某些性功能障碍（如不射精、逆行射精）所致不孕。这一方法是目前最常用的人工授精方式。而正是由于精子直接跨过了宫颈这一生理结构，此技术：①需使用洗涤等方法处理过的精子，因为未处理精液中含有的前列腺素可引起痛性子宫痉挛，而且还有引起感染和过敏的危险；②宫颈管是精子获能的重要场所，精子直接进入宫腔不符合生理过程，所以精子必须精体外处理获能，这可能是 IUI 成率悬殊及成功率偏低的原因之一。

4、腹腔内人工授精

将处理过的精子悬液调整到合适的浓度后，从阴道后穹隆注入腹腔直肠子宫陷凹，精卵由输卵管伞端拾捡到输卵管内受精，对不明原因性不孕及男性不育是一种可行的治疗方法。

5、卵泡内人工授精

在卵泡发育到 18~20mm 时，在阴道超声引导下将洗涤处理过的精子悬液通过阴道穹隆直接注入卵泡内的人工授精技术。与其他辅助生殖技术相比，治疗非输卵管性不孕疗效不佳，国外报道在 50 例不孕症患者中仅有 1 例妊娠。腹腔内人工授精及卵泡内人工授精这两种方法在国内均应用较少。

6、经阴道输卵管内人工授精

在一些动物实验中发现，除宫颈管外，在输卵管峡部有第二个精子储存池的存在，这进行输卵管内人工授精的理论基础。方法是将精子悬液经阴道插管通过宫腔运输至输卵管，正常受精部位在输卵管壶腹部与峡部交界处，大多数患者的受精障碍表现是获能的精或排出的卵子不能到达输卵管受精部位。

将精子直接送至壶腹部，使精子更加靠近优势卵泡或大量成熟卵泡，提高受精率和妊娠率。

三、人工授精方案

1、自然周期人工授精

自然周期人工授精自然周期人工授精的妇女必须具备规则的、有排卵的月经周期。排卵通常发生于下次月经来潮的前14d，人工授精的时机非常重要，以即将排卵时进行最为合适。自然周期的开始适时B超监测卵泡生长及子宫内膜的同步生长情况。当优势卵泡直径达到16-20mm宫颈外口呈瞳孔样改变、宫颈黏液+ ++-++++及典型羊齿状结晶、血E_2水平达到270~300pg/ml时，测定血或尿LH的水平，血或尿的LH水平开始大于基础值的2倍以上，考虑在12~36h行1U1。

2、促排卵周期人工授精

对于精液正常但性交困难或精液不能进入阴道者及供精人工授精者，女方具有正常的生育功能，自然周期人工授精的成功概率较高。对原因不明性、免疫性不孕患者或男性精液异常者，自然周期人工授精成功率很低。促排卵治疗应用于人工授精后大大提高了人工授精的成功率。目前一线的促排卵药有氯米芬、来曲唑，两者均可促进单个优势卵泡的生长发育。氯米芬有较强的抗雌激素作用，因此在促进卵泡发育的同时抑制子宫内膜的生长；而来曲唑是芳香化酶抑制剂，相比氯米芬而言，对子宫内膜的影响较小，临床应用也越来越广泛。促排卵药还有促性腺激素(Gn)、促性腺激素释放激素(GnRH)。对于高乳素患者，予以溴隐亭治疗。多囊卵巢综合征(PCOS)患者还可以选用胰岛素增敏剂抗雄激素药物(醋酸环丙孕酮)、生长激素、芳香化酶抑制剂等辅助排卵治疗，提高妊娠率。

常用的促排卵方案有氯米芬(来曲唑)+hCG、氯米芬(来曲唑)+hMG+hCG、hMG+hCG、FSH+hCG等

3、影响人工授精成功率的因素

人工授精成功率与患者夫妇的年龄、不孕年限、卵巢年龄、周期准备、采用方案、精时机、精液质量及处理方法等因素有关。

四、人工授精的并发症、可能风险及涉及的伦理问题

1、卵巢过度刺激综合征

为促排卵药用于人工授精后的严重并发症，严重过度刺激的发生率约为1%、与患者对药物的敏感性、药物的种类及数量有关。以 hMG 最容易导致，而氯米芬的危险性最小。

可通过 B 超监测卵泡发育情况与血 E_2 水平进行预测。必须根据患者年龄、体重、病史及卵巢储备情况调整用药剂量。

2、异常妊娠

超促排卵的治疗应用于人工授精后多胎妊娠率越来越高，可达 20%。其他如异位妊娠为 2%~8%、自然流产约 20%。

3、出血

行 IUI 时少数患者可有少量宫颈黏膜或子宫内膜出血，一般无明显出血。出血原因：宫颈慢性炎症、擦洗消毒动作粗暴或授精导管损伤宫颈黏膜。人工授精前未查清子宫位置，导管进入言宫的方向不准确，动作粗暴，反复操作而损伤宫颈黏膜或子宫内膜、所以在人工授精前应了解子宫的位置，选择的导管应柔软舒适，动作轻柔，避免损伤宫预管子宫内膜。

4、感染与疾病的传播

对供精者进行相关的检查可最大程度上减少感染性疾病（如性传播疾病）及造传性成病的传播。

5、腹痛及休克

少数患者可有下腹胀痛。早期使用未洗涤的新鲜精液直接人工授精，因前列腺素的存在导致下腹痉挛性疼痛，加上患者的紧张和恐惧，可引起休克。目前人工授精使用经过洗涤的精液后很少发生剧烈疼痛。但当注入宫腔的压力过高、推注速度过快或液体过多时，会产生子宫痉挛性收缩，患者感到不同程度的腹痛。因此人工授精时，注意精液的洗涤、精子悬液的注入速度，尽量不使用宫颈钳等。

6、血缘结婚问题及对家庭关系的影响

对 AID 而言，血缘结婚的概率和供精者产生的后代数及所在地可能结婚的人数有关。

估计在 1/2000 人工授精的地区，假设每一个供精者出生的小孩限于 10 个，则可能的血缘结婚率为 0.00004%，从以上数据可以看出，其危险性是极少的。但必须考虑的因素是：互不知情的同父异母的兄弟姐妹，如果相遇，相对一般两性而言，更有一种自然的亲，如不及时发现，则有可能血亲通婚。我国 2001 年颁发的《人类精子库管理办法》定，一个供精者的精液最多只能供给 5 名妇女受孕，如果已有 5 名妇女成功妊娠并有后产生，即不能再用此供精者的精液，应予以销毁。调查资料表明，AID 并不导致家庭破裂，AID 夫妇离婚率比平均值还低。用冷冻精液行 AID 所生的儿童，他们的智商比平均值好，故 AID 是一种安全有效的治疗方法。

第三节　体外受精-胚胎移植技术

体外受精-胚胎移植(IVF-ET)，顾名思义，就是把受精这一生理过程在体外人为控制的模拟环境中完成，而后将受精卵或胚胎移植入患者体内。这在辅助生殖技术史上具有程碑意义。为完成这一过程，首先通过控制性超促排卵从排卵前卵泡中获取一个及以上的卵子，在模拟输卵管液的复杂培养基中孵育。而对于雄性配体精子而言，则必须将活力好的精子从不动或活动较差的精子、非精子细胞以及精浆中分离出来。接着一定数目的精子和卵子共同体外孵育，完成体外受精过程，并进行体外胚胎培养。最后将胚胎移入者宫腔内以进一步发育。

最初该技术是为解决输卵管不孕症而产生的，如输卵管堵塞、功能受损或丧失。自 1978 年 7 月 25 日第一例试管婴儿诞生，采用常规 IVF-ET 技术治疗不育症有 40 多年。着这一技术的成熟应用，越来越多的目光关注到它解决男性不育的可能性上来。同已经应用较多的人工授精等技术比较，IVF 提供了以一定数目精子使卵子受精的可能性。

由于促排卵技术的应用，也使得在一个治疗周期中可以获得多个受精卵，从而提取更多的胚胎培养的机会。然而常规的 IVF 并未能在治疗严重的男性不育上达到研究着的期望，1CSI 技术目前已经替代常规 IVF 成为治疗严重男性不育的主要技术手段，而 IVF 更多的应用于输卵管疾病、排卵障碍疾病以及不明原因性不孕的治疗。

第四节　显微受精技术

一、显微受精技术简史

常规 IVF 技术对男性不育患者特别是极度少精、弱精患者,受精率极低,这一直是体外受精助孕技术中的难题，主要原因是精子不能穿过卵透明带从而实现精卵融合。提高体外受精技术对改善这些男性不育患者的受精率已变得十分重要。显微受精技术在一定程度上提高了精子质量较差的男性不育患者的受精率，特别是卵细胞质内单精子注射（ICSI），开创了人类生殖的第二场革命，解决了很大一部分男性不育患者的生育问题。

显微注射技术早在 20 世纪 60 年代就已经开始应用，主要用于体细胞核移植实验。研究者们同时也开始了动物精子显微注射技术的探索。进入 70 年代后，在畜牧业方面，哺乳动物的体外受精技术等有了很大发展，并开始选用哺乳动物的精子进行显微注射，积累了较多的经验。通过动物实验发现将单个精子注射入卵细胞内，精卵细胞膜可融合，若注射多个精子，大多数卵细胞发生变性。

20 世纪 80 年代末显微操作辅助受精技术影响了男性不育症治疗的发展。1987 年 Lans-king 等首次将人精子注入人卵透明带下。1988 年，Cordon 与 Talansly 采用生化方法在透明带上穿孔，让精子进入卵周间隙以达到精卵融合。Cohen 等报道透明带部分切除，成功妊娠并分娩活婴。其后 Ng 等透明带下授精亦获得妊娠成功。上述方法虽部分克服了男性因素受精障碍，但由于在精子与卵子融合之前必须自发地发生顶体反应、对精子数目及活力要求高，而且多精受精无法控制、妊娠率均较低，影响了临床应用。

1988 年 Lanzendort 等首先报道将单个人精子直接注射入人卵子的胞浆内并成功受精。

1992 年 Palermo 等采用卵细胞质内单精子注射（ICSI）显微受精技术，将单个精子直接注射到成熟的 MII 期卵细胞质内，从而绕过了自然受精过程中许多步骤，如精子与透明带结合、顶体反应、精子细胞膜与卵子细胞膜的融合等。此种方法在显微注射前精子无须发生顶体反应，不受精子浓度、活动度、形态等的影响，获得较高的受精率和胚胎种植率。

ICSI 显微受精技术在治疗男性少精子症、弱精子症、无精子症方面获得了突破性进展，解决了体外受精助孕技术中的大难题。现在 ICSI 已成为因男性因素引起严重不育的重要治疗方法。

二、显微受精的种类

1、透明带钻孔法和部分透明带切割法

透明带是卵母细胞外一层细胞结构的糖蛋白，它的主要功能是识别精子并与精子发生结合，并选择性地让单个精子穿透透明带，同时防止多精受精；此外还对受精卵起到保护作用，有利于胚胎的生长发育。受精时精子首先必须穿透透明带。透明带钻孔法(z08drlling，ZD)是采用化学的方法，包括用酸化的 Tyrode 溶液或蛋白水解酶如糜蛋白酶来处理透明带。部分透明带切割法(partialzona dissection，PZD)是采用机械的方法，如用玻璃针刺破透明带，造成透明带下有一小的裂口，然后将卵细胞放入含精子的培养液中，使精子通过裂口顺利穿透透明带，与卵子融合，形成受精卵，发育成胚胎。该方法简，对卵细胞造成的损伤较小。但各 IVF 中心报道的 PZD 单精受精率不完全一样，此外，PZD 要求精子数目较多($>5X10^4$/ml)，而且多精受精率较难控制，并可能影响胚胎的进步发育，目前临床应用较少。

2、透明带下受精

透明带下受精(subzonal insemination，SUZI)指将精子通过显微注射法直接注入卵膜周隙(perivitelline space，PVS)。该方法最早由 Ng 等于 1988 年使用，并获得成功妊娠，1990 年，Fishel 等报告第一例成功分娩，该方法很快被许多 IVF 中心接受。受精率与注射的精子多寡有关，注射的精子愈多，受精率也愈高，但多精受精率也随之升高。一般以注射 3~5 个精子为宜。完全无运动的精子及尾部纤毛结构异常的、丧失运动能力的子通过 SUZI 均能成功受精。将顶体完整的精子注射到 PVS，它并不能与卵子的浆膜发生融合，只有将发生顶体反应后的精子注射到 PVS 受精率才明显增加。目前 SUZI 已很少应用。

第五节　卵细胞质内单精子注射

一、适应证与禁忌证

(一)适应证

目前尚无完全统一的适应证标准。必须明确的是，卵细胞质内单精子注射(ICSI)系种侵入性操作，其治疗不孕症的确切机制和潜在风险目前实际并未阐明，且治疗费用，不能也不应取代常规 IVF，因此，ICSI 开展需要掌握好适应证。ICSI 的适应证如下。

1、严重的少精子症、弱精子症、畸形精子症

ICSI 仅需数条精子即可达到受精、妊娠的目的,是严重男性因素不育患者最有效的治疗方法,目前暂未统一明确的 ICSI 治疗标准,但普遍认为下列情况需要 ICSI 辅助受精治疗:①严重少精子症患者,即一次射出的精液中精子浓度≤5X10^6/ml;②一次射出的精种精子浓度在 5X10^6/ml~20X10^6/ml,活动率<40%,或 11 级以上运动精子<25%,或畸形精子率>85%;③一次射出的精液中精子浓度>20X10^6/ml,但严格标准的精子形态学检查显示精子正常率<4%,或精子活动率<5%。

2、不可逆的梗阻性无精子症和生精功能障碍(排除遗传缺陷疾病所致)

如附睾或睾丸手术获得数目很少或活力很差的精子,可用 ICSI 辅助受精。早期采用是易微附睾精子抽吸,由于显微附睾手术耗时长、手术难度大、对患者损伤大,现多采将皮附粤穿刺抽吸取精术。当附睾缺如或完全机化时,可从睾丸取出的曲细精管中分离好,进行 ICSI。近年来也采用睾丸曲细精管精子或精子细胞进行 ICSI,以治疗严重生明境低下所致的非阳塞性不育。

3、体外受精失败

①前次 IVF 不受精:Cohen 等发现完全受精失败的患者,再次 IVF 的受精率不会超过 25%。而 Palermo 等给前次 IVF 受精率<25%的患者使用 ICSI 再次治疗,则获得较高的妊娠率。目前一般认为如前次 IVF 受精率<50%,再次治疗应采用 ICSI 技术。②IVF 不受精卵:对 IVF 中未受精的成熟卵子,可于 IVF 次日补行 ICSI,获得正常受精和形态正常的胚胎。这种补救方法称为晚补救,因其卵裂率、囊胚形成率、植人率和妊娠率低下现在应用较少。其原因不在于 ICSI 本身,而是因为卵子老化。目前在国内临床应用更多的是早补救,即在取卵当日对未受精卵子进行 ICSI。具体而言,IVF 受精 4~~6 h,通过去卵丘细胞观察卵子第二极体的排出以确定卵子是否受精,若在 IVF 后 6h 仍未排出第二极体的卵子达到一定的比例(比如大于 50%的获卵数),则行 ICSI 以进行补救。目前的观点为早补救是防止卵子受精失败或受精率低的有效措施,早补救的卵子可获得与正常卵子相似的受精率和妊娠率。

4、精子顶体异常

包括圆头(顶体缺乏)精子或完全不活动精子。ICSI 是圆头精子症患者唯一可以采用的治疗方法,但是较低的受精率表明这些精子没有足够的能力激活卵子,常常需与卵子激活结合应用。现有的证据表明这些精子的使用并不增加流产率或非整倍体及出生缺陷。对于不活动精子，可通过低渗试验选择活精子或直接应用其睾丸精子进行 ICSI，有助于提高受精率。

5、冻存卵子或体外培养成熟后的不成熟卵子

成熟卵子冻存复苏后或不成熟卵子经体外培养成熟后，其透明带变硬使精子不易穿透。为保障受精，建议行 ICSI。

6、需行植入前胚胎遗传学检查

为避免透明带上黏附精子对诊断结果有影响，植入前遗传学诊断通常采用 ICSI。

(二)禁忌证

(1)男女任何一方患有严重的精神疾患、泌尿生殖系统急性感染、性传播疾病。

(2)患有《中华人民共和国母婴保健法》规定的不宜生育的、目前无法进行胚胎植人前遗传学诊断的遗传性疾病。

(3)男女任何一方具有吸毒等严重不良嗜好。

(4)男女任何一方接触致畸量的射线、毒物、药品并处于作用期。

(5)女方子宫不具备妊娠功能或严重躯体疾病不能承受妊娠。

二、ICSI 程序步骤

一般程序步骤包括:控制超促排卵，促进多个卵泡发育;卵母细胞获取;精子的收集和处理;显微注射;胚胎体外培养和移植。

三、精子的收集和处理

对于梗阻性无精子症，既往采用显微外科输精管附睾吻合术、经尿道射精管切开术等方法治疗，成功率低、治疗效果差。采用手术显露直视下穿刺附睾、附睾切开取精的方法,创伤大、并发症多,且不能反复进行。经皮穿刺输精管、附睾、睾丸吸取精子的成功,使取精技术取得重大进展,该方法损伤轻微、操作简便,术后不易产生粘连、瘢痕等并发症，并可反复进行穿刺,取得较多精子，效果良好。对输精管盆部阻塞或性功能障碍所致不射精或逆行射精的患者，采用经皮穿刺输精管精子抽吸术，所获得的较好质量精子可用于子宫腔内人工授精(IU)，妊娠成功率较高，手术费用较低;当吸出的精子质量较差时，应当进行 ICSI 辅助授精。

经皮穿刺输精管、附睾、睾丸吸取精子后，进行 ICSI 辅助授精，在治

疗不育上获得了成功，使不同来源的精子均能取得较好的受精率、卵裂率及妊娠率，与射出精子所获得的受精率、卵裂率及妊娠率无明显差别。

(一)精子收集前诊断要点

为了收集到可供受精的精子，精子收集前应认真进行诊断与鉴别诊断。

(1)重点了解影响睾丸生精功能的相关病因。

(2)检查病变部位特征，尤其注意睾丸大小。若睾丸<8ml，第二性征发育有异常，应随即检查染色体有无异常;若睾丸≥10ml，不射精或精液量少，应注意有无射精功能障碍，是否为严重少精子症，应重复检查精液，或行性高潮后尿液检查，必要时做睾丸功能检查。精液量少、精子活力差，有可能是精道部分阻塞。

(3)FSH 水平对鉴别梗阻性无精子症和非梗阻性无精子症有一定意义，非梗阻性无精子症的 FSH 值增高。若 FSH 值明显增高，多有生精障碍。

(4)对于非梗阻性无精子症或严重少精子症，应做染色体分析、Y 染色体微缺失分析。对先天性输精管缺如或特发性附睾梗阻的无精子症，应检查有无囊性纤维化基因变异，

(5)对于精囊及输精管缺如，应进一步了解睾丸生精功能。有生精功能者，为输出道梗阻，异常者可能为唯支持细胞综合征或生精阻滞。

(6)睾丸活检主要了解无精子症是睾丸输出道梗阻所致，还是生精功能障碍所致的。一般只做一侧检查，有些情况需做两侧，如精索静脉曲张不育症、隐睾等。

(二)经皮穿刺输精管精子抽吸术

适应证包括:①输精管远端阻塞、输精管绝育术后复通术失败、射精管阻塞;②阴茎勃起功能障碍、不射精等功能性障碍，经其他治疗失败，睾丸生精功能良好;③逆行射精功能性障碍，若取自膀胱尿中逆行射精的精子质量差，影响受精效果。

(三)经皮穿刺附睾精子抽吸术

1988 年 Silhcr 等利用显微手术从先天性输精管缺如的无精子症患者的附睾头部吸取精下，进行 IVFET 并成功妊娠，但由于从附睾吸取的精子数量少、动力差，致使受精率甚气，不宜用于 IVF-ET1992 年 Palermo 等将单精子注射到卵细胞质内辅助受精成功后，后应用经皮穿刺睾精子抽吸术行 ICSI，

获得较高的受精率,近年已成为治疗无精子症的有效方法适应证包括:①先天性输精管缺如、炎症性输精管阻塞;②附睾体部、尾部发育不全或缺如,或炎症性病变造成阻塞;③输精管结扎术后吻合失败造成附睾尾部粘连阻塞,

(四)经皮穿刺睾丸精子抽吸术

经皮穿刺睾丸精子抽吸术可吸取到生精细胞、各期精子细胞、精子及支持细胞,操作简便,对睾丸损伤轻微。睾丸精子、精子细胞均可应用于 ICSI,获得成功妊娠。睾丸穿吸取液还可进行细胞学检查,以精子比率(精子与所检各类生殖细胞的比例)和支持细胞比率(支持细胞与各类生殖细胞的比例)作为推断睾丸生精功能的指标。用于活检,诊断迅速,其诊断结果与常规活检的结果基本一致。

适应证包括:①睾丸性无精子症如精索静脉曲张、睾丸炎、睾丸损伤、隐睾等原因导致的睾丸生精功能低下,常规检查无精子,但睾丸活检曲细精管内有成熟精子;②附睾穿刺吸取精子不成功者。

(五)开放手术睾丸精子提取术

当经皮穿刺睾丸精子抽吸术不成功时,可用钳穿活检。用组织钳刺入阴囊,穿刺白膜,进入睾丸实质 5mm,钳取数条曲细精管,分离精子。

(六)睾丸显微取精术

非梗阻性无精子症患者不存在输精管梗阻,表现为无精子生成或生成极少。国内外大量的活检结果表明,非梗阻性无精子症患者的睾丸内仍然可能存在生精现象,表现为少量的局灶生精。如果在活检过程中提取到这些有生精活性的组织就可能发现精子。睾丸显取精的方法为麻醉后在睾丸表面无血管区沿睾丸赤道面切开白膜,手术显微镜放大 20~23 倍,寻找外观饱满、乳白色、半透明或不透明、相对粗大并有张力的生精小管,并剪下,在体视镜下撕碎后,于倒置显微镜下(400X)查找精子。传统的睾丸切开活检、经皮穿刺都属于非选择性的随机组织活检,对于局灶生精的病例难以命中微量的生精组织。睾丸显微取精术通过对生精组织的辨别,减少了活检取样的盲目性,手术损伤小、也避免了睾丸组织不必要的丢失,相比传统的切开活检或穿刺活检能提高 8%—25%的获精率,能使常规睾丸活检方法无法获取精子的患者得到生育亲缘后代的机会。总体而言、非梗阻性无精子症的获精率在 20%~60%,适用于克氏综合征、睾丸严重发育不良或睾丸炎后睾丸萎缩的病例。

四、精子的准备

1、射出精液

靠规检查精子浓度、活动度、精子形态，对少精子、弱精子、冻融精子采用合适的子分离方法分离待用。

2、输精管穿刺取精和附睾穿刺取精

将混有培养液的精液或附睾液注入培养皿中，加人2—3mlM-HTF培养液、置37°C气恒温水浴箱中孵育活化40—60 min、离心200，5min，沉淀待用。

3、睾丸取精

先将曲细精管放入盛有培养液的培养皿中，吹打洗涤干净后，将曲细精管用细小的弯头镊子磨碎或用注射器针头撕碎，去除大的组织，将此悬液吸入预热的精子洗涤液中，直接离心，留取沉淀备用。来自睾丸的精子中，只有很少是活动的，活动精子大多也仅仅偶你颤动，因此，存活精子的判断非常重要。有研究显示对于睾丸组织来源的精子，无论是新鲜的睾丸组织还是冷冻的，进行 ICSI 的最佳时间是睾丸组织培养 24～48h，活动精子的比率会大大提高，从而提高 ICSI 的受精率，改善治疗结局。因此可以将睾丸活检或显微取精安排在取卵前 1～2d 进行，以便得到更多的活动精子，进行 ICSI。

五、卵子收集和准备

成功控制超促排卵后，采用经阴道 B 超引导下穿刺取卵。取卵后 2h，将卵母细胞置于含 80 IU/ml 透明质酸酶的 M-HTF 中，用巴斯德管在立体显微镜下吹打。观其卵丘细胞大部分脱去后移至准备好的另一新的 M-HTF 清洗孔中，去除剩余的卵丘细胞和放射冠细胞。将得到的裸卵在新的 M-HTF 中清洗 2 次后，在显微镜下检查卵子的成熟度，只有 MI 成熟的卵母细胞能行 ICSI，MI 和 GV 期的需要体外培养成熟到 MII 才能进行 ICSI 辅助受精。

六、ICSI 操作步骤

(1) 将注射针降低，放入干净的聚乙烯基吡咯烷酮 (polyvinyl pyrrolidome，PVP) 液中，旋转控制注射器的微调，调试注射针液体的进出速度。

(2) 再将注射针放入含精子的 PVP 液中，挑选形态正常的活精子，吸入注射针内，移至干净的 PVP 液中，在其尾部中段慢慢下压，随即将针快速拉过精子尾部，将其制动(一般以明显可见的尾部折痕为宜)。然后再将精子从尾部吸入注射针，抬高注射针。

(3)移针至含卵子的液中,用固定针将 MI 期卵母细胞通过负压轻轻固定,第一极体在 12 或 6 点处,避免注射过程对卵母细胞纺锤体的损伤。

(4)注射时先将精子移到注射针内口处,调整注射针、固定针内口及卵膜在同一水平后进针, 穿过透明带后继续进针,同时不断调整平面,可以看到卵膜随注射针的顶入弹性伸展进入卵浆中,这时不要将精子注入卵膜形成的陷窝内,否则精子只是被注射到透明带下。穿刺卵膜近卵子中间时,可见卵浆回弹包住注射针或注射针有明显的落空感,表明刺穿了卵膜,偶尔也见到尽管注射针已刺入接近 9 点处的卵膜,但仍未刺穿卵膜,可能是卵母细胞胞浆张力不够的原因,这时可稍稍回抽针尖,调准平面后再较快速进针,可刺穿卵膜。回吸, 转而注入吸出的卵浆及精子, 再迅速出针, 尽可能少地注入PVP 液。注射完毕。

(5)回吸少量卵浆,当卵浆开始快速吸入注射针时,表明卵膜已有破裂口,立即停止观察卵膜回复正常位置,并观察精子注入的部位是否随卵膜的回复而至卵膜外、注入 PVP 的量及是否有卵浆的外漏、卵子的损伤。

(6)释放经注射的卵子,移走固定针。将穿刺针移至 PVP 平衡液中吸吹数次, 清洗注射针。

(7)重复(2)~(6),完成对其他卵细胞的操作。

(8)用 HTF 将注射完毕的卵细胞清洗数次,将每个卵细胞移入 HTF 微滴中,置入 CO_2 培养箱内培养。完成有关操作记录。

七、影响 ICSI 治疗的因素

1、精子因素

临床研究发现, 在 ICSI 治疗周期,尽管精液中可能无形态正常精子,或无活动精子但仍有可能完成受精并成功妊娠,关键在于能否发现存活精子。尽管精子形态学异常等多项异常均可不同程度地影响 ICSI 的结局,但真正能够导致 ICSI 受精失败的精液指标是精子活动率为 0,当无活动精子发现时,存活精子的存在概率大大降低,将严重影响 ICSI 的受精过程。

2、女方因素

女方年龄不影响受精率,但妊娠率随年龄增长而降低,当女方超过 40岁时, 活产率显著降低。通常随年龄增长的种植率降低是卵子质量下降引起的，与子宫内膜关系不大。

此外，部分患者的 IVF 失败，实际由卵母细胞内在异常所致，此类患者改用 ICSI 治疗仍然无效。

3、卵子的激活

卵子自然受精的激活发生在精子与卵子特异性受体结合、穿透卵膜及精卵融合过程。ICSI 无此自然激活过程。有报告显示显微注射过程的猛烈来回抽吸卵浆有助于卵子激活，提高 ICSI 受精率与妊娠率。但也有研究认为，猛烈来回抽吸卵浆无助于提高受精率，却易损伤卵子结构，不利于卵子的进一步发育。而在显微注射前猛烈地制动精子，从而损伤精子尾部，增加精子膜渗透性，也可提高 ICSI 的受精率。但 Palemo 等的研究表明猛烈制动对射出精子 ICSI 的受精率实际影响不大，但对附睾精子的受精率可从 51% 提高到 84%，妊娠率也有所增加。制动损伤精子膜从而增加受精率的机制，可能与有利于卵浆内有关激活因子的渗入，从而激活精子、诱导雄性原核形成有关。至于附睾精子、睾丸精子的猛烈制动，可能还涉及其中精子成熟抑制因子的释放。

4、卵子结构的破坏

显微注射损伤卵子结构，最终可能发生卵子死亡。损伤可由注射针对卵母细胞膜性结构、超微结构和减数分裂纺锤体的机械性破坏所致，也可由卵浆从针眼的外漏所致。另外注射过程中培养环境的改变，如温度的改变也能导致纺锤体的不可恢复的改变。

5、PVP 的影响

聚乙烯基吡咯烷酮(PVP)是一种黏稠的溶液，多数中心在进行精子注射时使用了 PVP，但进入到细胞质中的 PVP 液不能扩散出去，也不能被溶酶体酶消化，将会继续存在细胞质中，这可能对受精、胚胎质量、囊胚形成及以后的发育造成不良影响，因此 PVP 液不能被看作是绝对无害的物质。有研究探讨不使用 PVP 液的效果及临床结局，发现与使用 PVP 液组相比，不使用 PVP 液组的受精率较高，胚胎的质量也较好。近年来，多数中心已改用更安全的 PVP 替代品进行 ICSI，也有采用 M-HTF 直接进行 ICSI 的报道。

第六节　未成熟精子受精

ICSI 最早应用于 IVF 受精失败的男性不育者，随后对取自输精管，附睾、睾丸的精子，冷冻精子，无顶体的圆头精子以及尾部发育不良而完全不活动的精子进行 ICSI。成熟精子可定义为具有成熟的形态结构及染色质，具备运动能力和精卵识别，结合能力的精子。随着体外培养系统的完善，采用未成熟精子于细胞体外培养成熟后进行 ICS1 均获得妊娠。目前 ICSI 应用范围在逐渐扩大。睾九精子细胞受精及胚胎移植成功，说明睾丸精子和附睾精子的核的功能及遗传物质已基本发育成熟，在生殖医学理论方面也具有重要意义。在本节中，所述未成熟精子细胞主要为成熟精子的前体细胞，包括精子细胞和精母细胞。

未成熟精子的研究主要集中于 2 个方面：生精细胞体外分化培养技术和精子前体细胞的显微注射技术。

(一)生精细胞体外分化培养技术

同未成熟卵母细胞体外成熟的思路相似，生精细胞体外分化通过体外培养，为未成熟生殖细胞提供适宜的环境，促进其分化成熟，如精母细胞或精子细胞在体外培养分化以获得更接近成熟阶段的精子细胞甚至精子。

1、生精小管体外培养

尽管有丰富的体外精子发生的动物实验数据，然而关于人类体外精子发生的研究依然很少。1998 年，Tesarik 进行人生精小管片段培养，发现梗阻性无精子症患者的生精细胞在卵泡刺激素(FSH)的作用下很快(24h)发生减数分裂，表现为减数分裂形成的成对次级精母细胞和圆形精子细胞数量显著增加，此外，FSH 还显著促进精子细胞变形过程中的细胞核的成熟。1999 年，Tesarik 收集了 5 例精子发育停滞于初级精母细胞阶段和 4 例停滞于圆形精子细胞阶段的不育男性患者的生精小管片段进行体外培养。前 5 例中发现只含有 4nDNA 的生殖细胞，而没有发现含 2nDNA 和 1nDNA 的生殖细胞。体外培养了 2d 后，有 2 例出现含有 1nDNA 的精子细胞，其后将此精子细胞注射到卵子后，获得受精和胚胎发育，胚胎移植后有 1 例患者获得双胎妊娠并于 36 周分娩出 2 个健康婴儿。4 例停滞于 Sa 期圆形精子细胞阶段的新鲜标本经体外培养后，有 2 例获得长形精子细胞，用这些长形精子细胞进行卵子注射和胚胎移植后，1 例为输卵管异位妊娠，1 例为足月正常妊娠并娩出 1 个健康婴儿。这一研究表明，在 FSH 作用下，减数分裂前的生殖细胞在体外可迅速完成减数分裂及其后的分化过程，并进一步地获得更接近成熟阶段的精子细胞。

进一步的研究表明，大剂量FSH(500IU/L)和睾酮(10nmol/L)促使体内发育阻滞的生精细胞向前分化至更成熟阶段。大剂量FSH的作用机制可能是支持细胞在体外培养过程中，对FSH反应性降低或者生精阻滞患者体内血清FSH浓度升高，而FSH受体反应性降低，需要超过生理剂量的FSH刺激方能维持精子发生。生精小管的体外培养，保留了支持细胞和生精细胞之间的连接，从而使支持细胞发挥支持生精细胞分化成熟及免于凋亡的作用，这被认为是该培养系统取得成功的关键所在。该培养系统最大的争议在于培养过程中可能对DNA造成损伤以及出生后代的遗传异常。但研究者认为体外培养过程中，染色体可以正常进行减数分离，但某些控制精子形成阶段的所需mRNA和蛋白的关键过程可能被绕过，从而以比体内更快的速度在体外完成减数分裂和成熟。事实上，体外成熟的精子不具有典型的精子形状，这可能是关键过程被绕过所致。目前这一研究尚存在诸多疑问和争议，需要更多的研究证实。

2、生精细胞与饲养层细胞共培养

最常用的饲养层细胞是支持细胞。支持细胞与生精细胞共培养，在动物实验中已经证明了可行性，并成为各阶段生精细胞发育分化的研究模型。人体内发育阻滞的生精细胞在生精细胞-支持细胞共培养中亦可发生分化，而且得到的精子细胞具有受精和启动胚胎发育的能力，但尚没有用于临床治疗的报道。与生精小管片段培养相比，生精细胞-支持细胞共培养中细胞连接经历了断开-重建的过程，但并未显著影响支持细胞对生精细胞生长分化的支持作用。因为人类缺乏足够的支持细胞制作饲养层，非洲绿猴肾细胞系(Vero)或人成纤维细胞作为可选择的饲养层细胞得以实验性研究。非梗阻性无精子症患者的圆形精子细胞在Vero细胞饲养层可以分化为长形精子细胞。此种方式促进体外减数分裂及分裂后成熟似乎更有效，体内发育阻滞的初级精母细胞在Vero细胞饲养层上培养2d即可完成减数分裂，生成圆形精子细胞。但临床应用方面仍有很多问题有待解决，而且Vero细胞始终是异源物，传代培养中血清等物质的应用更增加了异源污染的可能性，这也涉及安全性问题。

目前，人类精子细胞体外培养受精的技术及机制仍未成熟和明确，仍然无法广泛应用于临床。随着干细胞研究的发展，很多研究者将目光转移到精原干细胞的研究上来。

3、精原干细胞的研究

精原干细胞具有自我更新和在适当条件下发生分化的能力，是体内全部生精细胞的源头。在精原干细胞基础上进行体外分化，是一种与生精细胞原代培养分化截然不同的研究方式，是全新的研究领域。研究者在新生小鼠 A 型精原细胞中进行端粒酶超表达，建立精原干细胞系，该细胞系经体外长期培养仍保持 A 型精原细胞的特征，并在干细胞因子刺激下分化为精母细胞和精子细胞。对未经转化处理的精原干细胞的长期培养相对困难，需采用饲养层细胞或与其他细胞共培养，且需要多种维生素、氨基酸、生长因子的添加。由于精原干细胞通过体外基因治疗可以纠正遗传缺陷，通过冻存可以保种，通过增殖产生大量、均一的精原细胞，可用于多次体外分化实验，其相对于数量十分有限的原代生精细胞成功概率将大为增加，因而精原干细胞研究将为生精阻滞患者提供更多的治疗机会。目前已有从非梗阻性无精子症患者睾丸组织中分离出精原干细胞样细胞的报道，该细胞呈克隆样生长，当传代数超过 10 代时克隆逐渐消失。用藻酸钙包被该精原干细胞样细胞，在适合细胞分化的培养液中培养 6 周后得到了单倍体精子细胞。由于人诱导性多能干细胞(human induced pluripotent stem cells，hiPSCs)在体外可分化为类精子细胞，也有学者提出可以从男性不育患者的体细胞中产生特异性的hiPSCs，并在体外分化获得功能生殖细胞，为不育夫妇提供新的治疗策略。

(二)精子前体细胞的显微注射技术

1、精子细胞显微注射技术

精子细胞显微受精技术是在经历了成功的动物实验后立即用于临床的。1994 年。Ogura 等首先在小鼠中使用圆形精子细胞作为配子，显微注入卵细胞质中获得了妊娠并生育了子代，这表明在精子发生过程中，减数分裂后精子形成阶段的唯一作用是使精子具备把正常的单倍体雄性基因运送至卵子的功能。同时这一实验也表明精子细胞已具有完整的男性基因组印迹。基因印迹使得只有通过一个雄性配子和一个雌性配子的受精结合才能获得正常的胚胎发育。精子细胞足以支持胚胎发育的事实意味着在精子形成阶段之前雄性基因组已获得印迹或具有印迹的潜能。但值得注意的是小于 1%的活产率。他们注射了 475 个卵子方获得 4 个小鼠的出生。同年 Edwards 等据此结果建议对非梗阻性无精子症患者可以在临床上使用圆形精子细胞治疗。

2、精母细胞的显微注射技术

人类精子发生可以停滞于任何阶段,但发生于精母细胞的阶段可能性最大,因为精子发生减数分裂阶段最容易发生错误与障碍。那么精母细胞可以用来辅助生殖吗?从遗传学的角度,一个精子和一个卵子的受精是可以接受的,因为精子和卵子都是单倍体细胞,而一个次级精母细胞和一个 MI 期的卵子受精并发育成一个活的后代是不寻常的,因为这两种细胞都含有单倍体 2 倍的 DNA 含量。进入卵子后,次级精母细胞核对卵浆中的一些因子发生反应,染色体凝集并形成中期板;电激活卵子,雌雄双方的中期染色体同步进入后期,排出极体并形成原核,其后发育到一定阶段的合子或胚胎被移植入假孕鼠体内。1995 年 Kimura 和 Yanagimaehi 第一个将小鼠次级精母细胞的核注入成熟卵子并成功获得了下一代。注入的精母细胞的核并没有激活卵母细胞,而只形成 2 个间期的纺锤体,此后进行电激活。激活后约 75% 的注射卵子和精母细胞完成了它们的第二次减数分裂,同时排出 2 个极体并形成一个雄原核和一个雌原核。将 29 枚胚胎移植到假孕鼠体内后成功获得了 7 个新生小鼠,总的成功率约 15%(即活产与注射卵子的比例)。这一研究表明小鼠精子生殖细胞的配子印迹可能在生精细胞第二次减数分裂之前就已完成,同时也使对精子发生停滞于次级精母细胞的男性不育患者的辅助生殖治疗成为可能。Sollkitis 在

1998 年做了利用取自非梗阻性无精子症患者的次级精母细胞进行显微注射,诞下一男孩。学者们对初级精母细胞显微注射技术的可能性也做了多种方式的研究并成功获得了新生小鼠。但其成功率相当低,仅为 0.6%~2.3%。其可能的原因是第一次减数分裂时精母细胞姐妹染色单体的未成功分离以及卵裂时染色体的断裂或重排。

(马林 孙邕)

第三十一章 介入治疗在男性不育治疗中的应用

介入性超声是在实时超声的监视、引导下，完成穿刺活检、置管、抽吸及注药治疗等介入性诊断治疗的操作，也包括腔内超声及术中超声在临床的各种应用。

第一节 介入性超声的常用器具

常用器具

1. 超声诊断仪

2、导向装置

专用导向装置大致可分为两类。

(1) 穿刺探头：穿刺探头通常指超声诊断仪制造厂为介入性穿刺提供的专用探头。

(2) 穿刺附加器：穿刺附加器是与普通探头组合配置的导向器具，由固定部件、导向部件和不同规格的针槽三部分构成。

3、针具与导管针具是指穿刺针及其附件，有手动穿刺抽吸活检针、切割式活检针、自动活检枪、套管针等。国际上，穿刺针的外径以 G 表示，G 的数码越大，外径越小，相反，数码越小，外径越大，其后表明长度。如 22G 17cm 表示外径 0.7 mm、长 17 cm。国产穿刺针以号数表示外径，如外径 0.7 mm 称为 7 号，外径 1.2 mm 称为 12 号。根据穿刺针外径大小的不同，常分为粗针（外径>1mm）和细针（外径 1mm）两大类。20～23G 的细针常需要用引导针引导，以免方向偏离靶标。

导管的管径一般用 F 表示，1F=0.333 mm。导管的种类繁多，有许多用于诊断和治疗的专用导管。

导丝是引导导管到达目标的重要器械。导丝的外径常以 inch 表示，1inch=25.4 mm。

二、探头和针具的消毒

(1) 穿刺探头的消毒：一般用环氧乙烷或甲醛等气雾消毒，穿刺探头允许浸泡者，可用 1%新洁尔灭或 75%酒精浸泡消毒。

（2）穿刺附加器的消毒：高压消毒或浸泡消毒。

（3）针具的消毒：D 一次性；@高压消毒；，3 充分洗净后浸泡消毒。

第二节 介入性超声的技术原则

1、超声仪器、穿刺探头的调试

使靶目标及穿刺入体径路处于最佳显示切面。在穿刺前用水槽调校穿刺探头或穿刺针的准确性。在进行穿刺前应注意靶目标不应小于 6 mm。

2、增强穿刺针的显示

加大穿刺针与声束夹角、打磨穿刺针表面或内面、穿刺时抽提针芯等方法均可增强针的回声。尽可能保证穿刺针与声束平面处于同一平面上。

3、选择最佳的穿刺路径

（1）选择的靶目标前方有正常组织覆盖，无大血管存在，又离皮肤最近。

（2）上腹部及肋间穿刺时应注意避免损伤肺或胸膜腔。对于近隔面的脓肿则应从肋缘下进针，向上穿刺，或在肺底强回声带以下 3 cm 处进针，以避免污染胸膜腔。

（3）胆囊穿刺时应选择肝脏胆囊床入路穿刺。

（4）对于腹膜后病变，取两种入路，一种为经腹腔；另一种为避开腹腔从后或侧位进入。

（5）穿刺路径上应尽可能避开消化管道，尤其是结肠。

（6）前列腺穿刺时应避开尿道，尿道位于正中线。

（7）经直肠前列腺穿刺时，切勿到达膀胱，以免损伤膀胱。

4、严格遵守无菌操作原则。

第三节 介入性超声在前列腺及附属腺体囊肿治疗中的应用

（一）适应证和禁忌证

1、适应证

（1）前列腺囊肿并不大，但位于尿道旁，产生了临床症状。

（2）前列腺脓肿液化部分形成。

（3）中肾旁管囊肿。

（4）射精管先天性囊肿（已生育）。

（5）精囊腺脓肿（已生育）。

2、禁忌证

（1）出血倾向疾病。

（2）局部急性感染。

（3）糖尿病应由内科控制后才可施行。

（4）肛门闭锁、肛门狭窄或有严重痔疮者。

（5）肝、肾、心血管等严重疾病。

(二)针具和器械

（1）探头:经直肠穿刺应用经直肠端射式探头（配有专用穿刺架）;经会阴穿刺则用经直肠线阵探头或经直肠双平面探头（不必配穿刺架）。

（2）针具:18G 带芯穿刺针。

（3）其他器械:前列腺消毒穿刺包。

(三)术前准备

术前数天应停服抗凝药物。穿刺前应做血常规、出凝血时间和血小板计数等实验室检查。

经直肠穿刺者，穿刺前一天应进行肠道准备，进行清洁灌肠或口服番泻叶，清洁肠道。术前一天，口服抗生素，可用甲硝唑 0.2～0.4 g，日服 3 次，加盐酸环丙沙星胶囊 0.25 g，日服 2 次，或服其他高效广谱抗生素。

经会阴穿刺者，不必灌肠，也不必服用泻剂，只要术前排清大便。术前不必服用抗生素，术后服或不服抗生素均可。

(四)操作方法和注意事项

1、操作方法

（1）经直肠穿刺法:左侧卧位或膝胸位，先做直肠指诊，除对前列腺检查外，还需要确保直肠内无粪便，否则嘱排便后再做穿刺。肛门周围用 5%聚维酮碘溶液消毒，不需要麻醉。探头套上灭菌避孕套，装上灭菌的穿刺架，在探头表面涂灭菌液状石蜡或其他已灭菌的水剂润滑剂。轻轻将探头放入肛门，对前列腺、精囊由上而下做全面检查。找到目标后，调整探头方位，把待穿刺目标在超声仪屏幕上与穿刺引导线重合，测量待穿刺目标距探头表面的距离，将 18G 带芯穿刺针插入囊肿，抽出针芯，用空针抽吸液体，见囊腔塌陷，囊肿消失。囊液送常规检查及细菌培养。同时用生理盐水反复冲洗囊腔，直到抽出液清亮为止。然后根据需要向囊腔内注入超声介入药物，进行治疗。术毕，插入针芯，退出穿刺针。再用碘纱条塞肛 6 h 以上，止血，给予抗生素预防感染。术后每 3 个月复查一次。

(2) 经会阴穿刺法：患者取截石位，如在普通诊察床上进行穿刺，应垫高臀部，托起阴囊，固定。先做直肠指检，了解前列腺及直肠情况。会阴部皮肤用 5%聚维酮碘溶液消毒，直肠探头按常规放入肛门，显示前列腺、精囊后，转动探头，找到待穿刺目标，测量待穿刺目标距探头表面的距离，然后在 2%利多卡因局麻下用 18G 带芯穿刺针做会阴穿刺。在超声引导下将穿刺针插入囊肿，抽出针芯，用空针抽吸液体，可见囊腔塌陷，囊肿消失。囊液送常规检查及细菌培养。同时用生理盐水反复冲洗囊腔，直到抽出液清亮为止。然后根据需要向囊腔内注入超声介入药物，进行治疗。术毕，插入针芯，退出穿刺针。再用碘纱条塞肛 6 h 以上，止血，给予抗生素预防感染。术后每 3 个月复查一次。

2、注意事项

(1) 严格进行肠道消毒准备（术前、术中、术后）。

(2) 要依据药敏试验选择合适的抗生素。

(3) 穿刺应避开尿道，尿道位于正中线。尿道周围组织为低回声，且沿尿道两侧有纵向的彩色血流，容易识别。球部尿道在膜部尿道以下，向前方走行。经会阴穿刺时如果进针点在膜部尿道前方，应从正中线两侧进入前列腺，以免损伤球部尿道，穿刺损伤球部尿道时，会引起尿道外口滴血，此时应对会阴部做适度压迫，出血即止。

(4) 切勿到达膀胱，以免损伤膀胱。

(5) 穿刺达到精囊者，出现血精和血尿的机会较多，如无必要，应避免损伤精囊。

(五)超声介入药物选择

(1) 对前列腺囊肿可以采用无水酒精硬化治疗：根据抽吸液体总量向囊腔内注入该数量 1/4~1/3 的无水乙醇，5 min 后再抽出无水乙醇，如此反复 2~3 次。为防止感染，亦可向囊腔内注入 8 万 U 庆大霉素冲洗后抽出。

(2) 中肾旁囊肿:国内有人主张单纯囊液抽吸,辅以口服抗生素。

(3) 射精管囊肿或扩张:有人主张甲硝冲洗,口服抗生素。

(4) 慢性精囊腺炎(伴有血精者):如囊液细菌培养阴性,可给予广谱抗生素,液体反复冲洗。如囊液细菌培养阳性,依据药敏实验结果行穿刺灌注治疗。

(六)穿刺后注意事项

(1) 经直肠穿刺后,嘱患者在 8 h 内多饮水,继续口服抗生素 2d,注意大、小便颜色。一旦出现发热、寒战等症状,立即告诉医生,争取积极处理。

(2) 经会阴穿刺后,不需要特别注意,偶有尿道外口滴血,在会阴部稍加压迫即可。

第四节　彩色多普勒超声引导下经皮睾丸、附睾穿刺活检术

(一) 适应证和禁忌证

1,适应证

(1)睾丸、附睾结核。

(2) 慢性睾丸、附睾炎、炎性结节形成。

(3) 睾丸、附睾肿瘤。

2.禁忌证

(1) 出血倾向疾病。

(2) 局部急性感染。

(3) 糖尿病应由内科控制后才可施行

(4) 肝、肾、心血管等严重疾病。

(二) 针具和器械

(1) 探头:7.5~10 MHz 高频线阵探头

(2)针具:18G 活检针。

(3) 其他器械:睾丸消毒穿刺包。

(三)术前准备

术前数天应停服抗凝药物。穿刺前应做血常规、出凝血时间和血小板计

数等实验室检查。实时超声观察病变的部位、大小、形态、内部结构及血供情况，特别是彩色多普勒超声显示血流较丰富的区域，取材的代表性更强，诊断的准确性提高。

(四)操作方法和注意事项

1、操作方法

患者取仰卧位，充分暴露阴囊，将阴茎朝上提至耻骨联合，并固定。常规消毒穿刺区域后，铺消毒巾，换用消毒探头，校准穿刺点，确定穿刺入路。穿刺点皮肤用 2%利多卡因局麻，确定穿刺平面后，固定探头，嘱患者暂时屏气，取彩色多普勒超声显示血流较丰富的区域，在超声引导下迅速进针至病变表面或浅处，击发活检枪后迅速拔针，完成活检过程。术后穿刺点局部消毒，消毒纱布按压止血 5~10 min。每个病灶取材 2~3 次，所取组织即刻置于无菌滤纸上，放入盛有 10%甲醛小瓶内固定，送病理检查。

2、注意事项

(1) 探头及针头必须严格消毒，穿刺过程遵循无菌原则。

(2) 如为混合性肿块，应在靶标区最有价值的实质性部位做活检

(3)穿刺过程应迅速、果断，制取标本后及时送检。

(4)避免对同一目标在同一穿刺点做反复多次穿刺操作。

(5) 注意进行弹射活检前，选择好弹射的距离，以免损伤正常组织器官。

(6) 在活检前，活检枪应处于保险档，以免误伤，在穿刺针刺入肿块表面后才能打开保险，确认针尖部位后才能按动切割开关。

(7) 活检枪主要用于实质性靶标，对于液性或液性成分多、实质细胞少的病变，一般效果较差。对于深部小病灶和邻近脏器边缘或重要解剖结构的病变，应谨慎使用自动活检技术。

(五)临床意义

临床上对怀疑睾丸及附睾肿瘤的患者，当病变性质不明确、难以决定手术方式时常采取术中进行病变组织冰冻活检，根据冰冻活检结果来决定是否行根治性睾丸切除术，虽然方法可靠，但是良性病变的患者则不可避免地进行了开放手术操作。超声引导下经皮睾丸、附睾穿刺活检避免了盲目穿刺，尤其对于临床难以触诊的睾丸内小病灶更具有定位准确的优势，同时在极其微创的条件下能准确获取活体标本，各种并发症发生率较开放手术明显降低。

常见并发症主要有疼痛、出血和血肿、肿瘤针道种植、感染等。

第五节　彩色多普勒超声及超声造影在诊断睾丸、附睾疾病中的应用

常规二维彩色多普勒超声不易显示病灶内的微小血管，对小体积睾丸内血流及低速血流的检测敏感性较差。超声造影是一种应用超声微泡造影剂观察组织微小血流灌注情况的影像技术，它可以弥补检测低速血流的局限性。因此，超声造影对于睾丸、附睾疾病有一定的诊断价值。

(一)操作方法

患者取仰卧位，充分暴露阴囊，探头直接置于阴囊皮肤上。首先用二维超声对双侧睾丸、附睾分别做纵、横及不同角度扫查，仔细观察两侧的大小、形态及内部结构。然后用彩色多普勒超声显示睾丸内部及周边的血流情况，观察患侧病灶有无血流信号及血流的多少与分布情况，记录其结果。再用肘静脉团注法快速推注造影剂混悬液，使用剂量 1.4～2.4 ml，进行超声造影，并观察睾丸内造影剂与病灶处的充填情况。

(二)临床意义彩色多普勒超声结果受操作者手法的影响，有时会造成假阴性，例如将睾丸扭转误诊为急性睾丸附睾炎，由于二者在治疗上有根本区别，会延误治疗的最佳时机，造成不必要的睾丸切除。超声造影可以客观评价睾丸内的血流状况，提高了睾丸局灶性损伤、睾丸扭转、睾丸梗死、睾丸脓肿和肿瘤、附睾炎等疾病的诊断准确率，增强了超声医生的信心，是一种简便、快速、值得推荐的影像学检查方法。

（马林　孙邕）